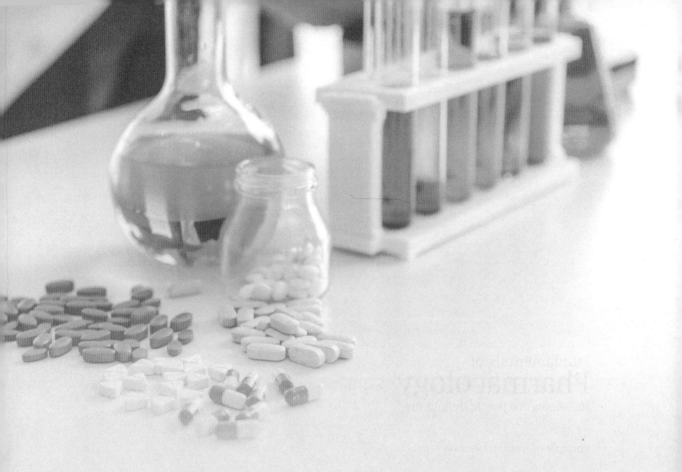

Fundamentals of
Pharmacology
For Nursing and Healthcare Students
약리학

Fundamentals of
Pharmacology
For Nursing and Healthcare Students

EDITED BY IAN PEATE AND BARRY HILL

Fundamentals of
Pharmacology
For Nursing and Healthcare Students

약리학

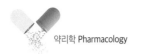

저자 서문

이 책의 주된 목적은 독자에게 약리학 및 성인 환자와 관련된 기본 개념을 제공하고, 이를 통해 환자 안전과 결과를 향상시키는 것입니다. 이 책은 성인 간호 환경과 관련된 약리학 분야에서 독자의 능력과 자신감을 향상시키는 데 도움을 주고 자신이 치료하는 돌봄 대상자의 필요를 인식하고 봉사 정신으로 임할 수 있도록 해줄 것입니다. 이 책에 참여한 기고자들은 모두 자신의 실무 분야에서 전문 지식을 가진 경험 많은 임상가 및 학자들입니다.

영국의 NMC(간호조산사협의회)는 간호사가 안전하고 효과적인 실무를 증명하기 전에 달성해야 할 능력 기준을 수립했습니다. 등록 간호사와 간호 보조사를 위한 능력 기준이 이미 설정되었으며, 사전 등록 간호사가 학위 간호 프로그램을 성공적으로 완료한 경우 '준비된' 상태가 되도록 설계되었습니다.(Prydderch 2019) 학부생, 사전 등록 간호사가 '준비된' 상태가 되려면 해당 간호사가 안전하고 책임감 있는 의료인으로 실습할 수 있도록 해야 합니다. 간호 교육 과정에서 안전한 의약품 투여 원칙에 중점을 두는 것뿐만 아니라 의약품 관리와 관련된 중요한 이슈에 대한 약리학적 기반을 갖추는 것도 필요합니다.

NMC의 "The Code of Profession Conduct" 제18조는 전문 등록 명부에 이름이 나오는 모든 이들이 조언, 처방, 공급, 조제 또는 투약을 할 경우 교육받은 대로 역량 범위 내에서 이를 수행해야 한다고 규정합니다. NMC의 요구 사항 및 다른 지침을 준수하기 위해 간호사는 약리학의 기본 개념을 이해하고 있어야 합니다. Royal Pharmaceutical Society(RPS) 및 Royal College of Nursing(RCN)이 공동 제작한 전문 지침은 의약품의 안전한 투여를 위한 원칙 기반의 지침을 제공하며 이는 Royal College of General Practitioners의 승인을 받았습니다.

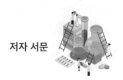
책의 전반부에서는 의약품 관리, 법적 측면, 약리 역학 및 약동학에 대한 일반적인 개요를 다루었습니다. 또한 처방 참고 자료 사용, 다양한 의학 제제, 약물 유해 반응을 효과적으로 예방, 인지 및 대응하는 것의 중요성에 관한 정보와 논의가 제공됩니다. 진통제와 항균제는 개별 장으로 구성했으며, 나머지 장은 체계적인 접근법을 채택했습니다.

책의 목차를 살펴보고 정보를 기억하고 되새기며 어떻게 적용할지 생각하다 보면 조금 압박감을 느낄 수 있습니다. 하지만 텍스트에는 학습을 돕는 여러 기능이 있습니다. 각 장은 참고 문헌을 풍부하게 활용하여 근거에 기반하고 있으며, 각 장은 학습 목표로 시작하여 각 장의 내용에 대한 전체적인 개요를 제공합니다. 각 장의 시작과 끝에는 객관식 문제를 포함하여 지식을 테스트해 볼 수 있는 다양한 학습 기능이 있습니다. 이 접근법은 학습을 증진하고 기억을 되살리는 데 도움이 될 것입니다.

장마다 독자가 실무에 적용하는 데 도움이 되는 '알아두기'를 실었습니다. '임상 고려 사항'에서는 장 내용과 관련된 임상 문제를 다루었으며 '실무 기술'에서는 그 방법을 제공합니다. '간호 에피소드'에서는 임의의 치료 환경에서 발생할 수 있는 장면을 다루는 사례 연구 접근법을 사용했습니다.

의료인으로서 여러분의 학습은 암기와 기억에만 의존해서는 안 됩니다. 학습은 더 많은 지식을 습득하고 개인적으로, 전문적으로 성장함으로써 여러분이 처한 다양한 상황에서 이를 적용할 수 있도록 진행되어야 합니다. 목표는 여러분의 학습을 더 나아가게 하여 개발하고 발견하며 호기심을 갖는 것입니다. 교재를 통해 여러분은 여러분의 공부와 학습 방법을 이끄는 데 도움이 될 여러 전략을 개발하게 될 것입니다.

평생 학습은 지속적인 지식 취득을 의미하며 개인 및 전문적으로 성장하는 과정입니다. 학습은 여러분이 학위를 취득하고 전문가가 된 후에도 멈추지 않습니다. 간호 및 의료 분야에서는 항상 새로운 정보가 생성되고 적용되기 때문에 정보 및 지식 습득은 끊임없이 이루어져야 합니다. 약리학 분야에서는 항상 새로운 약물이 발견되고 개발되고 있다는 사실을 기억하기 바랍니다.

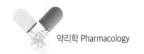

역자 서문

간호학과 학생들에게 약리학을 가르쳐온 여러 교수님과 함께 Wiley Blackwell에서 출판한 《Fundamentals of Pharmacology, For Nursing and Healthcare Students》 교재를 번역했습니다.

이 책은 각 장이 매우 짜임새 있게 구성되어 있습니다. 영국에서 관련 분야에서 활동하고 있는 다양한 전문가들의 참여를 바탕으로 Ian Peate와 Barry Hill이 약물의 작용 원리를 이해하기 쉽고 간호 업무에 적용하기 편하게 편집한 교재입니다.

번역과 감수에 참여한 저는 이 책이 간호학과 학생들뿐만 아니라 기초 약리학에 관심을 가지고 있는 관련 분야 학생들에게도 어려울 수 있는 약물의 작용 원리를 이해하기 쉽게 전달하는 책이라고 생각했습니다. 특히 이 책에서는 각 장에 임상에서 실제로 사용되는 다양한 상황에 대한 단계적인 응용 방법 등이 포함되어 있어, 학생들이 이론적 지식을 점검하고 임상에 적용할 수 있는 능력을 학습하기 편리하도록 배려했습니다. 거기다 약리학적 내용을 풀어서 설명해놓아 약리학이 생소한 학생이라도 찬찬히 읽어보면 중요한 내용이 모두 잘 이해될 수 있도록 구성되었습니다.

원서는 총 18장이지만, 이번 번역 작업에서는 원서에서 언급한 내용 중에서 우리나라 실정과는 맞지 않는 부분은 삭제하거나 통합하여 총 15장으로 구성했습니다. 이를 통해서 원서에 있는 중요한 내용들은 모두 포함하면서도 배우는 학생들이나 강의하는 교수님들이 부담을 갖지 않도록 했습니다.

아울러 약리학의 큰 틀을 이해하는 데 도움이 되도록 내용을 간결하게 구성하고, 학생들이 부담 없이 읽고 이해하도록 번역 작업 시에 많은 노력을 기울였습니다. 책의 내용이나 용어들도 가능한 한 직역을 피하고 이해하기 쉬운 단어들을 선택하여 스스로 학습하기 용이하도록 했습니다.

간호의 전문성을 실현하기 위해 약물에 관한 지식이 더욱 필요한 이때에 본 역서를 통해 학생들이 약리학에 더 많은 관심을 갖기를 바랍니다. 마지막으로 책이 발간되기까지 수고해주신 여러 교수님들, 한올출판사 임순재 대표님 및 임직원 여러분께 깊은 감사를 드립니다.

2024년 1월
역자 대표 김학림

감사의 글

Ian은 지속적인 지원을 아끼지 않은 그의 파트너 Jussi Lahtinen과 도움과 격려를 주신 Mrs. Frances Cohen에 감사의 인사를 전합니다. 또한 영감을 주신 Wiley의 Magenta Styles에게도 감사의 말을 전합니다.

Barry는 학자, 편집자, 작가로 성장할 수 있도록 지속적으로 격려해주시고 항상 믿어주신 Ian Peate 교수님께 감사의 말씀을 전합니다. 또한 파트너 Jose, 어머니 Tina, 아버지 Ray, 그리고 자매들 Melanie와 Sonia에게 가족으로서의 감사를 표합니다.

책을 집필한 모든 기고가들에게도 감사의 말을 전하고 싶습니다. 출판을 위해 글을 쓰는 데에 자신의 시간을 투자하면서 작업하는 것은 쉬운 일이 아닙니다. 그들에게 존경의 뜻을 전합니다.

마지막으로, 출판 과정의 모든 측면에서 지원해준 Wiley와 보이지 않는 곳에서 애써주신 팀원들에게도 감사하다는 말씀을 드립니다.

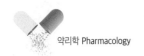

차 례

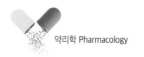
약리학 Pharmacology

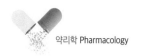
약리학 Pharmacology

Chapter 11 약물과 위장관계

Chapter 12 암 치료에 사용되는 약물

Chapter 13 약물과 신경계

Chapter 14 정신 건강에 사용되는 약물

Chapter 15 예방 접종

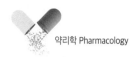

약 어

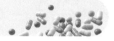

• 처방에 사용되는 일부 약어

약 어	라틴어	영어(한글)
a.c.	ante cibum	식사 전
ad lib	ad libitum	원하는 양만큼
b.d. or b.i.d.	bis in die	하루에 두 번
c.	cum	～와 같이
o.m.	omni mane	매일 아침
o.n.	omni nocte	매일 저녁
p.c.	post cibum	식사 후
p.r.n.	pro re nata	필요할 때마다
q.d.	quaque die	매일
q.d.s.	quaque die sumendum	하루 네 번
q.i.d.	quater in die	하루 네 번
q.q.h.	quater quaque hora	4시간마다
R.	recipe	먹다
s.o.s.	si opus sit	필요하다면
stat.	statim	한 번
t.d.s.	ter die sumendum	하루 세 번
t.i.d.	ter in die	하루 세 번

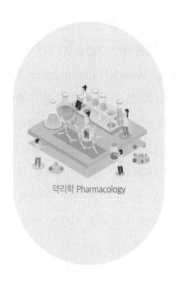

약리학 Pharmacology

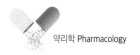

저자 소개 및 도움 주신 분들

제이든 앨런(Jaden Allan)

석사, PG Dip, BSc(우등), RN, SFHEA/국제 개발 및 채용 담당 이사/간호, 조산사 및 보건부 학습 리더십 리드(동료 지원) 선임 강사

제이든(Jaden)은 다양한 보건 전문 학생 배치를 조직하고 임상 순환 중에 학생과 멘토를 지원하는 PPF(Practice Placement Facilitator)로 파트너십 병원에서 수년을 보내다가 노섬브리아 대학교(Northumbria University)에 합류했다. 그는 Newcastle upon Tyne NHS Foundation Trust에서 중환자 진료(호흡기, 신경 및 성형학)를 했고, 초기에는 Northumbria NHS Trust에서 급성 수술(GI 및 일반)을 담당하는 등 여러 경험을 했다. 대학에 합류한 이후에는 다수의 복잡한 모듈 리드 역할을 맡았으며 간호 커리큘럼 내에서 시뮬레이션 사용을 개발하는 데 중요한 역할을 해왔다. 교육 및 리더십 분야에서 다년간의 수석 강사 경험을 통해 전략 및 부서 업무를 위한 탄탄한 기반도 제공했다. 지난 4년 동안에는 커리큘럼 재검증, 수준 높은 교육 및 평가 모니터링, 학과 개발 및 대학 비전 전달을 담당하는 프로그램 디렉터와 학습·교육(DLT) 디렉터를 했다. 또한 학과별 시간표 작성 및 교수진의 시간표 작성 시스템 통합을 주도하기도 했다.

현재 보건 및 생명 과학 학부의 국제 개발 및 채용 담당 이사로 일하고 있으며, 국제 파트너 및 대학과 협력하여 대학의 초국가적 교육(TNE) 포트폴리오와 캠퍼스 및 전 세계의 유학생 포트폴리오를 개발하고 있다. 또한 노섬브리아 대학의 영국 BSc(Hons) 간호 프로그램에서 여러 복잡한 실습 모듈을 개발하고 구현을 주도했으며, 몰타에서 BSc(Hons) 간호 커리큘럼 실행을 위해 노력하고 있다.

그는 노섬브리아의 간호 프로그램 안에서 '학습 리더십 계획'의 개발과 성공적인 구현을 주도했는데, 이 동료 지원 계획은 신입생이 고등 교육 및 간호계로 전환할 때 학생들이 간호 프로그램에 잘 적응할 수 있도록 지원한다. 그의 학습 및 교육 관심 분야는 임상 기술, 시뮬레이션(모든 수준), 리더십, 동료 지원 및 간호 분야의 봉사심을 개발하는 것이다. 또한 학습을 향상하고 공유하기 위한 기술에도 특별한 관심을 가지고 있다.

니콜라 클리퍼튼(Nicola Clipperton)

증거 기반 간호 실습의 BSc(Hons) - 성인/등록 간호사(RN)

니콜라(Nicola)는 2006년에 의료 보조원으로 간호를 시작했다. 2007년에 요크 대학교에 진학하여 성인 간호학 학위를 취득했으며 2010년에는 중환자 치료 분야에서 경력을 쌓기 위해 런던으로 이주했다. 2010~2016년까지 Imperial College Healthcare NHS Trust의 중환자실에서 일하면서 수석 담당 간호사로 승진했다. 중환자실에서 일할 때 분주한 런던 교육 병원의 운영에 대한 통찰력을 제공하는 '병원'이라는 BBC2 다큐멘터리 시리즈에 출연하기도 했다. 2016년에는 종양학 임상 전문 간호사가 되어 장암 환자를 지원했다. 2018년에 노스요크셔로 다시 이주하여 현재 영국 공중 보건을 위한 전국 장암 검진 프로그램의 전문 검진 실무자로 일하고 있다.

줄리 더비셔(Julie Derbyshire)

전문 박사(교육), 석사 실습 교육 및 개발, 학사(우등)/교육, DipHE 간호, 보건 교육 수료증, 공인 일반 간호사(RGN), 간호 강사(NMC 자격), 펠로우(FHEA)

줄리(Julie)는 1992년 일반 간호사 자격을 취득했으며 신경외과/외상 간호를 전문으로 하며 뉴캐슬 종합 병원의 지역 신경 과학 부서에서 8년 동안 근무했다. 또한 FE 대학에서 건강 및 사회 복지 강사 역할을 맡기 전 2000년에 전문 실무 개발 역할을 맡았다. 2003년에는 대학에서 1년을 보내고 교육학 학사(우등) 학위를 취득한 후 노섬브리아 대학의 성인 간호학 수석 강사로 자리를 옮겼다. 이 기간 동안 석사와 박사 과정을 마치고 현재 주로 학부 간호 학생들을 가르치고 있으며 등록 학위 간호 견습 과정의 프로그램 리더이기도 하다. 그녀는 다양한 의료 분야의 대학원생들에게 신경학 전문 과목을 가르치고 있다. 전문가 간 학습(IPL), 학습 기술, 중환자 치료, 서비스 개선 및 실습 학습에도 관심을 쏟고 있다.

새디 다이아몬드-폭스(Sadie Diamond-Fox)

ACCP(고급 중환자 진료 실습), BSc(Hons) 성인 간호학, PGC 자율 의료 실습(AHP), 비의료 처방자(V300) 임상 실습 석사/등록된 간호사/ 집중 치료 의학부의 ACCP 회원

새디(Sadie)는 2008년에 성인 간호사 자격을 취득한 후 간담도, 심장 흉부, 화상, 일반 의료 및 수술실을 포함한 다양한 중환자실에서 근무했다. 이 기간 동안 공인 간호사에서 ACCP(Advanced Critical

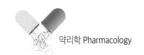
Care Practitioner), 노섬브리아 대학 ACCP 교육 프로그램의 선임 강사 및 PFNA 콘텐츠 전문가로서 자리매김했다. 또한 그녀는 중환자 치료 분야에서 다양한 국가와 연계하고 있다. 현재 훈련 및 교육 개발을 강화하고 지원하는 동시에 중환자 치료 내 실무를 발전시키기 위해 ACCP의 협력 작업을 늘리는 것을 목표로 하는 지역 그룹 ACCP 북부 지역(ACCPNR)의 공동 리더를 맡고 있다. 아울러 NEICS(North East Intensive Care Society) 위원회의 회원이기도 한데, 이 위원회는 해당 분야의 국제 전문가와 정기적인 네트워킹을 갖고 현지 중환자 치료 책임자 및 실무자와의 협력에 힘쓰고 있다.

데보라 플린(Deborah Flynn)

간호학 박사, 의학 교육 석사, PGC 학업 실습, BSc(Hons) 보건 및 사회 복지, DipHE 일반 간호, 공인 간호사(RN), 공인 교사(NMC), 펠로우(FHEA)/노섬브리아 대학교 성인 간호학 선임 강사

데보라(Deborah)는 1986년 남아프리카 요하네스버그에 있는 BG 알렉산더 간호 대학(BG Alexander Nursing College)과 요하네스버그 종합 병원(현재 Charlotte Maxeke Johannesburg Academic Hospital)에서 학생 간호사가 되었으며, 1990년에 등록 간호사(일반, 지역 사회 건강 및 정신과) 및 조산사로서의 학업을 마쳤다. 그리고 남아프리카 공화국 공공 및 민간 부문의 일반 외과 및 신경 의학 병동에서 근무했다. 1993~2002년까지 독일과 스위스에서 다양한 분야의 담당 간호사로 일하면서 전담 간호사로 일했다. 2002년에는 급성 뇌졸중 병동 간호사로 일하기 위해 영국으로 돌아왔다. 2005년에 교육 분야에 입문해 실습 교육자에서 수석 강사가 되었으며, 학부 및 대학원 프로그램에서 가르쳤다. 2018년에는 임상 환경에서 학생 간호사의 유머 사용 경험을 탐구하여 박사 학위를 취득했다. 주요 관심 분야는 임상 기술, 임상 치료에서의 유머, 뇌졸중 치료, 약리학 및 실습 감독자/평가자 준비이다.

클레어 포드(Claire Ford)

고등 교육 아카데미(FHEA) 펠로우, PG 디플로마 조산사, BSc(Hons) 성인 간호학, 공인 간호사(RN)/노섬브리아대 학교 성인 간호학 강사

클레어(Claire)는 2013년에 노섬브리아 대학의 교육 팀에 합류하여 수술 전후 진료 분야에서 일하며 조산사 대학원 학위를 취득했다. 노섬브리아 대학에서 BSc(Hons) 및 PG Dip을 공부했으며 두 분야 모두 학술상을 수상하고 2009년에는 Heath Award도 수상했다. 그녀는 강사로서 전국적으로 사전 등록 의료 프로그램 전반에 걸쳐 다양한 모듈을 가르치고 있으며, 국제적으로 통증 관리, 임상 기술, 여성 건강, 산부인과, 수술 전후 관리 및 시뮬레이션에 대한 열정을 갖고 있다. 딥 러닝을 촉진하고 강화하기 위해 다른 형태의 미디어와 기술을 사용하는 데 관심을 갖고 다양한 임상 간호

절차에 초점을 맞춘 비디오, 포스터 및 팟캐스트의 중앙 저장소 역할을 하는 'Skills for Practice' 웹사이트를 공동 창립했다. 2016년에 이 웹사이트는 Student Nursing Times Awards – 올해의 교육 혁신 후보로 선정되었다. 그녀는 가르치는 것 외에도 여러 연구 프로젝트에 참여하고 있다. 그 녀의 박사 학위 연구는 정성적 및 정량적 데이터 수집 방법을 모두 사용하여 수술 전 통증 계획을 조사하고 중요한 민족지학적 방법론을 기반으로 했다. 또한 기술의 활용을 탐구하는 또 다른 연구 프로젝트에도 참여해 향상된 학습 및 가상 현실을 통해 학부생의 학습을 향상시키고 있다.

알렉산드라 게이트하우스(Alexandra Gatehouse)

알렉산드라(Alexandra)는 2000년 노팅엄 대학교에서 '뉴캐슬 트러스트의 주니어 로테이션에 따른 물리 치료'로 학사 학위(Hons)를 받았다. 그녀는 성인 중환자 치료 분야의 호흡기 물리치료를 전문으로 하고 있으며 뉴질랜드에서도 활동하고 있다. 2012년에는 고급 중환자 치료 전문가로 교육을 받아 중환자 치료 임상 실무 석사 과정을 이수하고 2014년에 자격을 취득했다. 이후 비의료 처방 자격을 취득해 뉴캐슬의 모든 중환자 치료 부서 내에서 순환 근무를 하고 있다. 타인(Tyne)에서는 지역 편입 과정에서 가르치는 일도 하고 있다. 그녀는 Advanced Critical Care Practitioner Northern Region Group의 공동 창립자이자 North East Intensive Care Society의 위원회 위원이다. 또한 유럽 집중치료의학회(European Society of Intensive Care Medicine)와 북동 집중치료학회(North East Intensive Care Society) 컨퍼런스에서 초록을 발표했다.

얀 게린(Jan Guerin)
일반 간호(RSA), BSc 간호 교육(RSA), PGD ANP(영국), 디플로마 일반 성인 중환자 치료(RSA), 디플로마 트라우마 및 응급 간호 과학 (RSA), Cert LSM/BSLM(영국)

얀(Jan)은 1992년 남아프리카에서 일반 등록 간호사 자격을 취득해 외상 및 응급 간호의 수석 강 사로 4년간 근무했으며 성인 응급 및 중환자 치료 분야의 급성 치료 환경에서 12년 동안 일하면서 경험을 쌓았다. 2006년에는 영국으로 이주하여 성인 일반 ITU의 수석 직원 간호사로 Hammer-smith Hospitals NHS Trust에 합류했다. 여기에는 Charing Cross Hospital의 중환자 치료 봉사 활동에서 1년간 파견 근무한 경험이 포함되었다. 2017년에는 Hillingdon Hospitals NHS Trust에 서 근무했으며 ITU 간호사 교육자 및 실무 간호사 교육자로 임상 기술을 주도했다. 2020년 성인 사회 복지 간호학과로 옮겨 현재 Sunrise Senior Living에서 Quality Business Partner 역할을

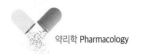

맡고 있다. 얀은 건강 증진과 만성 질환 예방에 특별한 관심을 갖고 있으며 영국 생활습관의학협회(BSLM)로부터 생활 습관 의학 인증을 받았다.

아네트 핸드(Annette Hand)

간호학 MA, PG Dip CR, Dip HE, RGN/간호사, 컨설턴트/준교수, 교수/임상 리드 – 간호, Northumbria Healthcare NHS Trust/Northumbria University/Parkinson's Excellence Network

아네트(Annette)는 임상 학술 직책을 맡고 있으며, 간호사 컨설턴트, 부교수 및 영국 간호학 임상 책임자(파킨슨병), 세 가지 역할을 맡고 있다. 그녀는 수년간 파킨슨병 분야에서 일해 왔으며 간호사 컨설턴트로서 활발한 임상, 연구 및 교육 역할을 수행하고 있다. 그녀는 15년 전에 비의료 처방자 자격을 취득해서 일상적인 임상 실습에서 이 기술을 계속 사용하고 있다. 또한 Northumbria Healthcare NHS Foundation Trust의 비의료 처방 책임자였으며 수년 동안 다른 비의료 처방자를 지원하고 개발했다. 노섬브리아 대학교 부교수인 그녀는 5년 넘게 비의료 처방 프로그램(V300)에 대해 강의하면서 처방 학생들과 V300 프로그램의 지속적인 개발을 지원해 왔다. 또한 임상 리더십 팀의 일원으로 Parkinson's UK Excellence Network 내에서 간호 임상 리드의 국가적 담당자로 임명되었는데, 여기서는 교육, 지식 교환 및 증거 기반 실습을 통해 서비스 개선을 지원하고 영국 전역의 파킨슨병 간호사의 역할을 지원한다.

배리 힐(Barry Hill)

석사 고급 실습, PGC 학술 실습, BSc(Hons) 집중 치료 간호, DipHE 성인 간호, OA Dip 상담 기술, 공인 간호사(RN)/등록된 교사(NMC RNT/TCH), 노섬브리아 대학의 성인 간호 선임 연구원(SFHEA), 프로그램 리더(수석 강사)/영국 간호 저널의 임상 편집자

배리(Barry)는 노섬브리아 대학과 Buckinghamshire Chilterns University College(BCUC)에서 정 간호사 교육을 마쳤다. 배리는 영국 런던의 Imperial College NHS Trust에서 경험을 쌓았고, 런던(패딩턴)의 St Mary's Hospital에 있는 Milne ICU 병동에서 심장 및 일반 집중 치료 분야의 직원 간호사 및 수석 간호사로 근무했다. 그는 런던의 Charing Cross Hospital에서 담당 간호사로 신경 외상 및 일반 집중 치료 분야에서 일했다.

런던 해머스미스 병원의 일반 집중 치료실(GICU)에서는 선임 담당 간호사로 일했다. 마지막으로 런던의 Charing Cross Hospital에서 성형외과, 정형외과, 이비인후과 및 중증 외상(POEM) 수술 부서 내에서 수간호사로 일했다. 그는 ICU 자격을 갖추고 고급 임상 석사 학위를 보유하고 있으며

NMC RN, 독립 처방자(V300) 및 등록 교사이기도 하다. 현재 노섬브리아 대학의 교육(고용) 이사, BSc 성인 간호학 프로그램 리더 및 수석 강사이며 모든 분야의 학부 및 대학원 학생들을 가르치고 있다. 그의 주요 관심 분야는 임상 교육, 급성 및 중환자 치료, 임상 기술, 독립적 처방, 약리학, 고급 실습이다. 그는 폭넓게 저널과 서적을 출판한 FHEA(고등 교육 아카데미)의 연구원이다.

클레어 리더(Claire Leader)

MA, PGCAP, BSc(우등), RN, RM/노섬브리아 대학교 성인 간호학 선임 강사

클레어(Claire)는 1995년 요크 대학에서 성인 간호학을 전공한 후 Leeds Teaching Hospital's Trust에서 직원 간호사로 일하면서 처음에는 심장 흉부 수술을 맡았고 나중에는 응급실에서 1998~2002년까지 근무했다. 그 후 상선에서 간호 장교로 근무한 후 영국으로 돌아와 허더스필드 대학(Huddersfield University)에서 조산사 교육을 받았다.

그녀는 조산사로 일했던 영국 북동부로 이주한 후 임상 연구 분야로 옮겨 연구 간호사 및 조산사로서 귀중한 경험을 쌓았으며 국립보건연구소(NIHR)의 연구를 조정하는 여러 전문 분야 내에서 팀을 이끌었다. 여기서 NIHR 고급 리더십 프로그램을 수행했으며 임상 연구 간호사를 위한 NIHR 국가 전략 개발 및 전달에 참여했을 뿐만 아니라 북동부 지역 간호사, 조산사 및 연합 보건의 임상 연구 개발에도 기여했다. 2018년에는 노섬브리아 대학으로 옮겨 고품질 학부 커리큘럼을 개발해 제공했을 뿐만 아니라 간호사 연구 경력에 기여하는 자원 및 계획을 개발하기 위해 NIHR 및 왕립 간호 대학(Royal College of Nursing)과 계속 협력해 왔다.

세실리아 미하일라(Cecilia Mihaila)

세실리아(Cecilia)는 2006년 루마니아에서 의사 자격을 취득했다. 그녀는 부카레스트(Bucharest)에서 응급 및 외상 의료 서비스를 제공하는 가장 큰 대학 병원에서 일하면서 의료 훈련과 경험을 쌓았다. 2010년부터 영국으로 이주하여 NHS에서 마취 및 성인 집중 치료 분야에서 일하고 있다. 그녀는 심장 치료에도 열정을 갖고 있으며 병원 감사 결과에 따라 2014년에 '병원 밖에서의 심정지 프로토콜'을 작성하여 기여했다. 또한 심장 수술 후 기도 관리 및 심정지 프로토콜에 관해 ICU 간호 직원을 위한 교육 세션에도 참여했다. 그녀는 공인 건강 코치로서 사람들이 영양 및 생활 방식 선택을 통해 최적의 건강을 얻을 수 있도록 지원함으로써 만성 질환을 예방하는 데 힘쓰고 있다.

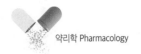

미셸 미첼(Michelle Mitchell)

성인 간호 고급 학위, 실습 개발 학사(우등), 정간호사(RN), 대학원 교사,
노섬브리아 대학 간호, 조산 및 보건학과의 학습 리더십 리더

미셸(Michelle)은 노섬브리아 대학에서 성인 간호학 고급 학위와 실무 개발 학사 학위를 취득했다. 그녀는 학문적, 임상적 우수성으로 2013년에 히스 메달(Heath Medal)을 수상했으며 2014년 Nursing Times 시상식에서 '가장 영감을 받은 학생' 부문에서 전국적으로 최종 후보로 선정되었다. 그녀의 임상 배경 대부분은 1차 진료에 있으며, 그곳에서 지역 사회 간호, GP 진료, 완화 치료, 성 건강을 포함한 다양한 분야에서 수년 동안 일하면서 공중 보건에 중점을 두고 금연에 힘썼다. 2014년 노섬브리아 대학의 교육 부문에 와서는 주로 모든 과목에 걸쳐 학부 간호 학생들을 가르치고 있으며 몰타의 국제 공중 보건 모듈을 이끌고 있다. 그녀의 박사 과정 연구는 해석학적, 현상학적 방법론을 활용하여 학생 간호사와 지역 사회 평가자 간의 관계를 조사한다. 그녀의 저널 및 책도 출간했으며 FHEA(고등 교육 아카데미)의 회원이다.

애비 미첼(Aby Mitchell)

석사 고급 실습, PGCAP, TCH, BSc(Hons), RGN, FHEA/
웨스트 런던 대학교(University of West London)의 성인 간호학 선임 강사(코호트 리드)

애비(Aby)는 1995년 탬즈 밸리 대학교[Thames Valley University(현재 웨스트 런던 대학교)])에서 성인 간호학을 전공한 후 Wexham Park 병원의 화상 및 성형 병동에서 간호사로 일하기 시작했다. 1999년에는 버크셔에서 처음으로 지역 사회 직원 간호사 자리를 맡아 지역 수간호사로 승진한 후 지역 간호 서비스 및 근무 외 서비스 팀 리더로 일했다. 그 기간 동안 상처 치료 실습을 개발하고, 지역 사회에서 다리 궤양을 치료하고 관리하기 위한 임상 서비스를 시작했다. 2015년에는 18년 만에 커뮤니티를 떠나 웨스트 런던 대학(University of West London)에서 강의를 시작했다. 현재 지역 사회 정신 건강 서비스에서 신체 건강에 대한 수석 임상 책임자로 일주일에 하루 일하고 있다.

그녀는 여러 대학의 대학원 과정을 가르치며 새로운 고품질 간호 커리큘럼에 기여했고, 다양한 대화형 교수법을 실천했으며 가장 최근에는 몰입형 극장 시뮬레이션 이벤트와 드라마 기반의 가상 거리를 구현했다. 상처 치료, 임상 기술, 고급 실습 및 교육 연극/드라마에 관심을 갖고 이러한 주제에 관한 다양한 글을 출판했다.

이안 날드렛(Ian Naldrett)

집중 치료 간호 강사, 고급 DipHE 성인 간호(미들섹스 대학교), 고급 DipHE 급성 성인 간호(미들섹스 대학교), BSc(Hons) 의료 실무–급성 및 중환자 치료(런던 세인트 조지 대학교), 석사 전문 간호 실습(웨스트 런던 대학교)

이안(Ian)은 Royal Brompton Hospital의 중환자 교육 수석 간호사로 근무하고 있으며 웨스트 런던 대학(UWL)의 ICU 간호 강사이기도 하다. 그는 영국 런던의 Royal Brompton 병원에서 호흡기 및 심흉부 중환자실 간호에 대한 임상 경험을 갖고 있다. 이 병원 지역 중증 급성 폐부전 센터에서 ECMO(체외막산소화) 전문 간호사로 근무했다. 그는 중환자 간호 개발에 열정을 갖고 있다. 책과 저널 도 출판되었으며 공인 펠로우(FHEA)이다. 영국 중환자 간호 협회(BACCN) 이사, 국가 이사회 이사 EL-SO(체외 생명 유지 조직), 유럽 중환자 간호 협회 연맹의 영국 위원회 대표이기도 하다.

로라 파크(Laura Park)

BSc(우등), RN/노섬브리아 대학 보건 의료학과 성인 간호학 대학원 강사

노섬브리아 대학의 학술팀에 합류하기 전에 로라(Laura)는 NHS의 직원 간호사로 일했다. 그녀의 교육 관심 분야는 주로 사전 등록 성인 간호 프로그램 내에서 임상 기술 및 시뮬레이션을 가르치 는 것이다. 임상 기술 교육에 대한 이러한 열정으로 인해 로라는 실습 웹사이트를 위한 기술을 공 동 제작하고 개발하게 되었다. 이 웹사이트는 학생들에게 특정 임상 기술을 수행하는 올바른 기술 을 보여주는 수많은 비디오, 포스터 및 팟캐스트를 보관하는 저장소이다. 2016년에 이 웹사이트는 Student Nursing Times Awards – 올해의 교육 혁신 후보로 선정되었다. 그녀는 또한 다른 여러 연구 프로젝트에도 참여하고 있다. 그녀는 박사 과정 연구에서 구성주의 기반 이론 방법론을 통해 전문가 간 실무 내 작업 관계를 조사했으며, 2018년 Nurse Associate 서적과 2018~2019년 다수 의 저널 간행물의 공동 저자로 활동했다.

이안 피트(Ian Peate)

EN(G), RGN, DipN(론드) RNT, BEd(Hons), MA(론드) LLM, OBE, FRCN, JP/지브롤터 보건대학원장/영국 간호 저널(British Journal of Nursing)의 편집장/런던 세인트 조지 대학교 간호학과 및 런던 킹스턴 대학교 간호학과의 객원 교수/노섬브리아 대학 초빙 교수/하트퍼드 셔 대학교 초빙 선임 임상 펠로우

이안(Ian)은 1981년 Central Middlesex Hospital에서 간호 경력을 시작하여 중환자실에서 일하 는 등록 간호사가 되었다. 그는 나중에 Central Middlesex 병원과 Northwick Park 병원에서 3년

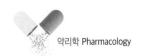

간 학생 간호사 훈련을 받고 직원 간호사가 된 후 담당 간호사가 되었다. 1989년부터는 간호사 교육 분야에서 일해 왔으며, 주요 관심 분야는 간호 실습 및 이론, 남성 건강, 성 건강 및 HIV이다. 출판에도 많은 관심을 쏟았는데, 지브롤터 보건 연구 학교장, 간호학 객원 교수, 객원 선임 임상 연구원, 영국 간호 저널 편집장, Journal of Paramedic Practice 창립 컨설턴트 편집, 영국 건강 관리 저널 편집 위원이기도 하다. 그는 간호 및 간호사 교육에 대한 봉사로 2016년 여왕 탄생 90주년 명예 목록에서 OBE를 수상했다. 또한 간호학 분야에 기여한 공로를 인정받아 2017년 왕립간호대학 펠로우가 되었다.

앤 필립스(Anne Phillips)

보건 전문 교육 박사, 석사, 공인 간호사 교사(NMC RNT), 학사 우등 지역 간호학,
디플로마 지역 간호, 공인 간호사(RN)/퀸즈 간호사, 전국 교육 연구원(NTF)

앤(Anne)은 런던의 St Bartholomew 병원에서 등록 간호사 교육을 받았다. 일링(Ealing) 지역에서 일하기 전에 런던 전역의 여러 병원에서 간호사로 일했다. 그녀는 지역 간호사가 되었고, 이후 지역 사회 당뇨병 전문 간호사로 활동했다. 그 후 당뇨병 전문 간호사로 일하기 위해 요크셔로 이주했고, 이후 임상 DSN 역할과 함께 허더스필드 대학에서 당뇨병 모듈을 강의하는 실무 강사가 되었다. 석사 학위를 취득한 후에는 요크 대학교에 입학하여 임상 동료들과 함께 임상에 초점을 맞춘 당뇨병 교육 모듈 및 학위 기회 포트폴리오를 개발했다. 이를 통해 당뇨병 치료 분야의 임상 리더들과 협력하여 연령에 맞는 교육에 중점을 둘 수 있었다. 2014년에는 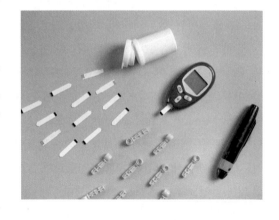 국가 진료 품질에서 '뛰어난 당뇨병상'을 수상했다. 2016년에는 퀸즈 간호사가 되었으며 당뇨병 교육 분야의 공로로 전국 교육 펠로우십(National Teaching Fellowship)을 받았다.

앤은 2018년에 당뇨병 관리 부교수로 버밍엄 시티 대학교에 합류했으며 당뇨병 관리 발전 분야의 온라인 석사 과정을 이끌고 있다. 그녀는 연구 및 교육 부문에서 인도 전역의 동료들과 국제적으로 협력하고 있으며 Birmingham University Hospitals Trust와도 임상적으로 협력하고 있다. 2017년 '당뇨병 관리 책임자-Quay Books의 의료 전문가를 위한 증거 기반 실습'을 편집해 2판이 출간되었다.

클레어 프라이어(Claire Pryor)

의료 실습 석사, PGC 고급 실습(임상), 전문 실습에서 PGC 교육 및 학습, NMC 교사(NMC/TCH), V300 독립 처방자, Grad Cert 실습 개발, FHEA(Fellow Higher Education Academy), 정식 간호사 성인(RN)

클레어(Claire)는 노섬브리아 대학의 성인 간호학 선임 강사이다. 그녀의 교육적 관심은 주로 노인 간호에 있으며 비의료 처방에 대한 모듈 리더이다. 교육 활동은 성인 등록 전 및 등록 후 전문성 개발을 모두 포괄한다.

그녀의 전문 관심 분야는 섬망과 치매와 겹친 섬망인데, 이것은 박사 학위 연구의 기초가 되었고, 신체 건강과 정신 건강 교육 및 서비스 제공을 통합한 것이다. 강의를 시작하기 전에 그녀는 급성 의료 평가, 중환자 치료, 중간 치료를 포함한 다양한 1차 및 2차 의료 환경에서 일했으며 정신 건강 환경에서 노인 전문 간호사로 일했다.

매튜 로버트슨(Matthew Robertson)

BSc(Hons) 운영 부서 실습, 대학원 교사, 간호, 조산 및 보건부

매튜(Matthew)는 HCPC에 등록된 운영 부서 실무자이자 운영 부서 실무자 대학의 회원이기도 하다. 그는 센트럴 랭커셔 대학교(University of Central Lancashire)에서 수술실 실습으로 학사 학위(우등)를 받고 그곳에서 복잡 다양한 수술 전문 분야를 경험할 수 있었다. 자격을 취득한 후에는 뉴캐슬 병원의 심장흉부외과에 고용되어 소아 및 선천성 심장 수술을 전문으로 하는 의사를 했다. 2017년 11월에는 노섬브리아 대학에 입사한 이후 수술 전후 환경 내 인간적 요인에 대한 전문적 관심을 키워 왔으며 직원 복지 및 스트레스 관리에 중점을 두고 이 주제에 대한 박사 학위를 취득했다. 최근에는 '수술 환자의 관리'에 관한 여러 저서를 출판했으며 실제 진통제 사용 및 기타 관련 약리학에 대해 두 권의 책을 집필했다. 또한 보건 및 의료 전문가 재판소 서비스의 등록 패널 회원으로 활동하고 있으며 나와 나머지 패널에게 제시된 징계 사건에 대한 전문 지식을 제공하고 있다.

레아 로젠가튼(Leah Rosengarten)

석사 실무 개발, BSc(우등), 간호 연구(아동)/노섬브리아 대학교 아동 및 청소년 간호학 강사

레아(Leah)는 2012년 티스사이드 대학교(University of Teesside)에서 아동 간호사 자격을 취득한 후 뉴캐슬의 Great North 아동 병원에서 아동 및 청소년 암 부서의 직원 간호사로 일하기 시작했다. 레아

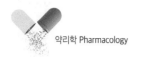

는 실습 개발 석사 과정을 파트타임으로 공부하면서 6년 동안 이 단원에서 일했다. 2018년에는 노섬브리아 대학교에서 아동 및 청소년 간호 강사로 1년간 파견 근무를 시작한 후 정규직을 수락했으며, 종양학과 인적 요인 및 지속적이고 전문적인 개발에 관심을 갖고 최근 박사 과정을 시작했다.

엠마 시니어(Emma Senior)

엠마(Emma)는 NHS에서 10년 이상의 경험을 쌓고 노섬브리아 대학에서 10년의 교육 경험을 보유한 NMC 등록 교사, 간호사 및 방문 간호사이다.

그녀는 여성과 아동 건강을 전문으로 하는 극장에서 간호사 경력을 시작했으며 2006년에 방문 간호사 자격을 얻었다. 그 후 노스요크셔 전역에서 성 건강 고문으로 일하면서 군대, 일차 의료 및 중등 교육 등 다양한 서비스 및 기관과 협력하여 일했다.

2009년에 고등 교육 기관에 합류하여 Durham & Darlington 카운티 전역의 자격을 갖춘 간호사를 위한 NISHE(Northumbria Integrated Sexual Health Education)라는 인력 개발 이니셔티브 구현을 주도하는 선임 강사/실무자로 첫 직책을 맡았으며 프로젝트를 관리했다. 그런 다음 웨스턴 잉글랜드 대학(University of West England)과 함께 영국 남서부 전역으로 프로젝트를 전파했다. 여기에는 실습 환경에서 교직원과 학생들을 지원하는 것과 함께 e-러닝 교육 자료의 개발 및 전달이 포함된다.

2012년에는 사전 등록 간호사 팀에 합류하여 프로그램에 대한 e-러닝 패키지를 소개, 개발 및 조정했다. 등록 전 의료 교육을 하고, 전문 커뮤니티 공중 보건 간호사 프로그램 내에서 성 건강, 보호 및 공중 보건에 대해 등록한 후에 간호사 교육을 유지해 왔다. 노섬브리아 대학에 재학하는 동안 외부 파트너와 협력하여 인력 개발을 위한 교육 패키지를 만드는 인력 개발 팀의 일원이었다. 2015년부터 노섬브리아 대학의 전문 비전문직을 위한 혁신적인 프로그램에 참여하여 프로그램 리더로 활동하고 있다. 그녀의 주요 관심사는 공중 보건, 성 건강, 군인 가족 및 기술 강화 학습이며 저널로 출판되었고, 그녀는 고등 교육 아카데미의 회원이다.

로라 스타베르트(Laura Stavert)

MPharm, PgDip 임상 약학, PGCert 독립 처방, MRPharmS, 컴브리아주 고급 약사 실무자, Northumberland Tyne 및 Wear NHS Foundation Trust

로라(Laura)는 2005년 애버딘에 있는 로버트 고든 대학교(RGU)에서 약학 학부 과정을 시작했으며 2009년 에든버러 왕립 병원에서 사전 등록 교육을 마치고 정신 건강 및 노인 의약품에 대한 열정으로 다양한 임상 전문 분야에서 여러 기술을 개발했다. 2010년 자격 취득 후 2012년에는 컴브리아(Cumbria) Northumberland Tyne 및 Wear NHS FT에서 정신 건강 서비스 분야의 전문가 역할을 맡기 전에 에든버러의 Western General Hospital에서 여러 기본 학년을 순환을 마쳤다. 2016년 노인 정신 건강 전문의 혁할을 시작한 후 2017년 독립 처방자 자격을 취득했다. 이제 그녀는 기능적 및 기질적 정신 건강 장애가 있는 노인들을 대상으로 지역 사회에서 일하는 고급 실무를 맡고 있다. 현재 선더랜드 대학교(University of Sunderland)에서 V300 독립 처방 과정을 가르치고 있으며 가까운 장래에 박사 학위를 취득하기를 희망하고 있다.

헤일리 언더다운(Hayley Underdown)
간호사 신경 집중 치료, BSc(Hons) 중환자 치료, DipHE 성인 간호

헤일리(Hayley)는 2002년에 간호 경력을 시작하여 하트퍼드셔 대학교(University of Hertfordshire)에서 성인 간호학 고등 교육 학위를 취득했다. 2005년 간호사 자격을 취득한 후 급성 의료 부서에서 밴드 5 직원 간호사로 일하기 시작했다. 그 후 런던 패딩턴에 있는 St Mary's Hospital에서 심장 흉부 및 혈관 집중 치료 분야에서 일했다. 그곳에서 2년 반 동안 일한 후 채링 크로스(Charing Cross)로 옮겨 신경 집중 치료실에서 담당 간호사와 수석 담당 간호사로 일했다. 채링 크로스 병원에서 5년을 보낸 후 서호주 퍼스로 이주했다. 퍼스에 있는 동안에 머독에 있는 St John Of God 병원의 일반 중환자실과 관상동맥 치료실에서 5년 동안 근무했다. 현재 왕립 퍼스 병원(Royal Perth Hospital)의 50병상 급성 의료실에서 임상 교육 담당 직원 개발 간호사로 근무하고 있다. 그녀의 주요 관심 분야는 임상 및 간호사 교육, 서비스 개선 및 환자 경험이다.

일레인 월스(Elaine Walls)
노섬브리아 대학교 보건 및 생명과학부 선임 강사

일레인(Elaine)은 1996년 Bolton and Salford 간호 학교에서 처음으로 아동 간호사 자격을 취득했다. 자격을 취득한 후 뉴캐슬 종합 병원에서 소아 집중 치료실과 어린이 골수 이식실을 오가며 근무했다. 2001년에는 면역 질환으로 인한 골수 이식 전후 어린이를 위한 전문 간호사 직위를 시작했다. 이 시기 유럽 골수 이식 컨퍼런스에서 국제 세계 전문가들과 함께 발전 상황을 발표했다. 그 후 계속해서 소아 종양학 분야에서 일했으며 2007년에 Health Visitor 자격을 얻기 위한 추가 연구를 완료하여 Northumberland와 South Tyneside에서 일했다. 공중 보건 석사 학위를 마친 후에는 Northumberland의 등록 후 전문 공중 보건 학생들을 위한 지역 사회 실습 교사로 교육을 받

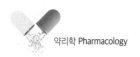

았으며 노섬브리아 대학과 협력하여 실습 교육 및 개발을 담당했다. 2017년에 임상 역할과 함께 임시 파견 강사로 노섬브리아 대학에 합류했다. 2018년에는 노섬브리아 대학의 아동 간호팀에 합류했으며 현재 등록 전 간호, 등록 후 전문가 및 처방 프로그램 전반에 걸쳐 가르치고 있다.

현재 뉴캐슬 대학교(Newcastle University)에서 연구에 참여해 공부하고 있으며, 박사 학위를 취득해 학술 저널에 여러 출판물을 게재했다.

데이비드 워터스(David Waters)

RN, BSc(Hons), PGDip, MA Ed, PgCert Research/버밍엄 시립대학교 간호 및 조산 대학 부교수, 자격 취득 후 의료 실무부 학과장

데이비드(David)는 심장 치료, 중환자 치료 및 항공 의료 송환 분야의 임상 배경을 갖춘 숙련된 간호사이자 학자이다. 그는 현재 버밍엄 시립대학교 간호 및 조산 대학 내에서 자격 취득 후 포트폴리오를 이끌고 있다. 또한 중환자 치료 환경 내에서 오류가 미치는 영향을 탐구하는 박사 과정을 밟고 있다.

캐롤 윌스(Carol Wills)

석사 다학제적 전문 개발 및 교육, PGDip 고급 실습, BSc(Hons) 전문가 커뮤니티 공중 보건 간호(SCPHN)(건강 방문), DipHE 성인 간호, 등록 간호사(RN), 등록 간호사(EN), 등록 건강 방문자(HV), 지역 사회 실무자 처방자(NP), 등록 강사/실습 교육자(RLP), 선임 연구원(SFHEA), 노섬브리아 대학의 비의료 처방 과목 및 프로그램 리더

캐롤(Carol)은 1983년 Northumberland의 Hexham 병원에서 등록된 간호사 교육을 받으며 경력을 시작했다. 그 후 뉴캐슬 종합 병원의 신경 외상 분야에서 일했고, Hexham 병원에서 관상동맥 치료와 집중 치료를 받으며 몇 년을 보냈다. 공인 간호사 자격을 취득하기 위한 이러한 경험과 추가 교육을 통해 그녀는 일차 진료 및 질병 예방에 집중하게 되었다. 뉴캐슬 시내 중심가에서 실무 간호사로 일했고, Northumberland 지역 사회 간호 팀에서 직원 간호사로 일한 후 건강 방문 학위를 취득하고 뉴캐슬에서 몇 년 동안 건강 방문자로 일했다. 이 기간 동안 예방 접종 훈련 코디네이터, 지역 사회 실천 교사, 신뢰 선도 멘토 등 여러 리더십 및 교육 역할을 맡았다.

2002년부터 노섬브리아 대학의 수석 강사로 재직하고 있으며 전문 실습 석사 교육(NMC 교사 프로그램), PGDip SCPHN 및 비의료 처방 프로그램을 포함한 여러 대학원 전문 프로그램을 이끌었다. 그녀는 또한 정책 자문 위원회 위원, 영국 상임 회의 SCPHN 교육 재무 담당자, 여러 품질 승인 패널 및 외부 심사관 역할에 대한 주제 전문가 등 국가적 역할을 수행했다. 그녀의 주요 관심 및 연구 분야는 학습 및 교육 개발과 고급 수준의 실습에 관한 것이다.

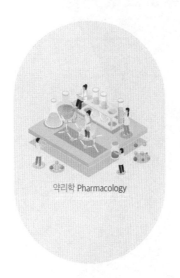

약리학 Pharmacology

Chapter

01

약리학에
대한 소개

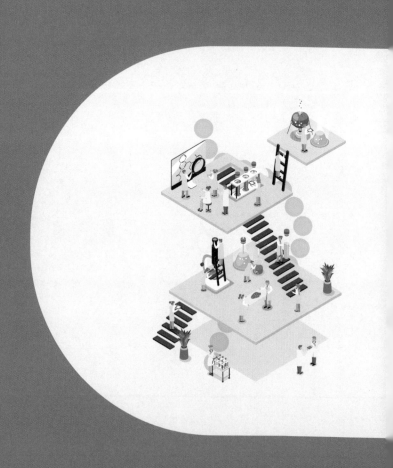

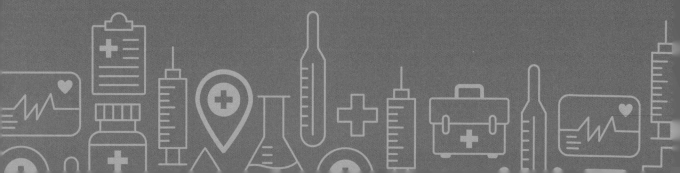

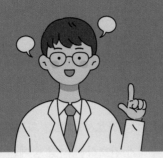

이 장에서는 약리학을 소개하고
법적, 윤리적 문제 및
약물과 관련한 의료인의 역할을
간략하게 설명하고자 한다.

🎯 학습 목표

1. 약물 치료와 관련하여 환자 평가의 중요성을 논할 수 있다.

2. 현대의 건강 관리 환경에서 법적, 윤리적 개념과 고려 사항을 알 수 있다.

3. 약물을 적합하게 활용하는 원리를 적용할 수 있다.

⏰ 지식 테스트

1. 환자 사정과 관련된 핵심 기술을 설명해보자.

2. 의약품 최적화란 무엇인지 말해보자.

3. 의약품 관리에 있어 위험 관리 전략을 논의해보자.

4. 윤리적 결정이 무엇인지 설명해보자.

5. 약물 치료와 관련한 의료인의 역할에 대해 말해보자.

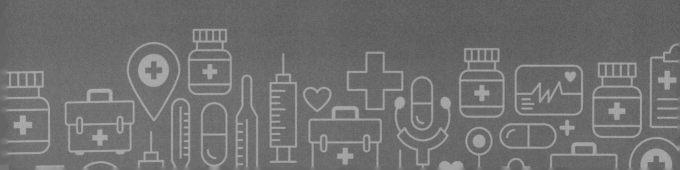

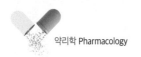

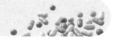

1 약리학에 대한 소개

1 서 론

약물의 세계는 광범위하기 때문에 약리학을 학습해야 하는 간호사와 보건 의료를 전공하는 학생들(공인된 전문가들뿐만 아니라)에게는 부담이 된다. 또한 우리가 간호하는 사람 중에는 약물의 상호 작용과 효과를 관찰해야 하는 다양한 종류의 약물을 복용하는 경우도 있다.

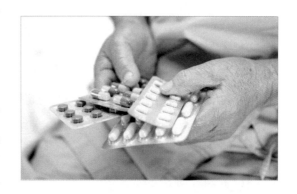

약물 및 약리학적 지식과 관련된 수행에는 구체적인 기준이 있다. 주로 의사의 역할과 관련이 있으나 간호사 역시 약물의 효과, 알레르기, 약물 감수성, 부작용, 약물 사용 금기 사항, 유해 작용에 대해 알아보는 능력을 갖추어야 한다. 이러한 자격 요건을 충족하기 위해 의료인들은 일정 수준의 약리학적 지식과 실행을 뒷받침하기 위한 적절한 정보를 찾을 수 있는 방법과 출처를 알고 있어야 한다. 새로운 의약품들과 복잡한 투약 요법 속에서 약물 치료 수행을 안내해줄 최신의 분명하고 간결한 정보를 찾아 이용할 수 있어야 한다.

의학적 치료를 위한 치료제의 사용은 크게 증가해 왔다. 그러한 약물 관리의 범위와 복잡성은 투약 과오의 실제적 위험과 가능성을 증가시키는데, 이것은 환자의 건강과 복지에 부정적인 영향을 미칠 수 있다.

의료인에게 요구되는 중요한 덕목 중 하나는 '환자에게 해를 끼치지 않는 것'이며, 간호사는 약물을 처방하는 사람들과 일할 때 특히 이것을 주의해야 한다. 약물의 관리는 간호사의 역할 중 하나이다. 따라서 간호사는 안전하고 효과적인 치료를 제공하기 위해 약리학에 대한 이해가 필수적이다. 간호사는 약리학에 대한 이해뿐만 아니라 환자와 그들의 가족과도 밀접하게 소통할 수 있어야 한다. 환자와 환자 가족에게 약물을 관리하는 방법과 예상되는 효과를 설명하고, 약물의 작용과 나타날 수 있는 유해 반응이나 부작용에 대해서도 설명할 수 있어야 한다.

2 환자 사정

환자가 의료 시설에 입소했을 때(환경에 관계없이) 자세한 약물 이력을 포함한 초기 사정을 반드시 수행해야 한다. 관련된 정보는 반드시 환자로부터 받아야 하며(불가능하면 환자의 가족으로부터) 환자가 이용하는 약국 등에서도 수집할 수 있다. 또한 환자가 가져온 모든 약물은 기록되어 안전하게 보관해야 하며, 의료 기관의 정책과 절차를 충실히 따라야 한다.

치료 계획에서 사정은 첫 번째 단계이다. 그것은 적절한 개입과 관련된 결정을 내리기 위해 정보를 얻는 절차와 관련 있다.(Ballantyne, 2015) 사정 단계에서 환자의 이야기를 듣고 간호사-환자 간의 관계를 강화한다. 간호 과정은 현실적으로 순환하는 체계적이고 발전적이고 역동적인 접근으로, 사정은 단 한 번의 수행으로 끝나서는 안 된다. 사정의 본질은 일률적인 것이 아니라 계속적인 진행이다.

약물 사용과 관련된 사정이 필요할 때는 관련된 자료를 수집 분석하고 정리해야 하는데, 자료는 중요한 사고(思考)의 기술로서의 역할을 한다. 환자와의 파트너십을 통해 얻은 자료는 목표와 정해진 결과를 성취하는 데 이용된다.(Stonehouse, 2017)

환자 사정을 통해 진단이 내려지면 필요한 치료 계획이 세워지는데, 치료는 전체적인 접근을

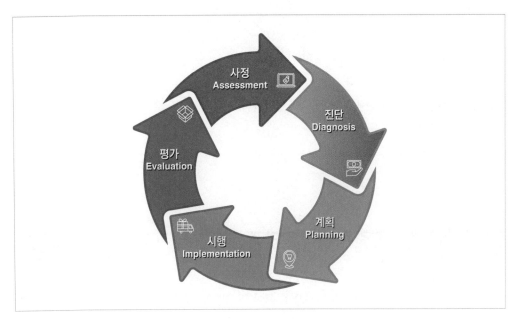

✏️ 그림 1-1_ 치료 제공을 위한 체계적인 접근

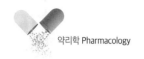

통해 제공되어야 하며 치료 효능을 입증하기 위해서는 최종적으로 수행된 모든 것이 평가되어야 한다.

약물의 안전성과 효능 평가는 진행 중인 간호 평가를 기반으로 한다. 모든 의료인은 안전하고 효과적인 치료를 제공하는 전문적인 업무를 수행하는 사람으로서 전문적인 업무뿐만 아니라 환자의 안전을 가장 우선시해야 하며 그것을 위해서는 상당한 주의가 필요하다. 조산사, 간호사와 같은 모든 간호 전문가는 의료 규범을 따라야 하며 실무나 행동에서 전문가 기준에 따라 수행해야만 한다.

3 수행 규범

모든 간호사는 약물과 약물 관리와 관련된 환자 돌봄에서 전문적인 판단 능력을 기르기 위해 직장에서 훈련을 받는다. 그렇기 때문에 각 간호사는 그들이 수행한 것과 누락한 것에 대한 책임이 있다. 간호사들은 의료 규범의 범위 안에서 전반적인 돌봄 제공을 위해 업무에 있어서 능숙해야 한다.

간호사가 치료 제공자로서 해야 할 역할에 대한 표준 요구 사항은 다음과 같다.

- 책임 있는 전문가가 된다.
- 건강을 증진시키고 질병을 예방한다.
- 필요 사항을 사정하고 치료를 계획한다.
- 치료를 제공하고 평가한다.
- 간호 케어를 이끌고 관리하며 동료와 협력한다.
- 치료의 안전성과 질을 높인다.
- 치료를 조직화한다.

2 약리학과 관련된 법적 윤리적 문제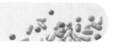

약리학에 관해 결정을 내리려면 법적으로 해야 할 일, 전문적으로 해야 할 일, 상황 내에서 환자에게 가장 이익이 되는 일 등 다양한 사항들을 고려해야 한다. 일반적으로 이 세 가지 사항은

늘 함께 고려되어야 한다. 여기에서는 약리학에서 효율적인 의사 결정을 뒷받침하는 세 요소에 대해 다뤄볼 것이다.

1 법

법은 환자와 대중을 보호하기 위해 존재한다. 특정 약물 치료를 감시하지 못하는 것, 사용이 금기된 약물 처방에 대해 인지하지 못하는 것, 부작용에 대해 환자에게 주의를 주지 않는 것, 위험으로부터 환자를 보호하는 것을 무시하는 것 등이 모두 약리학적 법 위반 사례이다. 이러한 행동에 대해 매우 주의하지 않으면 의료인은 민형사법 모두에서 책임을 져야 할 수도 있다.

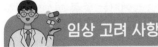
임상 고려 사항

📍 볼람 테스트

의료 과실과 관련된 소송의 대부분은 부주의로 인한 것이다. 임상적 과실 사례를 살펴보면 법원은 문제를 일으킨 의료 전문가나 조직이 그 분야를 전공한 의료 전문가 단체가 인정하는 관행에 따랐는지 여부를 살펴서 유무죄를 평가한다. 이것을 '볼람(Bolam)' 테스트라고 한다.

이 테스트는(Bolam v Friern 병원 관리 위원회, 1957) 전기충격요법(ECT)을 하는 동안 엉덩이 골절을 입은 환자와 관련되어 있다. 치료 준비 과정에서 환자에게 근육이완제나 기타 제한 조치를 취하지 않았다는 결과가 나와 환자에게 제공된 정보와 함께 이를 조사했다. 유사한 전문가들로 구성된 집단에 질문한 결과 해당 실무자는 당시 관행에 따라 행동했기 때문에 부주의하지 않았다고 평가해 이것이 판단의 기준이 되었다. 이제 볼람 테스트는 과실이 있을 경우 전문가가 합리적인 방식으로 수행했는지 여부를 알려주는 기준으로 활용되고 있다.

2 윤리적 원칙과 원리

윤리적 결정이란 주어진 상황에서 올바른 행동 방법에 대해 결정하는 것이다. 이것은 개인이나 집단이 가지고 있는 도덕적 가치에 영향을 받는다. 1979년, 보샹(Beauchamp)과 차일드리스(Childress, 2009)는 치료적 약물 사용에서의 윤리적 딜레마를 분석하기 위한 방법으로 사용할 수 있는 네 가지 포인트의 윤리적 체계를 만들었다. 여기에는 선의성, 무해성, 자주성, 공평성이 포함되는데, 현재는 보건 복지에서 추가적인 두 개의 원칙과 함께 다음과 같은 윤리적 원칙들이 적용되고 있다.

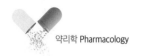

- 선의성(beneficence)
- 무해성(non-maleficence)
- 자주성(autonomy)
- 공평성(justice)
- 진실성(veracity)
- 충실성(fidelity)

먼저, 선의성(beneficence)은 이로운 일을 하기 위해 노력하는 것이다. 이것은 타인과 타인의 권리를 보호하고 피해를 방지하며 타인을 돕는 것으로 이어진다. 펠레그리노(Pellegrino, 1988) 등은 선의성이 보건 의료 윤리에서 유일한 필수적인 원칙이며 약물의 유일한 목적은 치료라고 주장했다. 하지만, 실제로 환자에게 이로운 일을 하기 위한 의료적 개입과 치료에서는 종종 피해의 위험을 동반할 수 있기 때문에 정당한 이유가 필요하다.

무해성(non-maleficence)은 우리의 행동이 타인에게 피해를 입히지 않아야 함을 뜻한다. 그래서 무해성의 원칙은 절대적인 것이 될 수 없으며 선의성과 균형을 이루어야 한다. 예를 들어, 암 치료를 위해 세포 독성 화학 요법 약물을 환자에게 주입할 때 우리는 선의성(선을 행하고 암을 근절할 수 있는 가능성)과 비악의성, 그리고 화학 요법 자체가 환자의 상태를 악화시켜 사망으로 이어질 수 있다는 위험성 사이에서 균형을 맞추어야 한다.

또한 사람들은 일반적으로 결정을 내리기에 충분한 수용 능력과 이해력을 가지고 있는 경우라면 무엇이 옳은 것인지 결정을 내릴 권리가 있다고 생각한다. 이 원칙은 개인의 자주성(autonomy)에 대한 존중이며 환자가 그들의 치료에 대해 스스로 결정을 내릴 수 있도록 하는 것과 관련이 있다. 치료에 대한 동의는 법적인 필요 요건일 뿐만 아니라 윤리적 환자 돌봄의 필수적인 구성 요소이다.

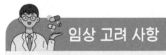
임상 고려 사항

치료를 위해 함께 의사 결정하는 접근법은 환자가 치료 계획과 처방된 약을 복용하는 데 적극적으로 참여하도록 한다는 측면에서 환자들에게 도움이 된다.(Edwards and Elwyn, 2009) 그러므로 의료 전문가로서 치료의 성공에 대한 가능성을 증가시키기 위해서는 약물 치료에 대한 결정 과정에 환자의 완전한 참여를 목표로 해야 한다.

의료인들은 사람들이 공정하고 평등하며 합리적으로 대우받아야 한다는 공평성(justice)의 원칙을 준수한다. 공평성의 본질은 평등이다.

의료인들은 정직해야 하며 환자들이 그들의 치료에 대해 완전하고 합리적인 선택을 할 수 있도록 관련된 모든 정보를 제공하고 정직하고 진실되게 말해야 한다. 이것을 진실성(veracity)이라고 하는데, 정확하고 객관적인 정보를 환자에게 전달하는 것도 여기에 속한다. 치료 선택 옵션에 대한 모든 정보를 환자에게 제공하는 것은 진실성의 원리에서 가장 일반적인 사항이다. 투약 과오에 대해 밝히는 것 또한 명백한 진실성의 예시이며, 무엇이 잘못되었을 때 환자에게 알리고 사과하는 것, 해결 방안을 제시하는 것은 Mid-Staffordshire Health Trust(2013)의 실패에 관한 보고서에서 로버트 프란시스(Robert Francis)경이 권고한 조치들이다. 프란시스(Francis, 2013)는 솔직함과 투명성이 환자 치료를 위한 안전하고 효과적인 문화의 핵심 요소라고 말했다.

마지막으로 충실성(fidelity)의 원리는 충성심과 신뢰의 행위를 말한다. 약속을 지키고, 의료인의 의무를 수행하며 환자들과의 관계에서 의료인에게 기대되는 것을 수행하는 것 등이 여기에 해당된다. 이 원리로 인해 의료인의 충성심이나 의무가 그들의 환자와 동료 또는 일하는 조직 사이에서 상충될 경우 갈등을 일으킬 수 있다. 환자가 충분한 정보를 바탕으로 의사 결정을 수행할 수 없을 때 환자의 최선의 이익을 위해 환자의 요구를 무시하도록 강요받는 갈등이 의료인에게 발생할 수 있다는 것이다.

실제로 윤리적 딜레마를 마주했을 때 어떤 원리들이 충돌하는지, 어떤 것이 더 중요한지를 심사숙고해 볼 필요가 있다. 윤리적 딜레마를 해결하는 데 도움이 되는 윤리 이론에는 다음과 같은 것들이 있다.

- 실용주의/결과주의
- 의무론적 윤리
- 선행 윤리
- 간호 윤리

실용주의(utilitarian)나 결과주의(consequentialism) 이론은 비용과 편익을 고려해 최대 다수의 최대 이익을 만드는 행동의 정당성을 고려하는 것이다. 예를 들어, 면역화 프로그램(예방 접종) 문제는 소수의 부모 집단이 아이들을 위한 면역화 프로그램에 참여하지 않기로 결정하면서 현재 논란이 많다. 이것은 아이들과 사회의 다른 취약한 구성원들이, 이전에 근절되었던 홍역과 같은 일부 질병 발생 위험에 놓이도록 함으로써 개인, 나아가 더 넓은 사회 및 의료 서비스에 영향을 미칠

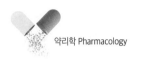

수 있기 때문이다. 실용주의적 관점으로 보면 부모들의 바람과 관계 없이 해당하는 모든 어린이가 예방 접종을 받아야 하는 것이다. 실용주의는 개인의 자율성(백신 접종에 동의하지 않을 권리)을 인정하지 않는다. 그것은 분명히 더 큰 이익과 충돌하기 때문이다.

 임상 고려 사항　　　　　　　　　　　　　　　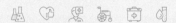

📍 치료에 대한 동의 – 성인

- 이해력이 있는 어른: 치료에 대한 권한은 온전히 환자에게 있다.
- 이해력이 결여된 성인: 환자에게 정신적 기능의 장애가 있거나 충분한 정보를 제공함에도 결정을 내릴 정신적 능력이 없는 경우, 예를 들어 급성 혼동 상태, 치매, 뇌손상, 의식불명 등인 경우에는 가장 가까운 친척의 동의 없이 의료인이 환자를 위한 최선의 치료 행위를 결정할 수 있다.

📍 치료에 대한 동의 – 어린이

- 이해 능력이 있는 16~17세: 아이들에게 내과 치료와 치과 치료에 대한 동의를 구할 수 있지만, 부모 책임이 있는 사람 역시 아이들을 대신하여 동의할 수 있다.
- 이해 능력이 결여된 16~17세: 아이를 대신하여 부모의 책임이 있는 사람이라면 누구나 동의할 수 있다. 부모의 책임을 가진 사람들이 동의하지 않더라도 치료가 아이에게 최선의 이익이라고 판단되는 상황에서는 법원의 명령을 얻을 수 있다. 응급 상황에서는 필요할 경우 부모의 동의 없이 치료가 행해질 수도 있다.(Glass v UK, 2004)
- 16세 미만: '길릭(Gillick)'의 역량(Gillick v West Norfolk and Wisbech Area Health Authority, 1985)과 관련된 아동 평가를 통해 어린이가 치료에 동의할지 여부를 결정할 수 있을 만큼 충분한 성숙도를 갖추었는지, 그리고 관련 내용을 이해하고 있는지 여부에 따라 결정한다.

　　의무론적 윤리 또는 의무론은 실용주의에서의 결과보다는 오히려 행위를 검토하여 선하고 올바른지를 결정하는 윤리학에 대한 접근 방식이다. 의무론자는 규칙과 의무를 본다. 예를 들어 "다른 사람이 그들에게 행했던 것처럼 다른 사람에게 행해야 한다."는 규칙을 따랐다면 심지어 그것이 나쁜 결과를 가져오더라도 옳은 것이 될 수 있다. 의무론에 따르면 우리는 선천적으로 이로운 방식으로 행동해야 할 의무를 가지고 있다. 이러한 접근에서는 개인에 대한 돌봄의 의무는 다른 어떤 고려 사항들보다 우선시된다. 다시 예방 접종의 예로 돌아가면, 실제로 아이들은 부모들이 예방 접종을 거부하면 어쩔 수 없이 따라야 한다. 의료인들은 어떠한 치료라도 동의 여부를 확인해야 할 의무가 있다. 동의 없이는 사회에 미칠 영향과 관계없이 어린이에게 생백신을 주입할 수 없다. 따라서 행위 자체는 좋지만(동의의 규칙을 따름), 결과는 부정적일 수 있다.(어린이가 홍역에 걸려서 다른 사람에 전파시킴) 의무론자에게는 우리 행동의 결과와 목적, 의도는 중요하지 않으며, 의무가 핵심적인 고려 사항이다. 하지만, 누군가의 의무가 무엇인지는 항상 분명한 것이 아니다. 의료인의 의무가 '해를 끼치지 않는 것'은 맞지만, 그들의 치료 의무로 인해 이것을 무시해야 할 상황에 놓일 수도 있다.

간호 윤리학의 초점은 돌봄 관계를 발달시키는 것과 그 사람과 협동적인 관계를 추구하는 것이다. 최근 간호사의 필수 덕목으로 돌봄, 동정심, 용기, 의사소통, 헌신, 능숙함(the 6Cs 건강 부서, 2012)이 강조되고 있다. 간호 윤리학의 보편적 주제는 개인의 자율성에 대한 존중과 환경을 선택하고 통제함으로써 개인의 자존감을 유지하는 것이다. 따라서 옳다고 여기는 것은 절대적인 규칙이나 의무, 최고의 선에 얽매여 있는 것이 아니라 개인과 사회가 가치 있게 여기는 덕목도 고려하는 것이다. 사회가 가지고 있는 윤리적인 관점은 의료법과 그 시행 방식에 영향을 미친다. 사회의 도덕적 가치가 변하면 법률 제정도 뒤따른다. 한 예로, 1967년 영국에서는 낙태에 대한 사회적 신념이 바뀌었다. 여성의 생명을 살리고 여성의 기존 가족들이 받을 고통(육체적, 심리적)을 줄이기 위해 낙태가 필요하다는 의견이 널리 받아들여져 이에 따라 낙태법이 도입되었다.(낙태법, 1967)

③ 규제 기관

규제 기관은 주로 대중을 보호할 목적으로 설립되었고 법적 권한을 가진다. 규제 기관의 기능은 규제이며, 요구 사항, 제한 및 조건을 부과하는 것뿐만 아니라 전문가에게 지지와 지원의 수단을 제공한다. 또한 실무 활동, 규정 준수 보장 및 실무자의 집행과 관련된 표준을 만든다.

의료 서비스에서 규제 기관은 대중의 건강과 안전을 보호, 증진 및 유지시킬 의무가 있다. 그러므로 적절한 기준을 보장하고, 중심이 되는 목적과 개인의 정해진 책임과 기술 관련 의무를 제시함으로써 전문가로서의 역할과 의무를 정의한다. 개인 의료 전문가는 윤리적이고 법적인 고려 사항을 준수하기 위해 진료 영역과 관련된 가장 최신의 지침을 숙지하고 있어야 한다.

> 모든 의료 전문가들은 약물의 처방 및 보관, 투여와 관련된 법률을 숙지해야 할 책임이 있다.

④ 연 구

약리학적 치료법 연구에 대한 법적이고 윤리적인 기준은 임상적 약물 시도의 맥락에서 매우 구체적이다. 2차 세계 대전 동안 나치 강제 수용소의 유대인 재소자들은 그들의 의지에 상관없

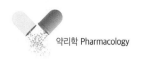

이 의학 실험의 대상이 되었고, 그로 인해 영구적인 손상, 장애, 외상을 입거나 많은 죽음으로 이어졌다. 이러한 잔혹 행위를 방지하기 위해 뉘른베르크 강령(Nuremberg Code, 1947)에서는 인간 참가자를 대상으로 하는 연구에 대한 국제적 지침 윤리 원칙을 명시했다. 이러한 원칙은 후에 헬싱키 선언에서 요약되고, 임상적 시도에 참여하는 인간 참여자의 안전을 보장하기 위해 추가적인 법률 제정으로 발전되었다.

임상 연구는 환자에게 제공하는 약물의 안전과 효능을 위해 철저하게 테스트되었는지를 검증하기 위한 중요한 메커니즘이다. 최근, 연구를 활발히 하는 병원의 환자 치료 결과가 더 우수하다는 증거들이 속속 나오면서 의료 서비스 사용자들의 임상 시험 참여 기회가 더욱 강조되고 있다. 또한 임상 연구자들이 의료 발전을 위해 임상 시험을 수행할 수 있도록 법률로 뒷받침하는 것도 필요해졌다. 즉 참가자가 잠재적 위험과 이점에 대해 충분히 알고 있는지 확인하고, 참여 동의를 강요하지 않으며, 언제든지 참여를 철회할 수 있는 권리를 인지하도록 하는 것이다. 무엇보다 참가자의 복지와 안전이 다른 어떠한 고려 사항보다 우선시되어야 한다.

연구윤리위원회(IRB)는 인간 참여자가 있는 모든 제안된 연구를 검토할 권한이 있다. 특정 상황에 처해 있는 사람들과 전문가들로 구성된 IRB의 책임은, 연구 프로토콜을 조사하고 참가자나 대중에게 용납할 수 없는 위험이 존재할 수 있는 치료 과정과 연구 동의의 측면을 확인하는 것이다. 모든 임상 시험이 진행되기 전에 IRB의 승인은 필수적이다.

이러한 안전 장치에도 불구하고 최근 몇 년 동안 일부 임상적 시험의 수행과 관련된 주목할 만한 사건이 발생했다. 예를 들면, 2006년, 노스윅 파크(Northwick Park) 병원에서 초기 단계 약물 실험 지원자들이 심각한 유해 작용으로 6명의 참가자가 장기의 기능 부전을 야기하는 심각한 면역 반응으로 고통받았고, 한 참가자는 손가락 절단을 해야 하는 약물 유해 반응이 보고되었다. 이로 인해 철저한 조사가 이루어졌고, 이러한 일이 다시는 일어나지 않도록 하기 위해 약물 시험 실행에서의 여러 관행을 변경했다. 임상 연구를 둘러싼 윤리적이고 법적인 체계는 이러한 일의 발생을 예방하고, 연구자가 안전한 연구를 수행할 수 있도록 원칙과 지침을 제공했다.

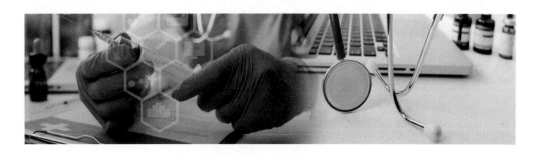

실무 기술 – 의학 윤리 적용법

모든 결정이 쉽게 이뤄지는 것은 아니다. 어떤 경우에는 개인의 경험, 종교, 규제, 법적 사건 등과 같은 다양한 요소들이 의사 결정에 영향을 미친다. 실제 실무자는 결정을 내리기 위해 이러한 모든 요소들을 고려해야 할 것이다.

1단계 - 윤리적 문제를 인지하는 능력

다음을 스스로에게 질문한다. 이 결정이 누군가 또는 어떤 집단에 해를 가하거나 손상을 줄 수 있는가? 다른 대안들 중에 선택 사항이 있는가?

2단계-사실의 수집

이미 알고 있는 사실은 무엇인가? 그밖에 어떤 관련 요소를 수집해야 하는가? 관련된 이해관계자는 누구이며 그것의 결과는 무엇인가? 모든 관련자가 상담을 받았는가? 특정 우려가 다른 우려 사항보다 더 중요한가?

3단계-대안적인 선택 사항이나 행동의 평가

여기에는 다양한 접근 방식의 질문이 있다. 실용주의적인 접근법에서는 "어떤 행동/선택 사항이 가장 피해가 적고 이익을 많이 만들어내는가?", 의무론적 입장에서는 "모든 이해관계자의 권리를 가장 존중하는 조치나 선택 사항은 무엇인가, 일부 구성원뿐만 아니라 전체 커뮤니케이션에 가장 적합한 조치나 선택 사항은 무엇인가?", 간호적 입장에서는 "어떤 행동/선택 사항이 사람들을 비례적으로 또는 동등하게 대하는가? 지역 사회의 일부 구성원만이 아니라 지역 사회 전체에 적합한 조치나 선택 사항은 무엇인가?", 선행적 접근법에서는 "어떤 행동/선택 사항이 내가 되고 싶은 유형의 사람으로 이끄는가?"라고 질문할 수 있다.

4단계-결정

모든 접근법을 고려했을 때 어떤 행동/선택 사항이 가장 적합한가? 어떤 행동/선택 사항이 모든 이해관계자의 핵심 가치에 가장 잘 부합하는가? 당신이 선택한 행동/선택 사항을 공유했을 때 다른 사람들은 어떻게 반응할까? 당신의 선택을 정당화할 수 있는가?

5단계-선택된 행동/선택 사항을 수행하고 결과 반영

최선을 다해 결정을 실행할 방법을 계획하되, 모든 이해관계자가 제기한 우려 사항에도 주의를 기울인다. 계획을 실행하고 평가한다. 결정에 대한 결과를 돌아보고 무엇을 배웠는지 생각해본다. 그리고 앞으로 어떻게 윤리적 문제를 예방할 수 있는지 생각해본다.

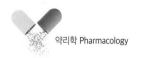

지금까지 의료 서비스에서 약리학과 관련된 근본적인 법적, 윤리적인 원리에 대한 개요를 설명했다. 법의 테두리 안에서 어떻게 의료 전문가들이 약물을 관리하고 적용하는지에 대한 이해와 통찰력을 제공하기 위해 다양한 법률 제정이 논의되어 왔다. 법률, 윤리적 원칙, 전문적 규제의 상호 작용은 치료의 안전성과 효능을 높이기 위해 균형을 맞추어야 할 요소들이다. 우리는 항상 선한 일을 추구하지만 환자의 상태나 더 큰 공익으로 인해 방해받을 수 있는 상황이 셀 수 없이 많다. 이 장에서 설명된 모든 문제를 인정하고 윤리적 원칙에 입각해 지식을 적용한다면 궁극적으로 실무를 개선하고, 보다 안전한 고품질의 환자 치료를 하게 될 것이다. 모든 의료 전문가와 학생들은 이러한 체제 내에서 정직하게 행동하고 환자에게 최선의 이익이 되도록 하며 가능한 한 충분한 정보를 바탕으로 개별화된 결정을 내리는 것이 의무이다.

약물 치료와 의료인의 역할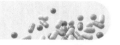

약물 치료는 건강 관리에서 가장 흔한 중재이고, 많은 질병과 상태를 치료하고 관리하는 데 필수적이다. 많은 사람이 점점 더 많은 약물을 복용하게 됨에 따라 의료인과 의료 기관은 약물을 적절하게 사용하는 것이 무엇보다 중요하다. 인구가 증가하고 노령 인구 수가 늘어남에 따라 특히 노인은 심혈관 질환, 관절염, 당뇨병과 같은 만성적 질환을 가지게 되어 처방되는 약물의 양도 늘어난다.(Duerdenet al., 2013) 효과적이고 안전한 약물 관리는 건강 관리 전문가들의 핵심적인 책무이다. 그렇기 때문에 계속 확대되는 치료의 영역에서 최신의 지침과 규제를 유지하는 것은 중요하다.

1 약물 치료 관리

약물 치료 관리는 임상에서 약물을 안전하면서도 비용 효율적으로 사용하여 잠재적 위험성을 최소화하면서 환자의 이익은 최대화시키는 것을 말한다. 약물 사용이 잘못되면 의료 서비스 사용의 증가, 예방 가능한 입원, 심각한 위해를 초래할 수 있고, 궁극적으로는 사망에 이르게 할 수도 있다. 의약품과 관련된 실수의 약 70%는 환자에게 적용되기 전에 식별되는 것으로 추산되기 때문에 기본적으로 모든 의료인은 피해의 위험성을 인지하고 발생 빈도를 최소화해야만 한다.

알아두기 – 약물 적용 절차 예시

기본적으로 다음과 같은 절차를 따른다.

❶ 환자의 신원을 확인한다.

❷ 처방전은 법적 요구를 충족하고 모호함이 없어야 하며, 적용되는 약물의 이름, 제형(또는 투여 방법), 용법 용량이 적절해야 한다.

❸ 동의와 관련된 문제를 준수한다.

❹ 알레르기나 이전의 약물 부작용을 확인하고 기록해야 한다.

❺ 투약 지침(예 투약 시간과 빈도, 투여 방법, 시작과 종료 날짜)이 명확해야 한다.

❻ 약물의 적용에 대한 지시 사항에 어떠한 모호함이나 우려 사항이 있다면 즉시 처방자 또는 약사와 상의한다.

❼ 필요한 계산들과 처방자 또는 약사에게서 제기된 불명확성은 적절한 제3자에게 재확인한다.

❽ 약물(또는 약물 가스)의 종류와 유효 기간(가능한 경우)을 확인한다.

❾ 보관 시 요구되는 사항을 지킨다.

❿ 이미 다른 사람이 투여한 적이 없는지 확인한다.

의료 기관은 의약품 취급 또는 투여와 관련된 모든 위험을 확인하고 위험을 최소화하기 위한 절차를 마련해야 한다. 또한 약물 투여에 필요한 장비와 장치가 이용 가능하고 잘 유지되도록 관리해야 한다.

처방자는 어떤 약물이 언제 투여되는지 기록해야 한다. 투여 전에 약물을 적용하는 사람은 투여되는 약물에 대한 전반적인 이해를 가지고 있어야 하며, 필요하다면 처방이나 약사에게 조언을 구해야 한다. 이는 약을 투여하기 전에 약의 용도, 작용 기전, 투여 방식, 잠재적 부작용 및 투여 금기 사항을 이해해야 한다는 뜻이다.

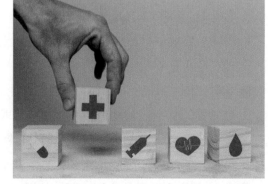

올바른 약물 적용 절차는 올바른 환자가 올바른 약물을 올바른 시간에 투여 받도록 하는 것이다. 이것을 위해 9R, 즉 약물 적용의 9가지 '올바름(Right)'이라고 불리는, 약물 적용을 위한 체계적인 접근법이 개발되었다. 9R은 다음과 같다.

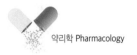

❶ **올바른 환자**: 환자의 이름, 주소, 생년월일 등의 신원은 환자와 차트 모두를 통해 확인한다.

❷ **올바른 약물**: 많은 약물은 모양이나 이름, 포장이 비슷한 경우가 많다. 주의 깊게 확인하지 않으면 실수로 잘못된 약물을 투여할 수 있다.

❸ **올바른 경로**: 동일한 약물을 다양한 경로로 투여할 수 있는 경우가 많은데, 선택한 경로에 따라 용량과 작용 발현 시작이 다를 수 있다. 그러므로 투여 전에는 올바른 약물 투여 경로를 확인해야 한다.

❹ **올바른 시간**: 체내의 안전한 약물 농도를 유지하고 치료 중 원치 않는 공백을 피하기 위해 약물은 처방된 시간에 투여해야 한다. 만약 특정 시간 간격으로 투약하도록 지시 받았다면 간호사는 이 시간에서 30분 이상을 벗어나면 안 된다. 30분을 벗어나 약물 투여가 이루어지면 약물의 생체 이용률에 영향을 미칠 수 있다. 약물 투여 지연이 환자에게 잠재적인 해를 끼칠 수 있기 때문에 치명적인 약물은 처방된 시간에 투여하는 것이 특히 중요하다.

❺ **올바른 용량**: 투여되는 용량은 처방전에 기재되어 있다. 가장 좋은 방법은 약리적 지침에 있는 약물의 용량을 확인하는 것이다. 몇몇 약물들은 투여 전에 용량을 계산해야 한다. 이때는 연령, 체중, 환자 상태, 특정 생화학적 지표와 같은 변수들을 고려해야 한다.

❻ **올바른 기록**: 투약 기록 또는 환자가 보류하거나 거부한 약물에 대한 기록은 즉시, 또는 가능한 빨리 기록하여 모든 기록을 명확하고 읽기 쉬우며 확인이 용이하도록 하는 것이 중요하다.

❼ **올바른 조치**: 약물 투여 전 먼저 해당 약물이 적절한 이유로 처방되었는지 확인한다. 이를 위해서는 환자의 의료적 상태와 투여될 약물의 작용에 대한 지식과 이해가 필요하다. 가능하다면 환자에게 약의 작용과 처방 이유를 설명해야 하는데, 이것은 투약 오류를 피하는 데 도움이 될 수 있다.

❽ **올바른 제형**: 약물은 정제, 캡슐, 당의정, 시럽, 좌약, 정맥 내 주입을 위한 앰플과 같은 다양한 제형으로 이용 가능하다. 투여 경로를 명백히 하고(⑩ 경구) 환자에게 해를 끼치지 않도록 올바른 제형으로 투여하는 것이 중요하며, 환자에게 구체적인 지침을 제공하는 것도 중요하다.

❾ **올바른 대응**: 일단 약물이 투여되면 부작용, 역효과 또는 역반응이 있는지 모니터링해야 하고, 부작용이 발생했을 경우 이를 적절하게 관리하고 기록해야 한다. 당뇨병 환자의 혈당 수준 평가, 고혈압 환자의 혈압 모니터링과 같이 일부 환자는 약물의 의도된 효과나 효능이 나타나는지 확인하기 위해 모니터링해야 한다는 점을 이해하는 것도 중요하다.

　만약 약물 투여에 대한 의문이 있다면 처방자나 의약품 전문가에게 자세한 정보나 조언을 구해야 한다.

　환자가 약물을 오용했을 경우 치명적인 약물은 다음과 같다.

- 항균제, 혈액 응고 방지제, 항간질제, 항파킨슨제, 면역 억제제, 인슐린

　치명적인 약물의 투약에서 누락이나 지연은 환자 안전사고를 초래할 수 있으므로 처방자(또는 관련된 의사)와 논의하거나 처방자에게 보고해야 한다.

🍳 표 1-1_ 약물 누락으로 인한 잠재적 위험

위험 1	위험 2	위험 3
· 환자에게 미치는 영향이 없거나 미미함. 입원 일수가 증가하지 않음	· 중간 정도의 개입이 필요하며 단기간 환자에게 상당한 영향: 병원 입원 일수 증가 가능성 있음	· 지속적인 개입이 요구되며, 장기간 환자에게 심각하거나 치명적인 영향: 병원 입원 일수 크게 증가
· 환자에게 영향이 없거나 무시해도 될 정도임 · 필요한 개입이 없거나 무시해도 될 정도임 · 병원 입원 일수 증가 가능성이 없음	· 단기적으로 환자에게 심각한 영향을 미칠 위험이 있음 · 추후 중간 정도의 개입이 요구됨 · 결과적으로 병원 입원 일수의 증가(1~15일) 가능성이 있음	· 장기적으로 환자에게 심각한 영향을 미칠 위험이 있음 · 치명적인 영향이 발생할 위험이 있음(예 사망) · 추후 지속적으로 전문적 개입이 필요함 · 결과적으로 병원 입원 일수가 매우 증가(15일 이상)할 수 있음

② 특별히 고려해야 하는 집단

　약물을 처방 및 투약하고 관찰할 때 특별히 고려해야 하는 사람들이 있다. 임신부나 수유 중인 여성, 노인들이다. 이들의 의약품 처방, 관리 및 모니터링과 관련된 문제를 살펴보자.

(1) 임신부와 수유부

　많은 약물은 태반을 통과할 수 있고 또한 모유로 이동될 수도 있다. 임산부의 90% 이상이 일반 의약품(OTC)이나 처방 약물을 복용한다고 보고되었는데, 사전에 질병을 진단받고 임신함에 따라 이러한 우려는 높아지고 있다.(Murk and Seli, 2011)

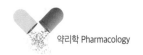

대부분의 의약품은 안전성/이익-위험 측면에 대한 자료가 제한되어 있고, 일부 의약품은 성장하고 있는 배아 또는 태아와 수유 중인 아기에게 해로운 영향을 끼칠 수 있다고 알려져 있기 때문에 임신 중 사용은 금기이다.

임신 중 약물 관리는 복잡하다. 그렇기 때문에 주의 깊게 전문적으로 관리하지 않으면 심각한 결과를 유발할 수 있다. 따라서 어떠한 약물을 처방하거나 투여하기 전에 가임 연령 여성에게 임신인지 아닌지를 확인하는 것은 중요하다. 산모와 태아 모두에게 약물 복용의 이점과 위험을 신중하게 고려해야 한다. 일반적으로 임신부에 대한 처방은 산모를 위한 이익이 태아의 위험보다 클 때만 처방해야 하지만, 임신 초기에는 가능한 한 모든 약물의 복용을 피해야 한다. 임신부에게는 최소한의 유효 용량을 사용하는 새로운 약물이나 아직 시도해보지 않은 약물보다 안전한 것으로 보이고 임신부에게 광범위하게 사용되어온 약물을 우선시해서 처방하는 것이 좋다.

임신 초기는 임신 3~11주 시기이며, 약물의 선천적 기형 발생 위험이 최대인 시기이다. 불행히도 여성은 이 시기에 임신을 인지하지 못할 수도 있어서 높은 위험의 약물을 투약하기 위해서는 임신 테스트를 해야 한다. 임신 중기와 말기 동안 약물은 태아의 성장과 기능적 발달에 영향을 미칠 수 있으며, 독성 영향을 유발할 수도 있고 유해 작용이 출생 후에 나타날 수도 있다. 예를 들면 간질과 신경성 통증 관리를 위해 사용되는 항경련제를 임신 초기에 복용하면 아기의 구순구개열 등의 선천적 기형을 유발할 수 있다고 알려져 있다. 하지만 태아에 대한 위험을 설명한 자료는 약 설명서나 환자 정보 전단지에 항상 자세히 설명되어 있는 것이 아니어서 의료 전문가와 임신한 여성이 최선의 치료 옵션을 고려하는 데 어려움이 따르고 있다.

또한 수유 중인 여성을 위한 약물의 안전성을 확인하는 데 이용할 수 있는 정보가 거의 없으며, 지침도 거의 없다. 이것은 정보를 제공하는 의료 전문가뿐만 아니라 수유부에게도 혼란을 유발할 수 있어 아이에게 부작용이 나타날까 봐 계획보다 빨리 모유 수유를 중단할 수도 있다. 유아에 대한 유해 가능성은 유아에게 전달되는 활성 약물의 양, 유아의 신체에 대한 약동학적 효율, 유아에게 영향을 미치는 약물의 이동 경로를 통해 추론된다. 어떤 약물들[예 페노바르비탈 (Phenobarbital)]은 유아의 빨기 반사를 억제한다고 알려져 있고 다른 약물은 수유에 영향을 미친다.[예 브로모크립틴(romocriptine), BNF 78]

(2) 노인

노인에게 처방할 때는 특별히 주의해야 한다. 노인의 대다수는 다중 질환을 가지고 있어 다양한 약물의 사용(다중 약물 요법)은 매우 흔하다. 다중 약물 요법은 어떤 사람이 4개 또는 그 이상의 약물을 정기적으로 복용할 때 발생한다. 다양한 약물을 복용하는 것은 약물 상호 작용, 부작용의 위험을 크게 증가시키고 합병증에도 영향을 미친다. 장기간 복용하는 약물의 50% 정도가 처방된 대로 복용되지 않는 것으로 추정된다. 이 때문에 노인들의 약물은 규칙적으로 재검토하여 도움이 되지 않는 약물은 중단할 것을 권고한다. 사람은 나이가 들면서 약물에 대한 신체의 조절(약동학) 능력이 바뀐다. 노화의 가장 중요한 영향은 신장 기능의 감소이며, 이것은 더 천천히 약물을 배설하여 약물의 부작용과 유해 반응의 위험을 증가시킨다는 것을 뜻한다. 관찰해야 할 가장 흔한 유해 반응은 다음과 같다.

- 혼동, 혼란
- 변비
- 체위성 저혈압과 낙상

노인을 위해 처방할 때 따라야 하는 몇 가지 일반적인 원칙은 다음과 같다.

❶ 저용량: 저용량에서 시작(보통 성인 용량의 50%)하고 필요한 상황에서만 증가시킨다.

❷ 정기적 검토: 약물이 여전히 적절하고 필요한지를 확인하기 위해 정기적인 약물 검토가 수행되어야 한다. 신장 기능이 감소함에 따라 몇몇 약물의 용량을 감소시킬 필요가 있다.

❸ 치료 계획 단순화: 약물은 분명한 지시 사항이 있을 때만 처방되어야 한다.(예 바이러스성 감염에는 항생제를 처방하지 않는다) 가능하다면 약물은 매일 한두 번 처방해야 하고 혼란스러운 투약 간격은 피한다.

❹ 분명하게 설명: 각 약물은 완전한 사용법과 함께 어떻게 복용하는지에 대한 분명한 설명서가 있어야 한다.

❸ 부작용 관찰

모든 약물은 부작용이 있을 수 있으며, 이들 중 한 가지라도 유해하다면 환자는 약물 유해 반응(ADR)이 있는 것으로 분류한다. ADR은 '의약품에 대한 유해하고 의도하지 않은 반응'으로 정의한다. 약물 관리에서 당신의 역할 중 하나는 모든 ADR을 이해하고 식별해야 하는 것인데, 어떤 ADR은 투여 후 몇 분 내에 발생할 수 있지만, 다른 ADR은 치료 후 몇 년 후에 나타날 수도 있기 때문이다.

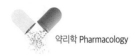

④ 의약품 최적화

의약품 최적화는 자주 사용되는 또 다른 용어이다. 이것은 약물 관리를 기반으로 하지만, 초기 처방부터 지속적인 검토와 지지까지 환자의 약물 치료 여정의 모든 측면을 말한다. 의약품 최적화는 올바른 환자가 올바른 시간에 올바른 약물을 선택할 수 있도록 보장하는 것이다. 이것의 목표는 환자와 그들의 경험에 초점을 맞춤으로써 환자가 다음 과정을 수행하도록 돕는 것이다.

- 약물 치료 결과를 개선한다.
- 약물을 정확하게 복용한다.
- 불필요한 약물 복용을 피한다.
- 약물의 남용을 피한다.
- 약물 안전성을 증진시킨다.

🖋️ 알아두기 – 약물 관리의 네 가지 원칙

원칙 **1** 환자의 경험을 이해하는 것을 목표로 한다.
원칙 **2** 근거에 기반하여 의약품을 선택한다.
원칙 **3** 안전한 약물 사용을 보장한다.
원칙 **4** 의약품 최적화를 일상적 업무로 삼는다.

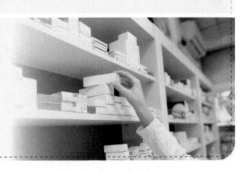

의약품 최적화에 대한 종합적인 접근은 환자가 자신의 치료에 주인 의식을 갖도록 하는 데 도움이 된다.

의약품 최적화는 시간이 흐르는 동안 환자들이 어떻게 약물을 사용하는지를 조사한다. 특정 약물의 투약을 중단하거나 다른 약물 투약의 시작을 조사하며, 약물 투약을 줄이기 위해 생활방식을 변화시키거나 비의료적 요법의 기회를 고려하기도 한다. 또한 의약품 최적화는 약물의 안전성을 유지하고 치료를 잘 받게 함으로써 약물 폐기물을 줄이며 환자가 의약품을 통해 최상의 결과를 얻을 수 있도록 지원한다.

의약품 최적화의 핵심 요소는 다음과 같다.

- 환자 중심이며 환자의 결과에 따라 차이를 둔다.

- 의료 전문가와 환자 사이에 파트너십을 가진다.
- 환자의 견해와 의견을 경청하고 순응도와 자기 관리를 지원한다.
- 임상적, 약리학적 전문 지식과 이해를 적용한다.
- 각 환자에게 맞춤화된 약물 요법을 제공한다.
- 치료 환경의 지속성을 보장하기 위해 다른 의료 전문가들과의 소통을 권장한다.
- 안전, 품질, 더 나은 결과를 위한 올바른 거버넌스를 형성한다.

따라서 의료 전문가는 환자/서비스 사용자, 돌봄 제공자가 건강 향상이라는 궁극적인 목표를 위해 의약품을 관리하는 데 있어 정보를 공유하고 의사 결정의 중심으로서의 역할을 해야 한다.

⑤ 약물 관리의 안전성

영국 NHS(국민보건서비스)의 최근 연구에 따르면 영국에서는 매년 약 2억 3,700만 건의 투약 오류가 발생하는 것으로 나타났다. 이러한 오류로 피할 수 있었던 ADR이 발생하여 712명이 사망하고 1,708명의 환자 사망에 일부 원인이 되었다. 비스테로이드성 소염 진통제, 혈액 응고 방지제, 항혈소판제는 피할 수 있는 ADR을 발생시켜 3분의 1 이상이 병원에 입원했다. 위장관 출혈은 1차 진료 ADR로 인한 사망의 절반에서 나타났다. 또한 노인은 피할 수 있는 ADR을 겪을 가능성이 더 높은 것으로 나타났다. 투약 오류로 인한 ADR에 대해 NHS가 부담하는 비용은 연간 9,850만 파운드였다. 이것은 NHS에 엄청난 재정적 손실을 가져왔으며, 환자와 그들의 가족이 받는 피해와 고통 역시 헤아릴 수 없이 컸다.

1차 진료와 2차 진료 간 환자의 이동에서 오류 가능성이 있으며, 최대 환자의 70%가 의도하지 않은 변경이나 투약 오류를 경험할 가능성이 있는 것으로 추정한다. 요양원에 있는 사람들에게는 추가적인 투약 오류 위험이 있는 것으로 확인되었으며, 다중 약제 관리, 반복 처방, 약물 검토 및 직원 교육에 대한 모범적인 권장 사항이 권고되고 있다.

투약 오류는 약물에 대한 처방, 준비, 조제, 투약, 관찰, 또는 자문을 제공하는 과정에서 오류가 발생하는 환자의 안전사고를 의미하며, 여기에는 두 가지 부류가 있다.

❶ 과실로 인한 투약 오류(예 잘못된 약물 또는 잘못된 용량)
❷ 누락으로 인한 투약 오류(예 약물 누락 또는 관찰하지 않음)

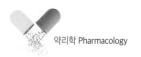
6 보관과 처리

모든 의료 환경에서 환자의 안전을 보장하기 위해 안전하고 확실한 약물 관리가 필수적이다. 인체 의약품 규정에는 이러한 과정을 지지하기 위한 법적인 요구 사항이 기술되어 있다. 각 약물은 특정 지시 사항에 따라 보관해야 하며 자세한 내용은 전자 의약품 개요서에서 확인할 수 있다.

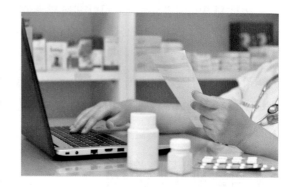

약물을 관리하는 모든 사람은 능숙하고, 법적인 자격을 갖추어야 하며, 적절하게 훈련받은 뒤에 해당 업무를 수행할 권한을 부여받아야 한다. 약물은 안전하게 보관되어야 한다. 무단 접근으로부터 보호되어야 하고, 용도에 적합하게 보관되어야 한다.

어떤 의약품은 저온 보관을 유지해야 하는데, 예를 들면, 백신은 상온에서 변질되므로 투여 직전까지 냉장고와 같은 시원한 곳에 보관해야 한다. 약품이 변질되어 손상된 경우에는 변질 여부를 확인하기 위해 위험 사정을 반드시 수행해야 한다.

오래 되었거나 더 이상 사용하지 않거나 유통 기한이 만료된 약물은 안전한 처리를 위해 약국/약사에게 폐기를 부탁해야 한다. 흡입기는 환경에 유해한 가스가 들어 있기 때문에 쓰레기통에 버리면 안 되며 재활용할 수 있는 약국/약사에게 반환해야 한다. 약국은 환자로부터 원하지 않는 약물을 회수할 의무가 있다.

4 결 론

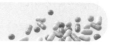

이 장에서는 안전하고 효율적이며 비용 효과적인 치료를 위해 의약품을 관리하는 데 필요한 여러 요소들을 살펴보았다. 모든 의료 전문가는 의약품의 안전한 처방, 관리 및 모니터링 규정, 정책 및 관행을 이해하고 따라야 한다. 약물 관리는 의료 또는 사회 복지 환경에 관계 없이 환자 중심의 결과를 얻기 위해 환자와 의료 전문가 간에 지켜나가야 할 협업이다.

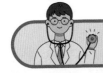 **연습문제**

01. 간호 과정의 5단계는 무엇인가?

　① 사정, 진단, 계획, 수행, 평가

　② 사정, 진단, 예측, 수행, 평가

　③ 사정, 진단, 계획, 수행, 확인

　④ 사정, 발견, 계획, 수행, 평가

02. 사정 단계에서 간호사가 해야 할 일은 무엇인가?

　① 환경을 관찰하고 임상 검사를 수행하며 자료를 모으고 의사소통한다.

　② BNF에 자문하고 환자를 관찰하며 임상 검사를 수행하고 자료를 수집한다.

　③ 환자를 관찰하고 임상 검사를 수행하며 자료를 모으고 의사소통한다.

　④ 관찰 기술을 이용하고 위험을 계산한다. 임상 검사를 수행하고 자료를 수집하며 의사소통
한다.

03. 치료에 대한 의사 결정을 공유하기 위해 중요한 것은 무엇인가?

　① 의료 제공자의 가치와 신념이 핵심이다.

　② 약물에 대한 환자의 신념과 선호도를 이해해야 한다.

　③ 전문 규제 기관의 강령을 가장 중시한다.

　④ 환자는 동의서에 서명해야 한다.

04. 약물의 안전한 사용에 대한 책임은 누구에게 있는가?

　① 약사

　② 환자

　③ 등록 의사

　④ 위의 사항 모두

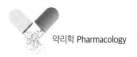

05. 치료적 관계는 어떤 관계를 말하는가?

   ① 상호 신뢰와 존중을 기반으로 한 도움이 되는 관계

   ② 치유적 관계

   ③ 의약품 사용에 기초한 치유적 관계

   ④ 위의 것은 해당 사항 없음

06. 관습법을 달리 무엇이라고 하는가?

   ① 형사법   ② 판례법

   ③ 성문법   ④ 위의 사항 모두

07. 의료 직원이 부주의했을 때 어떤 법정에서 재판을 받는가?

   ① 형사 법정   ② 민사 법정

   ③ 민사와 형사 법정   ④ 가정 법원

08. 의약품법은 언제 제정되었는가?

   ① 1966년   ② 1967년

   ③ 1968년   ④ 정답 없음

09. 실용주의(공리주의) 이론이란?

   ① 최대 다수의 최대 이익

   ② 당신의 주의 의무가 다른 어떤 고려 사항보다 우선시된다.

   ③ 어떻게 우리가 행동하고 관계를 추구해야 하는가.

   ④ 위의 사항 모두

10. 의사 결정에 대해 안내할 때 원칙에 기반한 윤리 채택 시 어디에서 사실을 수집해야 하는가?

   ① 시나리오에 관련된 모든 이해관계자

   ② 이미 알려진 것

   ③ 다른 시나리오와 관련된 기타 사실들

   ④ 위의 사항 모두

11. 낙태와 같은 예민한 주제에서 의사가 빠질 수 있는 딜레마는 무엇인가?

① 윤리적   ② 임상적

③ 법적   ④ 위의 사항 모두

12. 암묵적인 것의 뜻은 무엇인가?

① 숨겨진   ② 명백한

③ 이용할 수 있는   ④ 분명한

13. 암묵적 편견의 요소는 무엇을 말하는가?

① 고정 관념   ② 편견

③ 고정 관념과 편견   ④ 공정성

14. 의료 전문가는 일반 대중과 마찬가지로 _____ 수준의 암묵적 편견을 품고 있다. _____에 들어갈 알맞은 말은 무엇인가?

① 낮은   ② 높은

③ 동일한   ④ 정답 없음

15. 의사의 전문가적 행동에 대한 암묵적 편견의 영향은 어떠한가?

① 의뢰인의 감정을 불편하게 만든다.

② 그들의 서비스에 대한 접근을 돕는다.

③ 올바른 진단과 치료가 이루어진다.

④ 환자 일치성

16. 볼람 테스트는 무엇인가?

① 환자의 능력을 사정하기 위한 시험

② 해당 조치가 용인된 관례인지에 대한 전문 기관의 의견

③ 16세 미만 환자의 수행 능력에 대한 사정

④ 위의 사항 모두

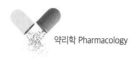

17. 의사 결정 공유란 무엇인가?

① 치료에 환자의 참여를 증가시키는 접근법이다.

② 돌봄과 치료에 환자의 참여를 증가시킨다.

③ 의료 법적 청구를 감소시킨다.

④ 위의 사항 모두

18. 의료와 관련된 분배 정의란 무엇인가?

① 건강 보건 자원에 대한 공정하고 동등한 분배

② 사는 지역에 따라 달라지는 의료의 질

③ 환자의 요구에 대한 평가

④ 위의 사항 모두

19. 의료 분야에 대한 연구가 중요한 까닭은?

① 약물의 안전성과 효능을 시험하기 위해

② 환자를 위한 더 나은 치료법을 개발하기 위해

③ 환자의 치료 결과를 향상시키기 위해

④ 위의 사항 모두

20. '정직의 의무'를 준수하기 위해 전문가는 무엇을 해야 하는가?

① 심각한 일이 발생하면 환자에게 알린다.

② 환자의 치료와 관련된 모든 것은 반드시 환자와 그 가족에게 알린다.

③ 환자에게 사과한다.

④ 위의 사항 모두

21. 의약품 관리를 가장 잘 설명한 것은?

① 고위 간부가 약물을 관리한다.

② 안전하고 효율적이며 비용 효과적으로 의약품을 사용한다.

③ 의약품 개봉을 관리한다.

22. 제네릭(generic) 의약품이란 무엇인가?

　① 비전매특허 의약품

　② 어떠한 상태에도 사용될 수 있는 의약품

　③ 특허 판매약

23. 핵심(critical) 의약품이란?

　① 중요한 약물이다.

　② 특별한 관리가 필요하다.

　③ 누락하거나 지연해서는 안 된다.

24. 약물을 투여하기 전에 의료 전문가가 해야 할 일은?

　① 모든 환자에 대해 처방자와 상담한다.

　② 투여하는 약물을 이해하고, 필요하다면 처방자 또는 약사로부터 조언을 구한다.

　③ 약사에게 연락하여 처방전을 확인한다.

25. 노인에게 흔한 부작용은 어떤 것이 있는가?

　① 혼란, 변비, 체위성 저혈압과 낙상

　② 흉통, 두통, 변비

　③ 귀 통증, 복통, 현기증

26. 의약품 최적화란?

　① 약품 비용에 초점을 맞춘다.

　② 환자에 초점을 맞춘다.

　③ 의료 전문가에 초점을 맞춘다.

약력학과
약동학

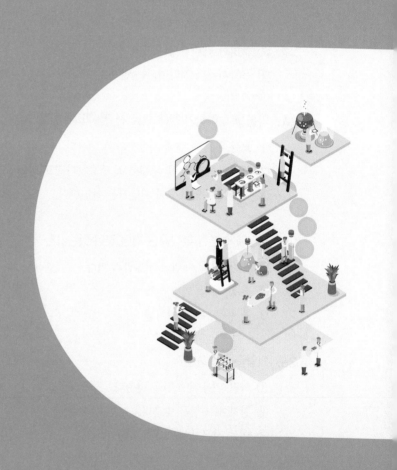

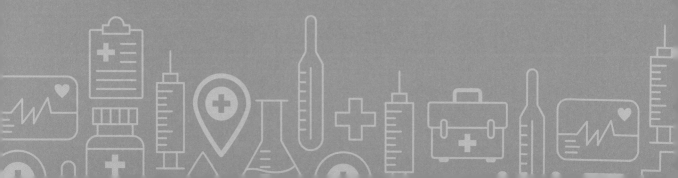

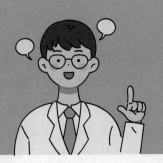

이 장에서는약력학(약물 역학)과
약동학(약물 동력학)에 대해
설명하고 약물 관리와 관련된
주요 사안을 소개한다.

🎯 학습 목표

1. 환자의 약물을 관리하는 간호사(RN)의 전문적 책임에 대해 알 수 있다.

2. 약력학과 약동학의 차이에 대해 정의할 수 있다.

3. 모든 개개인에게 다르게 작용하는 약물의 복잡성에 대해 올바르게 인식할 수 있다.

⏰ 지식 테스트

1. 약물을 관리하는 간호사의 전문적 책임에 대해 설명해보자.

2. 약력학에 대해 정의해보자.

3. 약동학에는 몇 개의 단계가 있는가?

4. 약동학의 단계에는 어떤 것들이 있는가?

5. 약물 상호 작용과 위험한 환경에 처해 있는 환자들에 대한 핵심적인 고려 사항을 논의해보자.

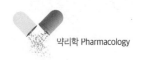

1 서 론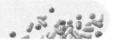

이 장은 약물의 약력학과 약동학에 대해 살펴본다. 새로운 질병이 등장함에 따라 항생제와 같은 오래된 약물들이 더 이상 예전만큼의 약리 작용이 나타나지 않게 되면서 환자의 삶의 질을 향상시키기 위한 더 좋고 안전한 의약품을 찾는 약리학의 역할이 더욱 중요해졌다.

환자의 안전을 위해 약물을 사용할 때는 '비판적 사고'와 '임상적 판단'이 필요하다. 간호사들은 전문가적 판단으로 전문가로서의 실무를 수행할 수 있어야 하며, 의료 환경 내에서 환자의 치료적 요구를 충족시키기 위해 실무를 수정하고 조정할 수 있어야 한다. 결과적으로 간호사들은 비판적으로 사고하며 그들이 훈련한 범주 내에서 실무를 수행해야 하는데, 가장 중요한 것은 약물을 사용할 때 환자의 안전을 위해 환자의 건강 상태를 이해하는 것이 필수라는 것이다. 간호사가 의약품을 직접 준비, 투여하고 관리하며 관리 기록을 입력할 때 의약품의 작용 방식과 약물 치료를 받는 환자에게 미칠 영향에 대해 이해하는 것이 중요하다. 약물 치료의 효과를 분석하는 데 가장 많이 사용되는 두 가지 용어는 약동학과 약력학이다.

2 약동학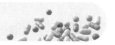

가장 기본적으로 약동학(pharmacokinetics)은 '신체가 약물에 대해 하는 일'을 말한다. 약동학은 네 과정으로 구성되어 있다. 약물의 흡수(Absorption), 분포(Distribution), 대사(Metabolism), 제거/배설(Elimination/Excretion) 그리고 이에 상응하는 약리학적, 치료적, 독성 대응을 말한다.

3 약동학적 원리(ADME 과정)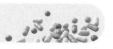

약동학은 시간이 지남에 따라 인체가 약물이나 외부 화학 물질을 어떻게 처리하고 영향을 받는지를 나타낸다.(Young and Pitcher, 2016) 약동학에서 핵심적인 관심사는 신체가 약물에 대해 어떻게 반응하는지, 어떻게 약물이 신체에 흡수되는지, 약물이 어떻게 조직에 분포되는지, 약물이 어떻게 신체에서 대사되는지(간은 약물 대사에서의 주요 기관임), 그리고 어떻게 배설(주로 신장과 폐에 의해) 되는지이다.

약동학은 왜 약물이 다양한 방법으로 투약되는지를 이해하는 데 있어서 중요하다. 예를 들어, 왜 정제나 현탁액 형태의 약물은 구강(PO)을 통해 투약하고, 피하 주사(SC)는 조직에, 근육 주사(IM)나 정맥 주사(IV)는 직접 혈류에 투여할까? 3장에서는 이것과 관련하여 약물 제제에 대해 살펴볼 것이다.

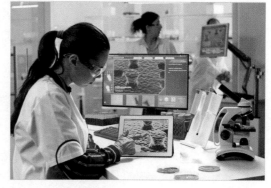

약동학은 또한 약물 투여의 빈도를 제대로 파악하는 데 도움이 된다. 예를 들면, 왜 어떤 약물들은 하루에 한 번 투약하고 다른 약물은 하루에 두 번, 세 번, 또는 네 번 투약하는가? 심지어 어떤 것들은 기계식 펌프의 원리를 이용하여 SC, IM, IV 주입을 통해 지속적으로 투여하는가? ADME의 과정 동안 약물을 처리하는 기관들에 대해 생각해보면 왜 결핍되거나 질병에 걸렸거나 노화된 기관들이 약물 대사에 영향을 미치는지가 분명해진다.

💡 알아두기 – 약동학의 4단계: ADME

❶ 약물의 체내 흡수(A)	어떻게 몸에 들어가는가?	
❷ 신체 조직에서의 약물의 분포(D)	어디로 가는가?	
❸ 약물의 체내 대사(M)	어떻게 분해되는가?	
❹ 인체에서 약물 제거(E)	어떻게 제거되는가?	

〈그림 2-1〉에서는 약동학(ADME)의 네 가지 주요 특징과 주요 경로, 약물의 투약을 통합시켰다. IV 경로는 흡수를 우회하고, 국소적 경로는 국소적 영향을 수행하며 전신 흡수를 최소화시키기 위해서 사용된다는 것에 주목하라.

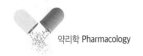
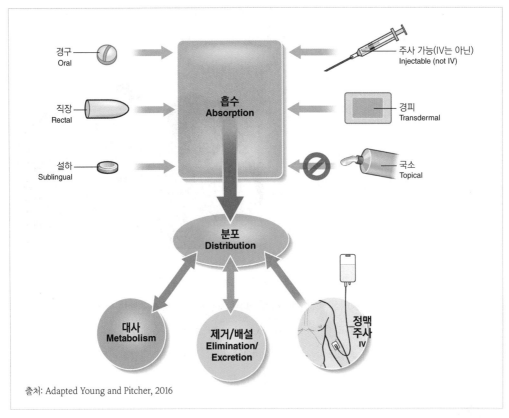

출처: Adapted Young and Pitcher, 2016

📝 그림 2-1_ ADME와 투여 경로의 통합

1 1단계: 흡수

흡수(Absorption)는 약물이 투여된 부위로부터 조치가 일어나는 부위(보통 혈액, 혈장, 혈청)로 이동하는 과정으로 정의된다. 흡수는 약물이 혈액 순환으로 들어가는 과정이다. 르(Le, 2019)는 약물 흡수가 약물의 물리 화학적 특성, 투여 제형과 방법(예 장관이나 비장관)에 의해 결정된다고 주장했다. 약물과 기타 성분으로 구성된 제형(예 정제, 캡슐, 용액)은 다양한 복용 형태(예 경구, 설하, 직장, 비장관, 국소, 흡입)로 투여되도록 제형화된다. 복용 형태와 상관없이 약물은 흡수되려면 용액 상태가 되어야 한다. 따라서 고체 형태(예 정제)는 분해될 수 있어야 한다.

정맥 주입 형태가 아니라면 약물은 전신 순환(체순환) 과정에 도달하기 전에 몇몇 반투과성 세포막을 통과해야만 한다. 세포막은 선택적으로 약물 분자의 통과를 억제하는 생물학적 장벽이다. 세포막은 주로 이중층 지질 매트릭스로 구성되어 있으며, 막의 투과적 특성을 결정한다.

(1) 약물이 세포막을 통과하는 방법

약물은 작용 부위에 도달하기 위해 하나 또는 그 이상의 세포막을 통과해야 한다. 모든 세포막의 공통적인 특징은 두께가 약 10nm(나노미터)인 인지질 이중층이라는 점이다. 이중층의 전체에 삽입되어 있거나 외층 또는 내층에 부착되어 있는 당단백질은 이온 채널, 수용체, 중간 전달자(G단백질) 또는 효소로서 작용한다. 세포들은 즉각적인 유입과 유출 흐름을 만들어내어 세포외액으로부터 분자들과 이온을 얻는다. 세포막에 대한 흥미로운 점은 상대 농도와 인지질 이중층이 필수적인 이온들의 세포 내 이동을 제한한다는 것이다. 따라서 약물이 막을 통과하기 위해서는 이러한 문제를 해결해야 한다. 일반적으로 이것은 중개 확산(facilitated diffusion) 또는 능동 수송(active transport)에 의해 완료된다. 중개 확산에서는 상대 농도를 이용하여 안팎으로 이동한다. 능동 수송에서는 에너지(ATP)를 이용하여 분자와 이온을 세포의 안과 밖으로 이동시킨다.

(2) 약물이 세포막을 통과하는 것의 개념

세포의 신호는 신호 전달(signal transduction)이라고 불리는 과정을 통해 막을 가로지른다. 신호 전달은 특정 신호가 세포의 외측 표면에 전달되어 수용체와 직접적인 접촉을 할 때 다음과 같이 진행된다.

❶ 수용체는 환경으로부터 정보를 받아들이고 세포의 다양한 부분으로 정보를 전달하는 특화된 분자이다.

❷ 다음으로 변환기 역할을 하는 연결 스위치 분자는 세포 안쪽으로 메시지를 전달한다.

❸ 마지막으로 신호가 증폭되고 세포에 특정 기능이 유발된다. 이러한 기능에는 이온의 이동, 더 많은 단백질 생성 또는 더 많은 신호 전송 등이 있다.

(3) 약물이 세포막을 통과하는 방법

❶ 수동 수송(passive transport)

약물이 세포막을 통과하는 가장 흔한 방법은 수동 확산(passive diffusion)이다. 약물 분자들은

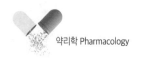

세포의 에너지 소비 없이 그들의 농도 경사(concentration gradient)에 따라 확산된다. 하지만 세포막은 선택적으로 투과성을 가지기 때문에 다양한 약물 분자에 따라 다양한 확산 정도를 가진다. 확산의 정도는 수송 단백질에 의한 중개 확산을 통해 강화될 수 있다. 중개 확산을 수행하는 두 종류의 수송 단백질로는 채널 단백질과 운반 단백질이 있다.

❷ 능동 수송

능동 수송(active transport)은 에너지를 소모하는 과정이다. 능동 수송에는 1차 능동 수송과 2차 능동 수송이 있다.

- 1차 능동 수송은 막을 통과해 분자를 수송하기 위해 직접적으로 에너지를 사용한다. 경우에 따라서 운반 단백질이 전자 발생 펌프가 된다.
- 2차 능동 수송(또는 공동-수송) 또한 막을 통과해 분자를 수송하기 위해 에너지를 사용한다.

흡수는 약동학적으로 다음의 두 가지 경로에 따른다.
- 장관: 경구 투여, 영양 보급관, 직장용 좌약과 같이 약물이 위장관계에 들어간다.
- 비장관: 주사나 국소 약물(크림이나 패치와 같은)과 같이 위장관에 들어가지 않는다.

약물이 흡수되기 위해서는 구강을 통과한 약물이 위장관에서 분해 효소로 작용할 가능성이 있는 물질들을 포함하여 낮은 pH와 다양한 위장관 분비물에 의해서 분해되지 않아야 한다. 펩타이드 약물(예 인슐린)은 특히 분해되기 쉬우므로 구강으로 투여하지 않는다. 구강 복용 약물의 흡수는 위장관계에서 상피 세포막을 통과하는 수송을 통해 일어난다. 흡수는 다음의 영향을 받는다.
- 위장관계에서의 내강 pH의 차이
- 내강 부피당 표면적
- 혈액 관류
- 담즙과 점액의 존재
- 상피 세포막 특징

구강 점막은 상피 조직이 얇고 혈관이 풍부하게 분포하여 흡수가 잘된다. 하지만, 약물과 구강 점막의 접촉 시간이 너무 짧아 실질적인 흡수는 이루어지지 않는다. 잇몸과 볼 사이(구강 투여) 또는 혀 아래(설하 투여)에 투여한 약물은 더 오랜 시간 남아 있어 흡수를 돕는다.

위는 상대적으로 넓은 상피 표면을 가지고 있지만, 점액층이 두껍고 이동 시간이 짧아 흡수가 제한된다. 대부분의 흡수는 소장에서 일어나기 때문에 위 배출(gastric emptying)이 흡수 속도를 결정하는 경우가 많다. 음식, 특히 기름진 음식은 위 배출(그리고 약물 흡수 비율)을 느리게 한다. 이것은 공복 상태에서 일부 약물을 복용하면 흡수 속도가 빨라지는 이유를 설명해준다. 위 배출에 영향을 미치는 약물(예 부교감 신경 억제 약물)은 다른 약물의 흡수율에도 영향을 미친다. 음식은 잘 용해되지 않는 약물[예 그리세오풀빈(Griseofulvin)]의 흡수 정도를 향상시킬 수도 있고, 위에서 분해되는 약물(예 페니실린 G)의 흡수 정도를 감소시키거나 거의 흡수되지 않도록 할 수 있다.

소장은 위장관에서 약물 흡수와 관련하여 가장 큰 표면적을 가지고 있으며, 소장의 세포막은 위보다 투과성이 더 크다. 이러한 이유로 대부분의 약물은 주로 소장에서 흡수된다. 십이지장에서 관 내강의 pH는 4~5이지만, 하부 회장에서는 8까지 근접하면서 점진적으로 알칼리성이 된다. 위장관 미생물은 흡수를 감소시킬 수도 있다. 감소된 혈류 흐름(예 쇼크)은 장 점막을 가로지르는 농도 경사를 감소시켜 수동 확산에 의한 흡수를 떨어뜨릴 수 있다.

장내 이동 시간은 특히 능동 수송에 의해 흡수되는 약물(예 비타민 B군), 천천히 용해되는 약물(예 그리세오풀빈), 극성인 약물(예 지질 용해도가 낮은 약물, 즉, 많은 항생 물질)의 흡수에 영향을 미칠 수 있다.

일반적으로 8세 미만의 아이들을 위해 경구 현탁액과 씹어 먹는 정제를 처방해야 한다. 청소년과 성인에게는 편리성, 경제성, 안정성, 환자의 복약 순응도를 위해 대부분의 약물을 주로 정제나 캡슐 제형으로 경구 투여한다. 고체 약물 형태는 흡수 전에 반드시 용해가 일어나야 하므로 용해율이 약물의 흡수 능력을 결정한다. 만약 용해가 흡수보다 느리다면 약물 용해가 흡수 속도 제한·단계가 된다. 제형(즉, 염, 결정체, 수화물과 같은 약물의 형태)을 조작하면 용해율을 변경하여 전반적인 흡수율을 조절할 수 있다.

(4) 장관 약물

장관 약물들은 위장관계에 들어가는 약물이다. 정제나 현탁액과 같은 구강 투여 약물은 일반적으로 환자의 입을 통해 투여되어 위장관으로 들어간다. 구강 경로로 투여하기 불가능하면 비강 영양 튜브(NGT) 또는 입위관(OGT)를 통해 주입될 수 있다. 주입된 후부터 약물은 위장관 벽을 통해 흡수되어 혈장으로 들어간다. 위장관 벽을 통해 흡수된 모든 물질은 간문맥(HPV) 혈관 혈장을 통해 간으로 수송된다. 이것은 흡수된 약물이 신체 조직과 기관에 전달되기 전에 일어나며, 이러한 과정을 약리학에서는 초회 통과 대사(first-pass metabolism, 일차 통과 대사)라고 한다.

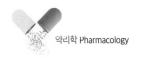
(5) 비장관 약물

정맥으로 주입되는 약물은 전신 순환에 직접적으로 들어간다.(Le, 2019) 하지만, 근육 주사나 피하 주사를 통해 주입되는 약물은 전신 순환에 도달하기 위해 하나 또는 그 이상의 생물학적 막을 통과해야 한다. 만약 분자량이 20,000g/mol 이상인 단백질성 약물이 근육 주사나 피하 주사로 주입된다면 모세혈관 막을 통한 이동이 너무 느려서 대부분의 흡수가 림프계를 통해 일어난다. 그러한 상황에서 전신 순환으로의 약물 수송은 림프계의 단백질 가수분해 효소에 의해 초회 통과 대사(약물이 전신 순환에 도달하기 전의 대사)가 일어나기 때문에 약물 전달이 일반적으로 느리고 불완전하게 일어난다.

관류(Perfusion, 혈류량/조직의 질량)는 근육이나 피하 주사를 통해 주입된 작은 분자의 모세혈관 흡수에 크게 영향을 미친다. 따라서 주사 부위는 흡수율에 영향을 미칠 수 있다. 근육 주사 또는 피하 주사 후 흡수는 난용성 염기와 산의 염(예 페니토인의 비장관 형태), 주변적 관류가 잘 되지 않는 환자(예 저혈압이나 쇼크)에게는 지연되거나 불규칙적일 수 있다.

(6) 국소 작용 약물

피부나 점막에 약물을 바르면 약물이 피부나 점막을 통해 들어갈 수 있다. 이러한 방법으로 적용된 약물을 국소 작용 약물이라고 한다. 통증을 완화하거나 신체 특정 부위의 문제를 다루는 데 이용될 수 있다.

국소 작용 약물은 피부에 영양분을 제공하고 손상원으로부터 피부를 보호하는 데 이용될 수도 있다. 경우에 따라 몇몇 국소 약물은 신체 일부분의 치료를 위해 사용되고, 일부는 피부를 통해 흡수된 후 전신에 영향을 줄 수도 있다.

약물이 흡수되는 방식에 영향을 미칠 수 있는 추가적인 요소로는 약물의 형태, 즉각 방출형과 연장 방출형 제형, 흡수 부위로의 혈류량, 장관 투여 약물의 위장관 운동성이 있다.

장관 투여 약물의 흔한 예시는 이부프로펜(Ibuprofen)이다. 대표적인 비장관 약물은 인슐린과 헤파린이다. 페니실린과 같은 몇몇 약물들은 장관과 비장관 형태가 모두 있다.(《그림 2-5》 참조)

② 2단계: 분포

분포(Distribution)는 약물이 체액과 조직 부위로 혈액이나 혈장을 통해 이동하는 약물의 체내 확산이다. 이것은 단백 결합뿐만 아니라 약물이 투여되는 부위와 신체의 다른 부위에 관류가 발생하는 방식에 따라 달라진다.

어떤 약물이 단백질과 결합하면 신체에서 온전한 효과를 내지 못할 수도 있다. 약물이 단백질에 더 많이 결합할수록 분포할 수 있는 약물의 양은 줄어든다.

(1) 단백질 결합

대부분의 약물은 혈액 단백질과 결합하여 혈액 순환을 통해 몸 전체로 운반된다. 약물이 단백질에 결합하면 크기가 커져 모세혈관에서 빠져나갈 수 없어 조직으로 들어가 작용할 수 없다. 일부 약물은 단백질과 강하게 결합하여 천천히 방출된다. 즉, 분해되거나 신장에서 배설되지 않기 때문에 작용 지속 시간이 더 길어지는 것이다. 일부 약물은 동일한 단백질 결합 부위에서 다른 약물과 경쟁하여 약물의 효과가 변경되므로 동일한 결합 부위를 갖는 두 가지 이상의 약물을 함께 투여하면 독성을 유발할 수 있다.(Karch, 2017)

(2) 혈액-뇌 장벽

혈액-뇌 장벽(BBB: Blood-Brain Barrier)은 혈액에서 대부분의 약물이 뇌로 들어가는 것을 방지한다. BBB는 외부 침입자 및 독극물과 같은 많은 것들을 차단하는 세포 활동의 보호 시스템이다. 지용성이 높은 약물은 BBB를 통과하여 중추신경계(CNS)에 도달할 가능성이 더 크다. 지용성이 아닌 약물은 BBB를 통과할 수 없다. 이것은 뇌 감염 치료에 임상적으로 중요하다. 예를 들어 항체는 너무 커서 BBB를 통과할 수 없으며 특정 항생제만 통과할 수 있다. 그러나 BBB는 염증이 진행되는 동안 투과성이 높아져 항생제와 식세포가 이를 가로질러 이동할 수 있으며, 이로 인해 박테리아와 바이러스 또한 BBB에 침투할 수 있다. 대부분의 항생제는 지용성이 아니므로 BBB를 통과할 수 없기 때문에 뇌 감염을 치료할 수 없다. 이러한 경우에는 리팜피신(Rifampicin)과 같은 정맥 주사 약물이 사용된다. BBB의 존재는 뇌 질환의 새로운 치료법 또는 뇌의 신경 영상을 위한 새로운 방사성 의약품 등의 개발을 매우 복잡하게 만들었다. 모든 생명 공학 제품은 BBB를 통과하지 않는 고분자 약물이다.

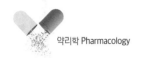

(3) 태반과 모유

태반은 발달 중인 태아의 생명선이며(그림 2-2) 모든 영양소와 노폐물이 통과해야 하는 반투과성 장벽이다. 여러 요인이 약물의 태반 통과 능력에 영향을 미친다. 태반에서는 많은 약물이 농도 경사를 기반으로 한 수동 확산에 의해 수송되지만, 반대로 약물이 친수성이고 임산부 혈청에서 이온화되고 단백질 결합이 높으면 약물은 거의 또는 전혀 통과되지 않는다. 약물에 대해 발표된 안전성 데이터가 거의 또는 전혀 없는 경우 약사는 약물의 세부 사항을 평가하여 태아 노출 가능성을 예측할 수 있다. 약물을 모유로 옮기는 것은 수동 확산을 통해 태반을 통과하는 것과 일부 동일한 원리이다. 약물은 혈청 농도가 감소함에 따라 태반을 통과하여 태아 순환에서 다시 농도 경사에 따라서 혈류로 확산될 수 있다. 이처럼 약물은 유즙으로 이행되었다가 혈류로 다시 확산될 수 있다. 일부 약물은 특정 특성으로 인해 모유에 포함되거나 모유로 활발하게 배

표 2-1_ 약물의 흡수에 영향을 미치는 요인

경 로	흡수에 영향을 미치는 요인	
정맥 주사(IV)	• 없음: 정맥계로 직접 진입	
근육 내(IM)	• 근육으로의 혈류 관류 • 근육의 지방 함량 • 근육의 온도: 추위는 혈관 수축을 유발하고 흡수를 감소시킨다. 열은 혈관을 확장시키고 흡수를 증가시킨다.	
피하(SC)	• 조직으로의 혈류 관류 • 조직의 지방 함량 • 조직의 온도: 추위는 혈관 수축을 유발하고 흡수를 감소시킨다. 열은 혈관을 확장시키고 흡수를 증가시킨다.	
경구(PO)	• 위장의 산도 • 위장관의 이동 속도	• 위에 머무는 시간 • 상호 작용하는 식품 또는 약물의 존재
직장(PR)	• 직장으로의 혈류 관류 • 흡수 유지 시간	• 직장의 병변
점막(설하, 협측)	• 해당 부위로의 관류 또는 혈류 • 음식물 섭취 또는 흡연	• 점막의 완전성 • 투약 위치에 머무른 시간
국소(피부)	• 해당 부위로의 관류 또는 혈류	• 피부의 무결성
흡입	• 해당 부위로의 관류 또는 혈류 • 약물을 적절히 투여할 수 있는 능력	• 폐 내막의 완전성

출처: Karch(2017)

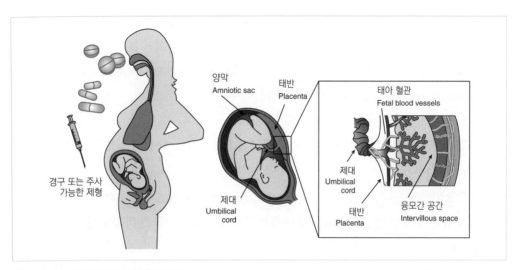

양막
Amniotic sac

태반
Placenta

태아 혈관
Fetal blood vessels

경구 또는 주사
가능한 제형

제대
Umbilical
cord

제대
Umbilical
cord

융모간 공간
Intervillous space

태반
Placenta

✏️ 그림 2-2_ 임신 중 아기에게 약물 전달

출될 수 있다.(Hale, 2012) 그러므로 약물의 유익성이 위험성보다 클 경우에만 임산부에게 약물을 투여해야 한다. 약물은 모유로 분비될 가능성이 있으므로 신생아에게 영향을 미칠 가능성이 있다. 모든 약물은 투여 전에 최신의 약물 지침 등을 확인해야 한다. 예를 들어 신장 이상 환자 등과 같이 특정 요구가 있는 환자를 지원하는 다양한 안내 사항을 확인하는 것이 중요하다.(BNF 및 NICE, 2019c) 수유 중 투여할 가능성이 있는 약물의 약동학 및 약력학을 더 잘 이해함으로써 간호사는 수유 중 약물 사용 정보에 입각해 결정을 내릴 수 있다. 모유를 통한 유아의 약물 노출에서 가장 중요한 요소는 산모의 혈청 내 약물의 양이다.

3 3단계: 대사(생체 변환)

생체 변환이라고 하는 대사(Metabolism)는 신체가 체내에 약물의 존재를 인식하여 약물을 사용 가능한 형태로 변환하는 것이다. 대부분의 약물은 시토크롬 P450 계열 효소를 통해 간에서 대사된다. 관련된 다른 기관으로는 신장과 소장이 있다.

약물은 산화, 환원, 가수분해, 수화, 접합, 축합 또는 이성질체화에 의해 대사될 수 있다. 과정이 무엇이든 약물 대사는 약물이 더 쉽게 배출되도록 하는 것이다. 대사에 관여하는 효소는 많은 조직에 존재하지만 일반적으로 간에 집중되어 있다. 약물 대사율은 사람마다 다르다. 어떤 사

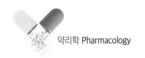

람들은 약물을 너무 빠르게 대사하여 혈액 및 조직 농도에 도달하지 못해 치료에 효과를 발휘하지 못하고, 어떤 사람의 경우에는 신진 대사가 너무 느려서 일반적인 복용량이 독성으로 작용할 수 있다. 개별 약물 대사율은 유전적 요인, 기저 질환(특히 만성 간 장애 및 진행성 심부전) 및 약물 상호 작용(특히 대사 유도 또는 억제와 관련된 장애)의 영향을 받는다.

많은 약물에서 신진 대사는 두 단계로 발생한다.

- Ⅰ 단계 반응은 새롭거나 변환된 작용기 또는 분할(산화, 환원, 가수분해)의 형성을 말하며 합성 반응이 아니다.
- Ⅱ 단계 반응에는 내인성 물질[예 글루쿠론산(Glucuronic acid), 황산염(Sulfate), 글라이신(Glycine)]과의 접합을 말하며 합성 반응이다. 합성 반응에서 형성되는 대사 산물은 비합성 반응에서 형성되는 대사보다 극성이 높으므로 신장(소변)과 간(담즙)에서 더 쉽게 배설된다. 일부 약물은 1단계 또는 2단계 반응만 일어난다. 따라서 단계 번호는 순차적 분류보다는 기능적 분류를 반영하는 것이다.

영과 피처(Young & Pitcher, 2016)에 따르면 특정 약물은 1단계 대사만 하고 어떤 약물은 2단계 대사만 하며, 일부 약물은 전혀 대사되지 않는다. 일부 약물은 2단계 대사를 수행한 다음 1단계가 이루어진다. 파킨슨병 치료에 사용되는 레보도파(Levodopa)와 같은 특정 약물은 생체 변환이 일어날 때까지 체내에서 비활성 상태인데, 이러한 약물을 전구약물(prodrug)이라고 한다. 항우울제 플루옥세틴(Fluoxetine)과 같은 특정 약물은 활성인 대사 산물로 변환되며 이러한 활성 대사 산물은 치료 활성에 부분적으로 관련된다.

(1) 대사 속도

거의 모든 약물의 경우 주어진 경로의 대사 속도에는 상한선(용량 제한)이 있다. 그러나 대부분의 치료 약물 농도에서는 일반적으로 대사 효소의 일부분만 사용되며, 약물 농도에 따라 대사 속도가 증가한다.(Le, 2019) 이것을 1차 소실(또는 1차 동역학)이라고 하며, 이 경우 약물의 대사 속도는 체내에 남아 있는 약물의 양에 비례한다.(즉, 약물에는 특정 반감기가 있다)

(2) 초회 통과 대사(1차 통과 대사)

초회 통과 대사(일차 통과 대사 또는 전 전신대사라고도 함, 그림 2-3)는 롤랜드(Rowland, 1972)가 약물이 전신 순환에 도달하기 전에 약물의 농도가 크게 감소하는 약물 대사 현상을 설명한 것이다. 약물 대사 과정은 순환 시스템에서 약물과 화학 물질을 제거하는 신체의 정상적인 반응의 일부이다. 간에서의 대사 또는 생체 변환은 제거 과정의 주요 부위이자 방법이다. 간에서 대사된 이후에 신체에서 약물과 대사 산물이 배설된다. 간은 약물 제거에 매우 중요한 역할을 한다. 약물 분자가 혈류에 분포할 때 간의 기능적 단위를 통한 혈장 흐름은 생체 변환을 위해 대사와 관련된 분자를 제공한다. 이러한 대사는 어떤 방식이든 약물을 투여한 후에 발생한다.

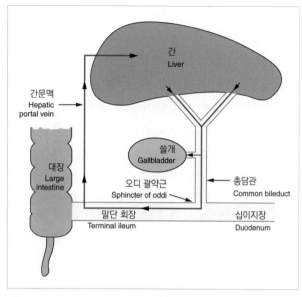

🖊 그림 2-3_ 간 초회 통과 대사(초회 통과 효과)

약물 경구 투여는 지금까지 가장 일반적으로 사용되는 방법이다. 가장 일반적인 투여 방법이며 대부분 가장 비침습적인 방법이다. 경구 투여는 가장 수용적이며 편리하다.

(3) 간 초회 통과 효과

경구로 투여되는 약물은 위와 소장에서 간문맥(HPV)으로 흡수되는데, 이 혈관은 간에 직접 연결되어 있다. 간에서 생체 변환 과정이 시작되고 약물이 신체에서 배설될 준비를 하기 위해 대사되기 시작한다. 혈장의 약물 분자는 순환을 통해 이동하여 간 효소에 의해 대사된다. '초회 통과 효과'는 투여된 용량의 일부를 감소시킨 다음 전신 순환에 도달하여 치료에 이용된다. 이 과정은 간의 미세소체효소(hepatic microsomal enzymes)에서 발생하며 시토크롬 P450 효소를 포함한다. 경구 투여되는 약물에서 발생하는 것으로 알려진 초회 통과 대사량은 제약 회사에서 경구 투여 용량 결정에 반영한다. 따라서 처방자와 약물을 투여하는 사람들은 경구용 약물을 투여받는 사람의 간 기능 장애를 확인하는 것이 중요하다. 간 기능이 손상되거나 간경변과 같은 질병이 있는 경우 초회 통과 대사가 저하된다. 간 효소 기능의 감소로 인해 더 많은 활성 약물이 전신 순환에 들어갈 수 있고 부작용, 유해 작용 또는 독성을 유발할 수 있다. 이러한 경우에는 환자의 약물 투여량을 줄여야 할 수도 있다. 일부 약물은 이 초회 통과 단계에서 간 효소에 의해 모두 파괴되

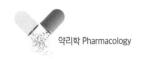

어 전신 순환에 들어가지 않는다. 이러한 약물의 예로는 간에서 완전히 대사되어 비활성화되는 글리세릴 트리니트레이트(Glyceryl trinitrate)가 있다. 모든 경구 약물이 초회 통과에서 파괴되는 것은 아니지만, 임상적으로 중요한 많은 약물은 광범위한 초회 통과 효과를 나타낸다. 따라서 일부 약물의 용량은 정맥 내로 투여하는 경우보다 경구 투여하는 경우 훨씬 더 높다. 두 가지 약물을 함께 투여하면 약물 중 하나 또는 둘 모두의 흡수가 바뀔 수 있다. 예를 들어, 위산의 산도를 변화시킬 수 있는 약물은 위에서 용해되는 약물에 영향을 미칠 가능성이 높다. 다른 약물들은 상호 작용하여 흡수되지 않는 불용성 화합물을 형성할 수 있다. 때로는 각 약물의 투여 시간을 최소 2시간 간격으로 분리하여 흡수 시 발생하는 상호 작용을 막을 수 있다.(Gersh et al., 2016)

① 약물은 위장관에 흡수된다.
② 위장관에서 흡수된 약물은 간문맥(HPV)을 통해 즉시 간으로 이동한다.
③ 이 단계에서 초회 통과 효과가 발생한다. 간의 초회 통과는 위장관에서 흡수된 약물이 간 내 효소에 의해 대사되어 대부분의 활성 약물이 간을 빠져나가지 못하고 전신 순환에 도달하지 않을 때 발생한다.
④ 남은 약물은 혈액 세포와 혈장 내에서 몸 전체로 분포된다.

④ 4단계: 제거

제거(Elimination)는 측정 부위(혈액, 혈청, 혈장)에서 일어나는 약물의 비가역적 손실이다. 약물 제거는 다음 중 하나 또는 둘 모두에 의해 발생한다.

- 신진대사
- 배설

(1) 배설

배설(excretion)은 약물이 화학적으로 변하지 않거나 변경되지 않는 형태로 비가역적으로 제거되는 것이다. 약물 제거를 담당하는 두 가지 주요 기관은 신장과 간이다.

신장은 화학적으로 변경되지 않거나 변경되지 않은 형태(즉, 배설물)의 약물 및 대사 산물을 제거하는 주요 장기이다. 간은 약물 대사가 일어나는 주요 기관이다. 때로 폐는 휘발성이 높은 물질(예 기체 마취제, 알코올)을 제거하는 중요한 경로가 된다. 약물 제거의 또 다른 잠재적 경로는 모유를 통한 것이다. 모유는 산모에게 약물을 제거하는 중요한 경로는 아니지만, 모유 속 약물은 유아나 영아에게 영향을 미치기에 충분한 양으로 배설될 수 있다.(그림 2-4)

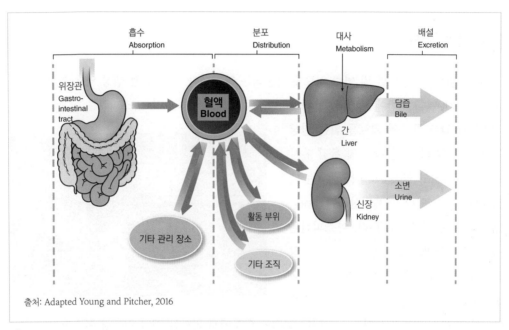

출처: Adapted Young and Pitcher, 2016

✐ 그림 2-4_ 약동학(ADME) 및 이러한 과정을 실행하는 주요 해부학적 구조/생리학적 시스템

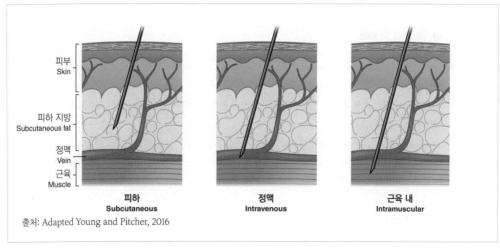

출처: Adapted Young and Pitcher, 2016

✐ 그림 2-5_ 주사 가능한 투여 경로

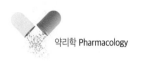

 4 아스피린 약동학의 예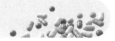

1 아스피린

아스피린은 통증, 발열 및 염증 치료에 사용되는 약물이다. 또한 혈전 생성 억제제이다. 아스피린은 1800년대 후반에 발견되었으며 그 이후로 널리 사용되었다. 아스피린은 두통, 치통 및

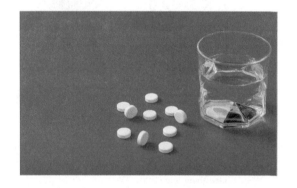

생리통과 같은 통증의 치료를 위한 일상적인 진통제이다. 또한 감기 및 독감 유사 증상을 치료하고 열(38℃ 이상)을 낮추는 데도 사용할 수 있다. 아세틸살리실산(Acetylsalicylic acid)이라고도 한다. 아스피린은 정제 또는 좌약으로 제공되며 구강 궤양 및 구순포진을 위한 젤로도 제공된다. 뇌졸중과 같은 뇌혈관 질환 또는 심근경색

및 심장마비를 겪었거나 현재 심장마비 고위험 환자에게 의사는 매일 저용량 아스피린을 권장할 수 있다. 이것은 통증 완화를 위해 아스피린을 복용하는 것과 다르다. 아스피린의 약동학은 〈표 2-3〉에서 볼 수 있다.

표 2-2_ 아스피린의 약동학

구 분	내 용
A	• 아스피린은 경구 형태로 제공된다. 복용하면 위장관에서 흡수된다.
D	• 신체의 모든 조직에 분포한다. 임산부의 경우 태반을 통해 태아에게 전달된다. 또한 모유를 통해 수유 중인 유아에게 전달된다.
M	• 체내에서는 빠르게 살리실산으로 분해되고 간은 이를 대사 산물로 바꾼다. 아스피린의 반감기는 15~20분에 불과하다. 반감기는 체내에서 약물의 농도를 절반으로 줄이는 데 걸리는 시간이다. 아스피린은 살리실산으로 분해되면 반감기가 6시간이다. 고용량에서는 반감기가 증가하고 독성 투여량(과량 투여)에서는 20시간을 초과할 수 있다.
E	• 신장에서 배설된다.

약동학에 대해 생각할 때 다음의 임상적 고려 사항을 알아두어야 한다.

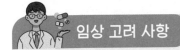

임상 고려 사항

📍 반감기

약의 반감기는 약의 혈액 농도 수준이 절반으로 감소하는 데 걸리는 시간이다. 이것은 대사를 통해 이루어진다. 환자에게 신부전 및 간 손상이 있는 경우와 같이 개인의 대사 능력에 따라 영향을 받을 수 있다.

📍 정상 상태

정상 상태(Steady State)는 투여된 약물의 양이 1회 투여 간격 내에서 제거된 약물의 양과 같아 안정 상태 또는 일정한 혈청 약물 수준이 되는 경우이다. 반감기가 짧은 약물은 빠르게 정상 상태에 도달하지만 반감기가 긴 약물은 정상 상태에 도달하는 데 며칠에서 몇 주가 소요될 수 있다.

📍 작용 종료

작용 종료는 약물이 필요한 부위에서 약물 작용을 멈추는 것을 말한다. 이것은 진통 조절에서 볼 수 있다. 통증이 다시 나타나면 약물의 작용이 중단된 것이다.

📍 치료 범위

치료 범위는 치료 지수와 유사하다. 약물의 효과적인 치료 범위이다. 진통 조절로 설명하면 통증이 차단된 후 다시 돌아올 때까지의 기간이다. 이것은 4~6시간마다 1g의 용량을 반복 투여할 수 있는 파라세타몰(Paracetamol)과 같은 약물에서 볼 수 있다. 더 많은 용량을 투여하면 치료 지수를 초과하여 독성이 있을 수 있다. 파라세타몰과 이부프로펜(금기 사항이 있음)의 예는 〈그림 2-6〉에서 볼 수 있다. 치료 수준(검은색 선)을 유지하기 위해 두 약물은 권장 용량 및 치료 지수를 초과하지 않으면서 서로를 보완하는 데 사용된다.

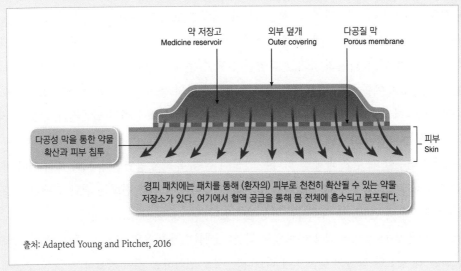

약 저장고
Medicine reservoir

외부 덮개
Outer covering

다공질 막
Porous membrane

다공성 막을 통한 약물 확산과 피부 침투

피부
Skin

경피 패치에는 패치를 통해 (환자의) 피부로 천천히 확산될 수 있는 약물 저장소가 있다. 여기에서 혈액 공급을 통해 몸 전체에 흡수되고 분포된다.

출처: Adapted Young and Pitcher, 2016

✏️ 그림 2-6_ 경피 패치의 작동 방식을 보여주는 다이어그램

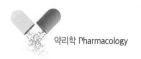

 5 약물 투여 경로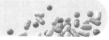

약물 투여 부위는 다음과 같다.
- 경구
- 설하
- 직장
- 질
- 비경구: 정맥 내, 근육 내 및 피하 – 〈그림 2-5〉에서 볼 수 있다.
- 피부 표면 – 〈그림 2-6〉에서 볼 수 있다.(자세한 내용은 이 책의 3장 참조)

6 약력학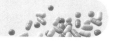

약력학은 약물이 신체에 미치는 영향을 탐구한다. 구체적으로 약물 분자가 신체 내에서 어떻게 상호 작용하는지, 무엇과 상호 작용하는지, 어떻게 효과를 유발하는지를 탐구한다.(Young and Pitcher, 2016, p. 21.) 약물은 신체 전체의 조직 및 기관에 위치한 수용체와 상호 작용하여 생물학적 효과를 발휘한다. 약물의 효과는 다양한 신체 수용체에 결합하는 약물의 능력에 달려 있다.(Gersh et al., 2016) 예를 들어 수용체가 많은 곳에서 약물의 농도를 높이면 약물의 효과 강도가 높아진다. 따라서 약리학적 반응은 약물이 표적에 결합하는 능력에 따라 달라진다. 수용체 부위의 약물 농도는 약물의 효과에 영향을 미친다.

약력학을 연구할 때 주요 과제 중 하나는 약물이 질병, 유전적 돌연변이, 노화 또는 기타 약물과 같이 환자의 생리학적 변화에 영향을 받는다는 것이다. 이러한 변화는 결합 단백질 수준을 변경하거나 수용체 민감도를 감소시킬 가능성이 있다.(Campbell and Cohall, 2017)

동일한 수용체(또는 조직)에 작용하는 일부 약물의 생물학적 반응의 크기(효능)와 반응이 나타나도록 하는 데 필요한 약물의 양(역가)이 다르다는 것을 인식하는 것이 중요하다. 약물 수용체는 다른 약물에 대한 선택적 반응에 따라 분류할 수 있다. 그러나 약물에 대한 수용체 또는 신체 시스템의 지속적인 노출은 때때로 탈감작과 같은 반응 감소로 이어진다.

모든 약물은 다음 네 가지 방식 중 하나로 작용한다.(Karch, 2017)

❶ 감소된 체내 화학 물질을 보충하거나 대체하는 역할을 한다.

❷ 특정 세포 활동을 증가시키거나 자극한다.

❸ 세포 활동을 억제하거나 느리게 한다.

❹ 침입한 미생물이나 신생물의 기능을 방해하거나 세포를 사멸한다.(이러한 방식으로 작용하는 약물을 화학 요법제라고 함)

7 작용제 및 길항제

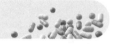

작용제(agonist: 수용체에 결합하여 활성화되거나 그에 따라 세포 변화를 일으키는 분자) 및 길항제(antagonist: 작용제의 작용을 감소시키는 분자)라는 용어는 수용체에만 적용된다. 〈그림 2-7〉을 참조하라.

1 작용제

작용제(agonist)는 수용체와 상호 작용하는 약물의 한 예이다. 작용제는 수용체에 결합하여 수용체를 활성화한다. 작용제가 수용체에 결합하면 수용체 자극이 발생하여 약물 효과가 발생한다. 이러한 활동의 결과를 고유 활성(intrinsic activity)이라고 한다.

작용제는 완전(full), 부분(partial) 또는 역작용(inverse)을 나타낼 수 있다. 일부 약물은 다양한 수용체에 작용한다. 이러한 작용제를 비선택적 작용제라고 하는데, 다중적이고 광범위한 영향을 일으킬 수 있다.(Gersh et al., 2016)

플루브리(Pleuvry, 2004)는 완전 작용제가 조직에 가장 큰 반응을 일으킬 수 있다고 말했다. '효능'이라는 용어는 작용제가 동일한 수의 수용체를 점유하더라도 생성되는 반응이 다양할 수 있다는 것을 설명하는 데 사용되었다. 고효능 작용제는 수용체의 작은 부분을 차지하더라도 최대 반응을 생성한다. 일반적으로 작용제에 대한 반응의 크기는 점유된 수용체의 비율에 비례한다. 작용 부위의 작용제 농도가 증가하면 점유된 수용체의 비율이 증가하고 결과적으로 반응의 크기도 증가한다. 부분 작용제는 약물 농도에 관계없이 수용체를 완전히 활성화할 수 없다. 완전

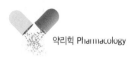

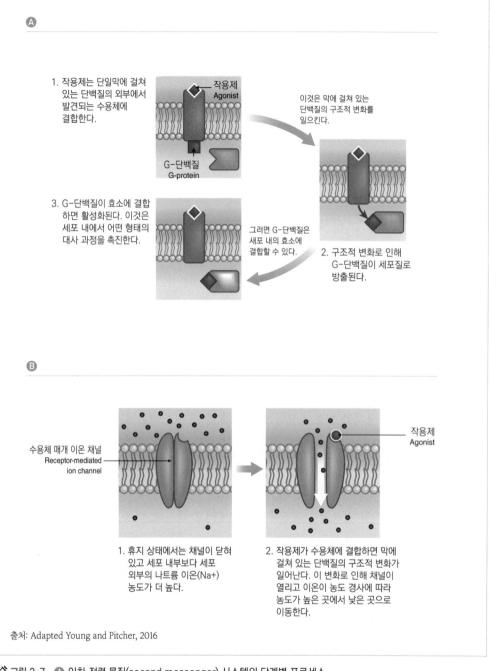

A

1. 작용제는 단일막에 걸쳐 있는 단백질의 외부에서 발견되는 수용체에 결합한다.

작용제
Agonist

G-단백질
G-protein

이것은 막에 걸쳐 있는 단백질의 구조적 변화를 일으킨다.

3. G-단백질이 효소에 결합하면 활성화된다. 이것은 세포 내에서 어떤 형태의 대사 과정을 촉진한다.

그러면 G-단백질은 새포 내의 효소에 결합할 수 있다.

2. 구조적 변화로 인해 G-단백질이 세포질로 방출된다.

B

수용체 매개 이온 채널
Receptor-mediated
ion channel

작용제
Agonist

1. 휴지 상태에서는 채널이 닫혀 있고 세포 내부보다 세포 외부의 나트륨 이온(Na+) 농도가 더 높다.

2. 작용제가 수용체에 결합하면 막에 걸쳐 있는 단백질의 구조적 변화가 일어난다. 이 변화로 인해 채널이 열리고 이온이 농도 경사에 따라 농도가 높은 곳에서 낮은 곳으로 이동한다.

출처: Adapted Young and Pitcher, 2016

✏️ 그림 2-7_ **A** 이차 전령 물질(second messenger) 시스템의 단계별 프로세스
B 단계별 수용체 매개 이온 채널

작용제와 달리 부분 작용제는 최대 반응을 나타낼 수 없다. 마지막으로, 역작용제의 간단한 정의는 화합물이 수용체에 결합하지만 허용되는 작용제와 반대 효과를 생성하는 것이다.

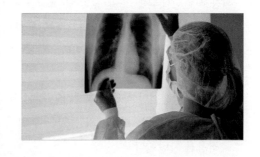

일반적인 작용제의 예로 살부타몰(Salbutamol)이 있는데, 이것은 β_2 수용체 작용제이다. β_1 및 β_2 수용체가 발현된 세포의 위치를 간단하고 빠르게 기억하는 한 가지 쉬운 방법은 인간은 하나의 심장과 두 개의 폐를 가지고 있다는 것을 기억하는 것이다. β_1 세포는 주로 심장(심장 1개) 주위에 있고, β_2 세포는 주로 폐(폐 2개) 주위에 있다. 따라서 β_2 작용제인 살부타몰은 폐 내에 기반을 둔 수용체에 주로 영향을 미친다.

β_1 수용체는 β_2, α_1 및 α_2 수용체와 함께 교감 신경계에서 신호 전달을 주로 담당하는 아드레날린성 수용체이다. β-작용제는 몸 전체의 다양한 조직에 있는 β-수용체에 결합한다. β_2 작용제는 천식과 만성폐쇄폐질환(COPD) 치료에 사용되지만 일부 약물은 COPD에만 사용할 수 있다.

β_2 작용제는 기도를 둘러싸고 있는 근육의 β_2 수용체를 자극하여 근육을 이완시키고 기도를 확장시킨다. 따라서 살부타몰은 기관지 확장제로 알려져 있다. 〈표 2-3〉는 수용체 결합에 의한 오피오이드의 작용 예시이다.

📖 표 2-3_ 수용체 결합에 의한 오피오이드의 예

완전 작용제 (full agonist)	부분 작용제 (partial agonist)	혼합 작용제 (mixed agonist)	길항제 (antagonist) (차단제 또는 역전이라고 함)
코데인(Codeine)	부프레노르핀 (Buprenorphine)	부프레노르핀 (Buprenorphine)	날록손(Naloxone)
펜타닐(Fentanyl)	부토르파놀(Butorphanol)	부토르파놀(Butorphanol)	날트렉손(Naltrexone)
헤로인(Heroin)	펜타조신(Pentazocine)	날부핀(Nalbuphine)	
하이드로코돈(Hydrocodone)	트라마돌(Tramadol)	펜타조신(Pentazocine)	
하이드로모르폰 (Hydromorphone)			
레보르파놀(Levorphanol)			
메페리딘(Meperidine)			
메타돈(Methadone)			
모르핀(Morphine)			
옥시코돈(Oxycodone)			
옥시몰폰(Oxymorphone)			

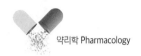

2 길항제

작용제에 반대되는 것이 길항제(Antagonist)이다. 길항제는 수용체를 작용제처럼 활성화시키는 것이 아니라 수용체에 결합하여 차단함으로써 생물학적 반응을 차단하거나 약화하는 일종의 수용체 리간드(Ligand) 또는 약물이다. 때로는 차단제라고도 한다. 예로는 알파 차단제, 베타 차단제 및 칼슘 채널 차단제가 있다.

길항제는 경쟁적인 것과 비경쟁적인 것이 있다.

- 경쟁적 길항제는 작용제와 동일한 부위에 결합하지만 수용체를 활성화하지 않아 작용제의 작용을 차단한다.
- 비경쟁적 길항제는 수용체의 알로스테릭(비효현제) 부위에 결합하여 수용체의 활성화를 저지한다.

임상 고려 사항

◉ 약물에 대한 신뢰

임상에서 사용되는 모든 의약품은 안전한 처방 및 투여가 가능해지기 전에 엄격한 임상 시험을 거쳤다.(환자가 사전 동의하고 초기 인간 임상 시험에 적극적으로 등록한 경우는 제외) 이러한 약물은 권장 용량 범위 내에서 사용하도록 허가되었다. 환자는 처방전을 지속적으로 검토하고 걱정할 필요 없이 약물에 대한 치료 반응을 얻을 수 있다. 이것을 치료 지수라고 한다.

간호 에피소드 – 정신 건강

우울증 병력이 있는 32세의 남성이 있다. 그는 1년 반 동안 계속해서 우울증을 앓았고, 기분저하증(지속적 우울 장애 또는 만성 우울증) 진단을 받았다.

그는 피곤함을 느끼고 쉽게 눈물을 흘리기도 한다. 때로 고립감을 느끼며 주변 사람들과 교류하거나 지속적 관계를 맺지 못하는 모습을 보인다. 그는 모노아민 산화효소 억제제(MAOI)인 페넬진(Phenelzine)을 처방 받았다. 이전에 삼환계 항우울제(TCA) 약물에 속하는 아미트립틸린(Amitriptyline)을 처방받았는데, 이 약물은 세로토닌과 노르에피네프린 신경 전달 물질의 재흡수를 차단하는 작용을 한다. 그는 '고독감'를 느끼며 기분이 더 나빠지고 어두운 생각과 감정이 있다고 말하면서 아미트립틸린 투약을 잠시 중단할 수밖에 없었다고 말한다. 그리고 새로 처방받은 약에 대한 설명을 기억하지 못해서 걱정하고 있다. 약물은 환자의 상황에 따라 자조 및 기타 치료법이나 시술 후에 사용될 수 있다. (NICE 2009, 2018 참조)

임상 고려 사항

약물의 부작용은 특히 새로운 약물을 시작할 때 광범위하게 발생할 수 있다. 간호사는 부작용과 약물의 효과 모니터링을 포함한 약물 관리를 이해해야 한다. 부작용 가능성이 있거나 실제적인 부작용이 있는 경우 보고/조치해야 한다.

일부 약물은 환자의 근본적인 건강 상태를 악화시킬 수 있는데, 이러한 경우 간호사는 악화되는 징후와 증상을 관찰하기 위해 환자의 활력 징후에 주의를 기울여야 한다. 아미트립틸린(Amitriptyline)과 같은 삼환계 항우울제(TCA)는 치료 초기 단계에 시야 흐림, 구강 건조, 저혈압, 졸음 및 변비와 같은 잘 알려진 부작용을 나타낼 수 있다.(MIND, 2016; NHS, 2018a; BNF 및 NICE, 2019a)

페넬진(Phenelzine)으로 약물을 바꾼 것과 새로운 약물에 대한 인식 부족은 간호사에게 우려스러운 일이다. 약물에 대한 환자 교육은 규정을 준수하고 일관성을 유지하며, 의약품을 철저히 관리하고 최신 정보가 활용되도록 하기 위한 근본적이고 우선적인 일이다.

8 약물 역가 및 효능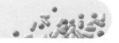

역가(potency)와 효능(efficacy)의 개념은 종종 혼동되어 과학 및 제약 산업 내에서 혼용되고 있다. 둘 사이의 차이점을 이해하고 용어를 올바르게 정의하여 사용하는 것이 중요하다. 역가(potency)는 기대하는 효과를 만들어내는 데 필요한 약물의 농도 또는 용량 측면에서 약물의 활성을 나타내는 반면, 임상적인 효능(efficacy)은 인간에게 나타나는 약물의 치료 효과로 판단한다. 약물 역가는 두 약물을 비교하는 데 사용된다. 예를 들어, 약물 A와 약물 B가 모두 동일한 반응을 나타내지만 약물 A가 더 낮은 용량에서 동일한 반응을 나타낸다면 약물 A가 약물 B보다 더 강력하다는 것을 의미한다.

9 치료 지수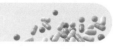

치료 지수(therapeutic index)는 약물이 환자에게 치료 효과가 있는 용량 범위이다. 치료 지수가 낮거나 좁은 약물은 유효량과 치사량 사이의 안전성 범위가 좁다. 치료 지수가 높은 약물은 광

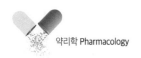
범위한 안전성을 가지며 독성 발생의 위험이 적다. 약물의 복용량을 두 배로 늘리면 치료 효과가 두 배가 되는 것이 아니라 독성 효과가 두 배가 될 가능성이 높다. 또한, 최대 효과가 나타나는 용량 이상으로 투여한다고 해서 추가적으로 나타나는 이점은 없다. 치료 범위는 약물 제형, 효과 강도 및 체내에서 분해 및 대사될 때까지의 시간에 따라 증감된다. 이러한 과정은 환자의 건강 및 장기의 상태, 특히 환자의 간 및 신장 기능에 영향을 받을 수 있다. 간은 약물 대사의 주요 부위이다. 대사는 일반적으로 약물을 비활성화하지만, 일부 대사 산물은 약리학적으로 활성화된다. 활성 대사 산물이 있는 비활성 또는 약한 활성 물질을 전구 약물(prodrug)이라고 하며, 전구 약물은 생체에 약리적 활성(약물의 생리학적 또는 약리학적 작용을 담당하는 분자 또는 이온)을 보다 효과적으로 전달하도록 설계된 약물이다. 일부 약물은 좁은 치료 지수(NTI: Narrow Therapeutic Index)를 갖는데, 이는 효과와 독성 효과 사이의 차이가 작다는 것을 의미한다. 좁은 치료 지수를 가진 약물들은 〈표 2-4〉에서 볼 수 있다. 약물 투여량이나 혈중 농도 수준의 작은 변화를 주의 깊게 모니터링하고 기록해야 한다.(〈표 2-3〉 및 〈표 2-4〉 참조)

표 2-4_ 좁은 치료 지수의 예

약물명	적 응	약물 그룹
페니토인(Phenytoin)	· 강직 간대 발작, 국소 발작	항경련제
카르바마제핀(Carbamazepine)	· 국소 및 이차 전신 강직 간대 발작, 일차성 전신 강직-간대 발작	항경련제
겐타마이신(Gentamicin)	· 감염	아미노글리코사이드 항생제
반코마이신(Vancomycin)	· 감염	글리코펩타이드 항생제
테이코플라닌(Teicoplanin)	· 그람 양성균에 의한 심각한 감염	글리코펩타이드 항생제
리튬(Lithium)	· 조증의 치료와 예방, 양극성 장애의 치료 및 예방, 재발성 우울증의 치료와 예방, 공격적이거나 자해적인 행동의 치료 및 예방	항조증제
디곡신(Digoxin)	· 심방 세동 또는 조동에 대한 신속한 치료	심장 배당체
아미노필린(Aminophylline)과 테오필린(Theophylline)	· 중증 급성 천식 또는 이전에 테오필린으로 치료받지 않은 환자에서 나타나는 COPD의 중증 급성 악화	크산틴

출처: Joint Formulary Committee(2019)

알아두기 – 아미노필린의 모니터링 요구 사항의 예(NICE, 2020)

아미노필린(Aminophylline)은 테오필린(Heophylline)과 에틸렌디아민(Ethylenediamine)의 안정적인 조합 약물이다. 에틸렌디아민은 물에 더 잘 용해되도록 한다. 테오필린은 간에서 대사된다. 혈장 테오필린 농도는 심부전, 간 장애 및 바이러스 감염에서 증가한다. 혈장 테오필린 농도는 흡연자와 알코올 섭취로 인해 감소한다. 아미노필린은 독성 용량이 치료 용량에 가깝기 때문에 반감기가 중요하다.

🔖 모니터링 요구 사항(치료 약물 모니터링)

아미노필린은 혈장 테오필린 농도를 치료상에서 모니터링해야 한다. 혈장 테오필린 농도를 측정하는 것은 도움이 되는데, 이미 테오필린을 복용하고 있는 환자에게 아미노필린을 추가해서 정맥 주사하는 경우 필수적이다. 경련 및 부정맥과 같은 심각한 부작용이 다른 독성 증상보다 먼저 나타날 수 있기 때문이다. 대부분의 환자에서 10~20mg/L(55-110μmol/L)의 혈장 테오필린 농도가 만족스러운 기관지 확장을 위해 필요하지만, 5~15mg/L의 더 낮은 혈장 테오필린 농도도 효과적이다. 부작용은 10~20mg/L 범위 내에서 발생할 수 있으며 20mg/L 이상의 농도에서는 빈도와 심각도가 모두 증가한다. 아미노필린을 정맥 주사하는 경우, 혈장 테오필린 농도를 측정하기 위해 치료 시작 후 4~6시간 후에 혈액 샘플을 채취해야 한다.

경구 사용 시에는 혈장 테오필린 농도는 경구 치료 시작 5일 후와 용량 조절 후 최소 3일 후에 측정한다. 일반적으로 혈액 샘플은 방출 조절형 제제를 경구 투여한 후 4~6시간 후에 채취해야 한다.(샘플링 시간은 다를 수 있음)

출처: NICE, 2020

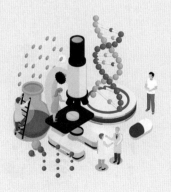

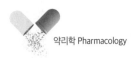

알아두기 – 페니토인(Phenytoin): 치료 약물 모니터링의 예(BNF, 2019b)

➕ 인종 차이

HLA-B(주요 조직 적합성 복합체, 클래스 I, B)는 면역계에서 중요한 역할을 하는 단백질을 만들기 위한 인간 유전자이다. HLA-B는 인간 백혈구 항원(HLA) 복합체라고 하는 유전자 패밀리의 일부이다. HLA 복합체는 면역 체계가 바이러스 및 박테리아와 같은 외부 침입자가 만든 단백질과 신체의 자기 단백질을 구별하는 데 도움을 준다. HLA-B*1502 대립 유전자는 약물의 작용과 밀접한 관련이 있으며, 스티븐슨-존슨(Stevens-Johnson) 증후군과 독성 표피 괴사를 유발한다. 한족(Han Chinese) 또는 태국인 중에서 HLAB*1502 대립 유전자를 가지고 있는 경우에는 꼭 필요한 경우가 아니면 스티븐스-존슨 증후군의 위험을 증가시키므로 페니토인의 투여를 피해야 한다. 이러한 증후군은 흔하게 발생하진 않지만, 피부, 점막, 생식기 및 눈에 심각한 장애를 유발할 수 있다.(NHS, 2018b) 점막은 입에서 항문까지의 소화 시스템과 생식기, 안구를 연결하는 부드러운 조직층이다. 스티븐스-존슨 증후군은 일반적으로 특정 약물에 대한 무작위 부작용으로 인해 발생하지만, 감염의 결과일 수도 있다. 이 증후군은 독감과 유사한 증상으로 시작하고, 물집 형성과 함께 확장성 적색 또는 보라색 발진이 이어진다. 영향을 받은 피부 부위는 결국 죽어서 벗겨진다. 스티븐스-존슨 증후군은 중환자실이나 화상 병동에서 입원 치료가 필요한 응급 상황이다.

➕ 성인에게서

최적의 효과를 위한 일반적인 총 혈장-페니토인 농도는 10~20mg/L(또는 40~80μmol/L)이다. 임신, 노인 및 단백질 결합이 감소될 수 있는 특정 질병 상태에서는 총 혈장-페니토인 농도에 대한 주의 깊은 해석이 필요하다. 이때는 유리 혈장-페니토인 농도를 측정하는 것이 더 적절할 수 있다.

출처: https://bnf.nice.org.uk/drug/phenytoin.html#indicationsAndDoses

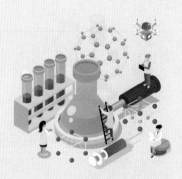

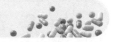

10 부작용

국제 기초·임상 약리학 연합(IUPHAR, 2019)은 약물의 부작용이 치료 효과와 마찬가지로 용량과 관련이 있는 경우가 많다고 주장한다. 약물에는 여러 가지 잠재적인 부작용이 있지만 치료 지수의 개념은 일반적으로 용량 감소 또는 중단이 필요한 경우에 사용된다. 치료 지수가 낮은 약물은 처방이 더 어렵고 환자에게 위험하지만 비슷한 효능을 가진 대체 약물(예 항암제)이 없는 경우 계속해서 사용할 수밖에 없다. 이러한 약물은 개별 환자에게 맞게 용량을 조절하여 효능은 최대화하고 부작용은 피해야 한다. 이를 위해서는 임상적으로 또는 정기적인 혈액 검사를 사용하여 약물 효과를 모니터링해야 한다.(치료 약물 모니터링이라고도 함)

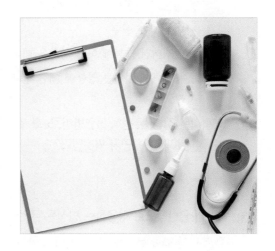

11 결 론

이 장에서는 의약품의 약력학 및 약동학을 소개했다. 이를 통해 환자에게 약물을 투여하는 의료 전문가의 전문적인 책임을 이해하고, 약력학과 약동학의 차이점을 정의하고 이해할 수 있어야 한다. 또한 약물이 개인마다 다르게 작용하는 방식의 복잡성을 알아야 한다.

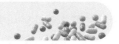

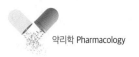

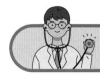 **연습문제**

01. 약력학의 정확한 정의는 무엇인가?

① 특정 농도의 약물이 작용 부위에서 특정 표적과 상호 작용하여 생물학적 효과를 생성하는 방법에 대한 연구

② 신체가 주어진 약물에 어떤 영향을 미치는지에 대한 연구

③ 약물이 신체에 미치는 영향에 대한 연구

02. "약력학은 질병, 유전적 돌연변이, 노화 및/또는 기타 약물로 인한 생리학적 변화의 영향을 받을 수 있다."는 참인가 거짓인가?

① 참   ② 거짓

03. 약물이 일반적으로 작용하는 방식은 무엇인가?

① 누락된 화학 물질을 대체하거나 교환하는 방식

② 특정 세포 활동을 증가시키거나 자극하는 방식

③ 세포 활동을 억제하거나 늦추는 방식

④ 침입하는 미생물이나 세포 사멸을 초래하는 신생물과 같은 외래 세포의 기능을 방해하는 방식(이러한 방식으로 작용하는 약물을 화학요법제라고 함)

⑤ 위의 사항 모두

04. 치료 지수가 좁은 약물이란 무엇을 의미하는가?

① 유효 효과와 독성 효과 사이의 격차가 크다.

② 유효 효과와 독성 효과 사이의 차이가 작다.

③ 유효 효과와 독성 효과 사이의 차이가 미미하다.

05. "약동학은 사람과 동물에서 약물과 그에 상응하는 약리학적, 치료적 또는 독성 반응을 연구하는 학문이다."는 참인가 거짓인가?

① 참   ② 거짓

06. ADME는 무엇을 의미하는가?

① 흡수, 분포, 대사 및 제거   ② 흡수, 소화, 대사 및 배설

③ 투여, 분포, 대사 및 배설   ④ 흡수, 분포, 대사 및 배설

07. ADME 프로세스란 무엇인가?

① 약력학   ② 약동학

③ 약물 감시   ④ 약물 치료

08. 약물 제거를 담당하는 두 가지 주요 기관은 무엇인가?

① 비장과 호흡기계   ② 신장과 장

③ 비장과 장   ④ 신장과 간

09. "위산의 산도를 변화시킬 수 있는 약물은 위에서 용해되는 약물에 영향을 미칠 가능성이 높다."는 참인가 거짓인가?

① 참   ② 거짓

10. "능동 수송(active transport)은 에너지(ATP)를 사용하여 분자와 이온을 세포 안팎으로 전달한다."는 참인가 거짓인가?

① 참   ② 거짓

11. 약물의 역가(potency)란?

① 약물 내에서 사용되는 알코올의 양

② 인간에 대한 약물의 치료 효과를 판단하는 활동

③ 정의된 효과가 나타나는 데 필요한 약물의 농도 또는 양 측면에서 약물의 활성

12. 임상적 효능(efficacy)이란?

① 인간에 대한 약물의 치료 효과를 판단함

② 정의된 효과가 나타나는 데 필요한 약물의 농도 또는 양 측면에서 약물의 활성

③ 약물 투여에 대한 윤리성

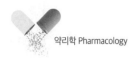
13. "한족(Han Chinese) 또는 태국계 사람들은 페니토인을 복용할 때 스티븐스–존슨 증후군 발병 위험이 증가한다."는 참인가 거짓인가?

　① 참

　② 거짓

14. 생체 변환의 또 다른 이름은 무엇인가?

　① 투약　　　　　　　　　② 분포

　③ 대사　　　　　　　　　④ 제거

15. 지용성이 아닌 약물은?

　① BBB를 통과할 수 없음　　　② BBB를 통과할 수 있음

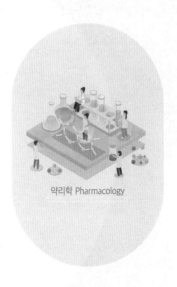

약리학 Pharmacology

Chapter

03

의약품
제형

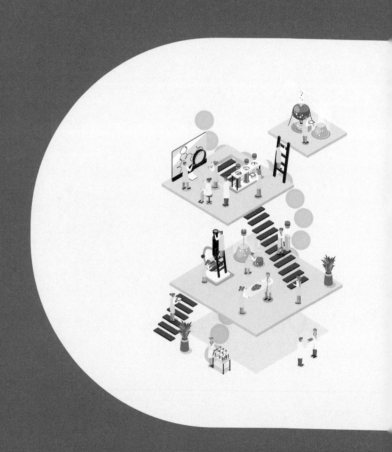

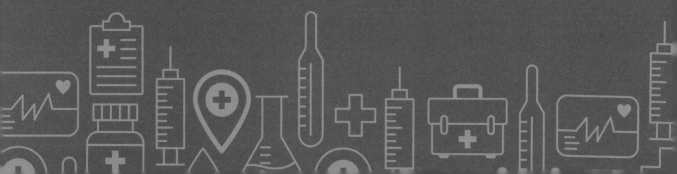

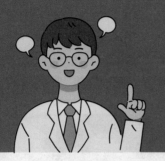

이 장에서는
다양한 약물의 제형과
약물의 처방, 조제, 투약에 관련되는
고려 사항들을 학습한다.

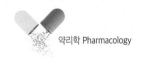

① 서 론

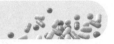

현대 의료에서 약물은 다양한 제형과 제제로 이용할 수 있다. 다양한 제형을 사용하는 이유는 특정 약물들이 작용하고 분해되는 방식과 환자 개개인의 요구(⑩ 나이, 성별, 건강 상태 등)가 다르기 때문이다. 제형에는 고형제, 반고형제, 액상 제제가 있으며 모두 다양한 경로를 통해 투여할 수 있다. 제약 제제에서는 최종 의약품을 생산하기 위해 활성 약물 등 다양한 화학 물질을 결합시킨다.

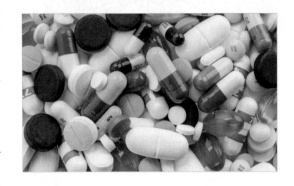

이 장에서는 다양한 제형에 대해 논의하고 사용 예를 제시하며, 알아두어야 할 임상적 고려 사항과 의미, 실제 환경에서의 투여 사례들을 개괄적으로 설명한다. 또한 특정 환자 집단에 더 쉽게 투약하기 위해서 약물 제형을 바꾸는 것에 관한 문제를 다룬다. 환자에게 약물을 투여할 때, 예를 들면 습진에 바르는 스테로이드 크림이나 정맥 내 항생제를 투여하는 경우에 환자의 안전을 보장하고 투약 과오의 발생을 없애기 위해 '약물 적용의 7원칙'(올바른 환자, 올바른 약물, 올바른 용량, 올바른 시간, 올바른 방법, 올바른 이유, 올바른 문서화)을 충실히 지키는 것이 중요하다.(Smeulers et al., 2015) 일부에서는 '약물 적용의 9원칙'을 주장하기도 한다.

크림, 흡입기, 점안제와 같은 제제는 국소 치료제라고 부르며, 결막염 치료를 위한 점안액과 같이 그것이 필요한 위치에 직접적으로 적용하는 것을 뜻한다. 점안액은 눈에 직접적으로 떨어뜨리면 흡수되어 작용한다. 효과를 얻기 위해 체내로 투여되는 다른 유형의 약물을 침투성 약물이라고 한다. 침투성 약물은 혈류로 들어갈 수 있는 약물이다.

다양한 약물은 다양한 작용 방식이 있다. 예를 들어, 요통 치료를 위해 진통제(통증 완화제)를 복용했다면 약물이 통증 부위로 직접 전달되지는 않지만, 세포막에 있는 특정 수용체에 결합하여 작용한다. 그리고 뇌에서 또는 더 직접적인 수준에서 통증 신호를 차단한다. 이 책의 5장에서는 진통제에 대해 자세히 설명할 것이다.

정맥 내(IV) 약물 주입은 약물을 체내에 전달하기 위한 가장 빠른 방법이다. 약물이 직접적으로 혈류로 들어가기 때문에 소화관을 통한 약물 흡수에 의존하지 않는다. 정맥 내 약물 주입은 일반적으로 즉각적이며 많은 이점과 함께 고려해야 할 위험 및 부작용이 있다. 정맥 내 주입은 경구형 제제보다 더 강력하다.

경구용 제제는 정제형과 액체형이 있다. 약물이 위에서 흡수되고 효과를 나타내기 위해서는 분해되어 흡수되어야 하지만, 항상 위장에서 직접 흡수되는 것은 아니다. 장용 코팅 약물(장용정)과 같은 몇몇 정제는 장관의 더 아래쪽에서 흡수되므로 혈류로 들어가는 데 더 오래 걸린다. 액체형 제제는 위에서 분해할 필요가 없기 때문에 훨씬 더 빨리 효과가 나타난다.(Gautami, 2016) 이제 각각의 제형에 대해서 더 상세히 알아보자.

 ## 2 다양한 약물 제형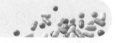

1 정제형

정제형에는 많은 종류가 있고 매우 다양한 방법으로 작용한다. 각각의 정제형에는 장단점이 있다. 정제형은 약리학적 작용 용량을 넣고 압축하여 정제를 만든다. 소화관에서 분해되는 것을 돕기 위해 종종 녹말과 같은 물질로 코팅한다. 약물의 맛을 좋게 만들고 사용자에게 더 매력적으로 보이게 하기 위해 결합제, 윤활제, 향료가 첨가된다.(Singh et al., 2012)

일반적인 정제는 다양한 모양과 크기를 가지고 있지만, 외형적으로 둥근 원반 모양이 많은데, 삼키기가 항상 쉬운 것은 아니다. 특히 노인에게 더욱 그렇다. 정제의 크기와 모양은 어떻게 받아들이는지에 따라 긍정적 영향 또는 부정적 영향을 미친다. 이것 외에도 연하 곤란, 돌봄 제공자의 도움이 필요한 경우, 의견을 표시할 수 없는 경우, 다약제 투여와 같은 다양한 요소들이 노인에게서 흔하여 정제를 투여하는 데 장애가 될 수 있다.(Liu et al., 2014) 그럴 때는 정제를 반으로 잘라 삼키기 쉽게 할 수도 있다. 그러나 이것은 약물 투여 형태를 변경하거나 수정하는 것으로 간주되며, 이것은 약물의 생체 이용률, 독성, 약물의 안정성을 변화시킬 수 있어 전문가의 조언 없이는 피해야 한다.[오스트레일리아 의약품 자문 위원회(APAC), 2006] 많은 정제들은 손으로 쪼개거나 알약 절단기를 이용해 쉽게 자르기 위해 가름선이 있지만, 정확한 용량을 얻기 힘들기 때문에 반

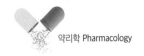
으로 자르는 것은 좋은 방법이 아니라는 것을 유의해야 한다. 특히 캡슐형, 서방정(CR), 장용정은 절대 반으로 자르면 안 된다. 약물을 투여할 다른 방법이 없다는 것을 약사가 먼저 확인한 경우에는 간혹 정제형을 반으로 자를 수 있으며 허용되고 있다. 크기가 작은 정제와 가름선이 없는 정제형은 자르기 더 힘들어 용량을 정확하게 제어할 수 없기 때문에 시도해서는 안 된다.(Vander Steen et al., 2010)

환자에게 정제를 처방하는 데는 여러 이유가 있다. 두통에 파라세타몰(Paracetamol)을 처방하는 것과 같이 단순한 일회성 통증 완화를 위한 약물 처방도 있고, 심혈관 질환을 관리하기 위해 안지오텐신-전환 효소(ACE) 억제제와 같은 특정 범주의 약물을 처방하는 경우도 있다. 모든 처방에서 올바른 약물이 적절하게 올바른 용량과 방법으로 올바른 환자에게 투여되고, 환자에게 사용이 금지된 약물이 아닌지 확인하는 것은 필수이다. 그렇기 때문에 항상 투여 전에는 관련 사항을 점검해야 한다.

정제는 대부분의 환자가 삼키고 소화시키기 쉬워서 스스로 투약할 수 있다. 정제의 단점은 소화관에서 흡수되어야 하고, 환자들이 유해 부작용 없이 흡수 과정을 잘 견딜 수 있어야 한다는 점이다. 다양한 종류의 정제를 함께 복용하는 다약제 투여 환자들에게는 처방을 합리적으로 개선하여 가능하다면 이중 작용 정제를 처방하는 것이 좋다. 즉, 아스피린과 클로피도그렐(Clopidogrel)을 각각 처방하는 것보다 아스피린과 클로피도그렐 성분을 동시에 포함하는 코플라빅스(Co-plavix)와 같은 이중 항혈소판 치료 정제를 처방하는 것이다. 이는 두 알 대신 한 알의 정제만 복용해도 된다는 뜻이다. 이런 것이 항상 가능한 것은 아니지만, 환자의 투약 순응도에 도움을 주기 때문에 지역 사회 환자들에게 고려해 볼 만한 가치가 있다.

정제의 장점은 상대적으로 효과가 빠르고 간단하며 투여하기 쉽다는 것이다. 정제는 지정된 의료 시설 밖으로 가지고 나갈 수 있어 환자가 정상적인 일상생활을 유지하면서 집에서 건강 상태를 관리할 수 있다. 이러한 자율성은 환자 자신이 자신의 의료 상태에 대해 관리 소유권을 갖도록 하는 것이므로 환자에게는 매우 중요한 의미를 지닌다.

(1) 다양한 정제의 이용 방법: 분산성(용해성/발포성) 정제

고체 형태를 물이나 다른 액체에서 용액이나 부유액으로 만들어 투여하는 방법이 있다.(Liu et al., 2014) 이런 정제는 투여하기 전에 물에 먼저 녹이거나 구강에서 분해할 수 있는데, 예를 들면 복용 전에 물에 녹이는 분산성 파라세타몰 정제가 있다. 이것은 섭취가 쉽다는 장점이 있지만, 일단 분산시켜 복용하면 용기에 잔류 약물이 남지 않도록 물을 추가하여 마셔야 한다. 그렇지 않으면 투여량이 부족해질 수 있다는 점을 명심해야 한다. 용해성이 있는 약물은 크기가 큰 정제나 다약제보다 삼키기 쉽기 때문에 더 많은 용량을 투약할 수 있다. 발포성 제제는 물에서 이산화탄소를 생성하여 연하 장애를 가진 환자들이 안전하게 삼킬 수 있다는 추가적 장점이 있다. 탄산수는 구강에서 화학적 자극을 활성화시킴으로써 삼키는 것을 돕는다고 알려져 있다.(Michou et al., 2012) 단점으로는 약물의 맛인데, 환자들이 의약품의 맛을 싫어할 수도 있다는 점이다. 또한 약물이 충분히 녹기 위해서는 200mL의 물이 필요한데, 물이 없는 곳에서는 불가능할 수도 있다. 그러나 때로는 환자가 선호하는, 맛이 좋은 액체를 첨가함으로써 약을 먹는 것이 견딜 만하고 매력적인 일이 될 수도 있다.

(2) 장내 코팅 정제 / 위산 저항성 정제

장내 코팅 정제(장용정)는 위의 산성 환경에서 직접적으로 분해되지 않지만, 장의 중간 알칼리성 환경에서는 잘 분해되는 물질로 코팅되어 있다. 이것은 장기간 사용할 때 위염을 유발할 수 있는 잠재적 자극 물질로부터 위의 내벽을 보호할 수 있다. 또한 녹는 데 최대 2시간까지 오랜 시간이 걸리기 때문에 완화 작용을 서서히 해야 할 약물에 이상적이다.(Singh et al., 2012) 그러나 씹거나 부수거나 녹여서 복용할 수 없기 때문에 온전한 정제를 삼킬 수 없는 환자에게는 적합하지 않다.

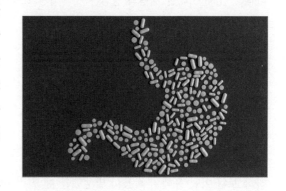

장용정에는 골관절염이나 염증성 질환으로 유발된 통증과 같은 염증성 통증 치료제로 쓰이는 비스테로이드성 소염제(NSAID) 이부프로펜 200mg 정제가 있다.(MIMS, 2019) 이부프로펜은 매우 효과적이지만 모든 환자군에 적합한 것이 아니기 때문에 처방과 투약 전에 항상 적합성을 평가해야 한다.

(3) 변형된 방출 정제(서방형)

변형 방출형(MR), 지속 방출형(SR), 제어 방출형(CR)은 모두 장시간 복용량을 전달하는 정제에 적용되는 용어이다. 이 정제들은 일반적인 즉각 방출(IR) 정제와 비교했을 때 약물 방출 패턴이 변경되도록 특별히 설계되어 특정 치료 결과가 나타나도록 한 것이다. 이런 약물군에는 약물 이

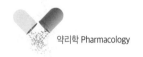

름 뒤에 CR(제어 방출), ER(지연 방출), LA(지속적 작용), SR(지효성 방출), XL(장시간 방출), XR(추가 방출)과 같은 약어가 붙는다. 이러한 제형의 목적은 일정한 혈중 약물 농도를 유지하는 것이다. 이러한 제형은 약물의 지속된 작용 시간 때문에 약물의 투약 빈도를 낮출 수 있다. 증상의 발현을 억제하기 위해 혈중 일정한 약물 농도가 필요한 만성 질환자나 말기 환자의 야간 통증 관리와 같이 질병 과정(disease process)에 있는 환자에게 도움이 된다.(Aulton, 2008) 이러한 제형으로는 옥시콘틴(Oxycontin) MR이 있으며, 이것은 다양한 복용량으로 제공되며 12시간마다 복용하도록 설계되었다. 그러나 이러한 제형은 장시간 약물이 방출되는 특성으로 인해 부작용이 쉽게 해결되지 않는다.(Ummadi et al., 2013)

이 정제들은 부수거나 반으로 자를 수 없다. 그렇게 하면 전체 용량이 한꺼번에 흡수될 가능성이 있기 때문에 약물을 삼킬 수 없는 사람들에게 적절하지 않다.(MIIMS, 2019) 지속 방출의 특성 때문에 투여 용량의 증가는 25~50%의 범위 내에서 신중하게 이루어져야 한다. 옥시콘틴 MR 복용 환자에게서 하루에 2번 이상 통증이 발생하게 되면 약물 용량을 증가시킬 필요가 있다.(eMC, 2019) 이러한 제형의 장점은 지속적인 효과이다. 즉, 추가 진통제를 최소화하면서 장시간 환자의 통증을 관리할 수 있다.

(4) 즉각 방출형 정제(IR)

투여 약물의 반감기에 의존하면서 특정 시간 안에서 약물을 삼키자마자 즉각적으로 작용하는 정제이다. 이러한 제제의 문제점은 효과를 유지하기 위해서 반복적으로 투여해야 하며 일부 환자는 장기간 투여할 경우 불편해할 수 있다는 점이다. 장점은 약물이 상대적으로 단시간 작용하다 보니 어떤 유해 부작용이 발생했을 때 빨리 사라진다는 것이다. IR 약물로는 고혈압 관리, 심근경색(MI) 회복 후 재발의 예방, 편두통과 다른 건강 상태 관리를 위해 사용하는 프로프라놀롤(Propranolol) 10mg 정제가 있다. 이 약물은 심박동수와 혈압의 감소를 유발하는 베타-아드레날린성 수용체 차단 약물이다. 투여 1~2시간 후에 최대 혈장 농도에 도달하며 빠르게 몸 전체로 분포된다.(eMC, 2019) 이 약물은 일반적으로 매일 2회 복용한다.

(5) 캡슐형

캡슐은 고체 복용 형태로, 단단하거나 부드러우면서 잘 녹는 캡슐 안에 약물이 들어 있다. 캡슐은 젤라틴, 녹말, 액체 봉입형을 포함한 다양한 형태가 있다. 캡슐형 중 액체 봉입형 캡슐은 삼키고 난 후 더 빨리 녹을 수 있어 일부 환자에게는 더 효과적이다. 어떤 플라스틱 캡슐은 열 수 있으며, 그 안의 분말 내용물을 희석하여 장관 영양 튜브를 통해 투여할 수 있지만, 투입 전에 투여 방법이 약효를 보장하는지 약사에게 반드시 확인해야 한다. 어떤 캡슐은 삼키기에 부피가 크고 힘든 반면, 어떤 캡슐들은 매끄러운 모양으로 삼키기 쉽게 만드는 등 다양한 종류가 있다. 캡슐 형태의 약물로는 과립 분말이 들어 있는 단단한 젤라틴 캡슐, 프레가발린(Pregabalin) 150mg이 있다. 프레가발린은 성인에게서 말초와 중추 신경병성 통증 치료에 사용된다.(eMC, 2019)

 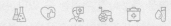

임상 고려 사항

📍 장관 영양 시스템을 통해 주입된 약물

정제를 삼키지 못하거나 코위 영양관(Naso-Gastric tube), 경피적 내시경 위조루술(Percutaneous endoscopic gastrostomy) 과 같은 장관 영양 시스템을 사용하는 환자들은 약물 투여 방법을 달리해야 한다. 간호사는 이러한 상황에서 약물을 주입하기 위해서는 전문적 술기를 가지고 있어야 한다. 모든 약물이 이러한 방법을 통해 주입되도록 허가를 받거나 만들어진 것이 아니기 때문에 정제형이나 캡슐형이라면 용해나 파쇄 과정이 필요하다. 몇몇 약물은 액체 형태지만, 어떤 약물은 형태를 변형해도 되는지, 다른 옵션이 가능한지에 대해 반드시 약사와 상의해야 한다.(Williams, 2008)

약물을 분쇄할 경우 약물 투여 형태가 변경되어 환자에게 전달되는 방식과 흡수 과정이 변경되므로 제형의 형태를 바꿀 때는 나타날 잠재적 결과를 알고 있어야 한다. 그렇지 않으면 약물이 불안정해지거나 부작용이 증가할 수 있고, 작용 부위에 도달하지 못하거나 약물 투여가 안전하지 않을 수 있다. 영국의 왕립 제약 협회(2011)는 약물을 쪼개거나 부수거나 캡슐형을 열 때 나타날 수 있는 결과들을 다음과 같이 나열했다.

- **의료인과 돌봄 제공자의 위험** – 세포 독성 약품, 호르몬 또는 코르티코스테로이드(corticosteroids)를 포함한 약품에 분쇄하는 사람이 노출될 가능성이 있다.
- **약물의 불안정성** – 고체 정제를 분쇄하면 투여 및 흡수 용량의 변화 또는 빛에 노출 시 약물의 안정성에 영향을 미칠 수 있다.
- **약동학 및 생체 이용률의 변화** – 약물을 가루로 만드는 것은 약물의 생체 이용률과 약동학적 생성물의 변화를 유발하여 유해 부작용이 발생하거나 체내 작용 용량이 부족해진다.
- **약물 자극** – 약물은 종종 식도 궤양과 같은 자극을 최소화하기 위해 외부를 코팅하고 있다.
- **쓴 맛** – 쓴 맛을 피하기 위해 당으로 코팅한다.
- **제형의 효과** – 서방형 제형을 부수는 것은 약물의 방출 특성을 변화시켜 단기간에 과량이 흡수될 수 있는데, 이것은 잠재적 독성이 있어 부작용 위험이 높다. 장용정을 분쇄하면 약물이 너무 빨리 방출되거나 위에서 약물이 파괴되거나 위벽을 자극할 수도 있다.

의약품 사용 정보에 약물의 명확한 용도가 없는 경우, 약물의 기존 제형을 변경하면 무허가 약물 사용이 된다는 점을 유념해야 한다.(RPS, 2011) 부적합하거나 불충분한 정제 분쇄나 분산에 대해서도 고려해야 하는데, 자칫 장관 영양 시스템을 통해 주입할 때 튜브가 막힐 수 있다. 이러한 사항들을 염두에 두고 투약의 7원칙을 지키면서 환자군에게 합병증 없이 안전하고 효과적으로 약물을 주입하기 위해서는 약사를 포함한 전문가들과 항상 정보를 교환하는 것이 중요하다.

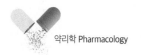
약리학 Pharmacology

(6) 츄어블정

츄어블정(chewable)는 통째로 삼키는 것이 아니라 씹어서 삼키도록 만들어진 제형으로 맛이 좋고 쉽게 씹을 수 있다. 특히 인지적으로 손상이 있어 정제를 그대로 삼키는 과정을 이해하지 못하거나 삼키는 힘이 약해서 그렇게 할 수 없는 환자군에서 유용하다. 이 형태의 정제는 장관 영양 튜브를 통해 투약할 때 분쇄하고 희석하기에 적합하다. 츄어블 정제는 전문 의약품뿐만 아니라 많은 일반 의약품(OTC)에도 사용된다. 하지만, 츄어블정은 정제의 단단함 때문에 저작 작용이 필요한 경우가 많아 효과적으로 씹기가 힘들거나 노인과 같이 치아가 결손된 경우에는 이러한 제형을 복용하기 어려울 수 있다.(Peltola and Vehkalahti, 2005)

츄어블정은 투약의 용이성을 위해 씹는 것과 유효 성분을 방출하기 위해 씹는 것으로 구분된다.(약물 평가 및 연구 센터: CDER, 2018) 츄어블정으로는 골다공증을 가진 환자들에게 칼슘 보충제로 종종 사용되는 애드칼 1,500mg(탄산 칼슘) 정이 있다.(eMC, 2019) 이 정제는 크기가 커서 씹을 수 있는 사람들에게 복용이 유리하다.

2 구강/설하

구강 및 설하 투여 약물은 정제, 웨이퍼, 필름, 스프레이의 형태로 제작된다. 구강에서 흡수되기 위해 약물은 윗입술 아래에 잇몸 위쪽을 따라 협강에 넣어야 하며 완전히 녹을 때까지 남아 있어야 한다. 설하 약물은 그것이 완전히 녹을 때까지 환자의 혀 아래에 위치해 있어야 한다. 설하 및 협측 경로는 〈그림 3-1〉을 참조한다. 이러한 경로를 통해 사용하면 약물은 구강 점막을 통해 혈류로 직접 흡수된다. 이것은 약물을 흡수하는 매우 효율적인 방법이다. 최대 혈중 약물 농도는 보통 경구 투여보다 3~10배 더 빠르게 나타난다.(Nerang and Sharma, 2011)

구강 약물로는 메스꺼움과 구토 치료뿐만 아니라 편두통, 현기증에도 효과적인 프로클로르페리진(Prochloperazine) 3mg 정제가 있다. 이것은 메스꺼움과 구토 치료뿐만 아니라 편두통, 현기증에도 효과적이다.(eMC 2019) 장점은 환자가 구토할 때 물과 정제를 삼켜야 하는 것보다 견디기 쉽다는 것이다. 단점은 완전이 녹을 때까지 2시간 이상이 걸릴 수 있어서 몇몇 환자에게는 불편할 수 있다.(Cox et al., 2006) 또한 이런 종류의 약물은 잇몸과 입에 국소적 자극을 유발할 수 있다.

설하 약물로는 보통 협심증에 의해 유발되는 흉통이나 급성 관상동맥 증후군(ACS) 또는 급성 심근경색(AMI) 환자들의 흉통 치료에 사용하는 글리세릴 트리니트레이트(GTN)가 있는데, 정제형

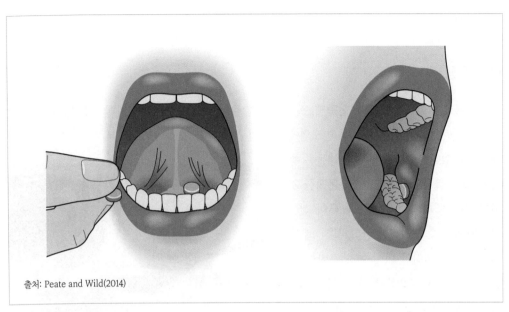

출처: Peate and Wild(2014)

🖊 그림 3-1_ 설하 및 협측 경로

과 스프레이형으로 제작되고 있다. GTN은 혈관 확장 특성으로 인해 정맥 환류를 감소시키는 강력한 관상동맥 혈관 확장제이다. 그러므로 좌심실 부하가 감소하고 흉통이 관상동맥에서 발생한 경우 환자의 통증이 완화된다. GTN 정제나 스프레이형 약물을 투여하기 위해서는 환자의 혀 밑에 넣어 녹이도록 해야 한다. 스프레이형은 점점 더 보편화되고 있는데, 이것은 한 명의 환자에게만 사용해야 한다는 점을 기억해야 한다. 그렇기 때문에 한 번 개봉한 약물은 교차 오염을 막기 위해 용기에 환자 이름을 부착하여 가지고 다니도록 해야 한다. 설하 GTN은 작용 시간이 매우 빨라서 거의 즉각적인 증상의 완화가 나타나는 장점이 있다. 단점은 부작용인데, 몇몇 환자들에게는 치명적일 수도 있다. 저혈압을 유발할 수 있고 매우 많은 환자가 복용 후 심각한 두통을 겪는다는 보고가 있다.(eMC, 2019) 약물의 특성 때문에 위험 대비 환자의 기대 이익을 면밀히 고려하여 투여를 결정해야 한다. 저혈압을 앓고 있는 AMI 환자에게는 아편 유사제와 같은 대체 진통제가 더 적절하다.

　노인이나 인지 장애가 있는 사람은 약물을 효과적으로 투여하기 위해 이해와 인내가 필요한데, 이러한 약물 투여 경로에 협조적이지 않을 수 있다. 또한, 구강이 건조한 사람들은 이 방법을 사용하기 전에 정제의 분해 및 흡수를 돕기 위해 물로 입을 헹구어야 한다. 이러한 투여 방법은 정제뿐만 아니라 다른 다양한 제형으로도 이용 가능하다.

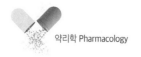

3 경 구

(1) 액 상

액체형 약물은 액체, 용액, 현탁액, 시럽형, 혼합물 등이 있다. 액체형 약물은 삼키기 쉽기 때문에 연하 장애가 있는 환자, 특히 노인에게 많이 사용된다.(Morris, 2005) 일부 액상 약물은 향이 첨가되어 있어 맛이 좋다. 액체 약물은 농도가 엷고 묽은 것부터 진하고 끈적한 것까지 종류가 다양하기 때문에 투여 전에 약물의 농도를 고려해야 한다. 특히 폐 흡인과 질식을 피하기 위해 연하 곤란이 있는 환자는 더욱 주의해야 한다. 액상 제형은 약물이 활성 상태를 유지하도록 하고 용기 전체에 균일하게 분포되도록 하기 위

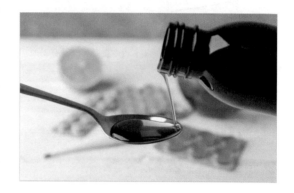

해 다른 첨가물들도 추가된다. 많은 액체 약병에는 "사용하기 전에 잘 흔들어주세요"라는 문구가 있다. 이것은 약물이 균등하게 분포하도록 하고 병 바닥에 약물이 침전되는 것을 방지하기 위한 조치이다. 액상 약물의 양을 측정하는 것은 약용컵, 약용 스푼, 주사기 등으로 다양하여 혼란을 야기할 수 있다. 병원이나 약국에서 제공하고 추천하는 용기를 이용해 정확한 용량을 측정하는 것이 중요하다.

4 국소 적용

(1) 현탁액

❶ 점안액과 연고

점안액과 연고는 안구 자체와 안구 주변을 포함하여 급만성 안구 질환을 치료하기 위해 처방되고 투약된다. 점안액으로는 개방각 녹내장 치료에 이용되는 라타노프로스트(Latanoprost)가 있다.(합동 공식 위원회, 2019a) 이러한 형태의 약물은 상처나 질병의 부위에 직접적으로 투여하기 때문

에 안구 질환을 위한 치료에 최우선으로 사용되며 경구 제제와 같은 다른 약물보다 더 효과적이다. 다른 약물들과 마찬가지로 온전한 효과를 위해 안약은 경구 또는 정맥 약물과 동일한 우선순위와 기준을 적용해 처방에 따라 규칙적으로 투약하는 것이 중요하다.(Shaw, 2014) 점안액은 전신 흡수 과정을 통해 작용된다. 최대 치료 효과를 나타내기 위해 5분 간격으로 한 방울씩 투약하는 것이 권장된다.(Andrews, 2006) 의사는 다른 약물과 같이 점안액과 연고도 금기 사항과 부작용이 있다는 것을 알고 주의시켜야 한다.

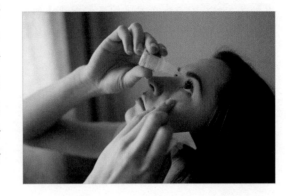

❷ 점이제와 연고

점이제와 연고는 급성 귀 감염을 치료하거나 귀지의 분해를 돕기 위해서 처방되고 사용된다. 귀는 내이의 해부학적 구조 때문에 손상된 부위에 약을 적용하기가 어렵다. 액상형 점이제는 효과적인 약물 제형이지만, 의사, 일반의, 임상 간호사, 검이경이 있는 상급 의료 종사자에 의해 명백한 감염이 확인된 경우에만 사용해야 하며, 약물은 2주 이상 사용해서는 안 된다. 천공된 고막을 가진 환자는 귀독성(ototoxicity) 때문에 액상형 또는 연고형 점이제의 사용을 피해야 한다.(합동 공식 위원회, 2019b) 귀지를 제거하기 위해서 점이제를 사용하는 것은 효과적일 수 있다. 예를 들어, 올리브 오일 또는 5% 중탄산나트륨 점이제는 귀지를 부드럽게 하여 쉽게 귀지를 제거하는 방법으로 허가되었다.

❸ 점비액과 비강 스프레이

비강 스프레이는 비염 치료에 흔히 사용된다. 코르티코스테로이드 비강 스프레이는 알레르기성 비염에 1차 치료제로 사용된다. 비강용 코르티코스테로이드는 비강 충혈을 관리하고 계절성 비염(고초열)의 증상을 치료하는 데 효과적이다.(Bartle, 2017) 비강 스프레이는 처방전 없이 일반 의약품으로 이용할 수도 있으며, 어린이와 성인 모두에게 적합하다. 천식 환자나 지속적으로 반복되는 알레르기 유발원에 의해 장기간 비염을 앓고 있는 환자는 비강 스프레이를 사용하기 전에 의학적 진료를 받아야 한다. 비강 스프레이는 점액 생성을 증가시키고 코막힘과 관련된 염증 및 증상을 감소시킨다. 즉각적인 완화가 나타날 수도 있지만, 효과가 나타나 증상이 완화되기까지

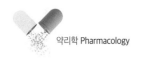

수주가 걸릴 수도 있다.(Scadding et al., 2017) 점안액과 연고처럼 비강 스프레이도 전신적 흡수를 통한 비강 약물의 생체 이용 가능성을 고려해야 한다. 다양한 비강 스프레이는 생체 이용률이 다르므로 장기간 사용하기 전에 이를 고려해야 한다.(Salib and Howarth, 2003)

(2) 크림과 로션

피부는 신체의 가장 넓은 기관으로 핵심적 역할은 신체 보호 기능이다. 피부는 세균과 외부 성분으로부터 신체를 보호해주며 온도 조절을 돕고, 촉각, 열, 추위를 감지한다. 습진, 건선, 피부염과 같은 다양한 종류의 피부 질환이 있으며, 국소성 크림과 로션을 적절하게 사용하면 이러한 질환을 치료할 수 있다. 국소적 크림을 사용할 때도 다른 약물 치료와 마찬가지로 주의를 기울여야 한다.(Nicol, 2010)

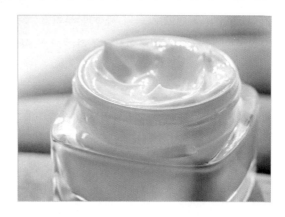

국소적 크림과 로션의 예는 다음과 같다.

- 자외선 차단제: 일광 노출로 인한 손상을 방지한다.
- 항진균제: 발백선증(무좀)과 같은 곰팡이 감염을 치료한다.
- 항바이러스제: 대상포진과 같은 바이러스성 감염을 치료한다.
- 항균제: 봉와직염과 같은 세균성 감염을 치료한다.
- 소염제: 건선과 같은 염증성 질환을 치료한다.
- 진통제: 국소 마취를 제공한다.
- 습윤제: 건조함을 방지한다.

어떤 국소 크림을 선택하든지 현재 상태에 맞도록 올바르게 투약하는 것이 중요하다. 임상적으로 국소적 약물을 투여할 때는 다른 부위로의 흡수를 막기 위해 스테로이드 또는 항균성 크림을 바를 때 장갑을 사용하거나 교차 오염을 막기 위해 병으로 된 형태보다 튜브형이나 펌프형 디스펜서로 항균성 크림을 사용하는 것을 고려해야 한다.

임상 고려 사항

📍 **국소 치료제**

국소 치료제는 환자의 필요에 따라 다양한 형태가 있으며, 피부 흡수를 통해 환부에 국소적으로 작용하도록 설계되었다. 따라서 모든 의료인들은 국소 치료제를 이용하여 치료할 때 그들의 손을 통해 약물이 흡수되는 것을 막기 위해 장갑을 착용해야 한다. 깨끗한 장갑을 착용하는 것으로 충분하지만 상처난 피부와 접촉할 때 미생물 감염을 막기 위해 무균 장갑을 사용할 수도 있다.

모든 약물 치료에서 다음의 약물 적용의 일곱 가지 원칙을 기억해야 한다.

- 올바른 환자
- 올바른 용량
- 올바른 시간
- 올바른 기록
- 올바른 약물
- 올바른 방법
- 올바른 근거

(3) 패치형

패치형 약물의 형태는 보통 점착성 원반 형태로 피부에 적용되고 전신적인 효과를 위해 천천히, 일관된 비율로 신체에 흡수된다.(Chernecky et al., 2002) 경피 패치는 피부에 붙였을 때 치료적으로 충분한 용량을 방출하는 특정 용량의 약물이 들어 있다. 경피 패치에는 펜타닐, 니코틴, 하이오신 등이 있다.(Hillery et al., 2001) 패치의 장점은 전신 순환 전 약물 대사를 방지하여 치료 기간을 오랫동안 유지할 수 있으며 부작용을 줄이고 일정한 용량을 유지할 수 있다는 점이다. 패치의 단점은 피부 자극, 피부에 대한 비점착성, 이러한 제형을 사용할 수 있는 약물의 수가 제한되어 있는 것이다.(Dougherty et al., 2015)

5 직장 투여

(1) 좌 약

좌약(suppositories)은 직장 내부 부위에 적용하기 위한 고체 형태의 약물이다. 일단 삽입되면 체온에 의해 고체 형태에서 액체 형태로 용해되도록 설계되었다.(Higgins, 2007; Gunning, 2015) 좌약은 치질이나 분변매복의 치료와 같은 국소적 효과나 진통과 같은 전신적 효과에 모두 유용하다. 또한 경구 투여가 불가능한 환자에게서 수술 전에 사용하거나 구불창자 내시경 검사(S자형 결장경 검사법) 등의 검사 전에 창자 점막을 세척하기 위해 사용될 수 있다. 하부 직장 수술, 장폐색, 최근의

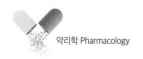

방사선 치료 또는 대장 천공의 위험이 높은 환자들에게는 금기 사항이 있는 좌약을 투여하기 전에 주의해야 한다.(Higgins, 2007) 좌약을 적용하기 전에 손가락 검사를 통해 항문관과 직장에 잔류 고형 대변 또는 다른 이상 여부가 있는지 확인해야 한다.(Peate, 2015) 좌약을 삽입하는 방법(뾰족하거나 무딘 끝)에 대한 의견이 일치하지 않지만, 각 방법을 지지하는 통계적인 중요성의 차이는 없다.(Bradshaw and Price, 2007; Higgins, 2007; Peate, 2015) 의사는 약물의 완전한 효과를 얻기 위해 좌약의 종류와 작용의 차이점에 대해 파악하고 있어야 한다.(Peate, 2015) 예를 들어, 전신적 효과를 위해 진통제 형태로 좌약을 사용할 때는 효과를 확실히 하기 위해 투약 전에 장을 비우는 것이 도움이 된다.

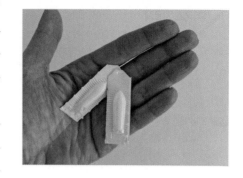

(2) 관장제

관장제(enemata)는 직장을 통해 투약되도록 고안된 또 다른 약물이다. 관장제는 액체 제제 형태로 다양한 용량의 약물이 들어 있다. 관장제는 어플리케이터 튜브가 달린 플라스틱 용기에 들어 있으며, 어플리케이터를 직장에 삽입하고 용기를 압축하여 약물을 방출한다. 좌약과 유사하게 관장제는 수술 전이거나 경구 투여가 불가능한 환자에게 사용될 수 있고, 구불창자 내시경 검사(S자형 결장경 검사법)와 같은 결장 검사 전에 장 점막을 청소하는 데 사용될 수도 있다. 그러나 관장제 적용은 좌약보다 어렵다고 보고되어 널리 사용되지는 않는다.

6 질 적용제

(1) 질좌제(페서리)

좌약과 유사하게 질좌제는 고체 형태 약물이다. 일단 삽입되면 좌약은 체온에 의해 고체 형태에서 액체 형태로 녹도록 고안되었다. 질좌제는 일반적으로 약물을 포함하는 식물성 기름으로 구성되어 있다. 약물은 녹으면서 점진적으로 질 안으로 흡수된다. 질좌제는 손가락이나 어플리케이터를 이용해 삽입할 수 있다. 칸디다증이나 질건조증과 같은 질환에 국소적인 약물 효과를 위해 사용된다.

7 흡입제

(1) 네뷸라이저

네뷸라이저는 가스의 흐름에 의해 작동한다. 보통 실내 공기나 산소가 작은 구멍을 통과한다. 공기의 급속한 팽창은 일반적으로 안면 마스크나 마우스피스로 흡입되는 음압을 유발한다.(Jevon and Humphrey, 2007) 네뷸라이저는 약물 입자를 분무 형태로 만들어내면 이것을 흡인한다. 네뷸라이저를 통해 흡인되어 폐에 도달하는 약물의 비율은 대략 12%이다.(Rees and Kanabar, 2006) 이것은 바로 분무된 약물 투여량보다 흡입기를 통해 투여되는 약물 투여량이 적다는 것을 의미한다. 이에 비해 건조분말 흡입기(dry powdered inhalers)를 사용할 때

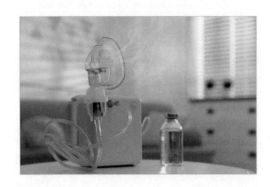

흡입되어 폐에 도달하는 약물의 비율은 최대 40%이다.(Labiris and Dolovich, 2003) 가장 흔한 네뷸라이저 약물은 살부타몰(Salbutamol)과 같은 기관지 확장제이다. 그러나 베클로메타손(Beclomethasone)과 같은 코르티코스테로이드나 브롬화 이프라트로피움(Ipratropium Bromide)과 같은 항콜린성 약물도 분무 요법을 통해서 투약될 수 있다.

(2) 흡입기

제어용과 예방성 흡입기는 천식, 만성폐쇄폐질환과 같은 질환 치료를 위해 사용된다. 흡입기는 기도와 폐에 직접적으로 작용하도록 고안된 약물을 흡입하도록 작동한다. 제어용 흡입기는 보통 염증, 부기를 감소시키기 위해 코르티코스테로이드를 포함하고 있으며, 반복적으로 사용하면 유발 인자로부터 보호하여 천식 증상의 위험을 감소시킨다. 제어용 흡입기는 매일 사용했을 때 장시간 지속되는 증상 완화 효과를 위해 천천히 작동한다. 네뷸라이

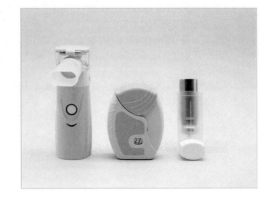

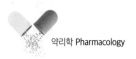

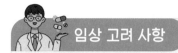

🩺 네뷸라이저 투약 방법

장비
- 관련 처방전을 포함하는 처방 차트
- 네뷸라이저 키트(안면 마스크 또는 마우스피스, 네뷸라이저 챔버, 튜브)
- 가스 공급(공기 또는 산소-환자의 상태와 약물에 따라 적용되고 그에 맞게 처방되어야 함)
- 흡입할 약물

투약 전 절차
다른 약물들처럼 투약 전에 환자의 처방 차트를 보고 다음을 확인한다.
- 올바른 환자
- 올바른 약물/용량/시간/날짜
- 올바른 경로/투약 방식
- 처방의 타당성: 처방자의 서명
- 처방전의 가독성

위의 사항 중 어느 하나라도 빠졌거나 불확실하거나 판독이 어렵다면 간호사는 투약을 진행하면 안 된다. 투약 전에 처방자와 확인 사항을 바로잡아야 한다.

투약 절차
- 환자에게 투약 절차에 대해 모두 설명하고 진행해도 되는지 확인한다.
- 항균 비누나 살균성 알코올 손 세정제를 이용해 손을 씻고 적절한 개인용 보호구(PPE)를 착용한다.
- 의자에 앉는 것이 금지된 환자가 아니라면 되도록 의자에 완전히 똑바르게 앉힌다.
- 최고 유속 투여가 금지되고 환자 관찰이 필요한 경우가 아니라면 최고 유속으로 투여한다.
- 제조사의 지침서를 따라 네뷸라이저 키트를 조립하고 지역 정책과 절차를 준수한다.
- 필요한 액체를 측정하고 네뷸라이저 챔버에 처방된 약물과 희석제(필요하다면)를 추가한다.

  ❶ 처방한 대로 공기나 산소를 수송하는 의료용 배관에 마우스피스나 마스크를 연결한다.
  ❷ 임상적으로 산소 치료가 필요하다면 네뷸라이저가 진행 중일 때 산소 치료를 중단해서는 안 된다. 이러한 상황에서 약물은 산소를 이용해 분무해야 한다. 환자는 지속적인 맥박 산소 측정법으로 모니터링되어야 한다.
  ❸ 과탄산증 또는 산성혈증성(예 이산화탄소 저류성 COPD 환자) 환자라면 네뷸라이저는 산소 대신 의료용 공기를 사용해야 한다.

- 환자의 입술 사이에 마우스피스를 갖다 대거나 안면 마스크를 착용하고 천천히 심호흡하도록 한다.
- 들숨 후 날숨 전에 잠시 멈춰야 한다.
- 산소 또는 공기를 공급하고 분무가 형성되는지 확인한다. 최소한 6~8L/min의 흐름이 필요하다.
- 환자는 네뷸라이저가 끝날 때까지 위에 언급된 대로 지속적으로 호흡해야 한다. – 대략 4mL의 최적 분무는 약 10분이 걸린다.
- 적절하게 처방되었다면 그 후에 적절한 속도로 산소 치료를 재개한다.
- 환자를 편안하게 한다.
- 사용한 장비를 청소하고 일회용 용기나 장비의 부속품은 폐기한다.
- 손을 씻는다.
- 차트에 투약 사항을 기록한다.

출처: Adapted from Dougherty et al.(2015)

저와 달리 흡입기는 직접적으로 약물을 폐로 흡입하는 방식으로 작동한다. 표적 위치에 약물이 직접적인 영향을 미치기 때문에 약물의 용량은 보통 네뷸라이저 약물의 용량보다 적다. 따라서 약물에 대한 최대의 효과를 얻기 위해서는 환자가 효과적인 기술을 사용하는 것이 중요하다. 제 어용 흡입기에는 베클로메타손(beclomethasone)이 있다.

구조용 흡입기는 제어용 흡입기와 유사한 방식으로 작동하지만, 천식이나 COPD의 급성 증 상을 치료하는 데 사용된다. 장기간의 효과를 가지는 제어용 흡입기와 달리 구조용 흡입기는 몇 분간만 작동하고 최대 몇 시간 지속된다. 구조용 흡입기에는 벤톨린(ventolin)이 있다.

8 주사 경로

- IV-정맥 주사: 보통은 말초 정맥을 통해 혈액 내로 직접적으로 약물을 주입하는 것이다. 흡수가 가장 빠른 경로이다.
- IM-근육 주사: 약물을 근육에 직접적으로 주입하는 방법이다. 이 경로를 통해 주입되는 약물은 정맥 주사 경로보다 흡수 속도가 느리지만 일정하게 흡수된다. 일반적으로 항생 물 질의 투여에 사용된다.
- SC-피하 주사: 피부 표면 아래 조직의 지방층으로 약물을 주입하는 것이다. 근육 주사에 비해 흡수 속도가 더 느리다. 인슐린 주사에 사용된다.
- ID-피내 주입: 표피 바로 아래의 진피로 약물을 주입하는 방법이다. 주입 방법 중 가장 흡 수 시간이 길고 주로 결핵 검사와 같은 감수성 검사에 사용된다. 반응을 쉽게 관찰할 수 있 고 반응 정도를 쉽게 확인할 수 있기 때문이다.

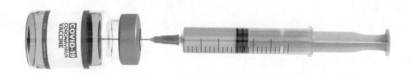

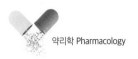

 임상 실무 기술 **근육 주사 방법**

지역 정책과 절차를 준수해서 수행한다.

📍 시술 전 절차

❶ 환자의 동의를 얻기 위해 모든 절차와 과정을 환자에게 알리고 충분히 설명한다.

❷ 약물 차트/처방전과 약물을 대조하고 다음을 확인한다.

　a. 올바른 환자　　　　　　　d. 올바른 용량　　　　　　　g. 올바른 희석제(필요하다면)

　b. 올바른 약물　　　　　　　e. 올바른 경로　　　　　　　h. 처방자의 유효한 서명

　c. 올바른 처방　　　　　　　f. 올바른 투여 날짜와 시간　　　i. 처방전의 가독성

위에 기술된 어떠한 것이라도 빠졌거나 불분명하거나 판독이 어렵다면 간호사는 투약을 진행해선 안 된다. 투약 전에 처방자와 바로잡아야 한다.

📍 시술 절차

❶ 앞치마를 입고 문을 닫거나 커튼을 치고 손 위생법 6단계를 기억하면서 철저하게 손을 씻는다.

❷ 주사할 부위만 노출시킨다.

❸ 장갑을 끼고 주입 부위의 피부를 사정한다. 염증, 부종, 감염, 손상된 피부를 확인하고, 이 중 어떠한 경우에라도 해당되면 그 부위에는 투약해선 안 된다.

❹ 알코올 스왑으로 30초 동안 철저하게 주입 위치를 닦고 30초간 건조시킨다.

❺ 당신이 오른손잡이라면 왼손으로 주입 위치의 피부를 편다.

장 비
· 장갑 · 미리 채워진 주사기
· 앞치마 · 거즈
· 알코올 스왑 · 시술 트레이
· 바늘
· 날카로운 물질을 담는 쓰레기통

❻ 주입에 대해 환자에게 알리고 90° 각도로 약 1cm 정도의 바늘이 보일 때까지 한 번에 빠르게 해당 부위에 삽입한다.

❼ 주사기 플런저를 뒤로 잡아당겨 출혈의 징후를 관찰한다. 피가 흡인되지 않는다면 약물이 천천히 지속적으로 주입되도록 대략 약 10초당 1mL의 속도로 주입한다. 주입하는 동안 언제라도 피가 보인다면 주입을 중단하고 바늘을 뺀 후 처음부터 다시 수행해야 한다. 그리고 환자에게도 그 이유를 설명한다.

❽ 주입이 끝나고 바늘을 빼기 전에 10초간 기다린다.

❾ 거즈로 주사 부위를 압박하면서 신속하게 바늘을 뺀다.

❿ 알레르기 검사를 한 반창고를 주입 위치에 붙인다.

⓫ 환자를 편안하게 한다.

📍 시술 후 절차

❶ 주사가 시행된 곳에서 주사 바늘로 인한 부상을 막기 위해 바늘을 다시 감싸거나 날카로운 것 전용 쓰레기통에 바로 버린다. 다른 모든 일회용품은 오렌지색의 임상 폐기물 쓰레기통에 넣는다.

❷ 손 위생법 6단계에 따라 손을 씻는다.

❸ 간호 노트에 시술 절차를 기록하고 처방 차트에 약품에 대해 서명한다.

출처: Dougherty et al.(2015)

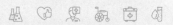

임상 고려 사항

정맥 내 약물 주입

환자를 보호하기 위해서는 처방되는 각 약물의 필요성과 타당성을 지속적으로 확인해야 한다. 정맥 내 약물 주입에 대한 필요성을 검토하기 위해서는 특별한 주의가 필요하다. 정맥 내 주입 약물이 처방될 때 고려해야 하는 것은, 정맥 주사는 환자의 말초 정맥에 삽관하는 것으로 감염과 정맥염과 같은 그 자체의 위험을 가져올 수 있기 때문에 이것이 약물 주입에 필요한 투여 경로인지 여부를 확인해야 한다. 게다가, 환자는 정맥 내로 항생제를 투여 받다가 특정 횟수나 특정 기간 후에 경구용 제제로 전환될 수 있다. 이것은 정맥 삽관이 더 이상 필요하지 않아 제거한다는 의미이며, 환자의 치료 상황 변경을 나타낸다. 더 이상 병원에 있지 않아도 될 만큼 충분히 회복되었다면 자신의 집에서 가족이나 돌봄 제공자의 도움으로 약물을 관리할 수 있다는 의미이다. 정맥 내 주입 약물은 경구용 제제보다 더 비싸고 약물 주입을 위해서는 특별한 교육과 준비가 필요하며 현지 정책 및 절차에 따라 수행되어야 한다. 정맥 내 주입 약물의 적용은 경구로 적용하는 것보다 더 많은 시간과 작업이 필요하다. 이를 염두에 두고 각 환자의 약물 차트는 주의해서 매일 검토하고 필요에 따라서 적절하게 합리적으로 개선해야 한다.

일부 정맥 주입 약물은 외과적 시술이 필요한 중심 정맥 카테터(CVC) 또는 말초 삽입 중심 카테터(PICC) 라인이 필요한데, 이것은 침습적 절차이다. 노르에피네프린, 아미오다론과 같은 약물이나 고농도의 약물은 조직 손상, 괴사와 같은 주입 위치의 부작용을 피하기 위해 중심 정맥 카테터(CVC) 주입이 필요하다. 이러한 투여 경로로 투약되는 일부 약물은 주입되는 동안 지속적인 심장 기능 모니터링이 필요하다.

많은 환자가 이제 지역 사회에서 말초 삽입 중심 카테터(PICC)를 통해서 치료를 받을 수 있게 되었다. 이로 인해 장기간의 항생제 투여가 필요한 환자에게 적용할 수 있게 되어 환자들의 빠른 퇴원을 돕고 병원 병상의 이용 가능성을 높이는 긍정적인 효과를 얻게 되었다.

제형에 따른 용량 차이

파라세타몰(Paracetamol)은 진통제로 가장 먼저 흔하게 사용하는 약물이다. 파라세타몰은 경구 제제, 액체, 정맥 내 주사제, 직장 좌약 제형 등 다양한 제형이 있다. 따라서 모든 의료 전문가는 제형마다 다른 적합한 약물 용량을 이해하고 불확실한 사항이 있다면 지침서를 확인하는 것이 필수적이다.

예를 들어, 성인에게 정제 형태로 경구 투여되는 파라세타몰의 표준 및 최대 용량은 하루 4회까지, 4~6시간마다 1g 이다. 다른 제형으로 주입할 때는 환자의 몸무게를 고려해야 한다. 예를 들어 50kg 미만의 성인의 경우 최대 정맥 투여량은 4~6시간마다 15mg/kg이고, 50kg을 초과하는 성인에게 권고되는 용량은 경구용과 같다.

신장이나 간 이상이 있거나 간독성의 위험이 있는 환자들을 위한 권고 사항 또한 준비되어 있다. 이러한 환자 집단에는 일일 최대 3g까지 투약 가능하다. 추정 사구체 여과율이 30mL/min/1.73㎡ 미만인 환자들은 정맥 내 주입 간격을 6시간 간격으로 한다. 만약 독성의 위험이 보인다면 용량 조절을 위한 임상적 판단을 해야 한다.

모든 의료 전문가는 제형에 따라 투여량이 달라진다는 것을 숙지하고, 동시에 일부 투여량은 체중을 기준으로 계산되지만 다른 투여량은 동반 질환/독성 위험을 기준으로 계산된다는 것을 기억해야 한다. 투약 전 24시간 동안의 누적 파라세타몰 용량을 확인하고, 확실하지 않은 경우에는 지역 병동 약사, 간호 컨설턴트, 수간호사, 의사 또는 BNF로부터 용량에 대한 지침을 구하는 것이 중요하다.

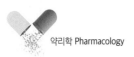

간호 에피소드 – 외과 수술 중환자 병동

68세의 여성 환자가 개복술, 근치 자궁절제술, 양측 난관 난소 절제술, 맹장 수술, 그물막 절제술 및 암의 단계 결정 후에 외과 수술 중환자 병동에 입원했다. 그녀는 통증 관리를 위해 수술 2일 후에 급성 통증 관리 서비스(APS, 대부분의 3차 병원에서 이용 가능한 전문화된 통증 관리 서비스)를 받았다.

확인 결과, 이 환자는 펜타닐 자가 조절 진통제(PCA) 펌프와 경피적 노르스펜 (buprenorphine 5mcg/h) 패치를 전날 16시에 부착했다. PCA의 결과로서 2L의 산소가 처방되었는데, 마약성 진통제 때문에 졸리게 될 경우 적절한 산소 공급을 위해 코를 통해 주입되었다. 그녀는 또한 흡인력이 낮은 상태에서 복부에 두 개의 가변 진공(vari-vac) 수술 배액 장치를 하고 있었는데, 이곳으로 중등도의 출혈성 장액을 배출하고 있었다. 이것이 완만하게 혈장액을 배출했다.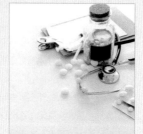

그녀의 통증은 지금까지 잘 조절되었다. 휴식 시의 통증 점수는 10점 중 2점이었고, 통증은 경미하다고 말했다. 급성 통증 관리 서비스(APS)는 이 환자의 PCA를 중단하도록 권고하면서 대신에 정기적으로 복용할 경구 진통제와 통증 수준이 증가하거나 약물 치료로 인해 메스꺼움을 느끼기 시작할 때 필요한 진통제 및 항구토제를 처방했다. APS는 또한 약사의 권고와 경피 진통 패치 관리 설명대로 7일 동안 경피 패치를 그대로 둘 것을 권고했다.

그녀가 PCA에서 규칙적인 경구 진통제 복용으로 성공적으로 전환하려면 PCA 제거 2시간 전에 첫 번째 경구 진통제를 투여하여 효과가 있는지 확인하는 것이 좋다.

그녀에게 다음 요법이 처방되었다

- 모르핀 서방정(Morphine SR) 15mg 하루 2회, 경구(08시와 20시) 파라세타몰 1g 하루 4회, 정맥 주사/경구 투여(06시, 12시, 18시, 24시)

필요에 따른 요청 사항:
- 부프레놀핀(Buprenorphine) 200~400 mcg 설하정으로 두 시간마다 투여
- 트라마돌(Tramadol) 50~100mg 6시간마다 정맥 주사
- 온단세트론(Ondansetron) 4~8mg 8시간마다 정맥 주사/설하 투여
- 메토클로프라마이드(Metoclopramide) 10mg 8시간마다 정맥 주사

그녀의 PCA는 중단되었고 통증은 위의 요법대로 관리되었다. 충분한 통증 완화가 되고 있는지를 확인하기 위해 매 시간 사정했다. 또한 침대에서 일어나서 잠깐 걷기 위해 간호조무사와 물리치료사의 도움을 받았다. 이러한 활동은 통증으로부터 편안해지기 위해 약물 처방 차트의 '요청 사항' 부분에 추가된 것으로 좋은 효과를 나타냈다. 또한 기침할 때는 지지대를 제공하고 복부 근육을 지탱하는 것을 돕기 위해 개복 절개부를 압박할 수 있는 둥글게 만 수건을 제공했다. 중대한 수술 후 통증 관리를 제대로 하지 못하면 여러 부작용을 초래할 수 있다. 환자는 심부 정맥 혈전증이 발생할 위험이 있어 움직이는 것을 꺼리게 되는데, 이것은 효과적인 기침이나 심호흡에 부정적 영향을 미치며, 이로 인해 폐 경화 및 궁극적으로 하부 호흡기 감염(LRTR) 또는 폐렴이 발생하여 회복이 어려워지고 입원 기간이 길어지게 할 수 있다. 이와 같은 것들은 모두 입원 환자의 질병률과 사망률을 증가시키는 원인이다.

APS는 병원에서 중요한 역할을 담당하고 있다. 환자의 개인적인 요구에 맞춰 사전 계획을 제공하는데, 이것은 이미 처방된 예비 진통제를 통해 환자에게 명확한 경로를 제공하여 지연 시간을 줄이고 환자의 결과를 향상시킨다. 경구 섭취를 쉽게 견딜 수 있는 환자뿐만 아니라 소화관 흡수가 제한된 환자까지 충분히 커버할 수 있는 다양한 약물 제제 및 투여 경로가 활용된다.

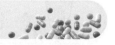

3 결 론

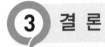

이 장에서는 이용 가능한 약물의 다양한 제형과 그것의 사용에 대한 세부 사항을 설명했다. 이제 왜 다양한 제형을 사용해야 하는지 이해할 수 있게 되었고, 실무에서 활용할 수 있게 되었다. 이 장에서는 약물의 다양한 제형, 이것들을 안전하고 정확하게 투여하는 방법, 어떤 제형이 적절하지 않거나 필요하지 않은지에 대한 지식과 지침을 제공했다. 간호사는 항상 환자가 수행하는 모든 것의 중심에 있도록 해야 한다.

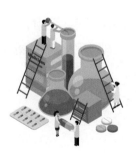

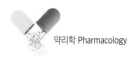

연습문제

01. 장용정이란?

① 위에서 분해된다.

② 일반적인 정제보다 용해되고 효과를 나타내는 데 더 오래 걸린다.

③ 분쇄할 수 있다.

④ 연하 장애가 있는 환자에게 적합하다.

02. 변형 방출형 약물이란?

① 빠르게 작용한다.

② 분쇄하고/용해하고/절단하기에 적합하다.

③ 투약을 자주 하지 않아도 된다.

④ 만성 통증 치료에는 적합하지 않다.

03. 설하 GTN 스프레이란?

① 심장성 흉통을 위한 치료에는 효과적이지 않다.

② 강력한 혈관 확장제이므로 주의해서 사용해야 한다.

③ 저혈량 환자에게 적합하다.

④ 다중 질환자에게 사용 가능하다.

04. COPD 환자에게 네뷸라이저를 적용할 때 주의 사항은?

① 고유량의 산소를 사용해야 한다.

② 산소는 2L/min으로 사용하는 것이 적절하다.

③ 치료용 공기를 사용해야 한다.

④ 숨이 가빠지면 이산화탄소 수준에 상관없이 고유량의 산소를 사용해야 한다.

05. 장폐색증으로 경구용 약물을 흡수할 수 없는 환자의 투약 시 주의 사항은?

① 약물을 흡수할 수 있는 희박한 가능성을 가지고 약물을 복용하도록 한다.

② 모든 필수적인 약물 치료를 위해 동등한 정맥 주입용 제제를 받도록 한다.

③ 소화관이 다시 작동할 때까지 모든 약물 치료를 중단한다

④ 추가적인 검사나 모니터링이 필요 없다.

06. 투약 주문 과정에서 실수를 발견했을 때 간호사가 해야 할 일은?

① 즉각적으로 처방자와 실수를 바로잡고 약물 사용을 진행한다.

② 투약 주문의 의도를 알고 있다면 약물 주입을 지속한다.

③ 실수를 지우고 옆에 올바른 투약 주문을 적는다.

④ 약물을 제외시키고 처방자를 만날 때까지 기다렸다가 진행한다.

07. 환자에게 PCA를 제거할 때 해야 할 일은 무엇인가?

① 진통제를 투여하기 전에 PCA를 제거하고 2~4시간 안에 통증을 사정한다.

② 환자에게 몇 시간 후에 통증이 약간 완화될 것이라고 말한다.

③ PCA 제거 전에 적절한 대체 통증 완화를 받았는지 확인하고 돌발성 통증에 처방된 추가 PRN 진통제가 있는지 확인한다.

④ 환자에게 더 이상 통증 완화가 필요하지 않다고 말한다.

08. 정제 약물을 처방 받았지만 환자에게 연하 장애가 있다는 것을 알아차렸다면 어떻게 해야 하는가?

① 처방된 대로 정제를 제공한다.

② 약물을 투여할 때 대체 제제를 고려한다.

③ 약물을 제공하기 전에 의료팀, 수간호사, 소통과 대화팀, 약사와 논의한다.

④ 정제를 분쇄하여 제공한다.

09. 항바이러스성 로션/크림은 어떤 상태를 치료를 하는가?

① 봉와직염   ② 대상포진

③ 건선   ④ 무좀

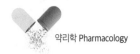
10. 좌약은 어떤 효과를 위해 사용되는가?

① 진통제　　　　　　　　　　　② 대장 정결

③ 치질과 같은 국소 치료　　　　④ 위의 사항 모두

11. 네뷸라이저를 통해 흡인된 약물이 폐에 도달하는 비율은 어느 정도인가?

① 6%　　　　　　　　　　　　② 10%

③ 12%　　　　　　　　　　　④ 18%

12. 투약 중 올바르게 해야 하는 것은 몇 가지인가?

① 5　　　　　　　　　　　　② 6

③ 7　　　　　　　　　　　　④ 8

13. 근육 주사 시 주사기 플런저를 뒤로 당겼을 때 피가 보이면 어떻게 해야 하는가?

① 계속해서 주입한다.

② 더 이상의 피가 나오지 않을 때까지 계속해서 플런저를 뒤로 끌어당긴다.

③ 10초간 진행을 멈추고 다시 확인한다.

④ 진행을 멈추고 바늘을 빼낸다.

14. 점안액 투여 시 최대 효과를 보장하기 위한 점안 간격은 얼마인가?

① 30초　　　　　　　　　　　② 3분

③ 5분　　　　　　　　　　　④ 60분

15. 경구 액체 현탁액이 필요한 환자는?

① 연하 장애 환자　　　　　　　② 어린이

③ 노인　　　　　　　　　　　④ 위의 사항 모두

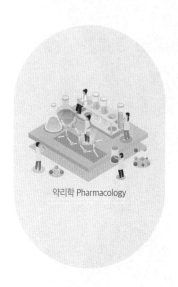

약리학 Pharmacology

약물
유해 반응

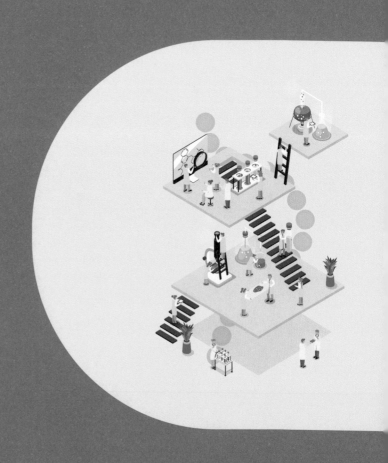

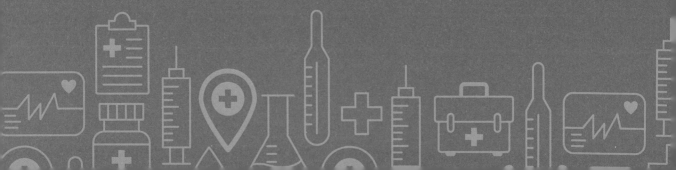

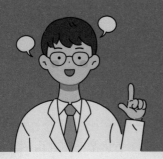

이 장에서는 약리학에서
약물 유해 반응(ADR)이라는 용어가
의미하는 것이 무엇인지를
이해시키고자 한다.

🎯 **학습 목표**

1. ADR이라는 용어의 의미와 이를 인식하는 것의 중요성을 이해할 수 있다.

2. ADR의 다양한 유형에 대한 지식을 습득할 수 있다.

3. ADR의 신호와 증상에 대해 인지할 수 있다.

4. 환자를 돌보고 ADR에 대해 보고할 때 전문가의 의무를 이해할 수 있다.

⏰ **지식 테스트**

1. ADR에 대한 당신의 해석을 말해보자.

2. ADR의 증상을 인지하는 방법에 대해 나열해보자.

3. ADR은 흔히 발생하는 것인가?

4. 어떤 환자 집단이 ADR에 더 취약한지 말해보자.

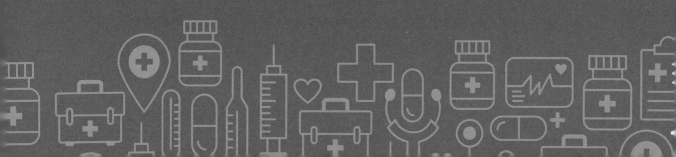

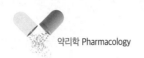

1 약물 유해 반응이란?

 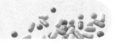

약물 유해 반응(ADR)은 '약물 중재에서 발생되는 매우 해롭거나 불쾌한 반응'으로 정의한다. 유해 효과(adverse effect)는 향후 투여로 발생할 수 있는 위험을 예측하거나 예방하게 하고, 특정 치료나 투약 요법을 변화시키며 제품 사용을 중단하게 한다.(Coleman and Pontefract, 2016, p.481)

영국의 국립보건의료 연구소(NICE)(2017)에서는 ADR을 약물 투약 후 발생하고, 약물로 인한 것으로 의심되거나 알려진, 원치 않거나 유해한 반응이라고 정의한다. 하지만 NICE(2017)에 의하면 ADR과 구별해야 하는 다른 용어가 있다. '유해 효과(adverse effect, 역효과)'와 '유해 반응(adverse reaction, 역반응 또는 부작용)'은 상호 대체 가능한 용어로 자주 언급되지만, 서로 다르다는 의견도 있다. 사람은 유해 반응을 경험하지만, 약물은 유해 효과를 가지고 있다. 이러한 용어들보다 '부작용(side effect)'과 같은 용어가 원치 않는 모든 효과를 포괄한다는 이유로 보다 더 많이 쓰이고 있다.

2 유해 반응의 유병률

닐(Neal, 2016)은 응급실 입원 환자의 5%가 일반 진료에서 처방된 약물 유해 반응(ADR)의 결과라고 주장했다. 영국에서 ADR로 병원에 입원한 비율은 NICE에서는 6~7%로 추정했고, 입원 환자의 10~20%에서 ADR이 발생하는 것으로 예상했다. 드물지만 ADR이 병원 입원 환자 사망의 0.5~1%를 차지하는 것으로 예측된다.(NICE, 2017) 매년 예방할 수 있는 ADR을 치료하는 것뿐만 아니라 의료 소송에도 상당한 비용이 소요되고 있다.

세계보건기구(WHO)(2017)는 피할 수 있는 약물 관련 피해에 대한 전 세계적 부담을 5년 동안 50% 감소시키는 것을 목표로 세 번째 글로벌 환자 안전 과제로 '피해 없는 약물 사용'을 추진했다.

A형 반응(아래에 분류됨)은 예상할 수 있으며 주의를 기울이고 경계를 강화하면 피할 수 있다. 이를 위해 간호 및 조산사 협의회 규정을 준수하여 간호사는 동료의 기술, 전문 지식 및 기여도를 존중하고 정보를 공유하여 효과적 의사소통을 유지하며, 위험을 식별해 줄이고 환자의 안전을

위해 동료에게 정보를 제공함으로써 다른 보건 및 의료 전문가와 협력해야 한다.

보건 의료에서 파트너십은 매우 중요한데, 협동적 파트너십의 핵심은 물론 환자이다. 파트너십이 필요한 분야는 많다.(전문가 간 작업, 협동적 작업, 여러 직역의 종합적인 작업) 약물 관리와 관련하여 협동적 작업이라는 용어를 사용하는 것은, 보건 의료 종사자들은 약리학적 개입을 포함하여 환자의 치료가 안전하고 효과적으로 보장될 수 있도록 공통된 목표를 성취하기 위해 협력해야 한다는 것을 의미한다.(Tully and Franklin, 2016) 많은 환자가 건강을 스스로 관리하는 것은 환자를 의료 서비스에

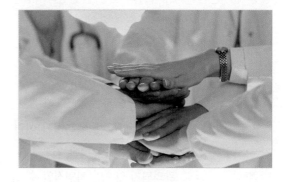

직접 참여하게 할 뿐만 아니라 적극적으로 그들에게 치료를 제공하는 보건 의료 전문가들과의 관계를 확립하는 데도 도움이 된다.

의료 보조 인력, 환자 이송 담당자, 지역 사회 돌봄 직원과 같은 많은 비등록 의료 종사자들도 많다. 이들 역시 병원과 지역 사회의 보건 의료 종합팀에서 중요한 역할을 담당하며, 그들이 없으면 환자 돌봄과 안전에 심각하게 영향을 받는다. 대부분의 상황에서 이러한 사람들은 환자 약물 투약에 대한 직접적인 책임은 없지만, 이들도 약물의 위험성을 인식하고 ADR 증상에 대해 알고 있는 것이 중요하다. 그들의 임무는 관련된 정보를 병동에 있는 보건 의료 전문가 또는 전문의에게 알리는 것이다.(Lawson and Hennefer, 2010)

 ## 3 유해 작용의 ABCDE 분류

다양한 유형의 ADR을 이해하고 구분하는 것은 복잡하다. ADR을 더 쉽게 이해하고 관리할 수 있도록 하위 유형으로 분류해보자.(Young and Pitcher, 2016) 다양한 분류(A,B,C,D,E)와 그것의 내용은 다음과 같다.

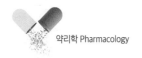

(1) A - 증강(흔함)

이러한 반응은 약물의 약리학적 작용과 관련 있다. 따라서 이것은 예측할 수 있고 일반적으로 용량에 의존한다. 즉, 약물의 용량을 변경하여(일반적으로 감소) 증상을 완화시킬 수 있다는 의미이다. 보고된 ADR의 대부분은 A 유형 반응이다.

증강된 ADR의 예로는 혈액 응고 방지제(예 와파린)로 인한 출혈이 있다.

(2) B - 특이함(흔하지 않음)

B 유형 반응은 특이하기 때문에 예측하기 어렵다.(즉, 개별적이다) B형 ADR은 약물의 약리학적 작용이나 용량과 관련이 없다. B 유형은 전체 ADR의 20%를 차지하며 A 유형보다 흔하지 않지만 빨리 인지되고, 관리되지 않으면 치명적일 수 있기 때문에 일반적으로 더 심각하다. 페니실린 투약에 의한 아나필락시스 반응이 그 예이다.

(3) C - 만성적(흔하지 않음)

이것은 생물학적 특성에 따른 반응으로 분류되며, 약물의 화학적 구조를 통해 예측할 수 있다. 반응은 상대적으로 긴 시간 동안 지속된다. 비스포스포네이트(Bisphosphonates) 사용으로 인한 턱뼈 괴사를 예로 들 수 있다.

비스포스포네이트는 사람의 뼈에 영향을 미치는 상태를 치료하기 위해 사용되는데, 골 교체 속도를 감소시키면서 골 증가 속도와 골 용해 속도를 모두 느리게 한다.

(4) D - 지연 효과(흔하지 않고 감지가 어려움)

이것은 약물 투여 후 시간이 지나면서 발생하고 보통 용량과 관련된 반응이다. 예를 들면 로무스틴(Lomustine: 특정 암 치료)은 치료가 시작된 후 6주까지 백혈구 감소증을 유발할 수 있다.

(5) E - 치료 효과의 종료(흔하지 않음)

이것은 약물 투여 중단 시 발생하는 반응으로, 약물을 갑자기 중단할 때 발생한다. 벤조디아제핀(Benzodiazepines)의 투약 중단 후 발생하는 불면증과 불안을 예로 들 수 있다. 벤조디아핀(Benzodiapines)은 가장 흔하게 사용되는 항불안제(진정제)이다.

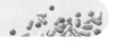

④ 유해 효과의 신호와 증상

ADR 확인을 위해서는 소셜 미디어, 생체 의학 문헌, 의학적 기록, 임상 실험과 같은 다양한 정보를 통해 약물과 그것의 부작용을 파악하는 것이 기본 원칙이다.(Wang et al., 2019)

영과 피처(Young and Pitcher, 2016)는 연구와 검사를 통해 ADR의 중요성을 인식했는데, 질병률 및 사망 원인에 대한 ADR 유병률의 관계가 명확하게 입증된다는 것을 알았다. 크라우치(Crouch) 와 채플하우(Chapelhow)는 ADR의 원인이 다음과 같은 공통적인 요소와 함께 연관된 여러 요소 가 원인이 된다고 강조했다.

- 잘못된 처방(서로 상호 작용하는 약물 처방)
- 특정 약물 처방과 관련된 처방자의 위험 인식
- 약물 관리에서 보건 의료 전문가의 교육 부족
- 특정 약물에 대한 환자의 민감성
- 약물 사용의 위험성에 대한 환자의 인식

리(Lee, 2006)는 간호사 또는 보건 의료 전문가의 ADR에 대한 경계심을 강조하면서, ADR을 인 지하는 것이 중요하지만 항상 쉬운 일은 아니라고 강조했다. 간호사는 환자와 가장 많은 시간을 보내는 의료 전문가로서, 무엇이 잘못되었 는지 인지하고 ADR의 영향을 사정하여 위해가 발생하기 전에 약물을 중단할 수 있는 가장 좋은 위치에 있는 경우가 많다. 환자가 ADR을 경험하고 있는 시기를 인 지하는 것이 중요하다. 그렇지 않으면 약 물에 의해 유발된 질병을 바로잡기 위해 차후에 추가적으로 약물을 처방해야 할 수도 있다. 그러나 임상 상황이 복잡하여

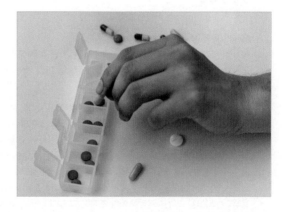

ADR을 환자의 기존 질병 악화로 보거나 새로운 증상으로 볼 수 있기 때문에 가장 경험이 풍부 한 임상의의 전문적인 진단이 필요하다. 그렇더라도 ADR을 확인하기 위해서 의료 전문가는 먼

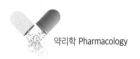

저 부작용 가능성을 염두에 두어야 한다. 당신이 보려고 하지 않으면 찾을 수 없다.

가장 흔하게 ADR을 유발하는 약물은 다음과 같다.

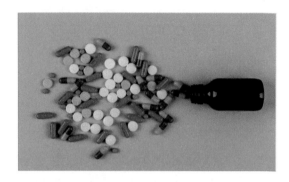

- 와파린(warfarin)
- 이뇨제
- 디곡신(digoxin)
- 신경안정제
- 항균제
- 스테로이드
- 칼륨
- 항고혈압제
- 파킨슨병 치료 약물
- 항종양제

 임상 고려 사항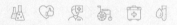

📍 선행 요인

특정 환자 집단은 다른 사람들보다 ADR에 더 취약하고, 특정 요인들은 환자가 ADR을 겪을 가능성을 높일 수 있다.

❶ 다약제 투여

핵심적인 고려 사항은 다약제 치료라고 불리는 '다중 약물 요법'이다. 다양한 약물을 복용하는 환자는 한 가지 약물과 관련된 부작용(약물 반응)이 결국 다른 약물에 영향을 미칠 가능성이 더 크다.

❷ 연령

나이가 너무 많거나 너무 적은 환자는 특히 ADR에 민감하다.(Beard and Lee, 2006) 특히, 어린이와 신생아는 신체가 약물을 다루고 반응하는 방법이 다르기 때문에 ADR을 경험할 위험이 높다.(Kaufman, 2016) 노인은 다양한 이유로 젊은 성인보다 약물 부작용에 더 취약하다. 이러한 현상은 흡수, 분포, 대사 및 배설(ADME)과 같은 약동학에 영향을 미치는 요인으로 인해 발생하는데, 노인에서의 약력학은 젊은 성인의 약력학과 다르기 때문이다. 노인의 경우 간은 약물 대사 능력을 상실한다. 나이가 들수록 체내 수분량이 감소하고 수분 대비 지방 조직의 부피가 증가한다. 따라서 물에 용해되는 약물을 복용하는 노인은 그것을 희석시킬 체내 수분이 훨씬 적기 때문에 약물의 농도가 더 높아진다. 지방에서 용해되는 약물은 그것을 저장할 지방 조직이 더 많기 때문에 더 많이 축적된다. 또한 나이가 들수록 신장은 약물 배설 능력이 감소하고 간은 약물 대사 능력이 떨어진다는 것을 알고 있어야 한다. 이것 외에도 몇몇 노인은 동시에 발생하는 많은 건강 문제로 몇 가지 처방된 약물과 함께 일반 의약품을 복용할 수도 있다.

❸ 성별

남성과 여성의 생물학적 차이점은 다양한 약물 작용에 영향을 미친다. 해부학적, 생리학적인 다양성에는 신체 구성, 체중, 간 대사, 위장관 요소와 신장 기능이 있다. 남성과 달리 여성은 일반적으로 체중이 적고, 기관의 크기가 더 작다. 또한 지방 비율이 높고, 위장관 운동에 차이가 있으며 사구체 여과율도 더 낮다. 이러한 차이점은 신체가 약물을 대사시키는 방법에 영향을 미쳐 약물의 흡수, 분포, 대사, 배설을 포함한 약물의 약동학 및 약력학을 변경시킨다. 이유는 명확하게 밝혀지지 않았지만, 여성은 약물 부작용 위험이 더 크다. 그 외에도 면역학적, 호르몬적인 요인, 약동학적 차이점, 복용하는 약물의 일반적인 사용 등 성별 관련 요인은 모두 ADR에 기여하는 요소이다.

❹ 인종

- 개인 간에는 분명한 유전적 요인의 차이가 있다. 개인의 인종적 배경은 특정 약물 유해 반응과 관련이 있으며 또한 개인의 유전적 구성과도 관련 있다. 그러므로 약물 작용은 개인마다 상당히 다르다.
- 유전적 요인에 따라 개인의 민감성이 결정되며, 약물이 완전히 비정상적으로 작용할 수 있다.
- 인종적 차이점은 약물 부작용의 위험을 증가시킨다. 예를 들어, 포도당-6-인산 탈수소 효소의 결핍은 남유럽, 아프리카, 아시아, 오세아니아의 일부 지역에서 쉽게 발견된다.(Alder et al., 2016) 포도당-6-인산 탈수소 효소는 용혈성 빈혈을 유발할 수 있는 니트로푸란토인(nitrofurantoin)과 퀴놀론계(quinolone) 항생 물질과 같은 약물에 의해 유발되는 유해 작용으로부터 적혈구를 보호한다.(Alder et al., 2016)

❺ 환경적 요소

조사 연구 부족으로 얼마나 많은 사람이 환경적 요소의 영향을 받을 가능성이 있는지는 확인하기 어렵다. 그러나 일부 개인에게서는 흡연, 음주, 식이 섭취 및 기타 알려지지 않은 요인이 약물 반응에 영향을 미칠 수 있다. 예를 들어 흡연은 암, 심혈관 질환, 위궤양과 같은 다양한 질병의 위험 요소 중 하나이다. 대사 과정에 영향을 주어 간 효소에 영향을 미치고 간 사이토크롬의 강력한 유도 인자 역할을 한다. 많은 약물은 간 사이토크롬의 기질인데, 흡연하는 사람에게서 약물 대사가 유도되어 임상적으로 약리학적 효과가 상당하게 감소한다. 약물 상호 작용은 니코틴에 의해 발생되는 것이 아니다. 그것의 원인은 담배이며, 이것은 신체의 교감 신경계를 자극하기 때문이다.(Alomar, 2014)

❻ 임신

임신 기간 동안 여성은 ADR의 위험이 높아진다.(Kaufman, 2016) 이것은 많은 약물의 약동학, 즉 임신 중 신체가 약물을 받아들이고 반응하는 방식이 변경되기 때문이다.(da Silva et al., 2019) 임신 기간 중 80%의 여성이 추가적인 약물을 복용하는 것으로 추정된다.(McElhatton, 2006) 임신 중 ADR은 태아와 모유 수유 중 아기에게 영향을 미치는 것으로 밝혀졌으며, 잘 알려진 약물이 탈리도마이드(Thalidomide)이다.(Kaufman, 2016) 임신 중 ADR에 대한 연구가 윤리적 이유로 제한되지만, 임신 중 ADR 발생률을 약 10%로 추정한 연구도 있다.(da Silva et al., 2019)

❼ 개인의 현재 건강 상태

개인의 취약한 현재 건강 상태가 ADR을 일으킬 수 있다.(Kaufman, 2016) 감소된 신장 기능과 간 장애는 ADR의 위험을 높이는 두 가지 건강 문제이다.(Alder et al., 2016) 약물의 신장 배설 감소는 독성을 유발할 수 있다. 간 대사의 변화도 약물 부작용의 위험에 영향을 미칠 수 있다. 몇몇 반응은 B 유형 범주에서 더 잘 발생하고, 간 질환이 있는 환자에서 더 빈번하게 발생한다.(Schatz and Weber, 2015; Alder et al., 2016) 전염성 단핵구증(선열)과 면역 결핍 바이러스도 약물 부작용을 일으키기 쉽게 만든다.(Kaufman, 2016)

❽ 숙주 요인

숙주의 질병은 특정 부작용에 취약하게 만든다. 예를 들어, 전염성 단핵구증을 가진 환자들은 암피실린(Ampicillin)이 주입될 때 발진이 발생할 위험이 높다.

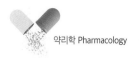

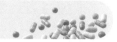

5 약물 유해 반응의 신체적 징후

1 급성 아나필락시스

특정 음식(예 견과류, 계란, 생선), 약물(특히 페니실린), 말벌과 꿀벌의 침, 주사나 이종 혈청, 라텍스 고무에 의해 빠르게 유발될 수 있다.

- 약간 어지럽거나 실신할 수 있음
- 혼란과 불안
- 호흡 곤란: 빠르고 얕은 호흡
- 빠른 심장 박동
- 쌕쌕거림
- 축축한 피부
- 의식 상실

가려움, 발진(두드러기), 아프거나 아픈 느낌, 부기(혈관 부종) 또는 복통을 포함한 알레르기 반응이 나타날 수 있다.(《그림 4-1》 참조)

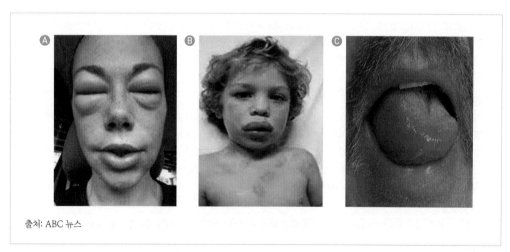

출처: ABC 뉴스

✎ 그림 4-1_ 아나필락시스 Ⓐ 눈, Ⓑ 입, Ⓒ 혀

2 발 진

약물 알레르기 반응의 결과로 발생할 수 있지만, 약물을 투여했을 때 발생하는 모든 발진이 알레르기 때문은 아니다. 비알레르기성 약물 발진으로는 암피실린(Ampicillin)을 복용할 때 흔히 발생하는 전형적인 홍반성 발진이 있다.(《그림 4-2》참조)

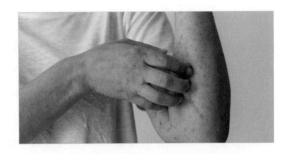

3 혈청병

혈청이나 약물을 투여한 후 발생한다. 혈청병의 증상은 일반적으로 새로운 약물에 노출되고 1~3주 이내에 시작된다. 보통은 관절이 뻣뻣해지고 부어오르는 발진이 나타나며 때로는 경증의 신염과 림프절 비대가 나타난다.(《그림 4-3》참조)

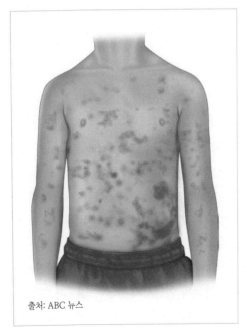

출처: ABC 뉴스

✎그림 4-2_ 발진

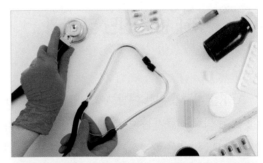

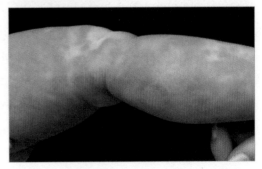

✎그림 4-3_ 혈청병

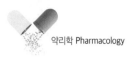

 신장 장애

페니실라민(Penicillamine)과 골드(gold)를 포함한 몇몇 약물에 의한 사구체 손상은 심한 단백뇨를 유발할 수 있다. 비스테로이드성 소염제(NSAIDs)와 안지오텐신 전환 효소(ACE) 억제제는 신부전을 유발할 수 있고, 기타 다양한 유형의 약물에 의해서도 신장 장애가 유발될 수 있다.

약물에 대한 반응이 의심될 때 의료 전문가는 다른 설명은 배제하고 특정 약물이 그러한 반응을 유발하는지를 반드시 확인하고, 반응의 시작과 약물 투여 사이의 점진적인 관계를 파악해야 한다. 실증적인 방법이 실패하거나 결과가 불확실할 때는 확률 평가 도구를 사용하는 공식적인 프로세스가 더 명확한 결과를 보여준다.

ADR을 인지하는 근본적인 원리는 다음과 같다.

환자의 의학적 상태가 악화되는 것처럼 보이거나 다른 치료를 받는 동안 새로운 의료 문제가 나타날 때 진단 조사에 ADR의 가능성을 추가한다.

6 유해 반응 진단 및 관리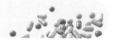

ADR을 피하기 위한 예방책에도 불구하고 ADR은 여전히 전 세계적으로 자주 발생한다. 따라서 모든 의료 전문가는 이 장에서 설명된 ADR의 징후와 증상에 대해 인지하는 것이 중요하다. 많은 ADR 반응은 경미하지만, 응급 치료가 필요한 경우도 있다.(Ferner and McGettigan, 2018)

ADR이 관찰된다면 환자 곁에 남아서 도움을 주거나 도움을 요청하는 것이 중요하다.(Lawson and Hennefer, 2010) 심각한 ADR이 의심된다면(초기 관찰은 ABCDE 사정 도구를 이용해 수행 가능) 즉, 유해 반응이 생명을 위협한다면 응급 구조를 요청해야 한다. 병원에 있다면 비상벨을 눌러 해결하고, 지역 사회에서는 응급 의료 서비스에 전화해야 한다.(NICE, 2017) ADR이 나타나면 약물 투여를 중단해야 한다. 정맥 투여 중이라면 주입을 중단한다. 그러나 경미한 ADR 또는 생명을 위협하지 않는 반응이 나타나는 ADR은 환자가 그들이 복용하는 약물과 연관시키지 않는 경우가 많기 때문에 진단하기 어려울 수 있다. 환자에게 복용 중인 약물에 대해 교육하고(⑩ 약물 부작용에 대해 알리기) 자세한 약물 이력을 기록해 두면 ADR을 신속하게 식별하고 관리하는 데 도움이 되므로 결

국 환자의 안전을 향상시킬 수 있다.(Ferner and McGettigan, 2018)

ADR이 의심될 때 약물과 관련해 할 수 있는 질문은 다음과 같다.

- 이전에는 부작용 없이 복용했나요?
- 약물을 복용한 후에만 반응이 나타났나요?
- 의심되는 약물이 투여된 시점에 다른 변화가 있었나요?(예 다른 치료법/약물, 질병 진행)

생명을 위협하지 않는 ADR에는 다음 사항을 고려한다.

- ADR을 1차 진료 환경(예 일반 의원)에서 관리할 수 있는가, 아니면 치료를 위해 병원에 입원해야 하는가?

ADR이 1차 진료 환경에서 관리될 수 있다면 다음을 고려한다.

- 치료 선택 사항을 검토하고 논의한다. ADR 반응이 심각한 해를 유발한다면 의심되는 약물을 중단하거나 환자의 요청에 따라 약물 치료를 중단할 수 있다.
- 부득이하게 치료가 필요한 경우 대체 치료법을 고려해야 한다.
- 약물 투여가 치료를 위해 필요하다면 약물 용량에 대해 검토한다.
- 일시적인 약물 중단을 고려한다.
- 적절하게 ADR의 증상을 관리한다. 즉, 다른 약물을 처방하는 방법이 있다. ADR 치료를 위해 다른 약물을 처방할 때 환자에게 약물 치료의 이익과 해로움을 알려주어야 한다.
- 환자의 건강 기록에 ADR을 기록한다.

 7 약물 유해 반응 사례 보고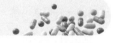

약물 관리와 관련된 환자의 안전은 새로운 주제가 아니다. 의료 전문가들은 약물 안전성을 크게 개선할 수 있다. 약물 부작용 발생 보고 시스템에 따라 약물 관련 사건을 보고하는 것에 대해 잘 인지하고 적극적으로 참여해야 한다.(NICE, 2015)

ADR에 대해서는 여전히 모르는 것이 많다. 의약품이나 약물 치료가 일상적으로 이용 가능

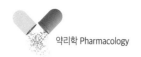

해지기 전에 광범위한 임상 시험이 있었지만, 사전 허가 시험 규모가 너무 작아서 환자에게 나타날 수 있는 드물지만 중요한 유해성과 반응을 모두 밝혀낼 수 없기 때문이다.(Dougherty and Lister, 2015; Ferner and McGettigan, 2018) ADR 보고 체계는 약물 지식을 지속적으로 구축하고 약물의 이점을 극대화하여 유해성을 줄이는 데 중요한 것으로 밝혀졌다.(Kaufman, 2016) 약물 감시는 ADR의 모니터링, 사정, 감지, 발생 예방에 대한 과학적 프로세스이다.(Dougherty and Lister, 2015; Alder et al., 2016) 약물 감시에 대한 추가적인 정보는 아래를 참고한다.

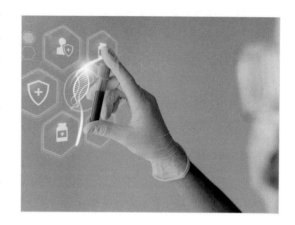

실무 기술 – 약물 감시란 무엇인가?

약물 감시는 약물 안전성에 관한 과학적 연구, 즉 ADR에 대한 이해, 모니터링, 대응에 적용되는 용어이다.(WHO, 2020) 약물 감시의 목적은 유해 반응의 위험을 최소화하여 환자 안전을 유지하고 의료 과실을 감지/예방하는 것이다.(WHO, 2014)

약물 감시는 모든 의료 전문가의 역할에서 필수적인 요소며, 특히 간호사는 환자에 대한 돌봄 업무의 한 부분으로서 발생한 부작용을 인지해야 한다.(Tully and Franklin, 2016; Young and Pitcher, 2016)

2012년, EU 법률에서는 의료 전문가와 이해관계자에게 약물 안전성과 감시에 관련된 역할과 책임에 대한 분명한 지침을 제공했다.(Coleman and Pontefract, 2016) 의료 전문가와 환자 모두 ADR을 보고할 책임이 있기 때문에 간호사와 다른 의료 전문가는 환자가 ADR과 그것의 보고 과정을 인지하도록 하는 것이 중요하다.

영국에서 ADR은 옐로카드 제도(약물에 대한 부작용을 자발적으로 보고하는 시스템)를 통해 의약품 및 의료 제품 규제 기관에 보고된다.(《그림 4-4》 참조, 0Dougherty and Lister, 2015; NICE, 2017; Gregory and Middleton, 2019) MHRA는 보건부 산하 집행 기관으로 공중 보건을 보호 및 개선하고 혁신을 지원하여 전 세계적으로 인정받고 있다. 옐로카드 제도는 1950년대 후반의 탈리도미드 사건 후인 1964년에 도입되었다.(Coleman and Pontefract, 2016) 이 제도는 보고를 통해 성인과 어린이에서 의심되는 모든 ADR에 대한 데이터(처방 약물과 자가 치료 약물 포함)를 수집한다.(NICE, 2017)

　다음과 같은 경우 의료 전문가 또는 환자가 옐로카드를 작성할 수 있다.

- 모든 약물
- 백신
- 혈액 인자
- 항체
- 대체 의학(동종 요법/한방 치료)

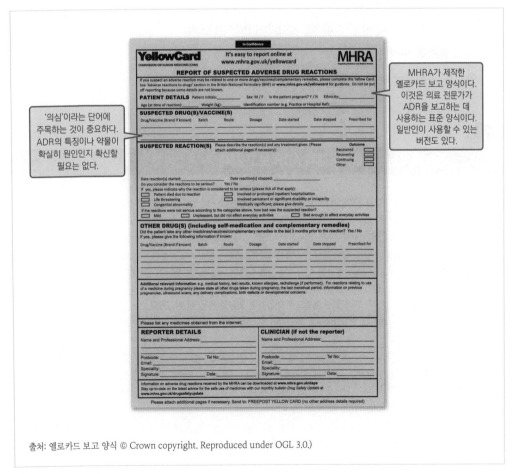

출처: 옐로카드 보고 양식 © Crown copyright. Reproduced under OGL 3.0.)

✎ 그림 4-4_ 의심되는 약물 유해 반응에 대한 '옐로카드' 통지

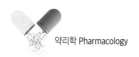

　　모든 ADR 사건은 환자의 서류에 추가적으로 기록되어야 한다.(옐로카드 보고서 사본을 첨부할 수 있음) 또한 병원의 의약품 관리 정책에 따라 의료 전문가는 추가적인 보고서/양식을 작성하고 기타 정책 요구 사항을 준수해야 할 수도 있다.(O'Brien et al., 2011) 예를 들어, 병동 매니저, 임상 수간호사, 약국 팀과 같은 다른 의료 전문가에게 정보를 제공하고 알리는 것이다.

　　옐로카드 제도를 통해 일단 정보가 보고되면 MHRA는 정보를 분석하고 수집한다. 그러면 보고서는 출판물로 배포되어 ADR과 관련된 조언, 권고 사항, 경고를 널리 제공하여 피해를 최소화하기 위한 조치를 취한다.(Kaufman, 2016; MHRA, 2015, 2019b)

　　MHRA는 옐로카드 정보를 수집한 후 다음과 같은 권장 사항을 제시한다.

- 약물 사용을 제한한다.
- 약물의 법적 상태를 바꾼다.(예 일반 의약품에서 전문 의약품으로)
- 경고 정보를 수정한다.
- 약물의 위험성이 약물의 효능보다 크다면 시판을 금지할 수 있다.

간호 에피소드 – 혈전용해제 ADR 보고 사례

　　두 명의 남성 환자가 뇌혈관 사고(CVA)로 의심되는 급성 뇌졸중 때문에 같은 날 아침에 각각 앰뷸런스를 타고 병원에 왔다. 한 환자는 65세의 은퇴한 초등학교 교장이다. 그는 결혼했으며 최근 첫 손자를 맞이했다. 다른 환자는 60세이고 사별했으며 토목 기사로 일하고 있다.

　　초기 증상을 보면 두 환자 모두 혈전 용해의 잠재적 위험을 가지고 있다. 두 사람은 모두 자신의 현재 건강 상태가 건강하고 일반약(처방약과 비처방약 모두 포함)을 복용하지 않고 있으며 알레르기도 없다고 말했다. 첫 번째 환자의 아버지는 20년 전 뇌졸중으로 사망했다고 밝혔다. 환자 사정 내용으로 보아 두 환자 모두 혈전 용해가 일어날 가능성이 있다. 대부분의 뇌졸중은 혈전이 뇌에 있는 혈관으로 이동하여 혈류를 막을 때 유발된다.(Stroke Association, 2019) 그러한 뇌졸중(허혈성 뇌졸중/경색)에는 혈전용해제를 투여하여 혈전을 용해시켜 혈류가 회복되도록 한다.(Stroke Association, 2019)

　　두 환자는 같은 날 같은 시간에 혈전용해제를 투여받았다. 혈전용해제를 투여받는 동안 두 사람은 모두 입술이 붓고 숨이 차며 메스꺼움을 경험했다. 두 번째 환자에게서 추가적으로 손과 얼굴에 발진이 생겼다. 이러한 아나필락시스의 징후와 증상을 발견하자마자 환자를 돌보던 간호사가 비상 경보를 울렸다. 즉시 혈전용해제 주입을 멈추고 에피네프린(아드레날린)과 같은 긴급 치료를 실시했다.

　　간호사는 이 사건을 ADR로 보고하기 위해 두 개의 별도 옐로카드(온라인으로)를 작성했다. 환자 노트에 이를 추가적으로 기록하고, 병동 매니저와 약국 팀에 알렸다. 약국 팀은 환자들에게 투여한 혈전용해제를 약국에 반납해 달라고 요청했고, 다음 혈전용해제 사례를 위해 대체된 혈전용해제를 뇌졸중 병동에 보냈다.

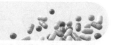

8 결론

   이 장에서는 ADR과 그것이 임상 실무에 미치는 영향에 대해 논의했다. 환자의 안전을 향상시키고, 5%로 알려진 ADR 환자 입원을 감소시키기 위해 모든 의료 제공자가 ADR에 대해 인지하는 것은 필수적이다.(Neal, 2016) 다양한 ADR 증상의 복잡성을 이해하면서 분류 유형과 관리상의 주의 사항을 이해하는 것이 중요하다. 이 장에서는 안전한 임상 실무를 위해 ADR이 발생했을 때 옐로카드 제도를 통해 적극적으로 알리고 경계하는 것이 중요하다고 설명하고 있다. ADR 발생 보고는 의료 전문가에게 국한된 것이 아니며 광범위한 기술이 필요한 것도 아니지만, ADR을 인식하는 것이 무엇보다 필요하다. 따라서 보건 의료 학생들은 ADR과 ADR 보고에 관해 환자에게 정보와 조언을 제공할 수 있는 술기를 갖추기 위해서 ADR에 대한 지식에 정통해야 한다.

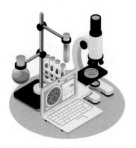

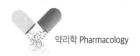

연습문제

01. 어떤 ADR 분류 유형이 가장 흔하게 보고되는가?

   ① B   ② E

   ③ A

02. 누가 옐로카드 제도를 통해 ADR을 보고할 수 있는가?

   ① 환자   ② 의료 전문가

   ③ 둘 다

03. ADR의 유형을 설명할 때 C 범주는 무엇을 의미하는가?

   ① 위기   ② 만성

   ③ 공통

04. "임신한 여성은 ADR에 더 예민하다."는 참인가 거짓인가?

   ① 참   ② 거짓

05. 약물 안전성을 감시하는 과학적 연구를 가리키는 용어는 무엇인가?

   ① 다약제 투여   ② 약력학

   ③ 약물 감시

06. 아래의 약물 중 일반적으로 ADR을 유발하지 않는 약물은 무엇인가?

   ① 와파린(Warfarin)   ② 디곡신(Digoxin)

   ③ 파라세타몰(Paracetamol)

07. ADR의 원인은 다인성이다. 다음 요소 중 일반적인 요인은 무엇인가?

① 약물 관리에 대한 의료 전문가의 교육 부족

② 특정 약물에 대한 환자의 민감성

③ 위의 사항 모두

08. 환자가 ADR을 겪고 있는지 가장 잘 알 수 있는 의료 전문가는 누구인가?

① 약사

② 의사

③ 간호사

09. 다음 중 어떤 것이 ADR을 유발할 수 있는가?

① 라텍스 접촉

② 음식

③ 위의 사항 모두

진통제

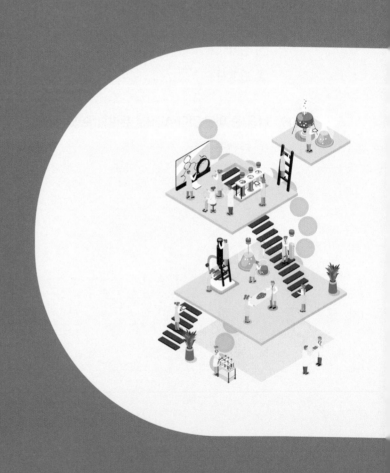

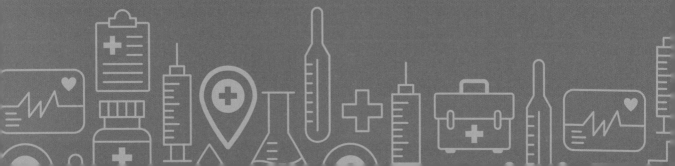

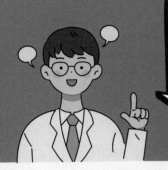

이 장에서는 성인의 통증을 관리하기 위해 흔히 사용하는 일부 약물에 대해 소개하고자 한다. 또한 복합 진통제 접근법(multimodal analgesic approach)의 개념을 살펴보고, 포괄적인 개별 통증 사정의 필요성과 약리적 및 비약리적 전략 통합의 중요성에 대해서 논의한다.

🎯 학습 목표

1. 진통제와 관련된 약리학 이해의 중요성을 인식할 수 있다.

2. 치료상 진통 효과를 유지하기 위한 최적화된 치료를 이해할 수 있다.

3. 개인의 선택을 존중하되 최적의 투약과 환자 중심 치료를 위해 복합 약물 치료법을 활용하는 것의 중요성에 대해 더 깊이 인식할 수 있다.

4. 환자의 고통을 관리하기 위해 올바른 약물을 올바른 용량, 올바른 경로로, 올바른 시간에 투약하는 것의 중요성을 인지할 수 있다.

⏰ 지식 테스트

1. 통증의 병태 생리에 대해 알고 있는 것은 무엇인가?

2. 성인에게 통증은 어떻게 나타나는가?

3. 통증이 개인의 안녕에 어떤 영향을 미치는가?

4. 통증의 다양한 정의들에 대해 말해보고 서로 어떻게 다른지 설명해보자.

5. 환자가 경험하고 있는 통증을 사정하기 위해 의료인이 사용할 수 있는 사정 전략에 대해 논의해보자.

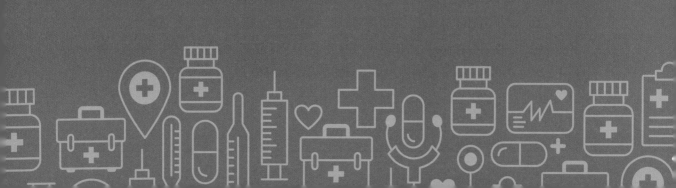

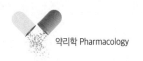

1 서 론

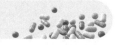

누구나 경험할 수 있는 통증은 환자의 가장 흔한 문제이며 환자가 진찰을 받는 가장 많은 이유이기도 하다.(Pasero, 2015) 영국에서는 4명 중 1명이 통증을 겪고 있는 것으로 추정된다.(영국통증학회, 2019) 의료인들은 자주 통증 환자와 직면하지만, 통증은 주관적이고 개인마다 다르며, 생물학적, 신체적, 심리학적인 영향을 받기 때문에 통증을 사정하고 관리하는 것은 어렵다.(Boore et al., 2016) 따라서 환자가 통증을 호소하면 모든 의료인의 의무는 환자가 말하는 것을 듣는 것이므로 [간호사와 조산사협회(NMC), 2018, 일반 의학 협회(GMC), 2019, 보건 의료 직업 협의회(HCPC), 2019], 통증이 그들이 말하는 대로라는 것을 믿고, 적절하고 다양한 사정 접근법을 이용하여 관찰하고 적절한 관리 전략을 이용해 가능한 한 빨리 조치를 취해야 한다. 통증이 어떻게 발병했는지와 상관없이 치료하지 않고 방치된 통증은 심각한 문제를 유발할 수 있는데, 개인의 신체적 건강(즉, 기동성, 수면 패턴, 영양적 상태와 수화 상태)과 감정적 안녕(즉, 우울감이나 사회적 고립감)에 부정적 영향을 미칠 수 있다.(Flasar and Perry, 2014; Mears, 2018)

2 통 증

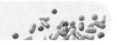

1 통증 경로

신체에서 통증이 전달되고 제어되고, 뇌에서 받아들여지고 해석되는 경로는 매우 복잡하다. 이러한 경로는 다양한 화학 물질, 뉴런, 전기 자극과 연관되어 있고 심리적이고 사회적인 요소에 의해서도 영향을 받는다.(Ashelford et al., 2016) 진통제의 약동학을 이해하기 위해서는 이러한 통증 경로에 대해 좀 더 자세히 살펴보는 것이 중요하다. 통증 경로는 상행, 하행, 조절 경로와 연관되어 있는데, 일부 약물들은 뇌로 전달되는 신호를 방해하는 데 효과적인 반면, 어떤 약물은 이러한 신호가 뇌에 의해 수신되고 해석된 후 신체가 반응하는 방식에 중요한 역할을 하기도 한다.

〈그림 5-1〉에 있는 통증 경로 그림을 참조하기 바란다.

　경로의 첫 부분은 보통 조직 부상이나 자극이 발생했을 때 분비되는 히스타민(histamines), 프로스타글란딘(prostaglandins)과 같은 화학 물질에 의한 '통각수용기(nociceptor)'라고 하는 감각 신경 말단의 자극과 연관되어 있다.(Boyd, 2013) 일단 자극이 활성화되면 이러한 1차 감각 뉴런은 구심성의 A-델타 섬유(굵고, 수초가 있고, 빠르고 국소적인 날카로운 통증과 관련)와 C 섬유(가늘고, 수초가 없고, 느린 통증과 관련)를 통해 중추신경계(CNS) 쪽으로 자극을 전달한다.(Todd, 2016) 이것은 척수 후각(dorsal horn)에서 끝나서 시냅스를 형성한다. 여기서 신경 전달 물질(즉, 글루탐산염과 Substance-P)의 활동은

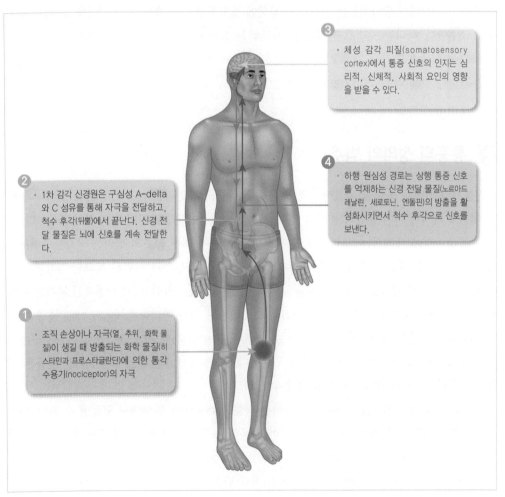

❸ · 체성 감각 피질(somatosensory cortex)에서 통증 신호의 인지는 심리적, 신체적, 사회적 요인의 영향을 받을 수 있다.

❹ · 하행 원심성 경로는 상행 통증 신호를 억제하는 신경 전달 물질(노르아드레날린, 세로토닌, 엔돌핀)의 방출을 활성화시키면서 척수 후각으로 신호를 보낸다.

❷ · 1차 감각 신경원은 구심성 A-delta와 C 섬유를 통해 자극을 전달하고, 척수 후각(뒤뿔)에서 끝난다. 신경 전달 물질은 뇌에 신호를 계속 전달한다.

❶ · 조직 손상이나 자극(열, 추위, 화학 물질)이 생길 때 방출되는 화학 물질(히스타민과 프로스타글란딘)에 의한 통각수용기(nociceptor)의 자극

🖋 그림 5-1_ 통증 경로

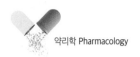

연합 뉴런을 따라 계속해서 체성 감각 피질(somatosensory cortex)로 신호를 전달한다.(Ashelford et al., 2016) 뇌에서 통증 신호는 심리적, 육체적, 사회적, 약물학적 다수의 요인의 영향을 받아 인지되고, 인지된 통증 신호에 대한 반응은 감정적 반응과 생리적 반응의 형태로 나타날 수 있다. 그리고 이것은 하행성 억제 효과 원심 경로를 활성화시킨다.(Smith and Muralidharan, 2014) 신호는 뇌에서 후각(뒤뿔)으로 다시 전송되며 그곳에서 신경 말단이 구심성 통증 섬유에 결합하여 연합 뉴런으로 스냅스 전달을 막는 신경 전달 물질(노르아드레날린, 세로토닌, 엔돌핀)을 분비하도록 활성화된다.

오피오이드(opioids)는 하행성 통증 경로에서 통증 섬유 사이의 시냅스 전달을 막는 가장 효과적인 통증 약물로 알려져 있다. 그러나 그러한 과정은 신체의 자연적인 억제 메커니즘과는 차이가 있다. 오피오이드 펩타이드는 적절한 수용체에 결합하면 수용체의 통증 입력을 두 가지 방법으로 조절한다. 하나는 시냅스 전 말단을 차단하는 칼슘 이온을 과량으로 방출하는 것이고, 다른 하나는 시냅스를 가득 채우고 신경원(뉴런)을 과분극시키는 칼륨 채널을 열어 신호가 시냅스를 통과하는 것을 막는 것이다.(Bannister, 2019)

2 통증의 정의와 범주

진통제의 선택은 통증을 치료하기 전에 통증의 유형과 개인적인 선호도에 맞춰 조정해야 하기 때문에 환자가 어떤 유형의 통증을 경험하고 있는지를 이해하고 판단하는 것이 중요하다. 통증의 여러 유형에 대해서는 〈그림 5-2〉를 참고한다. 통증에 대한 최초의 정의는 국제통증연구협회(IASP)에서 나온 것으로 통증은 '실제적이거나 조직 손상 가능성과 관련된 불쾌한 감각과 감정적 경험'이라고 정의했다.(Merskey and Bogduk, 1994, p.209) 통증은 심리적이고 감정적인 문제와 연관될 수 있기 때문에 항상 외상의 양과 직접적으로 연관된 것은 아니다.(Rodriguez, 2015) 통증은 다양하기 때문에 일반적으로 지속 기간(급성 또는 만성), 유형[침해수용성(nociceptive), 신경병증(neuropathic), 심인성(psychogenic)], 위치(체성과 내장성)에 따라 구분한다.(〈그림 5-2〉 참고) 환자들에게서 어떤 것들은 중복적으로 나타나거나 하나 이상이 나타날 수 있다.

- **급성**(acute): 방어적 역할을 하며 지속 기간이 짧고(3개월 미만), 원상태로 되돌릴 수 있다. 이런 통증은 대부분 근본적으로 아픈 자극에 반응하는 것이고 감각 과정을 포함하기 때문에 진통제로 매우 효과적으로 치료된다.(Turk and Melzack, 2011; Kettyle, 2015)
- **만성**(chronic): 방어적 역할이 없으며 초기 치료 단계(보통 3개월 이상)를 지나 지속된다. 대부분 신경병적이고 말초와 중추 감각 경로의 많은 변화와 연관되어 있기 때문에 일반적으로 만

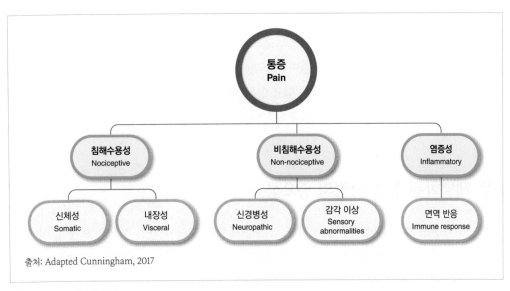

출처: Adapted Cunningham, 2017

✎ 그림 5-2_ 통증의 유형

성 질환과 연관되어 있으며, 통증이 매우 주관적이기 때문에 심리적 치료와 함께 병행 치료
한다.(Tornsey and Fleetwood-Walker, 2012; Koneti&Perfitt, 2019)

- **침해수용성**(nociceptive, 통각수용성): 가장 빈번하게 경험하는 통증의 유형이다. 이것은 원시적
감각으로 본질적으로 보호적이고, 1차 들신경 섬유(afferent fibers)를 통해 '통각수용기'라고
불리는 통증 수용체를 통해 대뇌 피질로 정보를 전달한다. 통각수용기는 더위, 추위, 스트
레칭, 진동, 화학 물질에 의한 조직 손상에 의해 자극되고 활성화된다.(Solaro and Uccelli, 2016;
Mears, 2018)

- **신경병증성**(neuropathic): 본질적으로 더 퇴행성이고 보통 신경 손상(신경 감염) 또는 신경 기능
장애(체성 감각 신경 시스템의 질병)로부터 초래되는 감각 이상과 관련된 통증의 결과로 발생한다.
이 유형의 통증은 다양한 방법으로 나타날 수 있는데, 심한 지속성 통증과 혼동될 수 있기
때문에 즉각적으로 진단하기 어려울 수 있다. 신경병증성 통증은 대개 다양한 진통제 접근
법을 통해 관리하는 경우가 많다.(Colvin and Carty, 2012; Old et al., 2016)

- **염증성**(inflammation): 염증 과정의 일부로 방출되는 화학 물질은 통각을 자극한다.(Cunningham,
2017)

- **신체성**(somatic): 신체의 자연적 방어 기제의 큰 부분이며, 피부, 뼈, 관절, 연결 조직, 근육에
서 활성화되는 통증 자극에 대한 반응 절차와 관련 있다.(VanMeter and Hubert, 2014)

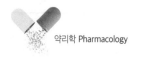

- **내장성**(visceral): 교감 신경 섬유를 통해 전달된 내장 기관(예 위, 신장, 쓸개)에서 활성화되는 감각 및 통각 과정이며, 과민성 대장 증후군과 월경통과 같은 건강 상태와 연관 있다.(Boore et al., 2016)
- **연관통**(referred): 병이 발생한 기관을 덮고 있는 피부 또는 질병이나 상처의 부위로부터 일정 거리에 있는 부위에서 느껴지는 통증이다.(Patton and Thibodeau, 2016)

③ 개별화된 통증 사정의 중요성

개인들은 통증에 다양한 반응을 보인다. 일부는 통증을 견뎌야 하는 것으로 보지만, 어떤 사람들은 신체의 기능을 방해하고 약화시키는 문제로 본다. 따라서 효과적이고 개별적으로 맞춤화된 전체적인 관리 계획이 개발되도록 하기 위해서는 신체적, 심리적, 사회적 관점에서 통증이 개인에게 어떻게 독특하게 영향을 미치는지 이해하는 것이 중요하다.(Flasar and Perry, 2014) 이를 위해 의료인들은 관찰의 기술, 질문 기술, 적극적인 듣기와 해석과 같은 다양한 방법들을 사용한다. 또한 자주 활력 징후를 평가하고 사정한다. 벤달(Bendall) 등(2011)은 환자의 통증 점수와 활력 징후 사이의 상관관계를 입증했고, 분당 25회 이상의 호흡 속도는 통증의 심각성을 예측할 때 결정적인 중요사항이라고 판단했다. 또한 모든 연령대의 환자를 사정할 때

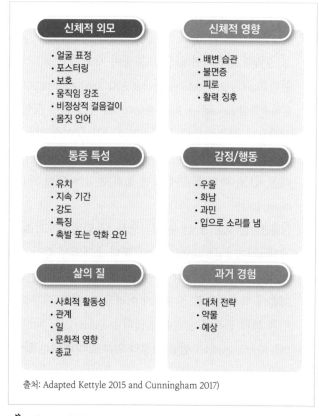

출처: Adapted Kettyle 2015 and Cunningham 2017)

🖋 그림 5-3_ 영역 사정 예시

빈맥(분당 100회 이상)과 수축기 고혈압(140mmHg 이상)이 임상적으로 중요한 것으로 확인되었다. 이것은 활력이 떨어지거나 의식이 없는 환자를 관찰할 때 더 큰 의미가 있다. 핵심 지표(호흡과 심박동수)는 환자들이 말로 표현할 수 없을 때 환자의 통증을 확인하는 데 도움이 된다.(Erden et al., 2018) 환자가 통증을 겪고 있고 어떻게 이 통증이 그들에게 신체적, 정신적, 사회적, 문화적으로 영향을 미치는지 이해한다면 어떤 하나의 기술보다 다양한 방법으로 수집한 정보가 환자의 통증 정도를 결정하는 데 중요하다는 것을 기억해야 한다.(Cunningham, 2017)(그림 5-3 참고)

④ 통증 사정 도구

핵심적인 관찰과 행동적 징후를 통해 환자가 통증을 느끼고 있음을 알 수 있지만, 통증에 대한 질문, 측정과 해석 기술은 통증의 강도, 심각성, 환자의 안녕과 삶의 질에 미치는 영향을 판단하는 데 도움이 된다. 이러한 과정은 전문적으로 고안된 도구의 사용으로 도움을 받을 수 있는데, 이것은 의료인에게 프롬프트 역할을 하며 하나 이상의 통증을 사정하기 쉽도록 한다.

(1) 일차원적 도구

시각적 아날로그 척도(VAS), 통증 수치 척도(NRS), 구두 평가 척도(VRS)는 빠르고 사용하기 쉬우며 정기적으로 반복되고 측정에 사용되는 언어가 복잡하지 않다.

(2) 다차원적 도구

더 많은 정보를 묻고 정서적, 평가적, 감정적 도구를 통해 통증의 정도를 측정한다. 그 예로 맥길(McGill) 통증 설문 조사(MPQ)가 있는데, 이것은 만성 통증이 있는 환자를 사정할 때 자주 사용한다.

(3) 연상 기법

OPQRST와 SOCRATES는 정신적 평가 과정만 사용하기 때문에 추가적 장치를 필요로 하지 않는 유용한 두 가지 연상 기법이다. 연상 예시에 대한 더 많은 세부 사항은 〈그림 5-4〉를 참조하고, 사정 도구의 사용과 관련하여 임상 실습 시 고려해야 할 추가 정보는 다음 임상 고려 사항을 참고한다.

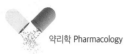
O • 통증의 시작(Onset) – 통증이 갑자기 시작되었는가? 그때 당신은 무엇을 하고 있었는가?

P • 자극 또는 완화(Provokes or palliates) – 무엇이 통증을 완화시키거나 악화시키는가?

Q • 경험한 통증의 질(Quality) – 통증이 어떤 느낌이었는지 설명할 수 있는가?

R • 방사(Radiation) 또는 부위(region) – 통증이 어느 부위에 있으며 이동하는가?

S • 심각성(Severity) – 통증의 강도는 어느 정도인가?

T • 시간(Time) – 언제 통증이 시작되었는가?

S • 부위(Site) – 어디에 통증이 있는가?

O • 통증의 시작(Onset) – 통증이 언제 시작되고 갑자기 발생했는가, 아니면 점차적으로 발생했는가?

C • 경험한 통증의 특징(Character) – 통증의 느낌이 어땠는지 설명할 수 있는가?

R • 방사(Radiation) – 통증이 다른 곳으로 퍼졌는가?

A • 연관성(Associations) – 다른 신호나 증상은 없는가?

T • 시간(Time) – 통증이 언제 시작되었는가?

E • 악화(Exacerbating) 또는 완화 요인 – 어떤 것이 통증을 완화시키거나 악화시키는가?

S • 심각성(Severity) – 통증의 강도는 어느 정도인가?

🖋그림 5-4_ 통증 사정에 사용되는 연상 기법의 예

 임상 고려 사항

📍 **사람 중심적 접근법과 맞춤형 접근법**

어떤 도구 또는 연상법을 사용하든 상관없이 통증 표현은 대개 개인별로 독특하기 때문에 의료인이 징후와 증상을 확인하고 해석하지 못하거나 평가 도구를 부적절하게 사용하거나 전반적인 사정 과정에서 사람 중심적 접근법을 적용하지 않는다면(예를 들어, 올바르지 않은 환자에게 올바르지 않은 도구를 사용하는 것) 통증 사정에 실패하게 된다.

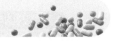

 3 복합적 관리 전략

1차적 목표 중 하나는 통증의 발생을 미연에 방지하고 막는 것이다. 그러나 통증을 피할 수 없다면(수술과 같은 상황) 최적의 통증 관리가 필수적이다. '진통(analgesia)'이라는 단어는 '통증이라는 느낌이 없는'이라는 그리스 언어로부터 유래되었고, 통증 관리의 측면에서 진통제의 사용 및 선택적 개입과 연관이 있다.(Law and Rudall, 2013) 그러므로 성공적이고 전체적으로 환자의 통증을 치료하기 위한 통증 관리 계획은 다양한 약리학적 전략과 비약리학적 전략을 이용하는(다음의 임상 고려 사항 참고) 복합적 접근법이어야 한다.(Flasar and Perry, 2014) 일부 약물들에는 모르핀의 용량을 절감해주는 특성이 있으므로 약리학적 관리를 위해 통합 접근법이 권장되는데, 그러한 약물들이 마약류의 효과를 증가시키기 때문이다. 따라서 보조제 사용이 권장되고 있다.(Boyd, 2013) 부레(Boore) 등(2016)은 이것이 통증을 관리하는 효과적인 방법이라고 언급했지만, 임상적 상황, 환자의 중증도, 환경 및 물리적 공간, 이용 가능한 자원 등을 고려하는 것이 중요하다. 의약품을 투여하는 모든 보건의료인(HCP: Health Care Professionals)은 약물의 잠재적 위험 및 부작용에 대한 광범위한 지식을 보유해야 하며, 지식에 기반하여 진통제 투여와 관련된 임상적 결정을 내려야 한다.

 임상 고려 사항

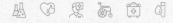

📍 **비약물학적 전략**

약물학적 치료는 의료인들이 통증 관리에 사용할 수 있는 유일한 방법이 아니다. 그렇기 때문에 다른 비약물학적 치료법을 통합하지 않으면 진정한 통합적 관리라고 할 수 없다. 적절하게 사용된 비약물학적 개입은 오랫동안 지속되어 온 전통적인 의료 행위에 뿌리를 두고 있으며 올바르게 사용하면 환자의 자율성과 참여도를 강화시킬 수 있다.(Flasar and Perry, 2014) 그러나 제한적 자원, 비용, 공간, 시간, 사용 지식과 개인적 신념 때문에 몇몇 치료법은 충분히 활용되거나 받아들여지지 않았다.(Cullen and MacPherson, 2012) 비약물학적 전략은 크게 세 가지로 나누어 볼 수 있는데(그림 5.5). 어떤 것을 사용할지 선택하는 것은 환자의 선호도나 기존의 대처 메커니즘에 따라 달라진다. 다음의 전략들은 돌봄과 온정의 근본적인 핵심 가치와 일치하면서 자원이나 시간이 거의 필요하지 않아 많이 사용되어 온 것들이다.
- 주의를 돌리는 전환 요법(관심 전환): 환자의 취미에 대해 물어보는 등 다양한 형태를 띨 수 있다. 이러한 전환 요법은 장비가 필요 없고 어디에서나 수행할 수 있어 환자가 통증을 잠시 잊게 할 수 있는 유용한 방법이다.
- 심상 요법/명상: 이 기술은 좀 더 체계적인 접근으로 전환 요법에서 한 단계 더 나아간 것이다.
- 치료적 접촉과 마사지: 수세기 동안 손을 이용한 치료적 접촉은 유용한 기술들로 입증되어 왔고 생리적(통증 경로를 제한하는 A-베타 섬유의 자극)으로 유용하며 아울러 심리적 특성을 가진다.(Kettyle, 2015)
- 환경: 환자 주변 환경의 소리, 빛, 온도는 환자의 통증 인지를 고조시키거나 감소시켜준다.

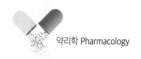
정신적/감정적 전략	육체적 전략	대체 전략
• 영적 요법 • 휴식 • 정보 • 호흡 • 음악 • 머리를 식힘 • 형상화 • 인지 행동 치료 • 요가 • 태극권	• 냉온 요법 • 운동 • 마사지 • 몸의 자세/편안함 • 예술 치료 • 휴식	• 침술 • 지압 • 전기 자극 • 허브 • 반사 요법 • 바이오필드 요법(예 라키)

출처: Modified from Cunningham, 2017

그림 5-5_ 비약물학적 관리 전략의 예

4 약물학적 관리

의료인이 치료적 수단으로 사용하는 매우 효과적인 전략은 치료 약물의 사용이다. 약물의 선택은 통증이 침해수용성인지, 신경병성인지, 염증성인지 또는 혼합된 원인인지에 따라 달라진다. 통증 치료에 사용되는 약물에는 세 가지 주요 범주가 있다. 즉, 마약류, 비마약류/비스테로이드성 소염제, 보조제/동시 진통제(co-analgesics)가 있다.(그림 5-6) 중증의 통증(예 암과 관련된 통증)을 완화시키는 가장 효과적인 약리학적 용법은 보통 특정 약물을 보조제 또는 동시 진통제와 함께 투여하는 혼합형 접근법을 사용하는 것이다.(그림 5-7)

1 비마약류

가장 광범위하게 사용되고 안전한 진통제(적절하게 복용했을 때)는 파라세타몰(Paracetamol)이며, 이것은 해열제로도 사용될 수 있다.(Boyd, 2013) 경구용 파라세타몰의 약동학, 약력학, 흔한 부작

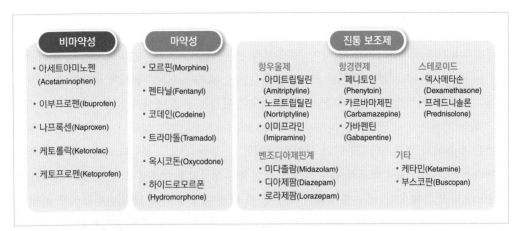

✐그림 5-6_ 약물학적 진통제의 분류 예

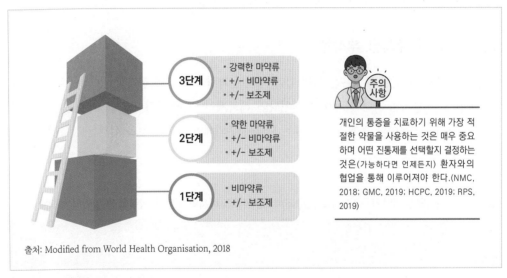

출처: Modified from World Health Organisation, 2018

✐ 그림 5-7_ 진통제 사다리

용에 대한 세부적인 내용은 〈표 5-1〉을 참조한다. 권고되는 경구 투여 용량은 매 4~6시간마다 500mg~1g이며, 24시간 이내 최대 4g까지 가능하다. 일반적으로 경구로 복용하지만, 높은 초회통과 대사를 하는 약물의 흡수 과정을 단축시키는 효과적인 방법은 정맥 주입을 통해 약물을 직접적으로 전신 순환계로 전달하는 것이다.(Neal, 2016) 따라서 정맥 주입 파라세타몰은 투약의 용이성과 유효율 때문에 자주 사용된다. 또한 이 약물은 직장으로 투여할 수도 있다.

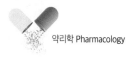

(1) 약력학과 약동학

통각수용기가 활성화되는 동안 사이클로옥시게나아제(cyclooxygenase: COX) 효소에 의해 아라키돈산(arachidonic acid)으로부터 전환된 프로스타글란딘(prostaglandins)은 수용체에 결합하고 통증 섬유를 자극하여 신호를 더 자주 자극함으로써 뇌로 전달되는 통증 메시지를 증가시킨다. 이 작용의 정확한 기전은 아직 완전히 밝혀지지 않았다.(Young and Pitcher, 2016) 그러나 파라세타몰은 말초보다는 중추에서 프로스타글란딘의 생성을 저해할 수 있는 것으로 보인다. 구강 투여 후에 파라세타몰은 위장관에서 빠르게 흡수되는데, 전신적인 생물학적 이용률은 용량에 따라 다르며 70~90%의 범위에 있다. 경구 흡수율은 대부분 위 배출 속도에 따라 달라지며 음식에 의해 지연된다. 대부분의 조직과 체액 전체에 걸쳐 빠르고 고르게 분포되며 분포 용적은 대략 0.9L/kg이다. 약물의 10~20%는 적혈구에 결합한다. 파라세타몰은 글루쿠론산, 황산과 결합하여 간에서 대사되며 85~95%는 24시간 이내에 소변으로 배출된다.

(2) 사용 금기, 주의점, 부작용

파라세타몰과 관련된 부작용은 거의 없다. 하지만 과량 복용하면 심각한 간독성을 유발할 수 있다.(임상 고려 사항 참조) 과다 복용이 의심된다면 해독제인 'N-아세틸시스테인(N-acetylcysteine)'을 투여해야 한다. 신장이나 간에 문제가 있는 사람은 주의해야 하며 알코올 섭취는 간독성의 위험성을 증가시킬 수 있다.

표 5-1_ 비마약성, 비스테로이드, 소염성(NSAIDs) 약물의 예시와 약동학, 약력학 및 일반적 부작용

약물 유형	아세트아미노펜 (Acetaminophen)	살리신산 (Salicylic Acid) 유도체	프로피온산 (Propionic Acid) 유도체	선택적 COX-2 억제제	기 타
약물명	파라세타몰 (Paracetamol)	아스피린(Aspirin)	이부프로펜 (Ibuprofen)	셀레콕시브 (Celecoxib)	디클로페낙 (Diclofenac)
투여 방식	경구, 직장, 정맥 주사	경구, 직장	경구, 국소	경구	경구, 근육 주사, 직장, 국소, 정맥 주사
용량(경구)	500~1g 최대 4g/일	300~900mg	600mg 최대 1.8g/일	200~400mg/일	75~100mg/일
빈도와 시기 (경구)	4~6시간	4~6시간	하루 4~6회	하루 1~2회	하루 1~3회

약물 유형	아세트아미노펜 (Acetaminophen)	살리신산 (Salicylic Acid) 유도체	프로피온산 (Propionic Acid) 유도체	선택적 COX-2 억제제	기 타
효능 시작/ 지속 기간	15~60분/6시간	30~60분, 코팅 제제는 1~8시간/12시간	1~2시간/ 5~10시간	1시간/8시간	1시간/12시간
흔한 부작용	없음	소화 불량	속쓰림과 소화 불량	소화 불량, 설사, 위 장 가스참(고창), 현 기증, 발목 부종	위장 장애
흡수(A)	위장관에서 빠르게 흡수됨	위장관에서의 수동 확산을 통해 빠르게 흡수됨	상부 위장에서 빠르게 흡수됨	위장관에서 빠르게 흡수됨	위장관에서 빠르게 흡수 되지만 초회 통과 대사 때문에 약물의 50%만이 변화되지 않고 전신 순환에 도달함
분포(D)	조직과 체액을 통 해 고르게 분포됨– 분포 용적은 약 0.9L/kg	혈장에서 알부민과 결합하고 체액 구획으로 빠르게 분포됨. 분포 용적은 10.5L/kg	혈장에서 알부민과 결합함–분포 용적 은 0.1L/kg	혈장에서 알부민과 결합함–분포 용적 은 400L	혈장에서 알부민과 결합함–분포 용적 은 1.4L/kg
대사(M)	대부분 글루쿠론 산, 황산과 결합하 여 간에서 대사됨	대부분 글루쿠론산 과 결합하여 간에 서 대사됨	이부프로펜은 간에 서 빠르게 대사됨	카복실산, 글루쿠론 산과 결합하여 간 에서 대사됨	대부분 글루쿠론산, 황산과 결합하여 간에서 대사됨
제거(E)	소변으로 배설됨	소변으로 배설됨	소변으로 배설됨	주로 대변과 소변으 로 배설됨	60~70%는 소변 으로 제거되고 30%는 대변으로 제거됨

임상 고려 사항

📍 적절한 조합

파라세타몰과 같은 몇몇 약물들은 처방전 없이 구입할 수 있는 복합 약물[예 코코다몰(cocodamol)]에 주로 포함되어 있다. 환자가 모르는 약물이 포함되어 있어 의도하지 않은 과다 복용으로 이어질 수 있기 때문에 주의해야 한다.

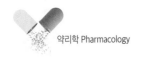

2 비스테로이드성 소염제(NSAIDs)

NSAIDs 약물은 소염 작용뿐만 아니라 진통과 해열 작용 때문에 사용되기도 한다. 이것은 복부와 흉부와 연관된 내장 통증을 경험하는 사람에게는 효과적이지 않지만, 마약성 진통제의 사용을 줄여주기 때문에 심각한 통증을 겪는 환자들에게는 보조제로 사용될 수 있다. 보통 경구로 복용하지만, 직장 경로나 국소적 경로를 통해서도 적용할 수 있다. 비스테로이드성 소염제(NSAIDs)에는 다양한 종류가 있고 각각은 고유한 화학적 구성 요소들을 가지고 있다. 그러나 진통 효과 측면에서는 매우 유사하다. NSAIDs의

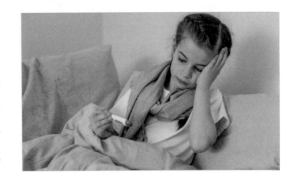

각 유형과 약동학, 약력학, 흔한 부작용, 권고되는 사용량은 〈표 5-1〉을 참조한다.

(1) 약력학과 약동학

NSAIDs는 두 가지 효소에 작용한다. 혈소판, 위장관, 신장에서 나타나며 체내에 항상 존재하는 COX-1과 신장, 중추신경계에서 발견되며 주로 외상에 반응하여 유발되는 COX-2이다.(Smith and Muralidharan, 2014; Young and Pitcher, 2016) NSAIDs는 중추와 말초 모두에서 프로스타글란딘(통증 신호를 증가시킴)의 합성을 제한하는데, 염증 부위 말초에서는 더욱 효과적으로 제한한다.(Neal, 2016)

(2) 주요 금기 사항, 주의 사항, 부작용

프로스타글란딘(Prostaglandin)은 신 혈류량을 유지하고 폐(폐포)의 확장을 유지하는 데 유용하다. 따라서 천식 환자, 노인, 신 기능이 좋지 않은 사람들은 치료를 받을 때 주의해야 한다. 프로스타글란딘 억제는 위장관 손상, 메스꺼움, 위염, 소화불량을 유발하거나 심각한 경우에는 위출혈과 궤양을 유발할 수 있다.(Boyd, 2013) 따라서 경구용 NSAIDs는 음식과 함께 또는 음식 섭취 후에 복용해야 하며 약물은 장용정 형태가 권장된다. COX-2에 특이적인 NSAIDs는 위장관 부작용이 적다. 하지만 COX-2를 억제하면 심혈관계 위험성을 높일 수 있어 일상적으로 사용해서는 안 된다.

③ 오피오이드 작용제

오피오이드(Opioid)는 양귀비 식물에서 자연적으로 찾을 수 있는 약물 부류이다. 그러나 몇몇 오피오이드는 합성적 또는 반합성적으로 만들어질 수 있다. 오피오이드류의 약동학, 약력학, 흔한 부작용에 대한 더 세부적인 사항은 〈표 5-2〉를 참조하라. 모르핀과 같은 강한 작용의 오피오이드는 심각한 통증의 치료를 위해 처방되고, 코데인과 같은 약한 작용의 오피오이드는 보통 가볍거나 중등도의 통증을 관리하기 위해 처방된다.

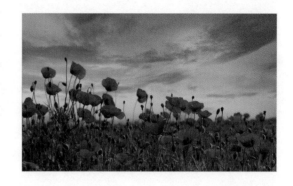

(1) 약력학과 약동학

오피오이드는 중추신경계, 뇌, 척수, 위장관계 말초 영역에 있는 오피오이드 수용체에 결합한다. 오피오이드가 일단 수용체에 결합하면 통증 신호를 막고 신체 전체에 많은 양의 도파민을 방출한다.(Schumacher et al., 2015)

오피오이드 수용체는 그리스 문자로 지정된[μ(뮤), κ(카파), δ(델타)] 4가지 수용체가 존재하고, 다양한 방법으로 서로 다른 진통제가 이 수용체들에 결합한다. 이것은 오피오이드 사용과 관련된 광범위한 이익과 부작용의 존재를 설명해준다.(Barber and Robertson, 2012) 임상적 상황에서 머리 손상이 있는 환자를 치료할 때 고려할 필요가 있는 추가적 정보는 임상 고려 사항을 참조한다.

오피오이드는 주로 간에서 대사되지만, 뇌와 신장에서도 대사되며, 72시간 후에 대략 87%가 배설된다.(MacKenzie et al., 2016) 모든 오피오이드류는 혈액 뇌 장벽(BBB, Blood Brain Barrier)을 통과할 수 있다. 일반적으로 지질 용해도가 높고 단백 결합성이 낮아 BBB를 더 쉽게 통과할 수 있는 약물이 더 강한 작용을 갖는 경향이 있다.(Schumacher et al., 2015)

(2) 주요 금기 사항, 주의 사항, 부작용

오피오이드류 진통제를 사용할 때는 알아야 할 몇 가지 주의 사항과 금기 사항이 있기 때문에 조심해야 한다. 첫 번째로, 반복된 오피오이드 사용은 오피오이드 의존성을 초래할 수 있다. NICE(National Institute for Health and Care Excellence)는 특별히 오피오이드 의존성에 초점을 맞춰 신

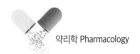

표 5-2_ 오피오이드의 예시와 그와 관련된 약동학, 약력학과 흔한 부작용

약물 유형	약한 오피오이드	강한 오피오이드			
약물명	코데인(Codeine)	디하이드로 코데인 (Dihydrocodeine)	트라마돌(Tramadol)	모르핀(Morphine)	펜타닐(Fentanyl)
투여 방식	경구, 근육 주사	경구, 심부 피하 또는 근육 주사	경구, 근육 주사, 정맥 주사 또는 주입	경구, 근육 주사, 피하 또는 정맥 주사 또는 주입, 직장	정맥 주사 또는 주입, 경피 패치
용량	경구: 30~60mg, 최대 240mg/일	경구: 30~60mg, 최대 240mg/일	경구: 50~100mg, 최대 400mg	정맥 주사: 초기 5mg, 반응에 따라 조정함	정맥 주사: 50~200mcg/kg, 마취에는 더 고용량 사용
빈도와 시기	경구로 4~6시간	경구로 4~6시간	경구로 4시간	정맥 주사로 4시간, 적정하면 더 천천히	정맥 주사로 4~6시간
효과 시작/ 지속 시간	30~60분/6시간	30~60분/6시간	최대 60분/6시간	6~30분(경로에 따라 다름)/4시간	2~10분/6시간
흔한 부작용	메스꺼움과 구토, 변비, 심장 부정맥 (장기 사용 시)	메스꺼움과 구토, 변비, 마비성 장폐색증, 복통	발작, 세로토닌 증후군	메스꺼움과 구토, 변비, 섬망, 의존	호흡 억제
흡수(A)	위장관에서 흡수되고, 생체 이용률은 약 60%	초회 통과 대사 때문에 위장관에서 생체 이용률은 약 20%로 낮음	위장관에서 빠르게 흡수되고, 생체 이용률은 75%	장관 상부에서 거의 완전히 흡수되고, 생체 이용률은 약 95%	분포 단계가 짧고, 관류가 잘되는 영역 (폐, 뇌, 간)에서 고농도의 펜타닐이 발견됨
분포(D)	조직과 혈장에 광범위하게 분포됨 –분포 용적은 3~6L/kg	조직과 혈장에 고르게 분포됨 –분포 용적은 3~6L/kg	조직에 대한 높은 친화도 때문에 고르게 분포됨 –분포 용적은 2.6~2.9L/kg	혈장으로 수송율이 낮고, 알칼리성이 높은 영역(예 장관 상부)에서 가장 효과적으로 분포됨 –분포 용적은 5.3L/kg	80%가 혈장에서 분포됨–정맥 내 분포 용적은 4L/kg
대사(M)	경구 용량의 70~80%가 간에서 대사됨	간의 전 전신 대사로 활성 대사체인 디하이드로모르핀 생성	광범위한 초회 통과 대사를 통해 23개의 대사체가 생성됨	간에서 중요한 초회 통과 대사	간에서 대사되어서 많은 활성 대사체 생성
제거(E)	신장에서 제거되고 소변으로 배설–6시간 후 90% 배설됨	신장에서 제거되고 소변으로 배설됨	간에서 제거되고, 대사체는 소변(90%)과 대변(10%)을 통해 배설됨	모르핀과 대사체는 신장에서 제거되고, 소변으로 배설됨	대사체가 신장에서 제거되고 소변으로 배설됨

체적, 심리적 의존성의 신호가 2~10일 정도의 짧은 시간 안에 나타날 수 있다고 언급했다.(NICE, 2019) 또한 반복된 사용으로 오피오이드의 효능에 대한 내성이 증가할 수 있으며, 이것은 처방된 약물로 통증을 관리할 수 없는 의존성으로 발전할 수 있다는 것을 인지해야 한다.(BNF: British National Formulary, 2019)

오피오이드를 이용한 통증 관리는 간 기능에 문제가 있는 환자에게서 오피오이드에 의해 유발되는 부작용 때문에 복잡하다. 부작용으로 진정, 변비, 갑작스러운 간성뇌증(간 기능 장애가 있는 환자에게서 신경 정신 이상의 범위로 정의되는)의 발병을 초래할 수 있다. 간 기능에 문제가 있는 환자는 오피오이드류의 사용을 피하거나 용량을 줄이는 것이 좋다.(BNF, 2019) 신장 장애가 있다면 오피오이드 진통제의 효과는 오래 지속되고 증가하며, 대뇌 활성이 증가할 수도 있다. 이러한 상황에서는 오피오이드의 사용을 금지하거나 용량을 감소해야 한다.(BNF, 2019)

가장 심각한 부작용 중 하나는 호흡 억제(respiratory depression)이며, 적절하게 치료하지 않는다면 심각한 뇌손상, 심장마비, 사망을 초래할 수 있다.(Lee et al., 2015) 호흡 억제를 치료하기 위해서는 오피오이드 길항제인 '날록손(Naloxone)'을 투여해야 한다.(다음의 임상 고려 사항 참조) 날록손은 정맥 주입할 때 투약 2분 이내에 효과가 나타난다. 날록손의 작용 기전은 완전히 밝혀지지는 않았지만, 경쟁적 오피오이드 수용체 길항제일 것으로 추정되는데, 따라서 중추신경계에 위치하는 수용체, 특히 뮤 수용체에 더 높은 친화도를 가지고 있다.(Wang et al., 2016) 날록손은 간에서 주로 대사되며 대사 산물은 소변으로 배출된다.(Lynn and Galinkin, 2017)

메스꺼움, 구토, 변비, 가려움, 졸음과 같은 다른 부작용은 일반적으로 오피오이드류 의약품의 종류와 약리 작용 강도에 비례한다.(Young and Pitcher, 2016) 이제 여러 유형의 오피오이드에 대해 더 자세히 살펴보자.

임상 고려 사항

⊙ 오피오이드와 심각한 머리 손상

심각한 머리 손상이 발생했을 때 두개 내압에 영향을 줄 수 있다. 정밀한 신경 손상 관찰을 위해 의료인은 환자의 동공이 빛에 반응하는지 확인해야 한다. 오피오이드가 환자의 동공 반사(핀포인트 동공에 대해서 아래에 설명함)에 영향을 미칠 수 있고 이로 인해 의료인이 환자의 신경학적 상태를 판독할 수 없으므로, 이러한 환자에서는 오피오이드류를 사용해서는 안 된다.(Kosten et al., 2018)

※ 핀포인트 동공은 오피오이드류가 안구 운동 신경을 자극하여 동공 직경을 축소시켜서 발생한다. 다른 무의식적 원인으로 동공이 확장되는 경향이 있지만, 핀포인트 동공은 여전히 오피오이드류 남용을 테스트할 때 핵심적인 진단 도구로 활용되고 있다.

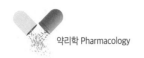

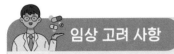

> **임상 고려 사항**
>
> 날록손(Naloxone)은 평균 반감기가 약 30~80분으로, 일부 다른 오피오이드 약물의 평균 반감기보다 매우 짧아 반복 투여가 필요할 수 있다.

(3) 오피오이드 작용제의 종류

❶ 코데인 인산염

코데인 인산염(Codeine phosphate)은 모르핀이나 펜타닐(fentanyl)보다 덜 강력한 진통제로서 약한 오피오이드라고 불린다. 이것은 진통제, 지사제, 진해제로 작용하는 자연 발생 마약성 약물이다.(BNF, 2019) 코데인을 경구로 섭취한다면 매 4시간마다 30~60mg을 복용해야 하며, 최대 복용량은 하루 240mg이다. 코데인은 동일한 용량을 근육 주사로도 주입할 수 있다.

🔖 약력학과 약동학

코데인은 중추신경계와 위장관계에 많이 있는 오피오이드 수용체에 결합하여 신경 전달 물질 방출을 감소시킨다.(Dubin and Patapoutian, 2010) 코데인은 경구로 투여했을 때 잘 흡수되어 모르핀보다 이점이 있다. 그러나 진통 효과는 특정 범위를 넘어서 증가하지 않으므로 더 많은 양을 투여한다고 해서 진통 효과가 증가하지는 않는다.(Barber et al., 2012)

🔖 주요 금기 사항, 주의 사항, 부작용

코데인의 용량은 신장과 간 기능 이상이 있는 노인은 감량해야 한다.(BNF, 2019) 이는 장시간 투여했을 때 심부정맥을 유발할 위험이 증가하기 때문이다. 노인과 같이 이러한 질환 발생 위험성이 더 높은 사람들은 규칙적인 심전도(ECG) 확인이 권고된다.(Li and Ramos, 2017)

❷ 디하이드로코데인

디하이드로코데인(Dihydrocodeine)은 진해 작용을 갖는 반합성의 오피오이드 작용제이다. 이 약물은 심각한 통증이나 호흡 곤란을 완화하기 위해 사용된다. 권고되는 경구 복용량은 매 4~6시간마다 30mg이며, 근육 주사를 통해 주입할 때는 4~6시간마다 50mg이 권고된다.(BNF, 2019)

다른 많은 오피오이드와 마찬가지로 디하이드로코데인은 다른 약물과 함께 사용될 수 있다. (예) Co-dydramol은 디하이드로코데인과 파라세타몰을 함유한다.)(Wiffen et al., 2016)

🔖 약력학과 약동학

일단 투여되면 디하이드로코데인은 뮤-오피오이드(mu-opioid) 수용체에 대해 높은 친화도를 가진 활성 대사 산물인 디하이드로모르핀(Dihydromorphine)으로 대사된다. 경구로 투여할 때 디하이드로코데인은 낮은 위장관 흡수 때문에 생체 이용률이 상대적으로 낮다.(약 20%) 이는 이 오피오이드의 생체 이용률이 줄어드는 데 전 전신 대사가 중요한 역할을 한다는 점을 강조한다.(BNF, 2019)

🔖 주요 금기 사항, 주의 사항, 부작용

코데인 기반 약물들은 급성 췌장염 발생과 관련되어 왔기 때문에 췌장염 병력이 있는 환자에게 디하이드로코데인을 적용할 때 주의해야 한다.(Hastier et al., 2000) 이 약물이 디하이드로모르핀으로 분해되었을 때 나이가 많고 심각한 우심실부전(폐심장증)을 가지고 있는 사람은 부정맥, 저혈압과 같은 오피오이드류의 심혈관계 부작용 위험이 더 커질 수 있다.(BNF, 2019)

❸ 트라마돌

트라마돌(Tramadol)은 중등도에서 중증의 통증을 치료하는 데 사용되는 합성 오피오이드 진통제이며, 모르핀만큼 강력하지는 않지만 모르핀과 유사한 중추 진통의 특성을 가지고 있다. 최초 경구 복용량은 100mg이고 이후 4~6시간마다 50~100mg이다. 하루 최대 용량은 400mg이다. 정맥 주입 시 최초 주입량은 100mg이 권장되며, 이후 10~20분마다 50mg이 권장된다. 처음 한 시간 동안 최대 총 용량은 최초 주입량을 포함하여 250mg이다. 그 후 4~6시간마다 50~100mg이 권고된다.(BNF, 2019)

🔖 약력학과 약동학

트라마돌은 중추성 오피오이드류 작용제와 중추신경계에서 노르에피네프린과 세로토닌 재흡수 억제제로 작용하는 독특한 이중 작용 방식을 가지고 있다. 따라서 트라마돌은 광범위한 통증과 염증에 효과를 나타내는데, 분만, 골관절염, 섬유근육통, 암과 관련된 통증뿐만 아니라 신경성 통증, 수술 후 통증, 요통과 같은 다양한 통증 유형에도 효과적이다.(Beyaz et al., 2016) 트라마돌은 주로 간에서 대사되며 대사물은 신장에 의해 소변으로 배설된다.

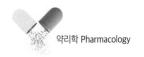
🖊 주요 금기 사항, 주의 사항, 부작용

트라마돌은 고용량의 약물이 사용되었을 때 발작을 유발할 수 있어 조절이 잘 되지 않거나, 특히 조절할 수 없는 간질 환자에게는 금기이다.(Beyaz et al., 2016) 트라마돌의 2차적 부작용은 세로토닌 증후군으로, 특히 우울증 치료제(SSRI)를 복용할 때 더 흔히 나타난다. 이러한 트라마돌의 작용 방식이 드러남에 따라 트라마돌과 세로토닌 증후군 사이의 연관성도 발견되었다. 트라마돌은 중추신경계에 있는 뮤-오피오이드 수용체에 결합하여 세로토닌 재흡수 경로를 억제해 중추신경계에서 세로토닌의 증가를 유발한다.(Beakley et al., 2015) 이것은 체온 상승, 불안, 반사 신경 증가, 떨림, 발한, 확장된 동공과 같은 증상으로 나타날 가능성이 있다.

❹ 모르핀

모르핀(Morphine)은 심한 통증에서 진통 작용을 하며, 행복감과 정신 박리 효과를 가지는 강력한 오피오이드이다. 다른 종류의 오피오이드들은 2~4시간 또는 그보다 짧은 작용 지속 시간을 갖는 데 비해 모르핀은 강력하게 작용하여 대략 4~6시간의 진통 효과를 가진다.(BNF, 2019) 모르핀은 다른 오피오이드들의 작용과 비교하는 기준이 되기 때문에 종종 '원형 오피오이드'로 묘사된다.(Barber and Robertson, 2012) 처음에는 느린 정맥 내 주입을 통해(정맥으로 진통 약물의 주입을 위해 말초 삽입관을 삽입하는 방법에 대해서는 임상 고려 사항 참고) 4시간마다 5mg을 투여한다. 용량은 개인의 반응에 따라 조정할 수 있고 약물 적정(titration)을 통해 더 자주 조정할 수 있다.(BNF, 2019) 경구용 모르핀은 4시간마다 10mg이 권고되는 용량이며, 이것은 개인의 반응에 따라 조정해야 한다.

🖊 약력학과 약동학

모르핀은 대부분 중추신경계에서 발견되는 뮤와 델타 오피오이드 수용체에 결합하여 통증 신호가 뇌에 도달하는 데 필요한 전압 의존성 채널을 억제한다.

🖊 주요 금기 사항, 주의 사항, 부작용

메스꺼움과 구토가 흔한 부작용이다. 따라서 경구용 모르핀은 식사 후 또는 음식과 함께 투약하는데, 항구토 약물이 처방되어야 할 수도 있다. 모르핀은 위장관계의 운동 속도를 느리게 하기 때문에 종종 변비를 유발한다. 이것의 원인은 위장관에도 오피오이드 수용체가 있고 모르핀 작용제가 유문부를 자극하여 위장관의 배출을 감소시키기 때문이다.(Nelson and Camilleri, 2016) 어떠한 경구 투여 약물이라도 모르핀과 함께 복용한다면 흡수 시간이 더 증가할 수 있다는 것을 예상할 수 있다. 오피오이드 유도 변비의 증상을 완화시키기 위해서는 섬유질이 많은 음식을 먹고 수분을 공급하며 가벼운 운동을 하는 것이 권장된다.

❺ 펜타닐

펜타닐(Fentanyl)은 모르핀보다 대략 100배 더 강력한 강한 합성 오피오이드 진통제이다. 따라서 펜타닐은 오직 심각한 만성 통증에만 사용되며, 주로 전신 마취의 일부로서 수술 시와 중환자 관리에 활용된다. 펜타닐은 만성 통증에 경피 패치 형태로 적용할 수 있다. 두 가지 가장 흔한 패치는 1시간에 12~25mcg을 분비하고, 매 72시간마다 새로운 부위로 바꾸어 적용해야 한다. 만약 펜타닐이 정맥 내로 주입된다면 3~4.8mcg/kg/h가 권고되고 호흡 보조기를 사용하는 환자에서는 증량이 필요하다.(10분간 10mcg/kg, 그다음에는 6mcg/kg/h, 개인의 반응에 따라 조정)(BNF, 2019)

🔖 약력학과 약동학

뮤 오피오이드 수용체의 작용제로서 펜타닐은 뮤 수용체에 모르핀보다 50~100배 더 강하게 결합한다. 또한 델타와 카파 수용체에도 결합하는데 뮤 수용체와의 결합만큼 강하지는 않다.(Brzakala & Leppert, 2019) 일단 펜타닐이 오피오이드 수용체에 결합한다면 칼슘 이온(하전 입자)이 세포로 유입되어 과분극을 유발하고 신경 활동을 억제한다.

🔖 주요 금기 사항, 주의 사항, 부작용

펜타닐의 효능에서 호흡 기능 저하가 현실적으로 우려되는 부분이다. 따라서 모든 오피오이드 류, 특히 펜타닐은 오피오이드 길항제가 존재할 경우에만 사용해야 하며 개인의 호흡 속도를 면밀히 모니터링 해야 한다.(Hill et al., 2019)

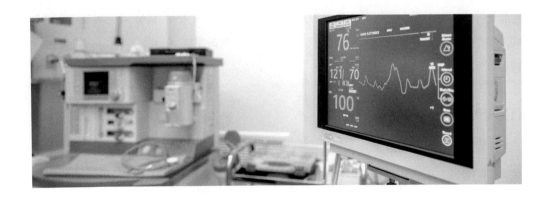

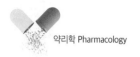
4 보조제 및 보조 진통제-가바펜티노이드

프레가발린(Pregabalin) 및 가바펜틴(Gabapentin) 같은 가바펜티노이드(Gabapentinoids)는 신경성 통증과 부분 발작의 치료에 처방된다. 신경성 통증에 적용되는 경구 용량은 첫날에 300mg 1회, 둘째 날은 300mg 2회, 셋째 날은 300mg 3회로 점차 증량하여 적용한다.

(1) 약력학과 약동학

가바펜틴(Gabapentin)은 신경 전달 물질 GABA를 모방해서 개발되었다. 하지만 중추신경계에 있는 GABA 수용체에 결합하지 않고, 대신에 근육, 신경 세포, 신경 교세포(glial cell)와 같은 '흥분성 세포'의 시냅스 말단에서 찾을 수 있는 전압 의존성 칼슘 채널의 보조 소단위에 결합하는 것으로 밝혀졌다.(Kukkar et al., 2013) 가바펜틴은 작동하는 칼슘 채널의 수를 감소시키고 억제하여 통증 반응이 뇌로 지속 전달되는 것을 억제한다.(Fornasari, 2017)

(2) 주요 금기 사항, 주의 사항, 부작용

정신 질환의 병력이 있는 사람은 가바펜틴의 부작용으로 인해 정신 질환 상태를 악화시킬 수 있으므로 적용 시 주의해야 한다.(BNF, 2019)

5 흡입 진통제

흔히 엔토녹스(Entonox)로 불리는 아산화질소(nitrous oxide, N_2O)는 잘 알려진 마취 및 진통 가스 혼합물이다. 아산화질소 50%와 산소 50%의 조합은 산부인과적 분야, 외상 치료 과정에서 마취 유지에 빈번하게 사용된다. 흡인할 때 진정과 같은 마취 효과뿐만 아니라 통증 완화 작용도 나타난다.

(1) 약력학과 약동학

아산화질소의 마취 특성에 대한 정확한 작용 메커니즘은 알려지지 않았다. 가장 일반적인 설명은 아산화질소(N_2O)가 구심성 A-델타와 C섬유를 통해 통증 반응을 전달하는 신경을 차단하면서 상행 통증 경로에 있는 통각 수용체를 억제한다는 것이다. 아산화질소의 진통 메커니즘은 아산화질소가 중추신경계와 뇌에 있는 오피오이드 수용체에 결합하는 오피오이드 펩타이드를 방출하게 하고, 이것이 하행 통증 경로의 통증 신호를 차단하면서 뇌줄기에서 내인성 오피오이드의 방출을 유발한다.(Huang & Johnson, 2016) 아산화질소는 폐에서 확산을 통해 흡수되고, 약 5분간 지속된 후 호흡을 통해 배출되어 제거된다.(BNF, 2019)

(2) 주요 금기 사항, 주의 사항, 부작용

아산화질소는 기흉, 수중 잠수, 두부 외상 후의 두개 내 공기, 또는 최근 안구 내 가스 주입 등 체내에 갇힌 공기(entrapped air)를 경험하고 있는 환자에게 해로운 영향을 미칠 수 있다.(BNF, 2019) 주입된 아산화질소가 이러한 부위로 확산되어 해롭거나 심지어 치명적일 수 있는 압력을 증가시킬 가능성이 있기 때문이다.(기흉의 경우 압력이 증가하면 호흡 곤란이 생긴다)

⑥ 국소적, 부분적 마취제

국소 마취제(LA, local anesthetics)는 전신 마취제와 함께 사용할 뿐만 아니라 특정 부분의 마취를 위해 단독으로도 사용된다. 이것은 급성과 만성 통증 관리를 위해 사용될 수 있고, 복잡한 통증 관리가 필요한 환자를 고려할 때 매우 중요하다.

(1) 약력학과 약동학

모든 국소 마취제는 다른 물리 화학적 성질을 가지지만, 모두 동일한 방식으로 작용한다. 이들 약물은 신경 세포 사이의 전자의 이동을 막고 통증 신호를 방해하면서 신경 세포의 축삭돌기에 있는 전압 의존성 나트륨 채널을 차단한다.

(2) 독 성

피하 조직 안으로 국소 마취제를 주입할 때 국소 마취제를 혈액으로 주입하는 것은 이 약물의 독성으로 인한 합병증을 유발할 수 있기 때문에 주입 위치를 확인하는 것은 중요하다.(다음의 임상 고려 사항을 참고) 국소 마취제의 가벼운 독성 증상으로는 안절부절증(restlessness), 이명, 불분명한 발

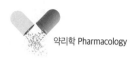

음, 입에서의 금속 맛이 있다.(Christie et al., 2015) 가장 심각한 상황은 국소 마취제의 독성이 전신 순환계로 들어가서 칼슘, 칼륨, 나트륨 채널의 억제를 통해 심장의 수축을 중단시키면서 심장마비를 유발하는 것이다. 초기 증상은 빈맥과 고혈압이 있고, 이어서 심근 억제에 의한 혈관 확장, 저혈압과 동서맥(sinus bradycardia), 전도 장애, 심실 빈맥과 무수축과 같은 다수의 심장 부정맥이 뒤따른다. 전신성 국소 마취제 독성은 지연되어 나타나는 경향이 있어 국소 마취제 투약 후에 나타나는 비정상적 심혈관계 증상은 국소 마취제의 전신성 독성으로 인식해야 한다.(Christie et al., 2015)

 임상 고려 사항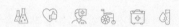

국소 마취제의 독성을 치료하기 위해 의료인은 기도, 호흡, 순환을 차례대로 사정해야 한다. 강한 심박출량을 가진다면 100% 산소를 투여하고 기도를 확보한 후 20%의 지질 유제를 정맥 내로 주입하여 순환계의 독소를 흡수하여 심근에 결합할 수 있는 독소의 양을 줄여야 한다.(Ciechanowicz and Patil, 2012)

 실무 기술 – 정맥 내 진통제 주입을 위한 말초 삽입관 삽입 방법

정맥 삽입관 삽입은 혈관 안으로 집어넣을 수 있는 바늘로 잘 구부러지는 빈 관을 말초 정맥 안으로 삽입하는 기술이며, 전 세계적으로 가장 흔히 수행되는 침습적 절차이다.(Boyd, 2013) 삽입관을 삽입하기 위해서는 추가적인 장비가 필요하며(그림 5-8 참조), 삽입 절차를 수행하기 이전에 모든 장비를 확인해야 한다.

❶ 환자들이 동의서를 작성할 수 있도록 소통하고 관련된 정보를 제공한다. 또한 관 삽입술의 이전 경험에 대해 이야기하고 환자가 드레싱에 대한 알레르기가 있는지를 확인하며, 잠재적 합병증에 대해 사정한다. 장비를 수집하기 전에 환자와 환경이 준비될 수 있도록 물리적 시간을 준다.

❷ 손의 오염을 제거하고, 환자의 팔을 편안하고 적절한 위치에 놓고 선택한 부위에서 7~10cm 위에 지혈대(토니켓)를 묶는다. 정맥 충만과 정맥 확장을 조장하기 위해 환자에게 주먹을 쥐었다 폈다 하도록 요청한다. 환자에게 팔을 아래로 늘어뜨리도록 하여 중력을 이용하고, 온찜질을 하거나 아래 방향으로 가볍게 정맥을 쓰다듬어 준다.(Phillips and Gorski, 2014)

❸ 적절한 위치를 확인하기 위해 두 손가락으로 정맥을 촉진하고 지혈대를 푼다.

❹ 손을 소독하고, 트레이를 닦는다. 장비를 준비하여 손상과 오염에 대해 확인한다. 무균 비접촉 기술(ANTT)을 사용하여 장비를 깨끗한 트레이에 둔다.(핵심적인 부분을 만지지 않는다—삽입관의 끝부분과 주사기의 끝부분)

❺ 지혈대를 다시 묶는다. 이때 동맥 혈류를 막을 수 있기 때문에 지나치게 조이지 않는다.

❻ 선택한 부위를 알코올(2% chlorhexidine과 70% isopropyl alcohol)로 닦는다. 제조사의 적용 지시를 준수하고 30초간 건조시킨다. 피부 준비 후에 피부를 만지거나 정맥을 재촉진하지 않는다.(Dougherty and Lister, 2015)

❼ 알코올이 마르기를 기다리는 동안 손을 소독하고 글러브를 착용한다.

❽ 바늘 보호대를 제거하고 바늘 끝부분의 훼손을 사정함으로써 삽입관 장치를 준비한다.

❾ 주로 사용하지 않는 손으로 피부를 당겨 선택한 위치 아래의 정맥을 안정화시킨다. 환자에게 따끔한 느낌이 있을 것이라고 알려준다.

❿ 20~30°(제조사의 지시 사항에 따라) 각도로 삽입관을 삽입하여 사면을 위로 향하도록 하고 삽입관 안으로 피의 첫 번째 비침을 관찰한다.

⓫ 삽입관을 피부 쪽으로 가까이 떨어뜨림으로써 삽입 각도를 낮추고 기기를 약간 더 안으로 넣는다.

⓬ 삽입관을 2mm 더 안으로 계속해서 넣고 속침을 2~3mm 뒤로 당겨 삽입관 내강으로 두 번째 비침을 확인한다.

⓭ 삽입관을 바늘 위로 밀어 넣어 정맥 안으로 더 들어가게 한다. 피부를 계속 끌어당기면 더 쉽게 할 수 있다.

⓮ 지혈대를 풀고, 삽입관 끝 너머에 압력을 가한 다음 속침 끝의 뚜껑을 느슨하게 한다. 그런 다음 바늘을 빼서 즉시 날카로운 폐기물 용기에 버린다. 보건 안전 관리국의 방침에 따라 삽입관은 뾰족한 것으로부터의 손상을 막기 위한 안전 장치(능동 또는 수동)가 있다. 압력이 풀리기 전에 바늘에 캡을 다시 씌우고 반투과성의 필름 드레싱으로 삽입관을 고정시킨다.

⓯ 0.9% 생리식염수를 주입하고 환자가 편안한지 확인한다.

⓰ 쓰레기를 처리하고, 보호장구를 제거하고, 적절한 방법으로 손의 오염을 제거한다.

⓱ 지침과 프로토콜에 따라서 진료 내용을 기록한다. 시술자 서명, 날짜, 이름, 시간, 삽입관 크기, 삽입 부위, 삽입 시도 횟수, 삽입 후 합병증 등을 간략히 기록한다.(Ford, 2019)

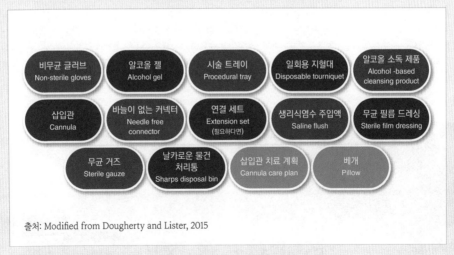

출처: Modified from Dougherty and Lister, 2015

✎ 그림 5-8_ 필요한 추가 장비

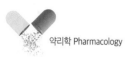

간호 에피소드

📍 부분 마취

72세의 여성이 쇼핑 중에 넘어져 하지 골절로 응급 구조대원에 의해 응급실에 입원했다. 통증 사정은 넘어진 현장에서 수행되었고 환자 동의하에 아산화질소가 투여되었다. 지역 병원에 도착하자마자 치료는 응급 부서 전문 간호사에게 인계되었고, 그곳에서 정형외과 전문의에 의해 진단적 테스트와 사정이 수행되었다. 경골 골절이 확인되어 골절을 안정화시키기 위해 수술의 필요성에 대해 논의했다.

수술 전 준비를 위해 마취과 직원이 환자 병실을 방문해 수술 전후 진통제의 필요성에 대해 의논했다. 왼쪽 하지 부분 마취와 함께 약리학적 전략을 활용하기로 공동으로 결정했다. 하지 말단 신경의 국소적 차단이 효과적이고 전신적 독성 및 신경 손상의 위험이 적기 때문이다. 진통제는 전신 마취 전에 투여하며 하지와 발의 완벽한 진통을 위해 하지 신경 주변에 국소 마취제를 주입했다. 이러한 과정 동안 수술실 의사는 환자의 긴장 정도와 절차상 통증 수준을 제한하기 위해 전환 요법, 치료적 접촉과 의사소통 기술을 사용했다.

의료진들은 환자의 통증 신호와 국소 차단 기능을 면밀히 관찰하고 사정한 후 마취 상태에서 마취회복실로 이동했다. 통증 차단 효과가 감소하기 시작함에 따라 환자에게 나타나는 통각수용기성 통증의 시작을 미연에 방지하기 위해 진통제의 사용이 권장되었다. 비오피오이드, NSAIDs, 오피오이드 중 어떤 것을 사용할지에 대한 선택은 통증에 대한 사정과 환자의 선호도에 의해 결정한다.

📍 만성 통증

자궁내막증과 만성 통증으로 고통받는 30세 여성이 원인 불명의 내장 통증을 수년간 겪어오다 최근에야 자궁내막증으로 진단받았다. 처음에는 일반의를 통해 통증 관리를 시작하면서 염증성 반응과 통증을 관리하기 위해 파라세타몰과 이부프로펜의 혼합 치료를 받았다.

10주 후에 환자는 통증 관리 계획이 효과적이지 않음을 느끼고 다시 병원에 왔다. 그후에 추가적으로 오피오이드 진통제인 트라마돌을 처방받았고, 이것을 파라세타몰, 이부프로펜과 함께 복용하게 되었다. 의사는 점차적으로 용량을 증가시키도록 처방했기 때문에 환자는 통증을 관리하기 위해 매일 최대 400mg까지 필요한 양을 투여했다. 가능한 부작용(메스꺼움과 구토, 구강 건조, 졸음, 중독과 내성)이 설명되고 온요법, 마사지, 따뜻한 목욕과 같은 비약리학적 전략이 논의되었다. 또한 통증이 계속된다면 산부인과 전문의에게 의뢰(수술 옵션)하거나 전문 통증 관리팀이 개입하는 것에 대해서도 논의했다.

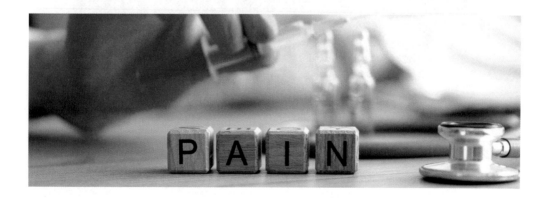

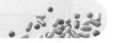

⑤ 결 론

통증 관리 전략은 다양한 접근법을 통합하여 사용할 때 가장 성공적이고, 다양한 접근법은 환자와의 협력을 통해 선택된다.(위의 간호 에피소드를 참조) 또한 다양한 약물의 약리학적 이점을 이용할 뿐만 아니라 가능한 부작용을 감소시키고 통증 관리에 대한 전체적이고 협동적인 접근법을 채택해야 한다. 안전하고 효과적으로 통증을 관리하기 위해 의료 전문가는 약리학적 관리 옵션에 대한 최신의 다양한 지식을 갖추고 있어야 하며, 추가 조언이 필요한 경우에는 처방자나 약사와 상담해야 한다.(RPS, 2019)

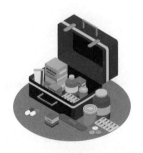

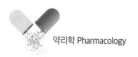

연습문제

01. 어떤 종류의 통증이 장기에서 발생하는가?

① 관련통 ② 체성

③ 내장성 ④ 침해수용성

02. 척도 사용과 관련된 통증 사정 전략은 무엇인가?

① 일차원적 도구 ② 다차원적 도구

③ 기억술 ④ 눈치채는 기술

03. 아스피린은 어떤 약물학적 진통제로 분류되는가?

① 오피오이드 ② 비오피오이드

③ 비스테로이드성 항염증제 ④ 동시 진통제

04. NSAIDs는 어떤 병력이 있는 환자에게 사용이 금지되는가?

① 치질 ② 위궤양

③ 갑상선 기능 항진증 ④ 저혈압

05. 통각수용기의 자극과 관련된 화학 물질로, NSAIDs에 의해 억제되는 것은 무엇인가?

① 프로스타글란딘(Prostaglandin) ② 물질 P(Substance-P)

③ 히스타민(Histamine) ④ 브라디키닌(Bradykinin)

06. A-델타 섬유란 무엇인가?

① 연합 뉴런 ② 원심성 통증 섬유

③ 구심성 통증 섬유 ④ 시냅스

07. 오피오이드 유도 호흡 억제 효과를 길항하는 약물은?

① 나프록센(Naproxen)

② 날록손(Naloxone)

③ 네포팜(Nefopam)

④ 네파조돈(Nefazodone)

08. 경구용 파라세타몰의 권고되는 일일 최고 용량은 얼마인가?

① 4g

② 3g

③ 5g

④ 2g

09. 셀레콕시브(Celecoxib)는 어떤 유형의 NSAIDs인가?

① 파라세타몰(Paracetamol)

② 살리신산 유도체(Salicylic acid derivatives)

③ 프로피온산 유도체(Propionic acid derivatives)

④ 선택적 COX-2 억제제

10. 펜타닐 경피 패치는 얼마나 자주 교체되어야 하는가?

① 36시간

② 24시간

③ 72시간

④ 48시간

11. 어떤 약물이 핀포인트 동공을 유발하는가?

① 파라세타몰(Paracetamol)

② 나프록센(Naproxen)

③ 가바펜틴(Gabapentin)

④ 모르핀(Morphine)

12. 파라세타몰의 투여에 사용되지 않는 경로는 무엇인가?

① 경구

② 직장

③ 정맥 내 주입

④ 근육 내 주입

13. 오피오이드 수용체는 몇 종류가 있는가?

① 3

② 4

③ 5

④ 6

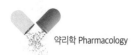

14. 파라세타몰 남용의 해독제는 무엇인가?

① N–아세틸시스테인(N–acetylcysteine)

② N–아세틸–파라–아미노페놀(N–acetyl–para–aminophenol)

③ 날록손(Naloxone)

④ 나르칸(Narcan

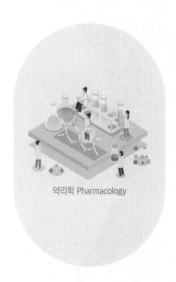

약리학 Pharmacology

Chapter

06

항균제

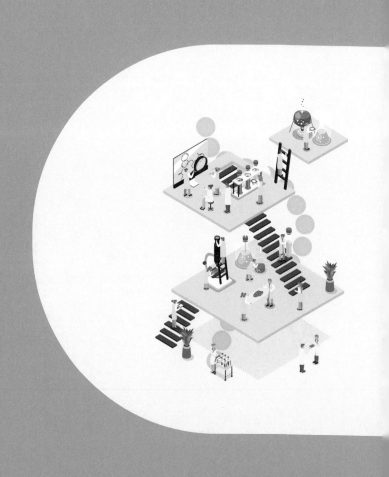

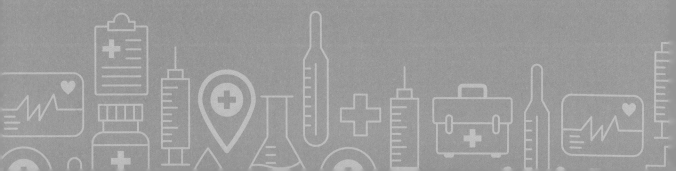

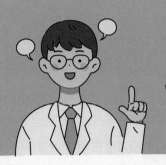

이 장에서는
항균제 사용 시 약물 간의
차이점을 이해하고 공감하도록
한다.

학습 목표

1. 병원체가 감염을 유발하는 기전과 약물과 관련된 용어에 대해 이해할 수 있다.

2. 다양한 항균제를 분류하고 작용 기전과 부작용을 설명할 수 있다.

3. 각 항균제 분류에 따른 간호 고려 사항을 설명할 수 있다.

4. 항균제 요법과 항미생물제 관리에서 간호사의 건강 증진 역할을 이해할 수 있다.

지식 테스트

1. 정균 치료와 살균 치료의 차이점에 대해 말해보자.

2. 항미생물제 관리와 관련하여 의료인의 전문가적 책임에 대해 설명해보자.

3. 아미노글리이코사이드의 약동학적 특징을 설명해보자.

4. 겐타마이신을 투여할 때 고려해야 할 사항을 말해보자.

5. '기형 유발'이라는 용어는 무슨 의미인지 설명해보자.

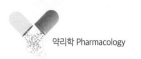
1 서 론

이 장에서는 항균제에 대해 알아보고자 한다. 항생제는 폐렴, 결핵과 같이 생명을 위협하는 상황에서 사망률을 감소시켜왔기 때문에 지난 2세기 동안 기적의 약물이었다.[세계보건기구(WHO), 2018a] 그러나 현재는 항균제, 항바이러스제, 항진균제를 포함한 항미생물제 치료에 대한 개발과 연구 부족으로 그러한 추세가 위험에 처해 있는 실정이다. 감염병은 전체 사망의 7%에 달하고 개인 병가의 상당 부분을 차지하고 있어 보건 및 경제 시스템에 상당한 부담을 초래하고 있다.[국회 과학기술국(POST), 2017]

세균, 바이러스, 진균, 원생동물을 포함한 미생물은 세상 어디에나 존재하지만(Barber and Robertson, 2020), 현미경으로만 볼 수 있다. 미생물은 인체 내외부에 살고 있으며, 인체에 유익한 점이 더 많다. 예를 들어, 정상 세균총(균무리)은 병원체에 의한 감염의 집락화 및 확산을 방지한다.(Ashelford, Raynsford and Taylor, 2016) 병원체는 질병을 유발하는 미생물로(Ashelford, Raynsford and Taylor, 2016), 미생물의 종류, 심각성 또는 유해성 정도에 따라 질병을 유발하는 정도는 다르다.(Burchum and Rosenthal, 2019) 대장균과 같은 병원성 세균은 소화관에서는 무해하지만, 인체의 다른 부분으로 퍼진다면 요로감염과 같은 감염을 유발할 수 있다.(Ashelford, Raynsford and Taylor, 2016) 취약한 상태에서는 일반적으로 무해한 미생물도 감염을 유발할 수 있다.(Ashelford, Raynsford and Taylor, 2016) 호기성 병원체는 생존을 위해 산소를 필요로 하지만 혐기성 병원체는 그렇지 않다.(Barber and Robertson, 2020)

2 용 어

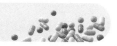

항미생물제, 항균제, 항생제라는 용어는 호환되어 사용 가능하다.(Karch, 2017; Burchum and Rosenthal, 2019) 항미생물제(antimicrobial)는 약의 기원(제조)에 따라 차이가 나며, 세균, 바이러스, 진균, 원생동물, 리케차를 포함한 미생물의 성장을 억제하거나 사멸시키는 천연 또는 합성으로 생산된

물질이다.(Burchum and Rosenthal, 2019) 항균제는 천연적으로 또는 화학적으로 생성되었는지에 상관 없이 세균을 사멸시키거나 성장을 억제하는 물질로써 치료 목적이 동일하다.(Ashelford, Raynsford and Taylor, 2016; Burchum and Rosental, 2019)

항생제(antibiotic)는 미생물에 의해 생성된 천연 화학 물질로 다른 미생물(세균)의 성장을 억제 하거나 사멸시킨다. 따라서 여기서는 항미생물제, 항균제, 항생제의 용어를 호환하여 사용한 다.(Burchum and Rosental, 2019) 선택적 독성은 여러 메커니즘을 통해(표 6-1 참조) 미생물의 특정 부분 을 표적으로 삼아 파괴하는 항미생물제의 능력을 의미한다.(Barber and Robertson, 2020) 그러나 때 때로 항균제는 병원체와 인간 세포가 기능적 측면에서 유사하여 그 작용을 구분하지 못해 인간 세포에 더 큰 손상을 입히기도 한다.(Barber and Robertson, 2020)

항균 요법의 목표는 인체의 면역 체계가 미생물을 효과적으로 처리할 수 있을 정도까지 감염 을 유발하는 박테리아를 감소시키는 것이다.(Xiu and Datta, 2019) 이들 약물은 특성에 따라 살균제 와 정균제, 그 조합으로 구분한다. 살균제는 직접 세균을 멸살시키며 페니실린(Penicillin)과 아미노 글리코사이드(Aminoglycoside)가 있다. 정균제는 세균의 성장을 억제하고 세균을 사멸시키는 데 있 어 인체의 면역 체계에 의존하며 테트라사이클린(Tetracycline)이 있다. 두 가지 특성을 모두 가지고 있는 약물에는 아미노글리코사이드가 있다.(Barber and Robertson, 2020; Ashelford, Raynsford and Taylor, 2016) 특정 약물에서 살균성과 정균성의 특성은 약물의 용량과 혈중 농도뿐만 아니라 개인의 건 강 상태와 외적 요인에 의해 영향을 받는다. 아미노글리코사이드와 같이 치료 지수가 좁은 약 물은 약물 농도가 치료 범위 내에 있는지 확인하기 위해 약물의 혈청 농도를 모니터링해야 하는 데, 이는 약물의 과소 투여나 독성을 예방하기 위함이다.(Burchum and Rosenthal, 2019)

이 장에서는 세균의 세포 구조와 항균 작용의 다양한 메커니즘에 대한 이해를 바탕으로 항균 제에 대해 다루고자 한다.

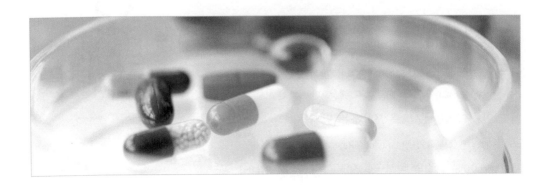

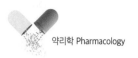
😊 **표 6-1_ 항미생물제의 분류 및 예시**

분 류	기 능	약물 계통	예 시
항균제	세포벽 합성 억제 (베타-락탐)	페니실린계(Penicillin)	벤질페니실린(Benzylpenicillin)
		세팔로스포린계(Cephalosporins-5세대)	세팔렉신(Cephalexin)
		카바페넴계(Carbapenems)	이미페넴(Imipenem)
	엽산 합성 억제	술폰아마이드계(Sulphonamides)	트리메토프림(Trimethoprim)
			코-트라이목사졸(Co-trimoxazole)
	세균 DNA 복제 억제	퀴놀론계(Quinolones)	시프로플록사신(Ciprofloxacin)
	단백질 합성 억제	테트라사이클린계(Tetracyclines)	테트라사이클린(Tetracycline)
		클로람페니콜(Chloramphenicol)	
		아미노글리코사이드계 (Aminoglycosides)	겐타마이신(Gentamycin)
		마크로라이드계(Macrolides)	에리트로마이신(Erythromycin)
		린코사마이드계(Lincosamides)	클린다마이신(Clindamycin)
항진균제(AF)	세포막 손상	폴리엔계(Polyene AF)	니스타틴(Nystatin)
		이미다졸계(Imidazole AF)	클로트리마졸(Clotrimazole)
		트리아졸계(Triazole AF)	플루코나졸(Fluconazole)
항바이러스제	DNA 복제 억제	항인간면역결핍바이러스(HIV)제	
항원충제	세균의 번식을 억제하거나 원충의 DNA 손상	항말라리아제	퀴닌(Quinines)
		기타	메트로니다졸(Metronidazole) *항균제로도 사용됨

출처: Adapted Burchaum and Rosenthal(2019), Karch(2017)

🔬 세균

세균(Bacteria) 육안으로 보이지 않지만, 유기체의 내외부에 존재하며 숙주와 독립적으로 생존할 수 있다.(Barber and Robertson, 2020)(그림 6-1) 세균(Bacteria)은 핵은 가지고 있지 않지만 DNA를 포함하는 단세포 미생물(원핵생물)이며(Ashelford, Raynsford and Taylor, 2016) 효소와 리보솜을 이용하여

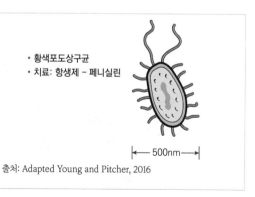

· 황색포도상구균
· 치료: 항생제 – 페니실린

|← 500nm →|

출처: Adapted Young and Pitcher, 2016

✏ 그림 6-1_ 세균

성장과 번식을 가능하게 하는 단백질을 합성한다. 세균은 유형마다 모양이 다른데, 간균(bacilli)은 막대 모양, 구균(cocci)은 구 모양, 스피로헤타(spirochetes)는 나선형 모양이다.(Barber and Robertson, 2020)

세균은 인간에게 무해하거나 병원성일 수도 있고, 유익할 수도 있다.(Barber and Robertson, 2020) 예를 들어, 장 내에 정착한 세균은 유익하다. 그러나 질병으로 인해 인체 저항성이 낮아지거나 자연 방어 시스템이 질병이나 외상에 의해 영향을 받게 되면 세균은 병원성을 가지게 된다. 이러한 병원체가 침입할 기회를 갖게 되는 것은 장내 정상 세균총의 파괴 때문이다.(Xiu and Datta, 2019)

중복 감염, 즉 '일차 감염 치료 과정 중에 발생하는 새로운 감염'(Burchum and Rosenthal, 2019, p.1019)이 발생할 수도 있다. 이는 종종 약물에 내성을 가진 미생물에서 나타나며, 광범위 항생제를 사용하면 선택적 항생제를 사용할 때보다 더 많은 정상 세균총을 파괴하기 때문에 중복 감염의 가능성이 높아진다.(Burchum and Rosenthal 2019) 중복 감염은 일반적으로 정상 세균총에 의해 균형을 유지하던 병원체가 증식하여 신체 조직을 침범함으로써 감염을 유발하는 것이다. 이러한 감염의 흔한 부위는 위장관과 외음부이다.[영국 의약 협회(BMA), 2018]

 ## 항균제의 작용 기전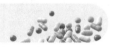

다음 섹션에서는 〈표 6-1〉에 나열된 네 가지 주요 작용 기전을 알아보며, 이것은 〈그림 6-2〉에 설명되어 있다.

☑ 세포벽 합성 억제

페니실린은 두 가지 방식으로 세균의 세포벽 합성을 억제한다. 첫째, 세포벽의 50%를 구성하고 세포벽에 내구성을 부여하는 펩티도글리칸(peptidoglycan)의 형성을 억제하는 것이다. 둘째, 세균의 성장과 분열에 관여하는 페니실린 결합 단백질에 결합하는 것이다. 세균은 인체 세포에는 없는 세포벽이라는 구조를 가지고 있는데, 세균의 세포질은 고삼투성 상태를 유지한다. 세포

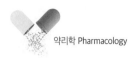

벽이 제대로 합성되지 않으면 세균은 결국 용해(lyse, 파열)되어 죽게 된다. 페니실린은 베타–락탐 (β–lactam) 환의 구조를 가지고 있으며, 특정 세균은 페니실린을 비활성화시키는 효소인 베타–락타마아제(페니실리나제)를 생산하여 내성을 일으킨다. 세팔로스포린(Cephalosporin) 역시 유사한 기전으로 작용한다.(Ashlford et al., 2016; Karch, 2017; Burchum and Rosenthal, 2019; Xiu and Datta, 2019; Barber and Robertson, 2020)

② 엽산 합성 억제

인체 세포와 달리 세균 세포는 성장과 생식을 위해 자체적으로 엽산을 생산해야 한다. 세포는 RNA, DNA 및 단백질 합성에 필수적인 퓨린(purines)과 피리미딘(pyrimidines)에 필요한 엽산을 생산하는 데 PABA(파라아미노벤조산)를 사용한다. 술폰아마이드(sulfonamide)는 PABA와 화학적 구조가 유사하지만 사용할 수 없는 물질을 생성하여 세포의 엽산 합성을 차단해 세균이 성장하지

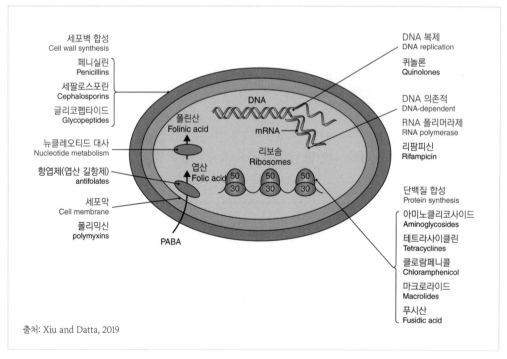

출처: Xiu and Datta, 2019

✐ 그림 6-2_ 다양한 유형의 항생제의 작용 부위/DNA, PABA, RNA

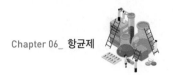

못하게 한다.(Ashlford, Raynsford and Taylor 2016; Karch 2017; Xiu and Datta 2019; Burchum and Rosenthal 2019; Barber and Robertson, 2020)

③ 세균 DNA 억제

세균의 DNA(데옥시리보핵산)는 고차 나선 구조를 가지고 있으며, DNA 합성 과정 시작 시에 고차 나선은 풀렸다가 합성이 완료되면 DNA 자이레이즈(gyrase) 효소에 의해 다시 고차 나선이 된다. 플루오로퀴놀론(fluoroquinolone)은 DNA 자이레이즈를 억제하여 고차 나선이 풀어지지 않게 함으로써 DNA 합성을 억제하여, 결과적으로 세균 복제 과정을 방해한다.(Ashlford, Raynsford and Taylor, 2016; Karch, 2017; Burchum and Rosenthal, 2019; Xiu and Datta, 2019; Barber and Robertson, 2020)

④ 단백질 합성 억제

단백질 합성 억제제는 세균의 리보솜(50S와 30S 소단위로 구성)이 인간의 세포질에서 발견되는 리보솜(60S와 40S 소단위로 구성)과 약간 다르기 때문에 세균의 리보솜을 표적으로 삼을 수 있으며, 단백질 합성을 저해하여 세균의 성장과 증식을 억제한다. 아미노글리코사이드계 단백질 합성 억제제는 리보솜 30S에 비가역적으로 결합하여 단백질 합성 과정을 시작하지 못하게 하거나, 유전 암호를 오독하거나, 단백질 합성 과정이 완료되기 전에 그 과정을 종료시킴으로써 단백질 합성을 억제한다.(Ashlford, Raynsford and Taylor, 2016; Karch, 2017; Burchum and Rosenthal, 2019; Xiu and Datta, 2019; Barber and Robertson, 2020)

④ 올바른 치료법 선택하기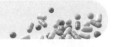

올바른 치료법을 선택하는 데 있어 중요한 요소는 감염의 원인이 되는 미생물을 규명하는 것이다. 균 배양 및 항생제 감수성 검사를 위해 검체는 검사실로 보내지며, 배양 검사의 일부로 그

 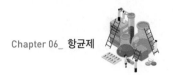

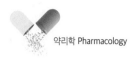
약리학 Pharmacology

람 염색을 시행한다.(Cattini and Kiernan, 2020) 이 과정에서 그람 음성균의 세포벽은 내구성을 잃어서 탈색되는 반면 그람 양성균의 세포벽은 내구성을 유지하여 탈색에 저항한다.(Ashelford et al., 2016) 다음 단계인 항생제 감수성 검사는 적절한 치료법을 결정하기 위한 것이다.

항생제는 항균 범주에 따라 광범위 스펙트럼과 선택적 스펙트럼으로 구분할 수 있으며 〈표 6-2〉는 이들의 주요 차이점에 대해 설명한다.

중요하게 고려해야 할 또 다른 요소는 환자이다. 임상 전문가는 반드시 환자의 알레르기 병력, 간과 신장의 기능, 질병에 대한 민감성, 투여 경로의 저항성(⑩ 삼킬 수 있는 능력), 질병의 중증도, 인종 및 민족성[유전적 차이는 약동학에 영향을 미침(Zurlinden and Reisfeld, 2017)], 연령, 약물의 병용 투여, 임신 및 모유 수유 여부, 경구용 피임약 복용 여부에 대해 확인해야 한다.(Joint Formulary Committee, 2020a) 부적절한 항생제 처방은 항미생물제 내성을 증가시킨다.(POST, 2017)

5 항미생물제 내성

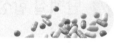

세계보건기구(2018a)는 항미생물제 내성을 '항균제(항생제, 항바이러스제, 항말라리아제 등)의 작용에 저항하여 그 작용을 중지시킬 수 있는 미생물(세균, 바이러스, 일부 기생충 등)의 능력'으로 정의하고 있다. 항미생물제 투여에도 불구하고 미생물은 생존하고 성장하게 된다. 결과적으로 표준 치료는 효과가 없고 감염은 지속되며 다른 사람에게 확산될 수 있다.

항미생물제에 대한 내성 증가는 감염 치료를 더 어렵게 하고, 환자 개인과 의료인에게 사회 경제적 비용 증가를 초래한다.(Burchum and Rosenthal, 2019)

표 6-2_ 광범위 및 선택적 스펙트럼 항생제

광범위 스펙트럼 항생제	선택적 스펙트럼 항생제
· 다양한 미생물에 효과적이다. · 다양한 유기체를 사멸시킨다. · 감염의 원인을 알 수 없는 경우 유용하다. ⑩ 에리스로마이신(Erythromycin), 시프로플록사신(Ciprofloxacin), 독시사이클린(Doxycycline)	· 특정 미생물에만 효과적이다. · 원인균이 알려져 있다. ⑩ 반코마이신(Vancomycin), 클린다마이신(Clindamycin), 페니실린(Penicillins)

출처: Burchum and Rosenthal(2019), Ashelford, Raynsford and Taylor(2016)

항균제에 감수성이 없는, 즉 내성을 가진 세균은 선천적인 것과 후천적인 것 두 가지 형태로 존재한다.(Burchum and Rosenthal, 2019; Xiu and Datta, 2019) 선천적 내성은 자연적으로 발생하거나 타고 난 것이다.(Xiu and Datta, 2019) 시간 경과에 따라 발생하는 후천적 내성은 이전에 약물에 노출된 세균이 증식하는 것이다.(Xiu and Datta, 2019) 후천적 내성은 많은 약물에서 발생할 수 있으며(Burchum and Rosenthal, 2019), 후천적 내성 발현에 기여하는 요인으로는 보건과 농업 분야에서의 약물 남용, 약물의 과소 사용 및 오용이다.(Barber and Robertson, 2020) 이는 약물의 과잉 처방 및 부적절한 처방으로 입증된다.(WHO, 2018a) 다제 내성균의 예시로는 메티실린 내성 황색포도상구균(MRSA)이 있다.

❶ 항미생물제 내성 예방

항미생물제 내성을 예방하려는 주요 목적은 항생제의 효력을 보전하고 연장하며 감염의 발생과 전파를 방지하는 것이다. 세계보건기구(2018a)는 개인, 보건 의료 전문가, 보건 의료 정책 입안자, 보건 의료 산업계를 위한 행동 방침을 제시하고 있다.

개인의 책임은 항생제의 처방에 따라 약물 요법을 충실히 따르는 것이다. 이 외에도 손 씻기를 수행하고 음식 준비 위생을 철저히 따르며 안전한 성행위를 준수하고 필요하다면 백신을 접종함으로써 감염의 전파를 예방하는 것이다.

항미생물제 내성 예방을 위한 보건 의료 전문가, 특히 의료인의 역할은 환자 교육이다. 약물을 투여하거나 퇴원 약물에 대해 교육할 때 환자에게 항생제가 어떠한 세균을 표적으로 삼는지 그 작용에 대해 설명할 필요가 있다. 이는 단순히 불편함을 완화시키기 위해서 또는 손쉬운 치료/해결 방안으로 항생제가 처방될 수 없음을 명확하게 하기 위함이다. 위와 같은 정보를 제공함으로써 감염 증상이 있을 때를 대비하여 여분의 약물이나 항생제를 보관해두거나 유사한 증상이 있는 주변 사람과 약물을 공유하지 않도록 하는 데 도움이 될 수 있다. 세균이 항미생물제에 노출되면 내성을 유발할 수 있으므로 의료인은 항생제를 처방/투여할 때 컨디션이 좋아지더라도 처방된 기간 동안 정해진 시간에 정확한 용량의 항생제를 끝까지 복용해야 한다는 사실을 설명해야 한다. 이는 항생제의 혈청 농도를 적정 수준으로 유지함으로써 내성 미생물의 발생을 방지하기 위함이다. 또한 손 씻기 실천, 예방 접종 이행, 현재 공중 보건 캠페인에 대한 인식 제고, 불필요하거나 부적절한 항생제 처방 줄이기, 신속한 진단을 위한 지원, 안전한 성행위, 재채기를 할 때 코와 입 가리기 등 감염 확산을 방지하기 위한 건강한 행동 변화를 촉진해야 한다.(WHO, 2018a)

임산부와 모유 수유 중인 여성의 경우, 항생제가 태어난 신생아에게 위험을 초래할 수 있으므

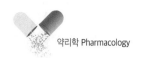

로 항생제 사용에 대한 이익과 위험을 고려해야 한다.(BMA, 2018) 일부 항생제는 호르몬 기반 피임약의 효과를 억제시킬 수 있으므로 주의해야 한다.

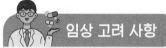

임상 고려 사항

보건 의료 전문가는 감염 환자 사정과 항생제 처방 시 다음 사항을 고려해야 한다.
- 간 또는 신장 장애나 알레르기 병력 유무. 임신 또는 모유 수유 여부를 확인하고 병력에 특정 항균제에 대한 주의 사항이나 금기 사항이 있는지 사정한다.
- 현미경 관찰, 균 배양 및 항생제 감수성 검사를 통해 감염의 원인이 되는 미생물을 확인한다.
- 현재 질병의 중증도를 사정한다.
- 이전의 항균 요법에 대해 확인한다.
- 이전의 부작용이나 알레르기 반응에 대해 확인한다.
- 환자 상태의 호전 여부와 관계없이 처방받은 기간 동안 항생제를 충분히 사용해야 한다고 교육한다.
- 완전한 치료를 위해 처방된 대로 약물을 복용해야 한다고 교육한다.
- 삶의 질 개선 등 치료 효과를 평가한다.
- 나중에 사용하기 위해 항생제를 보관해두거나 유사한 증상이 있는 다른 사람과 항생제를 공유하지 않도록 교육한다.
- 병용 약물이 있는지 확인하고 상호 작용 위험과 잠재적 영향을 관찰한다.
- 감염 확산 예방을 위해 건강 증진 행위를 이행하도록 교육한다.
- 처방된 항생제가 피임 조치의 유효성을 감소시킨다면 추가적인 피임법에 대해 교육한다.

출처: BMA(2018), NICE(2019), Xiu and Datta(2019)

2 항미생물제 관리(AMS)

항미생물제 관리란 '올바른 적응증에 올바른 항생제를, 올바른 환자에게, 올바른 시간에, 올바른 용량과 경로로 환자에게 발생할 수 있는 해로움을 최소화하는 것'이다.(영국 항미생물제 요법 협회, 2017, p.42) 영국 항미생물제요법협회는 환자의 치료 결과를 향상시키고 부수적인 피해 및 비용을 감소시키기 위해 처방 지침을 준수하여 항생제 남용에 대한 다차원적 요인을 해결해야 한다고 주장한다. 영국의 국립보건관리우수연구소(NICE)의 지침(2018) 역시 항미생물제 내성을 감소시키고 현재 사용 가능한 항생제의 효과를 연장시키기 위해 처방 관행을 변경하는 것에 동의하고 있다.

올란스(Olans) 등(2018)은 항미생물제 내성을 감소시키기 위한 일선의 의료진, 의료 전문가의 노력이 충분하지 않다고 언급하며, 항미생물제 관리를 위한 구성 요소에 대해 의료 전문가의 책임을 구체화해야 하며 다학제적 항미생물제 관리 교육 프로그램이 필요하다고 주장했다.

임상 고려 사항

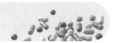

◎ **성인기의 약물 고려 사항**

- 열악한 항미생물제 관리: 항생제 치료의 적응증과 처방받은 기간 동안 약물을 완전히 투약하는 것. 향후 사용을 위해 항생제를 비축해두지 않는 것. 유사한 증상을 보이는 다른 사람과 항생제를 공유하지 않는 것에 대해 환자에게 교육함으로써 항생제 수요를 관리한다.
- 약물 알레르기 반응과 내성 균주 출현에 대해 인식한다.
- 처방된 항생제가 기형을 유발하는 것으로 알려져 있다면 가임기 여성의 피임에 대해 고려한다.
- 임신 시 사용에 대한 주의 사항: 간 대사율과 사구체 여과율 증가 시에는 용량을 변경해야 하며, 태반 장벽을 통과하는 약물(때 술폰아마이드)로 인한 치료 이익과 태아 손상의 위험 정도를 비교한다.
- 일부 약물은 모유에 침투하여 신생아, 영아에게 치아 기형과 치아 착색을 일으킬 수 있으므로 수유 시 주의하도록 교육한다.
- 호르몬 기반 피임약의 간섭으로 효능이 감소될 수 있음을 고려한다.
- 환자 병력에 간이나 신장 장애가 있는지 확인한다.

출처: Burchaum and Rosenthal(2019), 각색본: Karch(2017)

⑥ 항균제의 작용

이 섹션에서는 약물의 작용, 금기 사항과 주의 사항, 부작용, 약물 상호 작용, 간호 시 고려 사항 및 약동학에 대해 설명하며 〈표 6-1〉에서는 항미생물제를 분류해 놓았다. 그러나 술폰아마이드와 플루오로퀴놀론과 같은 일부 언급된 항균제는 제외한다.

① 베타-락탐계

베타-락탐계(Beta-lactams) 항균제는 세균의 세포벽 합성을 저해하여 항균 작용을 나타내며, 페니실린계(Penicillins), 세팔로스포린계(Cephalosporins), 카바페넴계(Carbapenems) 등이 있다.(Barber and Robertson, 2020)

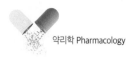

(1) 페니실린계

페니실린계 약물은 경증부터 중등도의 세균 감염을 치료하기 위해 사용되고, 페니실린G, 플루클록사실린(Flucloxacillin), 아목시실린(Amoxicillin), 피페라실린(Piperacillin)과 타조박탐(Tazobactam)의 복합제가 있으며(Xiu and Datta, 2019), 살균 작용을 가지고 있다.(Xiu and Datta, 2019) 다양한 페니실린 계열 약물의 주요 차이점은 작용 범위, 위산에서의 안정성, 그리고 작용 지속 시간이다.(Burchum and Rosenthal, 2019)

❶ 적응증

페니실린계 약물은 중이염, 폐렴 및 호흡기 감염증, 피부 및 상처 감염증, 성병을 치료하기 위해 사용되며 류마티스열 병력이 있는 환자에게 수술 전 또는 치과 시술 전 예방적 목적으로 사용될 수 있다.(NICE, 2019) 〈표 6-3〉에서는 페니실린 계열의 항생제를 항균 스펙트럼에 따라 분류하고 해당 약물의 예시 및 적응증에 대해 설명한다.

표 6-3_ 스펙트럼에 따른 분류, 예시 및 적응증

분 류	예 시
선택적 스펙트럼: 페니실리나제에 민감성이 있음	페니실린G[벤질페니실린 나트륨(Benzylpenicillin sodium)]
적응증 호기성 그람 양성, 그람 음성 구균 및 혐기성 미생물에 효과적임. 경증에서 중등도의 감염에 사용함.	
선택적 스펙트럼: 페니실리나제에 저항성이 있음	플루클록사실린(Flucloxacillin)
적응증 페니실린 내성 포도상구균에 의한 감염에 효과적임. 폐렴의 보조제로 사용하며 이염, 농가진, 봉와직염, 포도상구균에 의한 감염, 골수염에 효과적이고, 수술 전 예방적 목적으로 사용함.	
광범위 스펙트럼	아목시실린(Amoxicillin)
적응증 상부 호흡기 감염, 요로감염 및 지역 사회 획득 폐렴에 효과적임.	
확장된 스펙트럼	피페라실린(Piperacillin)과 타조박탐(Tazobactam)의 복합제
적응증 그람 양성균, 그람 음성균 및 혐기성 세균에 대한 광범위한 효과를 가지고 있음. 비메티실린 내성 황색포도알균 감염(Non MRSA)에 의한 패혈증, 병원 획득 폐렴, 요로, 피부 및 연조직을 포함한 복잡한 감염. 만성폐쇄성폐질환 또는 기관지확장증의 급성 악화를 치료하는 데 사용. 중증 슈도모나스 감염의 경우 아미노글리코사이드와 함께 투여하면 상승 효과를 나타냄.	

출처: Modified from Burchaum and Rosenthal(2019), NICE(2019), BMA(2018), Xiu and Datta(2019)

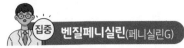

벤질페니실린(페니실린G)

벤질페니실린(Benzylpenicillin)은 인후두염, 폐렴, 중이염, 봉와직염, 심내막염, 탄저병(다른 항균제와 병용), 수막염을 치료하고 예방적 목적으로도 사용된다.(Burchum and Rosenthal, 2019; NICE, 2019)

페니실린G는 칼륨 페니실린G, 프로카인 페니실린G, 벤자딘 페니실린G, 나트륨(sodium) 페니실린G의 네 가지 염이 있으며(Burchum 및 Rosenthal, 2019), 투여 경로와 시간에 따른 작용 과정에 차이가 있어 약동학이 서로 다르다.(Burchum and Rosenthal, 2019) 〈표 6-4〉는 벤질페니실린 나트륨의 약동학을 나타낸다.

표 6-4_ 벤질페니실린 나트륨의 약동학

구 분	내 용
흡수	• 위장관에서 잘 흡수되지 않아 주로 근육 주사나 정맥 주사로 투여하며, 경막 내 주사는 권장하지 않는다.
분포	• 대부분의 조직과 체액에 잘 분포한다. 염증이 없는 경우 뇌척수액, 관절 및 눈으로의 침투는 불량하다.
대사	• 최소한의 대사를 한다.
제거	• 소변(신장)으로 배설된다.

출처: Wishart et al.(2018), Burchum and Rosenthal(2019), NICE(2019)

❷ 금기 사항과 주의 사항

부작용이 적다는 것이 페니실린의 이점이지만, 오랜 기간 페니실린을 사용해왔기 때문에 많은 미생물은 페니실린 내성을 갖게 되었다.(Barber and Robertson, 2020) 금기 사항은 페니실린, 세팔로스포린 및 기타 베타-락탐계 항균제에 알레르기가 있는 경우, 아나필락시스의 위험성이 높은 아토피 알레르기 병력(예 천식, 습진, 고초열)이 있는 경우이다.(NICE, 2019) 신장으로 배설되기 때문에 신 기능 장애가 있는 대상자에게는 신중하게 사용해야 한다. 임부는 설사, 중복 감염의 위험이 있고, 수유 중인 여성의 경우 모유를 통해 아기에게 중복 감염을 초래할 수 있기 때문에 주의해서 사용해야 한다.(Karch, 2017)

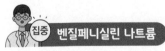

벤질페니실린 나트륨

페니실린G의 경우 임부나 수유부에게 비교적 안전한 것으로 알려져 있다.(NICE, 2019) 페니실린G는 신장으로 배설되는데, 나트륨이 축적되어 신부전을 초래할 수 있으므로 신장 질환이나 신 기능 장애를 가지고 있는 대상자에게는 신중하게 사용해야 한다.(NICE, 2019)

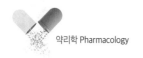

❸ 부작용

부작용으로는 과민증이 가장 흔하고, 그 범위는 발진에서 아나필락시스까지 다양하다.(Xiu and Datta, 2019) 한 종류의 페니실린에 대한 알레르기는 다른 베타-락탐계 항생제에 대해 잠재적 과민증과 알레르기를 유발할 수 있다.(NICE, 2019) 백혈구 감소증, 혈소판 감소증과 같은 혈액 장애가 발생할 수 있으며, 비경구 투여 시에는 주사 부위에서 통증과 염증이 나타나기도 한다.(Burchum and Rosenthal, 2019)

설사는 광범위 경구용 치료에서 흔한 부작용이며, 특히 잠재적으로 항생제 관련 대장염을 유발할 수 있다.(Xiu and Datta 2019; NICE, 2019) 장내 세균총의 파괴로 질염, 메스꺼움(오심), 구토, 복통, 위염, 설염, 구내염, 설모증과 같은 중복 감염이 발생할 수 있다.(Burchum and Rosenthal, 2019)

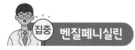 집중 **벤질페니실린**

발열과 야리슈-헤르크스하이머 반응(Jarisch-Herxheimer Reaction)(발열, 권태감, 발한, 두통)이 흔하게 나타나며 신경 독성(발작, 착란, 환각)은 드물게 발생한다.(NICE, 2019)

❹ 약물 상호 작용

아미노글리코사이드와 페니실린을 동시에 비경구 투여하면 아미노글리코사이드가 불활성화되고, 테트라사이클린(Tetracyclines)과 페니실린의 병용 투여는 페니실린의 효과에 영향을 미칠 수 있으므로(Burchum and Rosenthal, 2019) 함께 투여하지 않는 것이 좋다.

🩹 벤질페니실린

- 메토트렉세이트(Methotrexate): 독성의 위험을 증가시킨다.
- 와파린(Warfarin): 항응고 효과가 변화한다.

🩹 플루클록사실린

- 항응고제 및 메토트렉세이트와 관련해 벤질페니실린과 유사한 상호 작용을 나타낸다.
- 알코올(Alcohol): 간독성의 위험을 증가시킬 수 있다.
- 파라세타몰(Paracetamol): 간독성의 위험을 증가시킬 수 있다.
- 프로베네시드(Probenecid): 플루클록사실린의 배설을 감소시킨다.

🔖 아목시실린

- 항응고제 및 메토트렉세이트와 관련해 벤질페니실린과 유사한 상호 작용을 나타낸다.
- 알로푸리놀(Allopurinol): 동시에 복용했을 때 피부 발진의 위험이 증가한다.

🔖 피페라실린과 타조박탐의 복합제

- 항응고제와 메토트렉세이트에 대해 벤질페니실린과 유사한 상호 작용을 나타낸다.
- 석사메토늄(Suxamethonium) 및 유사한 종류의 약물: 피페라실린(Piperacillin)에 의해 효과가 증가할 수 있다.(NICE, 2019)

❺ 간호 활동

- 정확하게 환자를 사정하여 약물을 처방해야 하며, 환자 교육을 통해 항미생물제 관리 원칙을 지키도록 한다.[임상 고려 사항(p. 146) 참조]
- 페니실린(예 아목시실린)은 식사 1시간 전 또는 식사 2시간 후(항생제별)에 물 한 컵과 함께 경구로 복용하도록 한다. 특정 식품(과일주스, 청량음료, 우유)은 경구용 페니실린의 효과를 저해한다.
- 위장관계 불편감은 페니실린의 일반적인 부작용으로, 충분한 영양과 수분을 섭취하도록 교육한다.
- 노인, 신장 장애가 있는 사람, 급성 질환자 또는 아주 어린 아이의 경우 신장의 손상을 예방하기 위해 섭취량과 배설량을 사정하여 신 기능을 모니터링한다.
- 알레르기의 위험이 있으므로 초회 그리고 그다음 용량 투여 시 모니터링한다.
- 페니실린 알레르기가 있는 환자에게 식별증을 지참하도록 권고한다.
- 피부 발진, 발열, 가려움증, 두드러기, 쌕쌕거림, 관절의 부종과 같은 알레르기 반응이 나타나면 의료진에게 알리도록 교육한다.
- 항응고제를 병용 투여한다면 혈액 응고 수치(INR)를 모니터링하여 용량을 조정한다.
- 병용 투약하는 약물에 대해 고려해야 하며 약물 상호 작용의 위험을 인지하고 모니터링한다.
- 페니실린과 아미노글리코사이드의 동시 투여는 아미노글리코사이드를 불활성화시키기 때문에 같은 용액에 혼합하여 정맥 투여하지 않는다.

출처: Karch(2017), Burchum and Rosenthal(2019), NICE(2019), Barber and Robertson(2020)

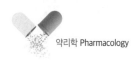

임상 고려 사항

📍 **노인의 약물 치료 고려 사항**

- 노인 집단의 감염 징후와 증상은 다른 집단과 다를 수 있다.
- 노인 집단의 문화와 감수성을 이해해야 한다.
- 노인은 젊은 성인보다 치료 요법에 더 민감하고 개인차가 있다.
- 고령화에 따른 신체 기능의 감소는 약동학에 변화를 초래하므로 대사 기관(간과 신장)과 배설 기관(신장)에 주의를 기울여야 하며 용량 조절이 필요할 수 있다.
- 약물 흡수 속도가 느리다.
- 간(약물의 효과가 오래 지속됨)과 신 기능 장애(약물의 배설에 문제가 있음)가 있을 수 있다.
- 신체 기관 장애, 다약제 투여, 중증 질환, 기저 질환, 약물 간 상호 작용이 있는 약물 요법으로 약물 부작용을 경험할 가능성이 높다.
- 항미생물제의 부작용에 더 민감하다. 중추신경계의 부작용이 나타난다면 안전한 조치와 함께 수화 상태와 영양 상태를 고려한다.
- 간 또는 신장 장애가 있는 경우, 알코올에 의존성이 있는 경우, 신독성이나 간독성을 동반하는 약물을 병용 복용하는 경우 약물 용량 조절에 대해 고려하고 약물 복용 시간 간격을 늘린다.
- 건망증, 치료 지시 이행의 어려움, 복잡한 약물 요법, 부작용의 발생, 잘못된 포장이나 약국까지의 거리 또는 비용으로 약물에 접근하는 데 용이하지 않아 의도치 않게 치료 지시를 이행하지 못할 수 있다.
- 복잡한 약물 요법, 충분하지 않은 환자 교육, 대상자가 약물이 필요하지 않다고 느낌, 부작용의 증가, 복용량이 너무 많음, 부적절한 환자-의료진 간의 관계로 인해 의도적으로 치료 지시를 이행하지 않을 수 있다.

출처: Adapted Burchum and Rosenthal(2019), Karch(2017)

(2) 세팔로스포린계

세팔로스포린계(Cephalosporins) 항균제는 그람 음성 및 그람 양성 미생물에 작용하는 광범위한 항미생물 스펙트럼을 가지고 있어(Xiu and Datta. 2019) 병원균 종류에 따라 약물을 선택한다. 세팔로스포린계 베타-락탐 작용은 페니실린계와 유사하다.(Barber and Robertson, 2020) 이것은 광범위하게 사용되며 주로 살균 작용을 하지만, 용량과 약물의 종류에 따라 정균 작용을 할 수도 있다.(Karch, 2017) 세대에 따른 세팔로스포린 내성 세균의 비율이 증가하고 있어 올바른 세팔로스포린을 선택해야 한다.(Burchum and Rosenthal, 2019)

세팔로스포린계 항균제는 5세대까지 있으며 각 세대는 항미생물 스펙트럼에 있어 고유한 작용을 나타낸다.(표 6-5) 각 세대가 개발됨에 따라 세팔로스포린계 항생제는 '그람 음성균과 혐기성균에 대항하는 활성 증가, 베타-락타마아제에 의한 약물 구조 파괴에 대한 저항성 증가, 뇌척수액에 침투하는 능력 증가' 등 세 가지 요소에 개선이 있었다.(Burchum and Rosenthal, 2019, p.1039)

세팔로스포린계 항균제 가운데 약물을 선택하는 것은 약물의 약동학과 항미생물 스펙트럼에 따라 다르다. 세대별 세팔로스포린계 항균제의 약동학은 유사하며 〈표 6-6〉에 나타나 있다.

표 6-5_ 세대별 세팔로스포린

세 대	세팔로스포린	내 용
1세대	세팔렉신	• 일반적으로 그람 양성 감염과 포도상구균 또는 비장구균, 연쇄상구균에 사용된다. 그람 음성균에는 효과적이지 않으며 뇌척수액에 침투되지 않는다.
2세대	세프록심	• 1세대와 유사한 병원균에 작용하며, 그람 음성균에 대한 활성 스펙트럼이 향상되었으나 일부 그람 양성균에 대해서는 덜 효과적이다. 뇌척수액에 침투되지 않는다.
3세대	세포탁심	• 광범위한 활성 스펙트럼을 가지고 있으며 특정 그람 음성 호기성 세균에 더 큰 영향을 미친다. 뇌척수액에 침투한다.
4세대	세페핌	• 그람 양성균과 그람 음성균의 치료에 사용되며 뇌척수액에 침투한다.
5세대	세프타롤린 포사밀	• 3세대 약물과 유사한 살균 작용을 가지고 있으며, 메티실린 내성 황색포도알균과 다제내성 폐렴연쇄상구균을 포함한 그람 양성균에 작용한다. 지역 사회 획득 폐렴, 복합 피부 및 연조직 감염 치료에 사용된다.

출처: Modified from Burchaum and Rosenthal(2019); NICE(2019)

표 6-6_ 세팔로스포린계 항균제의 약동학

구 분	내 용
흡수	• 세대마다 위장관에서 잘 흡수되는 약물이 있다. 그 외 약물은 근육 주사나 정맥 주사와 같은 투여 경로를 사용하면 흡수가 잘 된다.
분포	• 신체 조직에 널리 분포된다. 수막에 염증이 생겼을 때 3~5세대 약물(® 세포탁심)은 혈액-뇌 장벽을 통과한다. 태반 장벽을 통과하며 모유로도 침투한다.
대사	• 주로 간에서 대사된다.
제거	• 주로 신장으로 배설되지만 일부는 담즙[® 세포페라존(Cefoperazone)]을 통해 배설된다.

출처: Modified from Karch(2017), Wishart et al.(2018), Burchum and Rosenthal(2019), Barber and Robertson(2020)

❶ 적응증

폐렴, 패혈증, 요로감염, 담도 감염, 수막염 및 복막염 치료에 사용되지만 각 세대별 적응증은 작용 시간, 흡수, 표적 병원균에 따라 위에 서술된 범주 이상으로 확장된다.(BMA, 2018; NICE, 2019)

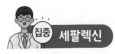
집중 **세팔렉신**

세팔렉신(cefalexin)은 그람 양성균과 그람 음성균에 사용하지만 그람 양성균에 더 효과적으로 작용한다. 호흡기 감염, 요로감염, 이염(소아과), 피부 감염과 같은 경증에서 중등도의 감염에 사용된다.(BMA, 2018; NICE, 2019)

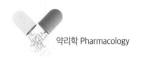
약리학 Pharmacology

❷ 금기 사항과 주의 사항

금기 사항은 세팔로스포린에 대한 알레르기가 있는 경우, 페니실린계와 다른 베타-락탐계 항균제에 대한 과민증이 있는 경우에 해당하며, 이에 해당하는 대상자는 세팔로스포린계의 항균제 사용을 피해야 한다.(Barber and Robertson, 2020) 페니실린계와 다른 베타-락탐계 항균제에 경미한 정도의 과민증을 가진 대상자에게는 조심스럽게 사용할 수 있다.(NICE, 2019) 독성의 위험이 있어 간이나 신장 장애가 있는 대상자에게는 사용 시 주의해야 한다.(NICE, 2019)

태아와 영유아에게 아직 밝혀지지 않은 해를 끼칠 수 있어 임부나 수유부에게 사용할 때는 약물의 사용에 따른 이점이 약물의 위험보다 커야 한다.(Karch, 2017)

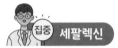

다른 세팔로스포린계 약물과 마찬가지로 만성 신장 장애가 있는 경우, 페니실린계나 다른 세팔로스포린계 약물에 알레르기 반응을 가지고 있는 경우, 혈액 질환의 병력이 있는 경우, 병용 약물을 사용하는 경우에는 신중하게 사용해야 한다.(BMA, 2018) 세팔렉신은 모유에 침투하긴 하지만 알려진 해로운 영향이 없기 때문에 임신 중에 사용하기에 적절하다.(NICE, 2019)

❸ 부작용

세팔로스포린계 항균제는 내성이 잘 발생한다. 위막성 대장염, 식욕 부진, 복통, 고창으로 발전할 수 있는 메스꺼움, 구토, 설사를 포함한 위장 장애는 가장 흔한 부작용이다.(BMA, 2018; NICE, 2019; Barber and Robertson, 2020) 과민성 반응은 나타날 수 있는 부작용이지만 아나필락시스 반응은 흔하지 않다. 혈액 질환도 발생할 수 있다. 예를 들어, 세프트리악손(Ceftriaxone)은 비타민 K의 대사를 방해하여 출혈 경향성을 높일 수 있고(Burchum and Rosenthal, 2019), 신경학적으로 현기증, 두통, 무기력증이 발생할 수 있다.(NICE, 2019) 정맥 주사 부위에서 혈전성 정맥염이 발생하거나 근육 주사 부위에 통증을 유발할 수 있다.(Burchum and Rosenthal, 2019) 신장 장애의 병력이 있는 노인에게는 신독성이 발생할 수 있다. 드물지만 정상 세균총의 사멸로 감염이나 중복 감염의 위험이 증가할 수 있다.(Burchum and Rosenthal, 2019)

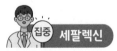

세팔렉신의 부작용으로는 설사, 과민증, 알레르기 반응이 있다. 초조, 환각, 혼동과 같은 일부 중추신경계 부작용도 있지만, 그 빈도는 알려져 있지 않다. 이 외에도 피로, 위장관 불편함, 질 분비물도 있다.(NICE, 2019)

❹ 약물 상호 작용

세팔로스포린과 아미노글리코사이드를 병용 투여하면 신독성의 위험이 증가한다.(NICE, 2019) 특정 세팔로스포린계 약물[⑩ 세프트리악손(Ceftriaxone)]은 항응고제, 혈전용해제, 비스테로이드성 소염제, 아스피린 및 항혈소판제와 같은 유사 작용 약물과 동시에 복용할 경우 출혈의 위험이 증가한다.(Burchum and Rosenthal, 2019)

프로베네시드(Probenecid)는 일부 세팔로스포린계 약물의 배설을 지연시켜 작용 시간을 연장시킨다. 드물지만 특정 세팔로스포린계 약물(⑩ 세파졸린, 세포테탄)을 복용하면서 알코올을 섭취할 경우 치료가 끝난 후에도 디설피람(Disulfiram) 유사 반응이 나타날 수 있다.

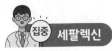

집중 세팔렉신

병용 약물 투여 시 신독성의 위험이 증가한다. 예를 들면, 세팔렉신과 콜리스티메테이트(Colistimethate)와 같은 항생제를 정맥으로 함께 주입한 경우이다.(NICE, 2019)

❺ 간호 활동

- 정확하게 환자를 사정하여 약물을 처방해야 하며, 환자 교육을 통해 항미생물제 관리 원칙을 지키도록 한다.[임상 고려 사항(p. 146) 참조]
- 위장 장애가 발생한다면 세팔로스포린을 음식과 함께 복용하도록 조언한다.
- 두드러기, 발진, 가려움증, 저혈압, 호흡 곤란, 담마진과 같은 알레르기 반응의 징후와 증상에 대해 교육한다.
- 병용 약물에 대해 교육한다.
- 정맥 주사 시 정맥염의 징후 또는 근육 주사 시 주사 부위의 통증을 관찰한다. 근육 주사 시 발생할 수 있는 통증에 대한 정보를 제공한다.
- 근육 주사 후 경화, 압통, 발적의 징후를 관찰하도록 교육한다.
- 디설피람 유사 반응[홍조, 발한, 심계항진, 호흡 곤란, 실신, 현기증, 시야 흐림, 저혈압, 욱신거리는 두통, 흉통, 메스꺼움, 구토(경련, 심혈관 허탈, 사망으로 이어질 수 있음)]을 방지하기 위해 치료 후 72시간 동안 알코올을 삼가하도록 조언한다.
- 아미노글리코사이드와 세팔로스포린을 병용 투여하는 경우 신 기능(혈중 요소 질소, 크레아티닌 수치)을 모니터링한다.
- 출혈의 증상(잇몸 출혈, 쉽게 멍이 듦)을 사정하고 환자에게 교육한다. 특히 항응고제 또는 이와 유사한 약물을 세팔로스포린계 약물(⑩ 세프트리악손)과 병용 투여할 경우 출혈 위험을 감소

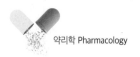

시키기 위한 중재를 수행한다. 응고 인자(혈액 응고 수치와 출혈 시간)를 모니터링하고 필요하다면 비경구적 경로로 비타민 K를 투여하고 출혈의 징후와 증상을 모니터링한다.

- 설사를 한다면 손실된 체액을 보충하기 위해 수분 섭취를 격려한다. 환자에게 치료 계획, 부작용에 대해 알려주고 중복 감염의 징후를 모니터링한다.
- 중추신경계 부작용이 발생한다면 적절한 조명, 침상의 사이드 레일, 보행 보조, 운전이나 위험한 작업 피하기, 천천히 자세 변경하기 등의 안전 조치를 취해준다.

출처: Karch(2017), BMA(2018), Burchum and Rosenthal(2019), NICE(2019), Barber and Robertson(2020)

(3) 카바페넴계

카바페넴(Carbapenam)계 항균제는 살균 작용을 하며(Karch, 2017), 이미페넴(Imipenem), 메로페넴(Meropenem), 어타페넴(Ertapenem)이 있다. 베타-락탐계 항균제 중에서 가장 광범위한 활동 스펙트럼을 가지고 있지만(Xiu and Datta, 2019) 메티실린 내성 황색포도알균에 대해서는 비활성적이다.(NICE, 2019) 카바페넴계 항균제에 대한 내성을 지연시키기 위해 사용을 자제해야 한다.(Burchum 과 Rosenthal, 2019)

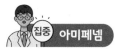
집중 **아미페넴**

신장 효소가 이미페넴을 분해시키기 때문에 실라스타틴(Cilastatin)과 함께 투여한다. 실라스타틴은 이미페넴을 신장 효소 분해로부터 보호하여 효과를 연장시킨다.(NICE, 2019)

❶ 적응증

이미페넴은 녹농균, 병원 획득 중증 패혈증, 복강 내 감염, 하기도의 중증 감염(폐렴), 요로, 피부, 뼈, 부인과 및 관절 감염을 포함한 혐기성, 호기성 그람 음성, 그람 양성균에 대해 광범위한

표 6-7_ 이미페넴의 약동학

구 분	내 용
흡수	• 위장관에서 흡수되지 않기 때문에 비경구적으로만 투여해야 한다.
분포	• 체액과 조직에 분포가 용이하며 뇌척수액을 통과할 수 있다. 모유로 침투되는 것으로 알려져 있지만 태반 장벽을 통과하는지 여부는 불분명하다.
대사	• 신장에서 대사된다.
제거	• 소변으로 배설된다.

출처: Wishart et al.(2018), Burchum and Rosenthal(2019)

스펙트럼을 가진 항생제이지만, 중추신경계 감염에는 효과적이지 않다. 〈표 6-7〉은 이미페넴의 약동학을 나타낸다.

❷ 금기 사항과 주의 사항

다른 베타-락탐계 항생제에 과민 반응이 있는 경우 금기 사항에 해당한다.(NICE, 2019) 중추신경계 장애나 간질이 있는 대상자, 신장 장애가 있는 대상자에게는 더욱 주의해야 한다. 크레아틴 청소율이 분당 15mL 미만인 경우 이미페넴 사용을 피해야 하고, 베타-락탐계 항균제에 민감성이 있는 환자에게는 주의해서 사용해야 한다.(NICE, 2019) 임부에게 투여할 때는 잠재적인 이익이 사용 위험보다 크지 않다면 이미페넴의 사용은 피해야 한다.(NICE, 2019) 모유 수유 시 이미페넴은 모유로 침투되기는 하지만 신생아, 영아에게 흡수될 가능성은 낮은 것으로 알려져 있다.(NICE, 2019) 그럼에도 일부 학자는 잠재적으로 유아에게 심각한 영향을 미칠 수 있다고 주장한다.(Karch, 2017)

❸ 부작용(모든 카바페넴계)

위장관계 장애로 메스꺼움, 구토, 설사가 나타난다.(Burchum and Rosenthal, 2019) 혈전성 정맥염도 발생할 수 있으며(NICE, 2019) 드물지만 위막성 대장염의 위험도 있다.(Karch, 2017) 드문 부작용으로는 중복 감염, 발작, 과민성 반응(예 발진, 가려움증, 약물열), 정신 질환, 혈액 질환이 있다.(NICE, 2019) 페니실린 및 기타 베타-락탐계 항생제에 알레르기가 있는 경우 교차 민감도가 발생할 수 있다.(Burchum and Rosenthal, 2019)

❹ 약물 상호 작용

이미페넴은 항바이러스제와 상호 작용한다. 간시클로비르(Ganciclovir)나 발간시클로비르(Valganciclovir)를 함께 투여하면 발작의 위험이 증가한다. 이미페넴은 항경련제인 발프로에이트(Valproates)의 농도를 감소시켜 돌발 발작의 위험을 증가시킨다.(NICE, 2019; Burchum and Rosenthal, 2019)

❺ 간호 활동

- 정확하게 환자를 사정하여 약물을 처방해야 하며, 환자 교육을 통해 항미생물제 관리 원칙을 지키도록 한다.[임상 고려 사항(p. 146) 참조]
- 신장 장애, 카바페넴 및 기타 베타-락탐계 항생제에 대한 알레르기, 발작 장애, 임신 또는 수유 여부, 염증성 장 질환에 대한 병력 같은 주의 사항이나 금기 사항에 대해 사정한다.

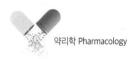

- 발프로에이트(valporate)와 함께 이미페넴을 함께 투여해야 한다면 돌발 발작의 발생을 예방하기 위해 추가적인 항경련제 치료를 고려한다.
- 대사와 배설 경로 때문에 정기적으로 신 기능을 검사한다.
- 희석, 투여 속도, 농도에 대해 투여 지침을 참조한다.
- 변화된 배변 패턴이나 중복 감염 증상이 나타난다면 부작용 징후에 대해 모니터링하고 보고하도록 교육한다.
- 과민증이나 변화된 배변 패턴과 관련된 어떠한 불편함이라도 알리도록 설명한다.

출처: Karch(2017), Burchum and Rosenthal(2019), NICE(2019), Barber and Robertson(2020)

2 단백질 합성 방해

세포에서 단백질 합성을 방해하는 작용을 하는 항생제 그룹에는 테트라사이클린계, 클로람페니콜, 아미노글리코사이드계, 마크로라이드계, 린코사마이드계 항균제가 있다.(Xiu and Datta, 2019)

(1) 테트라사이클린계

테트라사이클린계는 광범위한 스펙트럼을 가진 항생제로 테트라사이클린(Tetracycline), 독시사이클린(Doxycycline), 미노사이클린(Minocycline), 데메클로사이클린(Demeclocycline)이 있다. 이들은 정균 작용을 하며, 그람 양성균과 그람 음성균에 효과적이다.(Xiu and Datta, 2019) 내성을 가진 미생물의 성장과 약물 남용으로 여러 미생물에 대한 테트라사이클린의 효과는 감소했다.(Barber and Robertson, 2020) 〈표 6-8〉은 테트라사이클린계 약물의 약동학에 대해 설명하고 있다.

표 6-8_ 테트라사이클린계 항균제의 약동학

구 분	내 용
흡수	• 보통 경구 투여되며 위장관계에서 흡수되기 때문에 위장관에 음식, 우유, 칼슘, 철, 알루미늄, 마그네슘 함유 약물이 존재한다면 영향을 받는다.
분포	• 뇌척수액으로의 침투력은 약하나 전신의 체액과 조직에 분포한다. 태반 장벽을 통과하고 모유로 들어가는 것으로 알려져 있다.
대사	• 간에서 대사한다.
제거	• 소변으로 배설된다.

출처: Modified from Agwuh and MacGowan(2006), Coppoc(1996b), Burchum and Robertson(2019)

❶ 적응증

감염을 유발하는 클라미디아, 리케차, 여드름, 브루셀라, 구강 질환, 호흡기계 및 생식계의 마이코플라즈마 감염, 만성 기관지염, 메티실린 내성 황색포도알균 감염에 사용한다.(BMA, 2018; NICE, 2019)

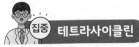 집중 **테트라사이클린**

테트라사이클린은 여드름과 같은 피부 감염에 자주 사용된다.(NICE, 2019) 클라미디아, 리케차, 마이코플라즈마(폐렴), 라임병, 피지선 염증, 여드름, 자율신경 병증으로 인한 당뇨성 설사, 비임균성 요도염, 생식기 감염에 효과적이다.(Burchum and Rosenthal, 2019; NICE, 2019)

❷ 금기 사항 및 주의 사항

테트라사이클린은 알레르기가 있는 대상자, 임부, 수유부, 심각한 신장 장애가 있는 대상자에게는 사용이 금기되고, 12세 미만의 어린이에게 투여하는 것은 권장되지 않는다.(BMA, 2018; Burchum and Rosenthal, 2019; NICE, 2019)

테트라사이클린계 약물은 신장이나 간을 통해 배설되므로, 간 장애가 있는 대상자에게 사용할 경우에는 주의해야 한다.(NICE, 2019) 테트라사이클린계 약물은 중증 근무력증 환자에게 근력을 더 약화시키고 전신 홍반성 루프스 환자에게 질병 악화를 유발할 수 있어 주의해서 사용해야 한다.(NICE, 2019)

집중 **테트라사이클린**

다른 테트라사이클린계 약물과 같이 위에서 언급된 주의 사항과 금기 사항이 적용된다. 간 장애가 있는 사람에게는 고용량 요법을 피해야 한다.(NICE, 2019)

❸ 부작용

위장관계 부작용으로는 위장관에 대한 직접적인 자극으로 인한 상복부 작열감, 메스꺼움, 구토, 설사가 있다.(Burchum and Rosenthal, 2019) 식도의 자극이나 궤양도 발생할 수 있다.(BMA, 2018) 이외에도 위장관계 부작용으로 복통, 설염, 연하곤란이 있다. 정상 장내 세균총의 사멸로 중복 감염이 발생할 수 있는데, 이것은 생명을 위협하기도 한다.(Karch, 2017; Burchum and Rosenthal, 2019) 피부에 미치는 영향으로는 광민감성(자외선에 대한 피부 민감도 증가), 발진, 두드러기부터 아나필락스시에

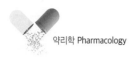

이르는 과민 반응이 있다.(Burchum and Rosenthal, 2019) 테트라사이클린은 어린아이의 치아 변색을 일으키며, 임신 중 복용은 태아의 유치에 변색을 유발할 수 있다.(BMA, 2018; Barber and Robertson, 2020) 흔한 부작용은 아니지만 용혈성 빈혈, 식욕 감소, 경한 두개내압 상승이 발생할 수 있고, 두통과 시각 장애가 나타날 수 있다.(NICE, 2019; Burchum and Rosenthal, 2019)

신장 질환이 있는 임부, 산부에게 고용량 테트라사이클린을 정맥 투여하면 간독성을 일으키는 것으로 보고되었다.(Burchum and Rosenthal, 2019)

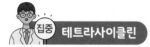
집중 테트라사이클린

테트라사이클린의 부작용으로 과립구 감소증, 재생 불량성 빈혈, 신장 장애, 신장염이 드물게 발생한다.(NICE, 2019)

❹ 약물 상호 작용

테트라사이클린은 디곡신(혈중 약물 농도 모니터링 요함), 철(테트라사이클린의 효과 감소), 항응고제[항응고제의 효과 증가, 혈액 응고 수치(INR) 모니터링 요함], 비타민 A 약물인 레티노이드(경한 두개내압 상승의 위험 증가), 제산제와 우유(테트라사이클린의 흡수 방해 및 효과 감소) 등과 같은 다양한 종류의 약물 및 음식과 상호 작용한다.(BMA, 2018; NICE, 2019) 테트라사이클린과 아토르바스타틴, 발프로에이트, 파라세타몰을 함께 복용할 경우 간독성이 발생할 수 있다. 테트라사이클린은 경구용 피임약의 효과를 감소시킨다고 알려져 있으나 여전히 논쟁의 여지가 있다.(Karch, 2017; NICE, 2019)

❺ 간호 활동

- 정확하게 환자를 사정하여 약물을 처방해야 하며, 환자 교육을 통해 항미생물제 관리 원칙을 지키도록 한다.[임상 고려 사항(p. 146) 참조]
- 식사 한 시간 전이나 두 시간 후 공복에 복용한다.
- 유제품, 철분 제제, 칼슘 보충제, 마그네슘 포함 완하제 또는 제산제와 함께 복용하지 않는다. 이러한 약물과 테트라사이클린을 함께 복용할 경우 최소한 두 시간의 간격을 둔다.
- 똑바로 서거나 앉아서 약물을 복용하고, 복용 후 물을 충분히 마심으로써 식도 자극이나 궤양을 예방한다. 약물 복용 후 바로 눕지 않는다.
- 위장관 장애를 감소시키기 위해 식사와 함께 테트라사이클린을 복용할 수 있지만, 이것은 흡수율에 영향을 미칠 수 있음을 교육한다.

- 취침 전에 복용하지 않는다.
- 과민 반응 발생 시 의료진에게 알리도록 한다.
- 중복 감염의 위험으로 인해 설사가 있다면 의료진에게 알리도록 한다.
- 다른 감염(⑩ 진균), 대변이나 소변의 색 변화, 소변량의 변화, 심한 경련, 호흡 곤란, 광민감성 발진이나 가려움, 황달, 두통, 시각 장애와 같은 부작용 발생 시 의료진에게 알리도록 한다.
- 장시간 햇빛에 노출되지 않도록 보호복을 착용하고 SPF 30 이상의 자외선 차단제를 사용하며 일광욕을 피하도록 한다.

출처: Karch, 2017; BMA, 2018; Burchum and Rosenthal, 2019; NICE, 2019; Barber and Robertson, 2020.

(2) 클로람페니콜계

클로람페니콜계 약물은 그람 양성균과 그람 음성균에 효과적인 광범위 스펙트럼의 항생제이다. 그러나 생명을 위협하는 전신 감염에만 사용해야 한다.(NICE, 2019) 정균 효과와 살균 효과를 모두 가지고 있는(Xiu and Datta, 2019) 클로람페니콜의 약동학은 〈표 6-9〉에서 설명되어 있다.

❶ 적응증

클로람페니콜은 가벼운 눈병(급성 세균성 결막염), 세균성 외이도염, 생명을 위협하는 감염, 특히 헤모필루스 인플루엔자와 장티푸스, 수막염에 사용된다. 귀 및 눈 감염에는 국소 투여가 가능하다.(BMA, 2018; NICE, 2019)

표 6-9_ 클로람페니콜의 약동학

구 분	내 용
흡수	• 경구, 정맥 및 국소 투여가 가능하고 흡수율은 투여 경로에 따라 다르다.
분포	• 뇌척수액을 포함하여 몸 전체에 분포한다. 태반 장벽을 통과하며 모유로 전달된다.
대사	• 간에서 대사된다.
제거	• 소변으로 배설된다.

출처: Modified from Agwuh and MacGowan(2006); Coppoc(1996b); Burchum and Robertson(2019)

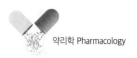

실무 기술 – 약물: 안구 투여

📍 **필수 장비**

- 개인 보호 장비
- 일회용 장갑
- 전자 신원 확인 장비(해당되는 경우)
- 멸균 0.9% 생리식염수 또는 미지근한 물
- 복용량, 경로 등을 확인하기 위한 처방전
- 투여할 안약
- 투약 기록지
- 보풀이 적은 면봉
- 실온의 안약 또는 안연고

📍 **옵션 장비**

- 눈 면봉

📍 **사전 절차**

간호 활동	근 거
❶ 환자에게 간호사 자신을 소개하고 절차에 대해 설명한다.	환자가 절차를 이해하고 있고 동의했는지 확인하기 위함이다.(NMC, 2018)
❷ 가능하다면 눈이 어떻게 불편한지 이야기하도록 요청한다.	환자가 겪고 있는 현재의 문제나 변화에 대한 기본적인 이해를 하기 위함이다.
❸ 처방된 약물을 투여하기 전에 환자의 처방전을 보고 다음 사항을 확인한다. (a) 올바른 환자 　(b) 약물 (c) 용량 　(d) 투여 일시 (e) 투여 경로 및 방법 　(f) 적절한 희석제 (g) 처방의 유효성 　(h) 의사의 서명 이러한 정보 중 누락된 것이 있거나 불명확하거나 읽을 수 없는 경우 투여를 미루고 의사에게 확인한다.	올바른 환자에게 올바른 경로로 적절한 희석제를 사용하여 올바른 약물을 처방된 용량으로 투여하기 위함이며(DH, 2003b; RSP, 2019), 이것은 위해로부터 환자를 보호할 수 있다.(DH, 2003b) 오류가 발생하지 않게 하기 위함이다.
❹ 손을 씻고 잘 맞는 장갑을 착용한다.	교차 감염의 위험을 없애기 위함이다(DH, 2007; Fraise 및 Bradley, 2009)
❺ 약과 처방전을 가지고 환자에게 가서 환자의 이름과 등록 번호를 말하도록 하여 신원을 확인한다. 환자가 이러한 세부 사항을 말할 수 없는 경우 처방전과 환자 팔찌를 확인한다. 환자 또는 의약품 식별에 대한 전자 신원 확인 시스템이 있는 경우 병원 정책 및 절차에 따라 사용한다. 환자에게 물어보거나 이름 밴드를 확인하여 약물에 대한 알레르기 여부를 확인한다	올바른 환자에게 약물을 투여하고 약물 알레르기와 관련된 오류를 방지하기 위함이다.(NPSA, 2005)

간호 활동	근 거
❻ 환자에게 목을 약간 뒤로 젖힌 상태로 앉거나 눕도록 요청한다.	약물 점적을 위해 쉽게 접근할 수 있는 위치를 확인하고 환자의 뺨으로 과다하게 흘러내리는 것을 방지하기 위함이다.(Stollery et al., 2005) 올바른 자세를 취하면 안약이 누관으로 흘러 들어가는 것을 최소화할 수 있다.(Potter and Perry, 2016)
❼ 분비물이 있는 경우 면봉으로 검체를 채취한다. 눈 주위에 딱지나 분비물이 있는 경우 따뜻한 물 또는 0.9% 생리식염수와 면봉으로 부드럽게 씻어낸다. 항상 안쪽에서 바깥쪽 안각으로 깨끗하게 닦아낸다.	누관에 미생물이 유입되는 것을 방지하기 위함이다.(Potter and Perry, 2016)
❽ 환자에게 천장을 바라보게 하고 젖은 면봉을 사용하여 감염된 눈 아래 피부를 조심스럽게 당겨 결막낭을 노출시킨다.	민감한 각막을 결막낭에서 위쪽으로 이동하게 하고 눈깜박임 반사의 자극을 줄이기 위함이다.(Potter and Perry, 2016)
❾ 점적제와 연고를 동시에 투여해야 하는 경우 점적제를 먼저 투여한다.	연고는 눈에 막을 남길 수 있어 점적제의 흡수를 방해할 수 있다.(Jevon et al., 2010)
❿ 안약을 안구에서 1~2cm 높은 지점에서 처방된 양만큼 점안한다. 환자가 눈을 깜박이거나 감으면 절차를 반복한다. 또는 콧날에서 바깥쪽으로 결막의 아래쪽 눈꺼풀 안쪽 가장자리를 따라 연고를 균일하게 얇게 바른다. 눈꺼풀에 과다하게 약물이 묻은 경우 눈꺼풀 안쪽에서 바깥쪽으로 부드럽게 닦아낸다.	눈 전체에 약물이 고르게 분포되도록 하기 위함이다. 약물의 치료 효과는 점안액이 결막낭에 투여되어야 나타난다.(Potter and Perry, 2016) 눈과 눈꺼풀 가장자리에 약물이 고르게 분포되도록 하고 교차 감염, 눈 외상의 위험을 감소시키며(Fraise and Bradley, 2009; Perry, 2015; Stollery et al., 2005), 주변 피부를 자극하는 과도한 연고를 제거하기 위함이다.(Stollery et al., 2005)
⓫ 환자에게 1~2분 동안 눈을 감고 있도록 요청한다.	약물이 고르게 분포되게 하기 위함이다.(Aldridge, 2010; Potter and Perry, 2016)
⓬ 투여 후 몇 분 동안 시야가 흐려질 수 있음을 환자에게 설명한다. 시야가 정상으로 돌아올 때까지 운전이나 기계 조작을 삼가야 한다고 설명한다.	환자가 시야가 흐려지는 이유를 이해하도록 하기 위함이다.(Aldridge, 2010)
절차 후	
⓭ 사용한 물품을 세척하고 모든 일회용 물품은 적절한 용기에 폐기한다.	감염의 위험을 최소화하기 위함이다.(DH, 2007; Fraise and Bradley, 2009)
⓮ 간호기록지에 기록한다.	중복 투여를 방지하기 위함이다.(RSP, 2019)

출처: Barrott et al.(2020) Medicine optimization, procedure guideline 15.8, p 864-865.

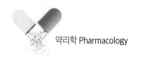

❷ 금기 사항과 주의 사항

급성 포르피린증 환자에게는 클로람페니콜의 경구 투여와 정맥 투여를 금지한다.(NICE, 2019) 또한 클로람페니콜을 점이액으로 투여할 경우 장기간 사용을 피하고, 경구나 정맥으로의 투여는 혈액 장애의 위험을 증가시킬 수 있으므로 반복적이거나 장기간 사용하지 않도록 한다.(BMA, 2018) 중증 신장 장애가 있는 경우 클로람페니콜의 경구 투여나 정맥 투여를 가능하면 피하는 것이 바람직하고, 간 장애가 있는 경우 골수 억제 위험이 증가하므로 경구나 정맥 투여 시 주의해야 한다.

임신 중, 특히 임신 3기에 사용하는 경우 회색아 증후군(grey baby syndrome)이 발생할 수 있으므로 경구나 정맥으로의 투여를 피하도록 한다. 모유 수유 중에는 유아에게 골수 독성을 유발할 수 있으므로 사용을 피해야 한다. 이론적으로 골수 독성의 위험이 있으므로 임부와 수유부에게 필요한 경우 안구로 투여해야 한다.(NICE, 2019)

❸ 부작용: 투여 경로에 따라 다름

모든 투여 경로의 일반적인 부작용은 골수 장애이다.(NICE, 2019) 모든 투약 경로에서 인후염, 발열, 비정상적인 피로감은 투여 경로에 상관없이 혈액 이상의 징후를 의미하는 것일 수 있다. 경구나 비경구적인 경로를 통한 클로람페니콜의 전신적인 투여는 잠재적으로 심각한 혈액학적 부작용을 일으킬 수 있으므로 생명을 위협하는 경우로 국한한다.(BMA, 2018)

그 외 대부분의 부작용은 드물며, 국소 투여 시에는 눈과 귀의 자극, 순환계 기능 실조, 사망, 설사, 이독성, 경구 투여 시에는 메스꺼움과 구토, 비경구 투여 시에는 우울증, 두통, 진균 중복 감염이 발생할 수 있다.(BMA, 2018; NICE, 2019)

임신 3기에 투여하면 신생아와 조산아에서 복부 팽만, 설사, 혈관 운동 허탈, 저체온증, 무기력증, 창백한 청색증, 비정상적 호흡수, 잿빛 피부를 보이는 회색아 증후군이 발생할 수 있다.(BMA, 2018; Barber and Robertson, 2020; NICE, 2019; Xiu and Datta, 2019)

❹ 약물 상호 작용

클로람페니콜은 경구용 항응고제, 항당뇨병제, 페니토인(phenytoin)과 같은 특정 약물의 효과를 증가시키는 것으로 알려져 있지만, 페노바르비탈(phenobarbital)이나 리팜피신(rifampicin)은 클로람페니콜의 효과를 감소시킬 수 있다. 또한 면역 억제제[타크로리무스(Tacrolimus)]의 혈중 농도를 증가시키고 철분 대체 약물의 효과를 감소시킨다.(BMA, 2018; NICE, 2019)

❺ 간호 활동

- 정확하게 환자를 사정하여 약물을 처방해야 하며, 환자 교육을 통해 항미생물제 관리 원칙을 지키도록 한다.[임상 고려 사항(p. 146) 참조]

- 노인, 간이나 신장 장애가 있는 대상자, 4살 미만의 어린이에게 경구나 정맥 투여 시 혈장 약물 농도를 관찰한다.

- 혈액 이상 가능성이 있으므로 치료 전, 치료 과정 전반에 걸쳐 주기적으로 혈구 수를 모니터링한다.

- 희석제와 투여 경로에 대한 지침을 참고한다.

- 가능하다면 매일 같은 시간에 점이액을 투여한다.

- 클로람페니콜 용기에 개봉 날짜를 기록하고 개봉한 클로람페니콜 점액을 4주 이상 보관하지 않는다.

- 치료 중 면봉이나 이어폰을 어린이의 귀에 넣지 않는다.

- 안약은 냉장고에 보관해야 하며, 사용 2시간 전에 상온에 꺼내 두어 눈의 따끔거림을 방지한다.

- 자극을 피하기 위해 가능하다면 치료 중에는 콘택트렌즈를 착용하지 않는다.

- 올바른 손 위생을 통해 두 눈 사이의 교차 감염의 가능성을 줄인다.

- 안구에 자극이 발생할 수 있으므로 클로람페니콜의 효과가 나타날 때까지 운전과 위험한 작업을 피하고, 주기적으로 시력 검사를 받도록 교육한다.

- 병용 투여:
  - 항당뇨병제: 혈중 혈당을 모니터링한다.
  - 항응고제: 혈액 응고 수치(INR)를 확인한다.
  - 페니토인: 발작 패턴을 관찰한다.

출처: Karch, 2017; BMA, 2018; Burchum and Rosenthal, 2019; NICE, 2019; Barber and Robertson, 2020

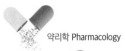

실무 기술 – 약물: 국소 투여

필수 장비

- 개인 보호 장비
- 물
- 처방전
- 전자 신원 확인 장비(해당되는 경우)
- 약 용기(가능하다면 일회용)
- 투여할 약물
- 간호기록지

사전 절차

간호 활동	근 거
❶ 환자에게 간호사 자신을 소개하고 절차에 대해 설명한 후 동의를 얻는다.	환자가 편안함을 느끼고 절차를 이해하도록 하기 위함이다.(NMC, 2018)
❷ 비누와 물 또는 알코올 성분의 손 세정제로 손을 씻는다.	교차 감염의 위험을 최소화하기 위함이다.(DH, 2007; Fraise and Bradley, 2009)
❸ 처방된 약을 투여하기 전에 유효 기한을 확인한다. 맥박, 혈압 및 호흡을 사정한다. 처방전에 포함된 정보가 완전하고 정확하며 읽을 수 있는지 확인한다.	위해로부터 환자를 보호하기 위함이다.(DH, 2003b; NMC, 2018) 예를 들어, 항고혈압제를 투여하기 전에 혈압을 확인하는 것과 같이 환자가 약물을 투여받을 수 있을 만큼 건강한지 확인하기 위한 사정이 필요하다.(Chernecky et al., 2005)
❹ 약물을 투여하기 전에 환자의 처방전을 보고 다음 사항을 확인한다. (a) 올바른 환자 (b) 약물 (c) 용량 (d) 투여 일시 (e) 투여 경로 및 방법 (f) 적절한 희석제 (g) 처방의 유효성 (h) 의사의 서명	올바른 환자에게 적절한 희석제를 사용하여 정확한 경로로 처방된 용량의 정확한 약물을 투여하여(DH, 2003b; RSP, 2019) 위해로부터 환자를 보호하기 위함이다.(DH, 2003b; NMC, 2018)
이러한 정보 중 누락된 것이 있거나 불명확하거나 읽을 수 없는 경우 투여를 미루고 의사에게 확인한다.	오류의 발생을 방지하기 위함이다.
❺ 필요한 약을 선택하고 유효 기간을 확인한다.	유효 기간이 지난 약물을 사용하는 것은 위험하다.
❻ 약 용기에 필요한 양을 따른다. 약을 만지지 않는다.	만료 날짜는 특정 약물이 더 이상 약리학적으로 효과가 없는 때를 나타낸다.(DH, 2003b; RPS, 2019) 교차 감염의 위험과 간호사에게 해를 끼칠 위험을 최소화하기 위함이다.(DH, 2007; Fraise and Bradley, 2009)

간호 활동	근 거
❼ 약과 처방전을 가지고 환자에게 가서 이름과 등록 번호를 말하도록 요청하여 신원을 확인한다. 환자가 이러한 세부 사항을 말할 수 없는 경우 처방전과 환자 팔찌를 확인한다. 환자 또는 의약품 식별에 대한 전자 신원 확인 시스템이 있는 경우 병원 정책 및 절차에 따라 사용한다. 환자에게 약물에 대한 알레르기 여부를 확인한다.	올바른 환자에게 약물을 투여하고 약물 알레르기와 관련된 오류를 방지하기 위함이다.(NPSA, 2005)
❽ 제공되는 약물에 대한 환자의 지식을 평가하기 위해 환자에게 약물의 용도와 예상되는 부작용을 말해보도록 요청한다. 잘못된 지식을 가지고 있다면 관련 약물의 사용, 작용, 용량 및 잠재적인 부작용에 대해 설명한다.	환자는 치료에 대한 정보를 제공받을 권리가 있다.(NMC, 2018) 환자가 절차를 이해하고 있는지 확인하기 위함이다.(Griffith and Jordan, 2003; NMC, 2018)
❾ 가능하면 환자에게 앉은 자세를 취하도록 한다. 환자가 앉을 수 없는 경우 측위를 취해준다.	연하를 용이하게 하고 흡인을 방지하기 위함이다.(Chernecky et al., 2005)
❿ 처방대로 약물을 투여한다.	법적 요구 사항을 충족하고 병원 정책을 준수하기 위함이다.(DH, 2003b; NMC, 2018; RPS, 2019)
⓫ 필요한 경우 물 한 컵을 제공한다.	약물을 쉽게 삼키기 위함이다.(Chernecky et al., 2005; Jordan et al., 2003)
⓬ 환자가 모든 약물을 삼킬 때까지 기다려준다.	약물을 제시간에 복용하게 하기 위함이다.(Chernecky et al., 2005)
절차 후	
⓭ 간호기록지에 기록하고 서명한다.	법적 요구 사항을 충족하고 병원 정책을 준수하기 위함이다.(DH, 2003b; NMC, 2018; RPS, 2019)

출처: Barrott et al.(2020) Medicine optimization, procedure guideline 15.2, p 849-850.

(3) 아미노글리코사이드계

단백질 합성을 억제하는 아미노글리코사이드계 항균제로는 겐타마이신(Gentamicin), 스트렙토마이신(Streptomycin), 네오마이신(Neomycin), 토브라마이신(Tobramycin), 아미카신(Amikacin)이 있다.(Xiu and Datta, 2019) 이것들은 광범위한 활성을 가지고 있으며, 호기성 간균과 같은 그람 음성균과 특정 그람 양성균에 효과가 있으나(NICE, 2019) 다른 항생제처럼 세균에 대한 내성은 계속 증가하고 있다. 중증 감염에 사용되고 산소가 있는 상태에서 살균 효과를 가지고 있다.(Barber and Robertson, 2020)

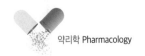

아미노글리코사이드계 모든 약물의 약동학은 유사하며(Burchum and Rosenthal, 2019) 〈표 6-10〉에 기술되어 있다.

👆 표 6-10_ 아미노글리코사이드계 항균제의 약동약

구 분	내 용
흡수	• 위장관을 통해 흡수되지 않기 때문에 겐타마이신은 일반적으로 정맥 주사와 같은 비경구 경로로 투여되지만 점안액과 점이액으로도 사용된다. 다른 아미노글리코사이드계 약물도 국소 제제로 투여할 수 있다.
분포	• 분포는 세포외액에 제한되는 경향이 있으며, 뇌척수액으로는 침투되지 않아 수막염이 있는 환자에게는 효과적이지 않다.(Burchum과 Rosenthal, 2019) 그러나 NICE(2019)는 수막염의 치료제로 겐타마이신을 권고하고 있다. • 태반 장벽을 통과하기 때문에 정맥 주사 시 청력 장애와 같은 태아 독성이 발생할 가능성이 있고 비경구 투여 시 모유로 침투한다.
대사	• 대사되지 않는다.
제거	• 소변으로 배설된다.

출처: Burchaum and Rosenthal(2019); Karch(2017)

❶ 적응증

중증 감염 치료에 사용된다.(NICE, 2019)

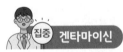

폐, 요로, 뼈, 세균성 눈 감염, 외이도염, 관절과 상처 감염, 수막염, 패혈증, 복막염에 사용된다. 다른 항생제와 병용하여 입원 환자의 폐렴과 그람 양성 세균성 심내막염에도 사용되며 수술 전 예방적 목적으로 사용된다.(NICE, 2019)

❷ 금기 사항과 주의 사항

아미노글리코사이드계 약물에 알레르기 반응이 있는 대상자, 중증 근무력증의 병력이 있는 대상자는 아미노글리코사이드계 항균제의 사용이 금기이다.(NICE, 2019)

노인(부작용의 가능성이 높음), 신장 장애가 있는 대상자, 청력 장애가 있는 대상자, 파킨슨병이나 근육 약화가 특징적인 다른 질병을 가진 대상자, 이독성, 신독성, 신경근 차단제를 투약하고 있는 대상자에게는 신중하게 사용해야 한다.(BMA, 2018; NICE, 2019)

임부에게 사용할 경우 정맥 주사 가능한 아미노글리코사이드계 약물의 사용 이익이 태아에게 미치는 위험보다 더 커야 한다. 임신 2기나 3기에 사용한다면 청각이나 전정 기관의 손상 위험이 있다.(NICE, 2019)

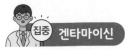

집중 겐타마이신

고막에 천공이 있는 대상자나 배액관(그로밋)을 가지고 있는 대상자는 전문가 지시에 따라 사용하지 않는 한 겐타마이신을 귀에 점적하는 것은 금기이다. 또한 귀 감염 시 장기간 사용하는 것도 피해야 한다. 이독성, 신독성을 유발할 가능성이 있는 약물(예 세팔로스포린, 반코마이신, 비스테로이드성 항염증제), 신경근 차단제를 동시에 투약하는 대상자에게는 주의사항에 대해 교육한다.(NICE, 2019)

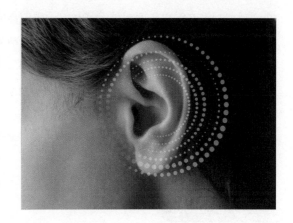

모유 수유 중인 대상자에게 겐타마이신을 사용하는 것이 안전하다는 주장(Burchum과 Rosenthal, 2019)도 있지만, 이를 뒷받침할 증거는 제한적이다.

❸ 항균제의 부작용

이들 항균제는 귀와 신장에 심각한 부작용을 미치는 것으로 알려져 있다.(NICE, 2019) 이독성은 주로 정맥 주사 시 난청이나 전정 손상으로 인한 균형 장애로 나타난다.(Barber and Robertson, 2020) 비가역적인 이독성은 최저 용량에 장기간 노출된 경우 발생하며, 신장 장애와 10일 이상의 장기간 투여는 독성의 위험을 증가시킨다.(Burchum and Rosenthal, 2019) 이명은 일반적인 부작용이다.(NICE, 2019)

신독성은 가역적인 급성 세뇨관 괴사로 나타난다. 신독성 위험은 신장 장애를 가지고 있는 대상자, 노인, 다른 신독성 약물을 투여받는 대상자에게 더 흔히 발생한다.(Burchum and Rosenthal, 2019)

이 외에도 아미노글리코사이드계 항균제가 신경근 전달을 방해하기 때문에 치명적인 호흡 억제와 이완성 마비가 나타날 수 있다.(Burchum and Rosenthal, 2019) 다른 항균제 치료에서처럼 자반증, 발진, 가려움증, 두드러기와 같은 과민감성 증상이 발생할 수 있다.

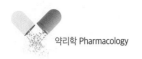

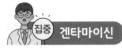 겐타마이신

다른 아미노글리코사이드계 약물과 같이 이독성과 신독성이 있다. 비경구 투여 시 항생제 관련 대장염, 혈액 장애, 우울증, 뇌병증, 환각, 간 장애, 신경 독성, 말초신경증, 발작, 전정 손상이 발생할 수 있다.(NICE, 2019)

❹ 약물 상호 작용

모든 약물 상호 작용이 해로운 것은 아니다. 아미노글리코사이드계 약물은 치료 효과를 높이기 위해 페니실린을 병용 투여할 수 있지만, 페니실린에 의해 아미노글리코사이드계 약물이 불활성화되기 때문에 정맥 내 주입 용액에 함께 혼합해서는 안 된다.(Burchum and Rosenthal, 2019)

이독성과 신독성은 아미노글리코사이드계 약물과 이독성과 신독성을 일으키는 다른 약물을 함께 투여했을 때 발생한다.(Burchum and Rosenthal, 2019)

아미노글리코사이드계 약물을 판쿠로늄(Pancuronium)과 같은 골격근 이완제와 동시에 투여하면, 아미노글리코사이드계 약물이 신경 전달 차단제의 효과를 강화하므로 호흡 정지의 위험이 증가한다.(NICE, 2019; Burchum and Rosenthal, 2019)

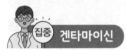 겐타마이신

약물 간 상호 작용으로 많은 약물이 내이독성[예 토르세미드(Torsemide)], 신독성[(예 이부프로펜(Ibuprofen)], 신경근 차단 효과[(예 석사메토늄(Suxamethonium)], 저칼슘혈증[(예 알렌드로네이트(Alendronate)]의 위험이 증가할 수 있다.(NICE, 2019)

❺ 간호 활동

- 정확하게 환자를 사정하여 약물을 처방해야 하며, 환자 교육을 통해 항미생물제 관리 원칙을 지키도록 한다.[임상 고려 사항(p. 146) 참조]
- 아미노글리코사이드의 비경구적 투여를 7일로 제한한다.
- 동일한 용량에서 혈청 아미노글리코사이드의 수준은 개인마다 차이가 있을 수 있으므로 투여 용량은 개별화해야 한다. 체중, 신장 기능, 연령, 체지방률, 체온, 부종, 탈수와 같은 요인이 혈청 약물 농도에 영향을 미친다.
- 신장 기능의 사정은 아미노글리코사이드를 이용한 치료 전과 치료 과정 중에 이루어져야 한다. 혈중 아미노글리코사이드의 혈장 농도 모니터링은 처방(투약량)에 따라 달라지며 치료

범위 내에서 유지해야 한다.

- 아미노글리코사이드로 치료를 시작하기 전에 탈수 상태를 교정한다.
- 근육 주사 또는 정맥 주사로 겐타마이신을 투여할 때 비만한 대상자의 경우 키에 대한 이상적인 체중을 이용하여 용량을 계산함으로써 과다한 용량의 투여를 피해야 한다.
- 임부, 노인, 비만인 대상자, 낭포성 섬유증 환자, 신장 장애 대상자, 고용량을 투여받는 경우, 비경구적 경로로 아미노글리코사이드를 투여한다면 약물의 혈중 농도를 모니터링해야 한다.
- 대상자에게 이독성의 증상과 징후(이명, 지속적인 두통, 고주파 청력 손실, 메스꺼움, 불안정, 어지럼증, 현훈)를 의료인에게 알리도록 한다. 더 이상의 청력 손실을 방지하기 위해 처음 두 가지 이상의 증상이 발생한 경우 약물 치료를 중단한다.
- 신독성의 징후(단백뇨, 요원주, 희석된 소변, 혈청 크레아티닌과 혈액 요소 질소 수치의 증가)를 관찰한다. 소변 감소증이나 무뇨가 발생한다면 치료를 중단하고 의사에게 보고한다.
- 신 손상을 사정하기 위해 신 기능, 혈액 요소 질소, 혈청 크레아틴을 모니터링한다.
- 섭취량과 배설량을 모니터링하고, 제한할 이유가 없다면 수분 섭취를 격려한다.
- 용량, 희석 방법, 투여 경로, 투여 횟수 등 투여 지침을 확인한다.
- 호흡 곤란, 발진, 가려움증, 중증의 두통, 청력 상실, 이명, 소변량의 변화에 대해 의료인에게 알리도록 교육한다.
- 중증 근무력증 환자, 신경근 차단으로 인한 호흡 억제의 위험 때문에 아미노글리코사이드와 함께 근이완제 또는 전신 마취제를 투여받는 대상자를 관찰한다. 이 가역적인 상태는 정맥 내 글루콘산 칼슘으로 치료할 수 있다.

출처: Karch, 2017; BMA, 2018; Burchum and Rosenthal, 2019; NICE, 2019; Barber and Robertson, 2020

(4) 마크로라이드계

마크로라이드계(Macrolides) 약물은 광범위 스펙트럼의 항균제로 세균의 단백질 합성을 억제한다. 페니실린과 유사한 항균 스펙트럼을 가지고 있으며(Barber and Robertson, 2020) 에리스로마이신(Erythromycin), 아지스로마이신(Azithromycin), 클라리스로마이신(Clarithromycin)과 같은 약물이 있다. 에리스로마이신은 정균 작용을 하지만 살균 작용도 한다. 〈표 6-11〉은 에리스로마이신의 약동학을 설명한다.

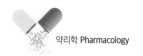

표 6-11_ 에리스로마이신의 약동학

구 분	내 용
흡수	• 위산은 에리스로마이신을 파괴하기 때문에 위에서의 흡수는 균일하지 않지만 내산성 코팅을 하면 소장에서 흡수된다. 세 가지 경구용 변형이 있다. 근육 주사는 통증을 일으키기 때문에 정맥으로 투여한다.
분포	• 대부분의 조직과 체액에 잘 분포하지만 뇌척수액으로의 침투는 미미하다. 태반 장벽을 통과하고 모유에 침투한다.
대사	• 간에서 대사된다.
제거	• 담즙(대변)과 소변으로 배설된다.

출처: Wishart et al.(2018), Burchum and Rosenthal(2019)

❶ 적응증

마크로라이드계 약물은 호흡기 감염(폐렴), 위장관 감염(캄필로박터 장염), 피부 감염(여드름), 성병(클라미디아)의 치료에 사용된다.(NICE, 2019) 그 외에 레지오넬라증과 마이코플라스마 감염에 대한 치료제로 선택적으로 사용하기도 한다.(BMA, 2018) 여드름에 국소적으로 사용할 수 있고 경미한 피부 찰과상에 감염 예방적 목적으로도 사용할 수 있다. 예를 들면, 페니실린에 알레르기가 있는 고위험 판막성 심장 질환자의 치과 시술 전 심내막염을 예방하기 위해 사용할 수 있다.(NICE, 2019)

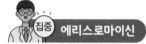
집중 에리스로마이신

에리스로마이신(Erythromycin)은 대부분의 그람 양성균과 일부 그람 음성균에 효과적이고 페니실린과 페니실린계 약물에 알레르기가 있는 대상자에게 대안으로 사용된다.(Burchum and Rosenthal, 2019; NICE, 2019) 후두염, 백일해, 중이, 피부, 요로, 흉부로 전염되는 감염, 성병, 위장염을 치료하는 데 사용된다.(BMA, 2018)

❷ 금기 사항과 주의 사항

교차 민감성이 발생하는 것으로 알려져 있기 때문에 알려진 알레르기가 있는 대상자에게는 금기 사항이다. 간 기능 장애는 약물의 대사를 변화시킬 수 있고 신 기능 장애는 약물 배설을 방해할 수 있으므로 간·신장 장애가 있는 대상자에게는 주의해서 사용해야 한다.(NICE, 2019)

마크로라이드계 약물을 정맥이나 경구로 투여할 경우 전해질 불균형의 위험, QT 간격의 연장 가능성이 있고 중증 근무력증의 증상을 악화시킬 수 있다.(NICE, 2019)

집중 에리스로마이신

에리스로마이신의 금기 사항과 주의 사항에는 만성 간 장애, 신장 장애, 에리스로마이신에 대한 알레르기 반응, 급성 포르피린증이 있다. 생후 2주 미만의 신생아에게 전신적 요법으로 사용하면 비대성 유문 협착증의 위험이 있다.(NICE, 2019) 에리스로마이신은 임신 중 복용 시 태아에 대한 위험성은 입증되지 않았으며 모유 수유 시 모유로 전달되더라도 영아에게 약영향을 미치지 않는다고 명시되어 있다.(BMA, 2018)

❸ 부작용

가장 흔한 부작용으로는 위장관에 영향을 미쳐 상복부 통증, 식욕 부진, 메스꺼움, 구토, 설사가 있고, 드물게 위막성 대장염을 일으킨다.(NICE, 2019; Barber and Robertson, 2020) 흔하지는 않지만 중추신경계에 영향을 미쳐 졸음과 정서 불안정(불안), 정상 장내 세균총의 파괴로 인한 중복 감염, 다양한 과민증 반응이 나타날 수도 있다.(NICE, 2019)

집중 에리스로마이신

에리스로마이신은 가장 안전한 항생제 중 하나이다. 하지만 경구 복용 시 메스꺼움, 구토, 복통을 유발할 수 있다. 다른 부작용으로는 일시적인 청력 상실(고용량 요법 후), 발진성 아나필락시스, 간 장애(황달), 발열이 있으며(BMA, 2018) 과민증과 중복 감염이 발생할 수 있다. QT 간격 연장으로 인해 심장 돌연사의 위험이 약간 있다.(Burchum and Rosenthal, 2019) 에리스로마이신의 정맥 내 투여로 혈전성 정맥염이 발생할 수 있다.(Barber and Robertson, 2020)

❹ 약물 상호 작용

아미노필린과 테오필린(저칼륨혈증을 유발함), 카르바마제핀, 디곡신, 일부 면역 억제제(마크로라이드계와 함께 복용하면 혈장 농도를 상승시켜 잠재적으로 독성을 유발함), 와파린(출혈의 위험성 증가)과 상호 작용한다.(BMA, 2018; NICE, 2019) 에르고타민(Ergotamine)과 에리스로마이신의 병용 투여 시 에르고타민(편두통 치료제)의 부작용이 증가할 위험이 있다.(BMA, 2018) 미졸라스틴(Mizolastine: 졸리지 않은 항히스타민제)과 에리스로마이신의 병용 투여는 심장에 대한 부작용을 증가시키고, 에리스로마이신과 스타틴계 약물의 병용 투여는 근육통과 통증의 위험을 증가시킨다.(BMA, 2018) 에리스로마이신을 아미오다론(Amiodarone)과 같이 QT 간격을 연장시키는 약물과 동시에 투여하면 심장 독성의 가능성

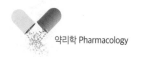

이 증가한다.(NICE, 2019)

에리스로마이신과 클로람페니콜(Chloramphenicol) 또는 클린다마이신(Clindamycin)의 병용 투여는 서로 항균 작용에 길항하므로 피해야 한다. 에리스로마이신과 다른 마크로라이드계 약물을 함께 투여하면 심각한 부작용을 초래할 수 있으므로 피해야 한다.(Burchum and Rosenthal, 2019)

또한 일부 칼슘 채널 차단제(베라파밀), 아졸 항진균제(케토코나졸), HIV 프로테아제 억제제(리토나비르)와 같이 에리스로마이신의 대사를 억제하는 약물을 사용해서는 안 된다.(Burchum and Rosenthal, 2019)

❺ 간호 활동

- 정확하게 환자를 사정하여 약물을 처방해야 하며, 환자 교육을 통해 항미생물제 관리 원칙을 지키도록 한다.[임상 고려 사항(p. 146) 참조]
- 간 손상의 위험성이 증가하므로 경구 복용은 최대 14일로 제한한다.
- 식사 1시간 전 또는 식사 2시간 후, 공복에 물 한 컵과 함께 약을 복용하도록 교육한다.
- 위장관 부작용을 감소시킬 수 있는 방법(식사와 함께 에리스로마이신을 복용)에 대한 정보를 환자에게 제공한다. 이는 처방된 에리스로마이신 형태에 따라 다르며, 일부 형태는 식사 시간을 고려하지 않고 복용할 수 있다.
- 테오필린(약물 농도 모니터링), 카르바마제핀(약물 농도 모니터링), 와파린[혈액 응고 수치(INR) 모니터링]을 에리스로마이신과 병용하는 경우 독성 징후를 사정한다.
- 상호 작용하거나 혈청 농도를 높이거나 부작용 위험이 있는 것으로 알려진 병용 약물을 모니터링한다.
- 에리스로마이신의 정맥 투여를 위한 희석, 용량, 주입 속도에 대해 투여 지침을 확인한다.
- 경험한 부작용, 특히 중복 감염(위막성 대장염)의 가능성이 있는 위장관 장애를 보고하도록 교육한다.
- 간 기능과 신장 기능을 사정한다.
- 정맥 주사 부위의 통증, 부종, 발적 유무를 확인한다.

출처: Karch, 2017; BMA, 2018; Burchum and Rosenthal, 2019; NICE, 2019; Barber and Robertson, 2020

(5) 린코사마이드계

린코사마이드계(Lincosamides)는 마크로라이드계처럼 세균의 단백질 합성을 억제하지만, 린코사마이드가 독성이 더 강하다.(Xiu and Datta, 2019) 린코사마이드계 항균제로는 클린다마이신(Clindamycin)과 린코마이신(Lincomycin)이 있다.

클린다마이신은 정균 효과를 가지고 있지만 살균 효과를 나타낼 수도 있다.(Burchum and Rosenthal, 2019) 대부분의 그람 양성 구균, 그람 음성 및 그람 양성 혐기성 세균, 그람 양성 호기성 세균에 효과를 나타낸다.(NICE, 2019) 연쇄상구균과 페니실린 내성 포도상구균에도 사용된다.(Xiu and Datta, 2019) 〈표 6-12〉는 클린다마이신의 약동학을 나타낸다.

❶ 적응증

클린다마이신은 기관지 확장증, 복막염, 복강 내 패혈증, 여드름, 세균성 질염의 메티실린 내성 포도상 구균뿐만 아니라 포도상 구균성 뼈 감염(골수염) 및 관절 감염에 사용된다.(NICE, 2019)

🍵 표 6-12_ 클린다마이신의 약동학

구 분	내 용
흡수	• 경구, 근육 및 정맥 내로 투여할 수 있다. 국소 투여도 가능하다.
분포	• 뼈와 윤활액, 조직을 포함한 대부분의 체액에 잘 분포하지만 뇌척수액에는 잘 분포되지 않는다. 혈액-뇌 장벽을 통과하지 않는다.
대사	• 간에서 대사된다.
제거	• 소변과 담즙(대변)으로 배설된다.

출처: Wishart et al.(2018), Burchum and Rosenthal(2019)

❷ 금기 사항과 주의 사항

외과적 시술을 받는 중년기 및 노년기 여성은 항생제 관련 대장염에 가장 취약한 집단이므로 전신적으로 사용할 때 주의해야 한다.(NICE, 2019) 급성 포르피린증(헴 생합성의 유전적 질환) 대상자는 급성 위기에 처할 수 있기 때문에 약물 사용을 피해야 한다.(NICE, 2019) 대사와 배설 경로 때문에 신장 장애나 간 장애가 있는 대상자는 주의가 필요하다. 신장 장애와 간 장애를 함께 가지고 있는 대상자의 경우 복용량을 줄이지 않는다면 약물 독성이 나타날 수 있다.(Burchum and Rosenthal, 2019)

클린다마이신은 모유로 유입되어 영아 설사의 위험이 있는 것으로 알려져 있으므로 임신 초

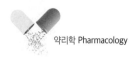

기와 모유 수유 중인 여성은 주의가 필요하다.(NICE, 2019) 클린다마이신은 사용의 이점이 태아 또는 신생아에 대한 위험보다 더 클 때 사용한다.(Karch, 2017) 클린다마이신 크림은 라텍스 콘돔과 피임용 페서리를 손상시키기 때문에 질 제제 사용 시에는 주의가 필요하다.(NICE, 2019) 설사를 하고 있는 환자에게는 약물의 사용을 금해야 한다.(NICE, 2019)

❸ 부작용

클린다마이신의 가장 심각한 부작용은 클린다마이신 치료 과정이 완료된 후 4~6주 동안 발생할 수 있는 항생제 관련 설사이며(Burchum and Rosenthal, 2019), 이는 다른 종류의 항생제보다 클린다마이신에서 더 자주 발생하는 것으로 알려져 있다.(BMA, 2018)

피부 반응은 일반적인 부작용이다. 항생제 관련 설사 외에 경구 투여와 관련된 일반적인 부작용은 복통이며, 메스꺼움과 구토는 드문 부작용이다. 추가적으로 통증, 복부 불편감, 외음질 감염의 부작용도 나타나며(NICE, 2019) 투여 경로에 따른 다른 부작용도 발생할 수 있다.

❹ 약물 상호 작용

클린다마이신은 마취 유도 및 수술 시 사용되는 약물[ⓔ 아트라쿠륨(Atracurium), 시스아트라쿠륨(Cis-atracurium), 미바쿠륨(Mivacurium), 팬쿠로늄(Pancuronium), 로큐로니움(Rocuronium), 석사메토늄(Suxamethonium), 베쿠로늄(Vecuronium)]과 상호 작용하여 효과를 증가시킨다.(NICE, 2019)

❺ 간호 활동

- 정확하게 환자를 사정하여 약물을 처방해야 하며, 환자 교육을 통해 항미생물제 관리 원칙을 지키도록 한다.[임상 고려 사항(p. 146) 참조]
- 클린다마이신이 항생제 관련 설사를 유발할 수 있으므로 설사가 발생할 경우 의료인에게 알리도록 한다. 설사가 지속되거나 심각하거나 혈액이 섞인 설사를 한다면 치료를 즉시 중단한다.
- 경구용 캡슐은 물과 함께 삼켜야 한다.
- 피임 조치를 강화하도록 권고한다.
- 클린다마이신을 복용하면서 모유 수유를 하는 경우 자녀에게 설사, 칸디다증(둘 다 장내 세균총 장애를 의미함), 혈변(항생제 관련 설사를 의미함)이 발생하는지 관찰하도록 권고한다.
- 10일 이상으로 치료 기간이 길 경우, 간과 신장 기능을 모니터링한다.

- 신생아와 유아의 경우 간과 신장 기능을 모니터링한다.
- 성인의 경우 빠른 속도로 정맥 내로 주입하지 않도록 한다.
- 어린이에게 투여할 경우 희석, 주입 속도, 희석제에 대한 정보를 확인한다.

출처: Karch, 2017; BMA, 2018; Burchum and Rosenthal, 2019; NICE, 2019; Barber and Robertson, 2020

간호 에피소드

◉ 84세 여성이 요로감염을 진단받아 입원했다. 1일 2회 트리메토프림(Trimethoprim) 500mg으로 약물 치료를 시작하였으나 증상이 지속되어 처방은 1일 4회 아목시실린 500mg로 변경되었다. 과거력으로 혈관성 치매, 심방세동, 빈혈, 엽산 결핍, 고혈압이 있고 페니실린 알레르기를 가지고 있다. 입원 후 첫 48시간 이내 이 환자를 위한 치료 계획을 설명해보자.

◉ 16세 남성이 상기도 감염과 급성 기침으로 입원했다. 그는 지난 며칠 동안 매우 몸이 좋지 않았다. 5일간 1일 3회 아목시실린 500mg을 처방받았다. 과거력으로는 다운증후군, 갑상선 기능 저하증, 여드름, 고초열, 철분 결핍성 빈혈이 있고, 하루에 우유 1리터를 마신다. 현재 테트라사이클린(Tetracycline), 철 함유 설페이트(Sulphate), 레보티록신(Levothyroxine)을 복용하고 있다. 그의 치료가 안전하고 근거를 기반으로 하는지 확인하기 위해 이 환자에게 필요한 간호 활동을 설명해보자.

⑦ 결 론

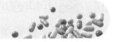

이 장에서는 항균제의 사용에 대한 개요를 제공했다. 의료인의 역할은 항균제 사용의 남용을 방지하여 새로운 내성균으로부터 보호하고 항균제의 지속적인 사용을 보장하는 것이다. 그러기 위해서는 의료 전문가의 역할이 가장 중요한데, 의료인은 보건 사회 복지 서비스를 이용하는 대상자에게 항미생물제에 대한 기대와 항미생물제 관리의 원칙에 관한 조언과 정보를 제공해야 한다.

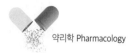

 연습문제

01. '살균'이란 용어가 의미하는 것은 무엇인가?

① 세균의 성장 억제　　　　　　② 세균의 파괴

③ 세균의 성장을 도움　　　　　④ 세균의 세포 복제를 도움

02. 이미페넴은 어떤 항균제 계열에 속하는가?

① 술폰아마이드계　　　　　　② 퀴놀론계

③ 아미노글리코사이드계　　　④ 베타-락탐계

03. 신생아 회색아 증후군은 어떤 항생제와 관련이 있는가?

① 세팔렉신(Cefalexin)　　　　　② 클로람페니콜(Chloramphenicol)

③ 시프로플록사신(Ciprofloxacin)　④ 코트리목사졸(Co-trimoxazole)

04. 클린다마이신의 작용 기전은 무엇인가?

① 엽산 합성 억제　　　　　② 세균의 DNA 복제 억제

③ 단백질 합성 억제　　　　④ 세포벽 합성 억제

05. 에리스로마이신과 병용 투여 시 약물의 농도가 증가되는 것은?

① 와파린(Warfarin)　　　　　　　② 파라세타몰(Paracetamol)

③ 철 함유 설페이트(Ferrous sulphate)　④ 가바펜틴(Gabapentin)

06. 테트라사이클린 약물의 금기 사항에 해당하는 것은?

① 임부　　　　　　　　　② 수유부

③ 신 장애가 있는 대상자　④ 위의 사항 모두

07. 치료 과정 중 알코올을 섭취할 경우 디설피람 유사 반응이 발생할 가능성이 있는 항생제는?

① 페니실린(Penicillin)

② 아미노글리코사이드(Aminoglycosides)

③ 술폰아마이드(Sulfonamides)

④ 세파로스포린(Cephalosporins)

08. 항균제 투여로 대상자에게 나타날 수 있는 부작용은?

① 간독성　　　　　　　　　　　신독성

② 이독성　　　　　　　　　　　위의 사항 모두

09. 이독성은 어떠한 항균제의 부작용인가?

① 아미노글리코사이드(Aminoglycosides)

② 테트라사이클린(Tetracyclines)

③ 세파로스포린(Cephalosporins)

④ 페니실린(Penicillins)

10. 에리스로마이신과 병용 투여 시 저칼륨혈증을 유발할 수 있는 약물은?

① 테오필린(Theophylline)　　　② 철 함유 설페이트(Ferrous sulphate)

③ 와파린(Warfarin)　　　　　　④ 이부프로펜(Ibuprofen)

11. 세균의 세포벽 합성을 억제하는 항생제는?

① 카바페넴(Carbapenems)

② 린코사마이드(Lincosamides)

③ 클로람페니콜(Chloramphenicol)

④ 아미노글리코사이드(Aminoglycosides)

12. 항균제라는 용어와 같은 의미로 사용될 수 있는 것은?

① 항고혈압제　　　　　　　　② 항생제

③ 항구토제　　　　　　　　　④ 항응고제

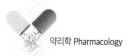

13. 항생제의 약동학에 영향을 미칠 수 있는 요인은?

① 연령　　　　　　　　　② 신 기능

③ 간 기능　　　　　　　　④ 위의 사항 모두

14. 잠재적인 부작용으로 광과민성을 일으킬 수 있는 항생제는?

① 세파로스포린(Cephalosporins)　　② 페니실린(Penicillins)

③ 카바페넴(Carbapenems)　　　　④ 테트라사이클린(Tetracyclines)

15. 항미생물제 관리에 있어 가장 우선순위가 높은 것은?

① 힘줄 손상 모니터링　　　② 원인균 확인

③ 간 기능 모니터링　　　　④ 신 기능 모니터링

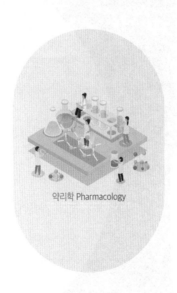

약리학 Pharmacology

심혈관계
작용 약물

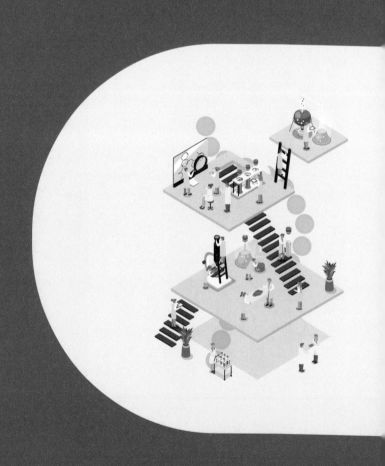

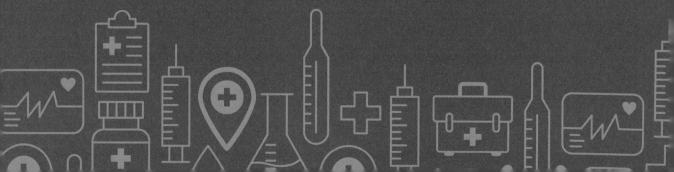

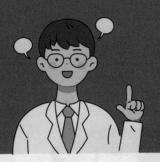

이 장은 간호사와 의료계 종사자에게
심혈관계 질환의 관리를 위해
처방된 심혈관계 약물의
기본 지식을 제공한다.

학습 목표

1. 주요 심혈관계 질환의 기본적인 병태 생리학을 설명할 수 있다.
2. 심혈관계 질환의 관리와 관련된 약물의 주요 분류에 대해 논의할 수 있다.
3. 심장과 혈관의 기능에 관련된 다양한 약물의 주요 효과를 설명할 수 있다.
4. 심혈관계 약물을 투여할 때 중요한 임상 고려 사항을 설명할 수 있다.
5. 심혈관계 질환의 알려진 위험 요소에 대한 건강 교육의 중요성을 설명할 수 있다.

지식 테스트

1. 세계적으로 주요한 심혈관계 질환에는 어떤 것이 있는가?
2. 심혈관계 약물 분류에 대해 말해보자.
3. 질병 부담을 해결하기 위해 질병 예방과 건강 증진에 간호사의 역할이 있다고 생각하는 가? 그렇다면 무엇을 할 수 있는가? 그렇지 않다면 왜 그렇게 생각하는가?
4. 약물 요법의 불이행을 초래하는 장애 요인에는 무엇이 있는지 말해보자.
5. 비심혈관성 상태나 질병을 위해 어떤 심혈관계 약물이 사용되는지 말해보자. 얼마나 많은 약물의 이름을 알고 있는가?

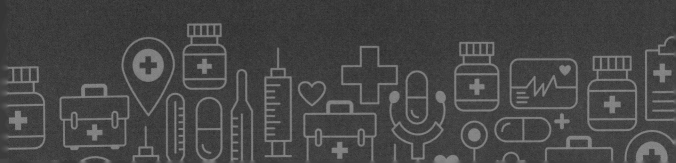

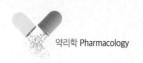

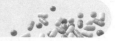

1 서 론

심장 질환, 순환기 질환이라고도 불리는 심혈관계 질환은 세계적으로 사망 원인 1위로 보고되었다.(World Health Organisation, [WHO] 2019) WHO는 2016년에 전 세계적으로 1,790만 명이 심장병으로 사망했고, 이는 전체 세계 사망 원인의 31%를 차지한다고 통계적으로 추산했다. 개선 가능한 위험 요인(BHF, 2019)은 고지혈증, 진성 당뇨병, 고혈압, 흡연, 비만, 신체 활동 부족이 있고, 개선 불가능한 위험 요인은 나이, 민족적 배경, 심장 질환의 가족력이 있다.(BHF, 2019) 21개 국가에서 수행된 연구(The Prospective Urban Rural Epidemi-

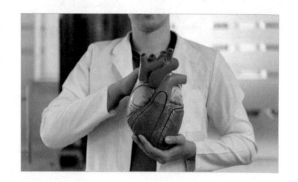

ology: PURE study)(Rosengren et al., 2019)에서는 위에 기술된 것 외에도 개선 가능한 추가적인 위험 요인이 존재한다고 결론을 내렸다. 이러한 위험 요인으로 낮은 교육 수준(초등 교육 수준 이하), 빈약한 식단, 과도한 알코올 섭취, 과도한 염분 섭취, 고체 연료 요리로 인한 실내 공기 오염, 대기 오염, 우울증, 낮은 악력 등이 있다. 조기 사망 또는 평생 이환 가능성이 있는 비전염성 질병군은 다음과 같다.

- 허혈성 심장 질환
- 심근경색
- 심방 세동
- 심부전
- 뇌혈관 질환
- 혈관성 치매
- 병원 외 심정지

영국의 국민보건서비스(National Health Service; NHS)는 심혈관 질환 장기 계획(2019)에서 심혈관 질환은 대체로 예방 가능하며 향후 10년 동안 사람들의 생명을 구할 수 있는 가장 큰 분야라고 강조했다. 이는 공중 보건 조치에 따라 흡연, 비만, 서구화된 식단, 알코올 남용에 대한 생활 양식

의 변화로 가능하다.(Public Health England, 2019)

심혈관 질환의 부담은 상당하고, 간호사와 의료계 종사자들은 다양한 의료 임상 환경에서 여러 수준의 심혈관 상태의 환자들을 돌보는 데 필수적인 역할을 하고 있다. 그들은 치료에 대한 이행도를 높이고 건강 교육/건강 증진, 안전한 약물 관리를 책임지고 있다. 이미 확립된 심혈관 질환 관리의 맥락에서, 효과적인 약물 중재를 통해 이환율을 제한하고 사망률을 예방하며 환자의 삶의 질을 개선하기 위해 기능 부전 장기의 기능을 최적화하는 것이 이 장의 배경이다.

심혈관 질환의 관리에 사용되는 약물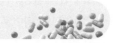

모든 간호사와 의료계 종사자가 모든 약물에 대해 완벽하게 배우는 것은 성취할 수 있는 목표가 아니다. 약리학은 '정보 과부하'를 만들 가능성이 있는 광범위한 과목이기 때문에 모든 수준에서 완전히 약물 정보를 익히는 것은 '불가능한 임무'이다. 게다가 학습 기간뿐만 아니라 일생 내내 새로운 약물들이 소개되기 때문에 신약 개발에 대한 최신 정보를 지속적으로 파악하는 것은 더욱 어려운 일이다. 약물을 배우는 가장 효율적인 방법은 특정 신체 체계나 질병의 병태 생리학과 관련된 수업을 통한 것이다. 비정상적인 생리학으로부터 정상을 아는 것은 비판적인 분석을 가능하게 하며 필요할 때마다 배운 것을 상기시키는 능력을 향상시킨다. 이 장에서는 알려진 심혈관계 질병 과정을 참조하여 관련된 약물에 대해 논의한다.

1 죽종과 고지혈증

죽상동맥경화증은 심혈관 질환의 주요 원인이다.(Frostegard, 2013) 죽상동맥경화증은 퇴행성 질환이며, 관상동맥 내벽에 쌓인 지방 침전물이 이차적으로 콜레스테롤의 축적을 야기하여 결과적으로 동맥의 협착을 초래한다. 신체의 다른 동맥에서도 이와 동일한 병태 생리학적 과정이 발생하여 발기 부전, 고혈압, 동맥류 파열, 심부전, 말초혈관 질환, 심부 정맥 혈전증, 뇌혈관 장애(뇌

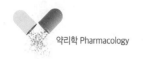

졸중), 혈관성 치매와 같은 질병의 위험 요인이 된다.

관상동맥 혈관 내강이 좁아지거나 막히면 혈류가 감소하거나 중단되어 심장 근육의 영양분과 산소 결핍으로 이어진다.(그림 7-1) 관상동맥 질환은 약물 치료나 의료적 개입으로 관리되지만, 죽상판의 파열로 인해 혈관이 심각하게 좁아지면 환자는 급성 심근경색을 겪게 된다.

콜레스테롤은 지방과 유사한 왁스 같은 물질이며, 자연 상태에서는 해롭지 않고 모든 세포에서 발견할 수 있다. 콜레스테롤은 세포막의 구조적 구성 요소이며, 담즙산 생성뿐 아니라 호르몬, 비타민 D를 만드는 데 핵심적인 역할을 한다는 점에서 세포 건강에 필수적이다. 그러나 콜레스테롤의 순환 수치가 증가하면 콜레스테롤이 지질단백질(lipoprotein)의 형태로 혈류를 이동하기 때문에 해로울 수 있다. 고지혈증을 진단하기 위해 혈액 내 콜레스테롤과 지방의 수치를 확인하기 위한 혈중 지질 검사가 사용된다.(표 7-1)

고지혈증의 병인은 가족력/유전, 진성 당뇨병, 신장 질환, 갑상선 기능 저하증, 비만, 흡연, 포

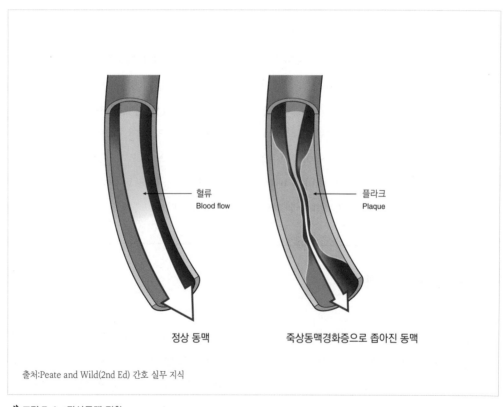

혈류
Blood flow

플라크
Plaque

정상 동맥

죽상동맥경화증으로 좁아진 동맥

출처:Peate and Wild(2nd Ed) 간호 실무 지식

🖊 그림 7-1_ 관상동맥 질환

화 지방과 콜레스테롤을 많이 함유하는 식이와 같은 여러 요인이 있다. 다른 원인들은 코르티코 스테로이드, 티아지드(Thiazide) 이뇨제, 베타 차단제, 단백질 분해 효소 억제제, 에스트로젠과 같은 몇몇 약물 치료의 부작용과 관련 있다. 이 외에도 인공적으로 제조된 트랜스 지방은 급성 심근경색과 뇌혈관 질환의 위험을 증가시킨다.

 표 7-1_ 건강한 콜레스테롤 프로필[영국 보건부(DH), 국민보건서비스(NHS), 2019]

정상 혈청(혈액) 지질 수치
· 총 콜레스테롤: 5mmol/L 이하
· HDL: 1mmol/L 이상
· LDL: 3mmol/L 이하
· Non-HDL: 4mmol/L 이하
· 중성지방: 2.3mmol/L 이하

출처: NHS(2019)

고지혈증 관리의 최우선 순위는 갑상선 기능 저하증이나 관리되지 않은 진성 당뇨병과 같은 의학적 원인을 찾아 관리하는 것이다. 또한 환자에게 알려진 위험 요인에 대해 교육하는 것뿐만 아니라 총 콜레스테롤, LDL, 중성지방을 감소시키고 HDL을 증가시키기 위한 비약물학적 개입에 대해 조언하는 것이다. 이러한 권고 사항은 영국 국립보건임상연구원(NICE)에서 확인할 수 있다.(CG181, 2014) 그러나 생활 방식의 변화를 받아들이지 않거나 효과가 없는 것으로 판단되면 약물 치료를 시작한다.

③ 지질 관리를 위해 사용되는 약물 치료: 항고지혈증 치료 약물

- 스타틴계: HMG-CoA 환원 효소 억제제
- 콜레스테롤 흡수 억제제
- 피브레이트

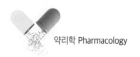

- 담즙산 결합 수지: 콜레스테롤 흡수 억제제
- PCSK9 억제제
- 니코틴산: 비타민 B3
- 오메가-3 지방산

1 스타틴계: HMG-CoA 환원 효소 억제제

아트로바스타틴(Atorvastatin), 심바스타틴(Simvastatin), 로수바스타틴(Rosuvastatin), 플루바스타틴(Fluvastatin), 프라바스타틴(Pravastatin)

스타틴계는 첫 번째로 처방되는 지질 저하 약물이다. 스타틴계는 간에서 HMG-CoA 효소를 억제함으로써 콜레스테롤 생합성을 막아 세포 내 콜레스테롤을 감소시켜 혈중 콜레스테롤을 낮추는 약물 그룹이다. 이것은 세포가 혈관 내부에서 유래한 콜레스테롤을 이용하도록 해 콜레스테롤과 LDL을 추가로 감소시킨다. 또한 스타틴계는 내피의 기능과 내피 구조 향상, 염증 감소, 혈소판 응집을 억제하는 이점이 있다.(Stringer, 2017) 이러한 약물들은 공통의 작용 메커니즘이 있지만 다양한 제형은 상이한 화학적 성질과 약동학을 가지고 있다. 일반적으로 스타틴계는 경구 투여 후 빠르게 흡수되

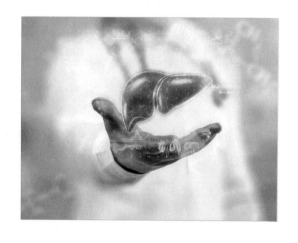

고 소화관과 간에서 광범위한 초회 통과 대사를 거쳐 약 14%의 생체 이용률을 가진다. 스타틴계는 대부분 간에서 사이토크롬 P450에 의해 대사되고 담즙으로 제거된다. 스타틴계는 근육통, 변비, 설사, 두통, 복통과 같은 가벼운 부작용이 있을 수 있고, 심각한 부작용으로는 간부전으로 이어지는 간독성이 있다. 간 손상이나 과도한 알코올 사용의 경우, 치료 시작 후 3개월마다 추적 검사와 함께 전혈청 간 기능 검사(LFT)를 추천한다. 심각한 부작용은 신장에 손상을 줄 수 있는 횡문근융해증이다.

임상 고려 사항

📍 스타틴계 고려 사항

- 추적 검사 계획에 따라 혈청 콜레스테롤과 간기능 검사(LFT)의 수치를 모니터링하기 위해 병원을 방문한다.
- 자몽 주스를 피한다.
- 콜레스테롤 합성이 야간에 가장 활발하고 음식 섭취가 흡수에 영향을 줄 수 있기 때문에 약물은 매일 취침 전 1일 1회 복용한다.
- 약물 복용 시 원인 불명의 관절통이나 근육통과 같은 횡문근융해증의 징후를 인지하기 위해 계속해서 주의 깊게 모니터링한다.
- 소변의 색깔이 붉거나 빨갛게 변화하는지 관찰한다. 그러한 증상이 나타나면 신속한 처치를 위해 간호사나 의사에게 즉시 보고해야 한다.
- 딜티아젬(Diltiazem), 에리스로마이신(Erythromycin), 세로토닌 재흡수 억제제(SSRI)와 약물 간 상호 작용을 주의한다.
- 임산부에게는 사용 금기이다.

② 콜레스테롤 흡수 억제제

💊 에제티미브(Ezetimibe)

이 약물은 음식물 속에 포함되어 있는 콜레스테롤과 담즙(담즙은 콜레스테롤을 원료로 만들어진다)이 소장에서 흡수되는 것을 억제함으로써 간으로 다시 이동하는 양을 감소시킨다. 긍정적인 결과는 간에서 저장물의 감소와 동시에 혈액의 콜레스테롤도 낮아져 총 콜레스테롤, LDL, 중성지방의 감소와 HDL의 증가로 이어진다는 것이다. 이 약은 금식 없이 하루 중 언제나 경구로 복용 가능하며, 빠르게 흡수되고, 광범위한 장간 재순환과 느린 제거 과정을 거친다.(Kosoglou et al., 2005) 약물은 약 22시간의 긴 반감기를 가지며 대부분 대변으로 제거되고 잔여량은 소변으로 배출된다. 이것은 스타틴계에 과민증

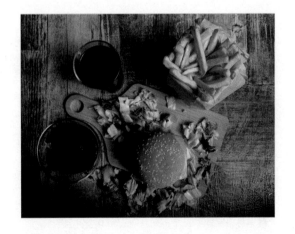

이 있는 사람이나 스타틴계 치료에 잘 반응하지 않는 사람에게 처방된다.(Bergheanu et al., 2017) 후자 환자 그룹의 경우, 간부전이 있는 환자를 제외하고 이 약물은 스타틴계에 추가하여 사용할

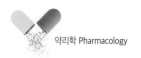

수 있다.(Vavlukis and Valvlukis, 2018) 흔한 부작용은 두통, 콧물, 인후통, 설사, 위장의 불편함/장애, 무기력함 등이 있다.

③ 피브레이트

🔖 **페노피브레이트**(Fenofibrate), **겜피브로질**(Gemfibrozil)

　피브레이트는 혈청 중성지방 농도를 30~60% 낮춘다. 이 약물의 작용 방식은 초저밀도 지질 단백질(VLDL)의 생성을 감소시켜 혈액으로부터 중성지방의 제거를 강화시키는 것이다.(Joint Formulary Committee,(JFC, 2020) 높은 혈청 중성지방은 총 콜레스테롤 수치가 높지 않은 상황에서도 심혈관계 질병의 위험을 증가시킨다고 알려졌다. 피브레이트는 스타틴계 복용에 과민증이 있거나 부적합한 사람들을 위한 식이 요법의 보조 치료제로서 처방될 수도 있다. 이 약물은 위장관계에서 잘 흡수되고 소변을 통해 소량만 배설되고 나머지는 대변을 통해 제거된다. 부작용은 소화불량, 피로, 현기증이 있고, 더 심각한 부작용은 혈청 아미노 전이효소 증가 및 범혈구감소증이 있다. 확인된 고위험 환자에게는 이중 치료 요법으로 처방될 수 있다.(JFC, 2020) 활동성 간 질환, 담낭 질환, 심각한 신장 장애/말기 신장 질환, 케토프로펜에 의해 유발된 광과민증을 가진 사람들에게는 사용이 금지된다. 고위험 환자 집단은 '대사 증후군'으로 분류되어 이러한 이중 요법 접근이 필요한 환자 그룹이다.(표 7-2)

🔖 **표 7-2_ 대사 증후군의 기준(3개 이상이면 대사 증후군이다)**

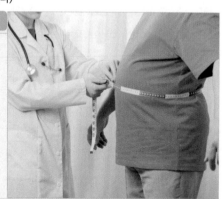

대사 증후군의 기준
❶ **복부 비만** 허리둘레: 남성 ≥ 102cm, 여성 ≥ 88cm
❷ **고혈압** 135/85mmHg 이상인 경우
❸ **혈청 중성 지방 수치** 1.7mmol/L(150mg/dL) 이상으로 상승한 경우
❹ **낮은 혈청 HDL** 남성은 1.04mmol/dL(40mg/dL) 미만, 여성은 1.30mmol/dL(50mg/dL) 미만인 경우
❺ **높은 공복 혈당** 6.1mmol/L(110mg/dL) 이상인 경우

출처 : Diabetes(2022)
　복부 비만 수치 참고 문헌: Metabolic Syndrome - Risk Factors, Symptoms & Diagnosis(diabetes.co.uk)

임상 고려 사항

📍 **피브레이트 고려 사항**
- 식사 30분 전에 복용해야 한다.
- LFT와 신기능 관찰을 위해 추적 검사를 받는다.
- 범혈구감소증의 위험이 있어 헤모글로빈, 혈소판, 백혈구 수 평가를 위해 일반 혈액 검사(CBC)를 받아야 한다.

④ 담즙산 결합 수지: 콜레스테롤 흡수 억제제

🔎 **콜레스티라민**(Cholestyramine), **콜레세벨람**(Colesevelam hydrochloride)

이 약물은 소장에서 음전하인 담즙산에 결합함으로써 작용하는 음이온 교환 수지(담즙산 격리제라고도 함)이다. 이 약물은 대변을 통해 담즙산을 제거함으로써 LDL을 낮춰 콜레스테롤의 혈류 재유입을 막는다. 그런 다음 간은 추가적인 콜레스테롤을 담즙산으로 전환하여 대변을 통해 제거한다. 수지는 흡수되지 않기 때문에 독성 위험이 낮다. 이 약물은 콜레스테롤을 낮추는 식단과 함께 사용해야 혈청 LDL을 15~20% 감소시킬 수 있다. 부작용은 복부 불편감, 복부 팽만감,

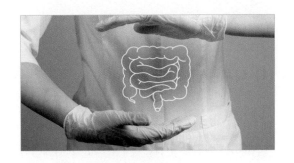

변비 및 설사와 같이 위장관계와 관련이 있다. 이 약물은 심각한 고중성지방혈증과 완전 담도 폐쇄가 있는 사람에게는 사용이 금지된다.

임상 고려 사항

📍 **담즙산 결합 수지**
- 약물은 분말 형태이다. 맛이 좋지 않기 때문에 과일 주스에 넣어 식사 직전에 복용한다.
- 다른 경구 복용 약물의 흡수를 방해할 수 있기 때문에 복용 한 시간 전이나 복용 4~6시간 후에 다른 약물을 복용하도록 조언한다.

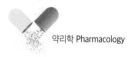

5 PCSK9 억제제

알리로쿠맙(alirocumab)

이 약물은 식이 요법과 다른 항지질성 약물의 최대 용량에 반응하지 않는 사람들을 위해 비교적 최근에 고지혈증 관리에 추가된 약물이다. PCSK9(Proprotein Convertase Subtilisin/Kexin type 9)에 결합하는 인간 단일 클론 항체로 분류된다. 이것은 간에서 LDL 수용체 조절에 관여하는 pro-protein에 결합하여 수용체의 수를 증가시킴으로써 혈장에서 콜레스테롤 제거를 최적화한다.(Manniello and Pisano, 2016) 피하 주사로 투여하고 17~20일의 반감기를 가진다. 그러나 피하 주사 후 흡수는 3~7일 이내에 이루어진다. 안정적인 생체 이용률을 유지하기 위해 2주마다 적어도 3회 용량을 투여해야 한다.(Manniello and Pisano, 2016) 국소 부작용은 통증, 타박상 및 홍반과 같은 국소 주사 부위 반응이 있고, 전신적 부작용은 콧물과 인후통이 있다.

6 스타틴계의 대체 약물

(1) 니콘틴산(비타민 B3)

니아신

NICE는 심혈관계 질환의 1차 예방을 위해서나 제1형과 2형 당뇨병이 있는 만성 신장 질환자에게 심혈관 질환 예방을 위해 이 약물의 사용을 권장하지 않는다. 그러나 위에 언급된 위험 요인(BHF, 2019)이 없는 환자들은 LDL을 낮추고 HDL을 높이지만 급성 심근경색이나 뇌졸중의 위험을 줄이지는 않는다는 몇 가지 증거가 있다고 언급하며 이 약물을 스타틴계의 대안 중 하나로 제안한다. 과도한 용량이 부작용을 유발할 수 있기 때문에 오직 처방을 통해서만 사용 가능하다. 이 약물은 타블렛형/캡슐형의 경구용 제제로 복용한다. 니아신(Niacin)은 콜레스테롤의 생합성을 억제함으로서 총 콜레스테롤, LDL, 중성지방의 농도를 감소시킨다. 고용량과 관련된 부작용은 경구 복용 후 1시간 이내에 발생하는 프로스타글란딘 매개 홍조가 있다. 장기간 사용은 비타민 K의 감소를 유발할 수 있기 때문에 과도한 출혈이나 사유가 밝혀지지 않은 출혈의 징후가 발생하지 않는지 관찰하도록 환자를 교육한다.

(2) 오메가-3 지방산

피시 오일

오메가3 지방산은 심혈관 질환의 예방을 위한 경구 보충제로 잘 알려진 치료법이다. 그러나 해양의 n-3 지방산에 대한 대규모 무작위 대조군 연구에서 맨슨(Manson) 등(2019)은 이러한 지방산을 포함하는 보충제가 주요 심혈관 질환의 발생을 낮추지 않는다는 사실을 발견했다.

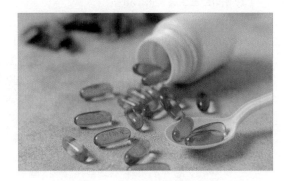

4 고혈압 관리에 사용되는 약물

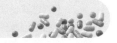

고혈압은 혈압이 만성적으로 건강한 수준보다 높게 유지될 때를 뜻한다.(표 7-3) NICE는 고혈압의 진단을 위해 다음의 척도를 제시하고 있다.

표 7-3_ 고혈압의 진단을 위한 척도

고혈압 진단 기준(NICE CG136, 2019)
· **1단계**: 병원 측정 혈압이 140/90mmHg~159/99mmHg, 그 후 주간 평균 ABPM(활동 혈압 모니터링) 또는 HBPM(가정 혈압 모니터링) 평균 혈압이 135/85mmHg~149/94mmHg 사이이다.
· **2단계**: 병원 측정 혈압이 160/100mmHg 이상 180/120mmHg 미만이고, 그 후 ABPM 주간 평균 혈압이 150/95mmHg 이상이다.
· **3단계 또는 중증 고혈압**: 병원 측정 수축기 혈압이 180mmHg 이상 또는 병원 측정 이완기 혈압이 120mmHg 이상이다.

출처: National Institute for Clinical Excellence(NICE, 2019)

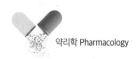

실무 기술

📍 화이트 코트 증후군의 사례

많은 사람은 24시간 동안 혈압의 변화를 보인다. 그러나 의료 전문가가 혈압을 측정할 때는 정상 혈압이거나 고혈압인 대상자 중 일부에서는 혈압이 상당히 높게 측정될 수 있다. 이러한 현상을 '화이트 코트 증후군(white coat syndrome)'이라고 말한다. 그 이유는 교감 신경계에 의해 매개되는 신경 내분비 반사의 효과 때문일 수 있다. 어떤 사람은 병원에 오면 이미 불안해하고 혈압을 측정하고 확인하는 동안 다른 질병이나 걱정거리에 대해 너무 많은 생각을 한다.(Pioli et al., 2018)

상승된 혈압은 다음과 같은 결과를 초래할 수 있다.

- 부적절한 항고혈압성 약물 치료를 시작하게 한다.
- 기존 약물 복용량을 부적절하게 늘릴 수 있다.
- 계획된 시술이나 치료를 취소하거나 지연시킬 수 있다.

📍 권고 사항

- 환자와 상호 작용하는 첫 순간부터 '간호사의 6C'를 보여주고 환자의 경과 과정에 걸쳐 지속한다.
- 자기 통제를 보여준다. 이미 불안한 환자에게 조급해하지 말고 소통 중에 공감을 보여주면 환자가 이해받고 안전하다는 것을 느끼면서 진정하게 된다.
- 임상 환경을 안내하고 질문이나 걱정에 답변함으로써 환자가 편안함을 느끼고 신뢰하도록 해야 한다.
- 환자가 고혈압이라는 것을 알고 있다면 의료 팀이 아침에 약물을 복용하도록 환자에게 지시했는지 확인한다.
- 가능하다면 혈압 측정 전에 환자에게 의료진을 만날 기회를 제공하고 다음의 추적 검사 방문에도 같은 의료진과 약속을 잡을 수 있도록 한다.
- 초기 사정에서 환자의 혈압이 높다면 그들을 안심시키고 더 조용한 환경에서 혈압을 다시 측정할 수 있도록 한다.
- '화이트 코트 증후군'의 위험을 줄이려면 고혈압의 진단에 활동 혈압 모니터링(ABPM)과 가정 혈압 모니터링(HBPM)을 이용한 NICE 지침서의 권고 사항을 따르도록 한다.(표 7-3)

고혈압의 원인은 구체적으로 원인을 알 수 없는 본태적인 것으로 분류할 수 있으며, 유전적 요인과 환경적 요인이 함께 작용하는 기질성으로 분류할 수도 있다. 볼리바르(Bolivar, 2013)는 환경적/생활 방식 요소에 다음이 포함될 수 있다고 제안했다.

- 비만
- 과도한 알코올 섭취
- 고나트륨 식이
- 관리되지 않은 급성/만성 스트레스
- 대사 증후군과 관련된 인슐린 저항성

2차성(속발성) 고혈압은 크롬 친화 세포종(갈색세포종), 쿠싱 증후군, 폐쇄성 수면 무호흡증, 그리고 갑상선 기능 저하증/항진증으로 인해 발생할 수 있다. 2차성 고혈압 유발과 관련된 약물에는 비스테로이드성 소염제(NSAIDs), 스테로이드, 다이어트약, 교감신경 흥분제(⑩ 코막힘 완화제), 정신 활성 약물 등이 있다.(Puar et al., 2016)

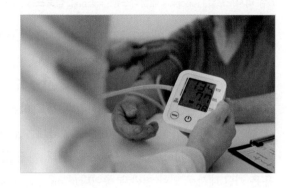

　　혈압은 심혈관 질환의 독립적 위험 요소로 간주된다. 병인에 관계없이 만성적으로 상승된 전신 혈압은 뇌, 심장, 신장, 눈 및 혈관을 손상시켜 장기적으로 건강에 부정적인 영향을 미칠 가능성이 있다. 고혈압 치료의 이론적 근거는 사망 위험과 다음과 같이 만성 질환으로 발전할 수 있는 이환율의 위험을 줄이는 것이다.(Begg, 2016)

- 관상동맥질환
- 심방세동
- 좌심실부전
- 뇌졸중
- 만성 신장 질환
- 실명

　　고혈압과 관련된 말단 장기 손상 또는 합병증의 증거가 없다면 차후의 약물학적 개입은 생활 습관을 변화시킨 후 진행한다.(NICE, CG136 2019) 선택한 약물의 효능은 생활 방식과 같은 요인에 영향을 받기 때문에 환자가 약물 요법과 처방된 치료 요법(⑩ 생활 양식의 변경)을 이해하는 것이 필수적이다.

　　약물학적 접근은 혈압의 생리학적 결정 요인들, 즉 전신 혈관 저항 및/또는 심박수를 조절하고 고혈압에 대한 생활 습관을 교정하는 것을 기반으로 한다.(NICE, CG136 2019)

　　고혈압 관리에 사용되는 약물은 다음과 같다.

- 안지오텐신 전환 효소 억제제(ACEi)
- 칼슘 채널 차단제(CCB)
- 이뇨제
- 안지오텐신 수용체 차단제(ARB)
- 베타 차단제(BB)
- 아드레날린 수용체 차단제(Alpha 1)
- 중추 아드레날린 수용체 차단제(Alpha 2)
- 혈관 확장제
- 중추 작용제
- 직접적 레닌 억제제(DRI)
- 질산염

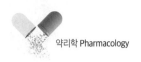

1 안지오텐신 전환 효소 억제제(ACEi)

💊 **리시노프릴**(Lisinopril), **에날라프릴**(Enalapril), **캡토프릴**(Captopril), **라미프릴**(Ramipril), **페린도프릴**(Perindopril)

이 약물들은 레닌-안지오텐신-알도스테론 시스템(RAAS) 경로에 작용한다. ACEi는 안지오텐신Ⅰ이 안지오텐신Ⅱ로 전환되는 것을 억제한다. 이 약물은 혈관 수축을 막고 알도스테론 억제 및 나트륨 재흡수 감소로 전신 혈압을 낮춘다. 최종적으로 전부하(preload)와 후부하(afterload)가 모두 감소되어 심장의 부담을 감소시킨다. 서로 다른 유형의 ACEi는 혈압을 낮추는 동일한 작용을 보여주지만, 화학적 구조는 다를 수 있다.(JFC, 2020) 이 약물들은 경구로 투여되어 혈장과 조직 단백질에 결합하고 신장을 통해 제거된다. 가장 중요하고 잠재적으로 치명적일 수 있는 부작용은 키닌 대사로 인한 혈관 부종이다.(Kostis et al., 2018) ACEi의 이점은 혈압 조절 작용뿐만 아니라 단백뇨 감소를 통해 신장을 보호하는 것이다.(Bakris, 2008)

 임상 고려 사항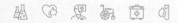

📍 **ACEi의 고려 사항**
- 일부 환자에게서 마른기침, 발작성 기침이 발생한다. 환자는 약물 치료를 지속하기 위해서 이런 기침을 견딜 수 있는지 결정해야 한다. 이 기침을 중단시킬 치료제가 없기 때문에 처방자와 상의할 수 있다.
- 갑작스럽게 일어서려는 자세는 현기증과 낙상을 유발할 수도 있다는 것을 염두에 두도록 환자에게 조언한다.
- 신부전 위험이 높기 때문에 간호사/의사와의 진료 계획에 따라 신동맥 협착과 같은 특정 환자 집단의 신장 기능을 관찰한다.
- LFT를 계획된 진료에 따라 관찰한다.
- 손상된 신장 기능을 가진 환자 또는 칼륨 보전 이뇨제나 트리메토프림-설파메톡사졸(Trimethoprim-sulphamethoxazole)을 복용하는 환자의 고칼륨혈증에 대해 계획된 진료에 따라 모니터링한다.
- 신장 기능이 좋지 않은 환자가 NSAIDs를 복용한다면 부작용이 발생할 수 있다는 것을 알려준다.
- 직접적 레닌 억제제(DRis)를 복용하는 환자들에게는 금기이다.

2 칼슘 채널 차단제(CCBs)

💊 **암로디핀**(Amlodipine), **펠로디핀**(Felodipine), **니페디핀**(Nifedipine), **니카르디핀**(Nicardipine), **딜티아젬**(Diltiazem), **베라파밀**(Verapamil)

이 약물은 고혈압, 협심증, 빈맥성 부정맥 치료제로 심혈관 질환에서 가장 널리 사용된다.(JFC,

2020) CCBs는 모두 동일한 약력학을 가지고 있지 않기 때문에 이해하기가 조금 더 어렵다. 암로디핀(Amlodipine), 펠로디핀(Felodipine), 니페디핀(Nifedipine), 니카르디핀(Nicardipine)은 디하이드로피리딘계(Dihydropyridines)로 분류되고, 이들의 주된 효과는 말초 혈관 확장에 있다. 베라파밀(Verapamil)은 페닐알킬아민(Phenylakylamine)이고 딜티아젬(Diltiazem, 벤조티아제핀 유도체)과 함께 동방결절과 방실결절에 영향을 미쳐 전도 및 심근 수축성을 감소시키므로 심박수 조절 CCB로 분류된다.(JFC, 2020) 그러나 일반적으로 경구로 투여할 때 잘 흡수되지만 광범위한 초회 통과 대사 때문에 생체 이용률이 낮고 가변적이다. 이 약물은 분포 용적이 높고 대부분 혈장 단백질과 결합하며 신장을 통해 배설된다. 중요한 것은, 독성 용량 또는 반복적으로 복용하는 CCB는 대사를 책임지는 간 효소의 포화를 유발해서 초회 통과 효과를 감소시키고 활성 약물의 흡수를 증가시킨다. 따라서 이러한 약물들은 서방형 제형으로 제공되어야 한다. 디하이드로피리딘계 약물의 부작용은 말초 혈관 확장으로 인한 두통과 홍조이다. 다른 부작용은 보통 시간이 지남에 따라 감소하는 미세 순환에 대한 것으로, 발목이 붓고 손발이 차가워지는 것이다.(McKeever and Hamilton, 2019) 대조적으로, 논디하이드로피리딘(Non-dihydropyridines)은 심각한 변비를 유발할 수 있고 증상을 동반한 서맥과 함께 심박출량을 악화시킬 가능성이 있다. 흔하지 않은 부작용이지만, CCB를 이용한 장기간 치료는 저작과 언어 능력 문제 및 치은 증식을 일으킨다. 치은 증식으로 구강 위생이 어려운 경우 세균 감염, 치주 질환, 충치에 높은 취약성을 가진다.(Umeizudike et al., 2017) 두 번째로, '저 레닌 고혈압(low renin hypertension)'으로 인해 노인과 아프리카-카리브해 혈통의 사람들은 보다 현저한 혈압 감소가 발생한다.

 임상 고려 사항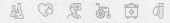

◎ 칼슘 채널 차단제의 고려 사항

- 수축기 혈압의 갑작스런 변화에 주의를 기울이면서 투약 전 최소 두 시간마다 활력 징후를 관찰한다. 처방자의 목표 수축기 혈압에 따라 계속 모니터링한다. NEWS 2(National Early Warning Score 2)에 따라 관찰 사항들을 기록하고 확대된 조치 계획에 따라 수축기 혈압 강하를 100mmHg 미만으로 높인다.
- 의식, 현기증, 피로, 체위성 저혈압의 변화를 관찰한다.
- 과민성 '혈관 부종'을 관찰한다.
- 모니터링 계획에 따라 신기능과 LFT를 관찰한다.
- 환자에게 좋은 구강 위생을 유지하고 정기적인 검진을 위해 치과를 방문하도록 조언한다.

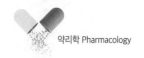

3 이뇨제

이뇨제는 다음 3가지로 분류된다.
- 루프(loop) 이뇨제
- 티아지드(thiazide) 이뇨제
- 칼륨 보전 이뇨제

이뇨제는 이뇨 작용을 증가시킨다. 신장이 나트륨을 처리하는 방식을 변화시켜 더 많은 나트륨을 배출시킴으로써 이뇨 작용을 일으킨다. 이뇨제는 신세뇨관 시스템의 다양한 부분에서 작용하는 여러 제형으로 이용 가능하다. 환자는 최상의 효과를 위해 두 가지 다른 종류의 약물을 처방받을 수 있다. 신장의 네프론에서 분비된 나트륨은 다른 네프론 분절에서 나트륨 재흡수를 일으킬 수 있기 때문에 다른 종류의 약물을 혼합 사용함으로써 '상승 효과'를 기대할 수 있다.(Klabunde, 2017) 이뇨제 사용에 따른 최상의 효과는 네프론의 여러 부위를 차단함으로써 얻을 수 있다.

(1) 루프 이뇨제

푸로세미드(Furosemide), 부메타니드(Bumetanide)

루프 이뇨제는 고혈압보다 만성 심부전 치료에 더 많이 사용된다. 이 약물은 사구체를 통해 여과되는 나트륨의 20~25%가 재흡수되는 헨레고리의 두꺼운 상행각과 치밀반(macula densa)에 작용하여 이뇨 작용이 강력하게 나타난다. 루프 이뇨제는 또한 신장 동맥 혈류의 증가와 신장 피질 혈류의 재분배를 촉진하는 프로스타글란딘 합성을 유도하기 때문에 신장 기능을 최적으로 유지하는 데 기여한다.(Klabunde, 2017) 정맥 주사로 주입된 푸로세미드(furosemide)는 짧은 반감기를 갖지만, 경구로 복용하는 경우 위장관 흡수가 제거 속도보다 더 느리다. 약 50%는 신장을 통해 그대로 배설되며 경구용 푸로세미드의 생체 이용률은 대략 60%이다. 루프 이뇨제는 알부민과 단단히 결합된 유기 음이온으로 극단적인 저알부민 혈증의 경우를 제외하고는 분포 용적이 작다. 따라서 이러한 상황에서는 나트륨 이뇨에 대한 루프 이뇨제의 효능이 낮아진다.

(2) 티아지드 이뇨제

히드로클로로티아지드(Hydrochlorothiazide), 클로르탈리돈(Chlortalidone), 인다파미드(Indapamide)

티아지드 이뇨제는 신장 원위 세뇨관의 근위부의 염화나트륨 채널(NaCl channel; NCC)을 차단하여 내막강으로의 나트륨 이동을 감소시켜 나트륨 및 수분 이동을 감소시킨다. 루프 이뇨제와 비교했을 때 이 약물의 작용 부위는 이뇨제 및 나트륨 이뇨 효과가 적어서 효능이 떨어진다. 그러나 클로르탈리돈과 인다파미드는 고혈압 관리에서 치료적 요구 사항을 충족시키는 데 효율적인 것으로 간주되는 이뇨제이다.(JFC, 2020)

임상 고려 사항

📍 **타아지드 이뇨제의 고려 사항**
- 매 병원 방문 시에 혈압, 체액 잔류를 평가하기 위해 체중, 혈청 전해질과 혈청 지질을 관찰한다.
- 특히 여러 약물을 복용 중인 환자는 혈청 칼륨(K+) 농도를 주의 깊게 관찰한다.
- 저칼륨혈증 발생 고위험군에 속하기 때문에 칼륨이 풍부한 음식을 환자에게 알려준다.
- 술폰아마이드 알레르기를 가진 환자는 사용이 금지된다.

(3) 칼륨 보전 이뇨제

🔖 **아밀로라이드**(Amiloride), **히드로클로라이드**(Hydrochloride), **트리암테렌**(Triamterene),
알도스테론 길항제(Aldosterone antagonists), **에플레레논**(Eplerenone), **스피로노락톤**(Spironolactone)

칼륨 보전 이뇨제는 원위 세뇨관 원위부에서부터 집합관까지 네프론의 말단 부분에 작용한다.(Horisberger and Glebisch, 1987) 아밀로라이드(Amiloride)와 트리암테렌(Triamterene)은 원위 곡세관에 작용해 상피의 나트륨 채널을 차단하여 나트륨 재흡수를 감소시키고 수분 제거를 촉진한다. JFC(2020)는 부종 관리를 위해 이러한 이뇨제를 가장 많이 사용하도록 권장한다. 대조적으로 에플레레논(Eplerenon)은 미네랄코르티코이드 수용체에 결합하여 나트륨 재흡수를 막는 알도스테론에 결합한다.

스피로노락톤은 저항성 고혈압과 만성 심부전을 가진 환자에게는 바람직하지만, 에플레레논은 대부분 심부전 환자에게 많이 이용된다.(JFC, 2020) 이뇨제는 이 장에서 추가적으로 더 논의될 것이다. 이뇨제 분류에 따른 부작용은 〈표 7-4〉에 기술되어 있다.

요약하면 루프와 티아지드, 칼륨 보전 이뇨제는 나트륨 섭취를 줄인 식이를 포함한 생활 방식의 변화와 함께 단계 1~4의 고혈압을 가진 환자에게 권장된다. 약물 계열과 복용량에 대한 결정은 환자의 확인된 임상적 필요 사항에 따라 달라진다.

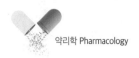

👌 표 7-4_ 이뇨제의 흔한 부작용 비교

루프 이뇨제	티아지드 이뇨제	칼륨 보전 이뇨제	알도스테론 길항제
· 저칼륨혈증 · 저마그네슘혈증 · 저혈압으로 이어지는 탈수 · 이독성	· 저칼륨혈증 · 저혈압으로 이어지는 탈수 · 저나트륨혈증 · 대사성 알칼리증 · 고칼슘혈증 · 당뇨가 있는 사람들에서의 고혈당증 · 고요산혈증 · 고지혈증	· 고칼륨혈증 · 위장 문제: 위궤양	**스피로노락톤:** · 고칼륨혈증 · 위장 효과: 메스꺼움과 구토 · 전해질 장애 · 여성 유방증 · 생식 장애: 안드로겐 활성 · 기분 변화 · 월경 장애 **에플레레논** · 다모증 · 여드름 · 여성형 탈모

④ 안지오텐신 수용체 차단제(ARBs)

🔍 **로사르탄**(Losartan), **칸데사르탄**(Candersartan), **이르베사르탄**(Irbesartan), **올메사르탄**(Olemesartan), **발사르탄**(Valsartan)

안지오텐신 수용체 차단제(ARBs)는 고혈압뿐만 아니라 심부전이나 급성 심근경색 후의 급성 치료에 처방될 수 있다는 점에서 ACEi와 유사하다.(Klabunde, 2017) ARBs는 혈관과 심장에 있는 안지오텐신 I과 II 수용체를 모두 차단하는 안지오텐신 수용체 길항제이다. 동맥과 정맥의 확장은 말초 혈관 확장의 결과로서 혈압과 전부하, 후부하를 감소시켜 심장의 부하를 감소시킨다. 다른 작용으로는 안지오텐신 II를 차단하여 수분과 나트륨의 신장 배설을 촉진하여 순환량을 감소시킨다. 고혈압, 심부전, 급성 심근경색이 오래 지속되는 환자는 보상 작용으

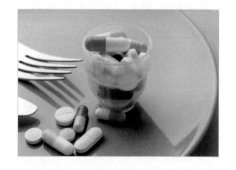

로 심근의 과로와 비대로 이어진다. ARBs는 이러한 심장과 혈관 리모델링 보상 과정을 억제한다.(Hill et al., 2019) 이 계열의 약물은 ACEis와 비교하여 부정적인 부작용은 적다.(Hill et al., 2019)

임상 고려 사항

◉ **안지오텐신 수용체 차단제 고려 사항**
- 저혈압 위험 때문에 NEWS 2를 이용해 환자를 관찰한다.
- 임상적으로 지시된 대로 신 기능을 관찰한다.
- 고칼륨혈증의 높은 위험성 때문에 부수적으로 칼륨 보전 이뇨제, ACEis, DRis, NSAIDs를 동시에 복용하는 환자에게는 사용이 금지된다.

5 베타 아드레날린 수용체 길항제(베타 차단제)

💊 **선택성 : 심장선택성**(cardioselective)-**아테놀롤**(Atenolol), **비소프로롤**(Bisoprolol), **메토프로롤**(Metoprolol)

💊 **비선택성**(Non-selective): **프로프라놀롤**(Propranolol), **소타롤**(Sotalol), **라베타롤**(Labetalol), **카베디롤**(Carvedilol)

일반적으로 β_1 수용체는 선택성 또는 비선택성으로 분류된다. 심장 조직에 위치해 있는 β_1 수용체의 자극은 심장 활동과 기능을 활성화시켜 교감 신경계의 작용인 '투쟁 또는 도피(fight or flight)'를 유발한다. 교감 신경계의 신경 분포는 심박동수와 혈압의 증가를 야기할 수 있다. 동방결절에서 발견되는 β_1 수용체가 차단된다면 심박동수의 감소를 야기할 것이고 심근에 있는 β_1 수용체가 차단된다면 심근 수축력이 감소된다. β_1 수용체는 신장에서도 발견되며 이를 차단하면 레닌 방출이 억제되어 RAAS를 방해함으로써 혈압이 감소한다. β_2 수용체는 폐, 골격

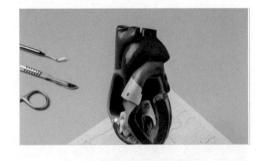

근 및 말초 혈관에서 발견된다. 이러한 약물을 사용하는 치료적 목적은 심박동수, 심박출량 및 혈압을 감소시켜 심근 산소 요구량을 감소시키는 것이다. 카베디롤과 라베타롤은 또한 α_1 수용체를 차단하는 추가적인 기능을 가지고 있어 심박동수와 혈압을 더욱 감소시켜 고혈압 관리에 효과적이다. 이러한 약물들은 반감기가 짧은 경구 또는 비경구로 투여할 수 있다. 반면에 라베타롤(Labetalol), 메토프로롤(Metoprolol), 프로프라놀롤(Propranolol)은 지용성이기 때문에 제거를 위해서는 간 대사가 필요하다.

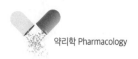

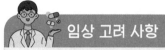

임상 고려 사항

⌖ 베타 차단제의 고려 사항
- β_2 활성 때문에 2차적으로 기관지 경련을 유발할 수 있다.
- 서맥이 발생할 수 있다.
- 환자는 말초 혈관 수축으로 손발이 차갑다고 호소할 수 있다.
- 중추 신경계 효과: 특히 지용성 제제로 생생한 꿈과 악몽을 꾼다.
- 제1형 인슐린 의존성 당뇨병에서 저혈당증이 억제된다.
- 체위성 저혈압으로 넘어져 부상을 입을 수 있다.
- 발기 부전의 가능성이 높은데, 이것은 처방된 약물 요법과 일치하지 않을 수 있다.

⑥ 알파 아드레날린 차단제: 알파 차단제

프라조신(Prazosin), **독사조신**(Doxazosin), **테라조신**(Terazocin), **인도라민**(Indoramin)

이 계열의 약물은 동맥과 소동맥에 있는 α_1 수용체를 차단함으로써 작용하는 교감 신경 차단 약물로도 알려져 있으며 혈압을 감소시킨다. 대개 치료하기 어려운 고혈압 환자들을 위한 이중 요법으로 처방된다.(JFC, 2020) 이러한 약물 사용의 흔한 부작용은 다음과 같다.
- 구강 건조
- 졸음
- 진정
- 심각한 기립성 저혈압

임상 고려 사항

⌖ ARBs 고려 사항
- 부작용으로 첫 번째 용량 복용 후 빈사성 빈맥을 동반한 저혈압을 유발할 수 있으므로 NEWS 2에 따라 면밀한 모니터링 및 관찰이 필요하다.
- 밤에 약물을 복용한다.
- 지시에 따라 신장 기능 및 전해질 수치를 추적 관찰한다.
- 고칼륨혈증은 잠재적 문제일 수 있다.

알파 차단제는 경구로 투여 시 잘 흡수되고, 광범위한 간 대사를 거쳐 신장을 통해 제거된다. 이 계열의 약물은 또한 총 콜레스테롤, LDL 및 중성지방을 낮추는 데 좋은 효과가 있기 때문에 심장을 보호한다.(Pool, 1991)

7 혈관 확장 약물

히드랄라진(Hydralazine), 미녹시딜(Minoxidil)

이 약물은 유일하게 베타차단제 및 이뇨제와 함께 난치성 고혈압의 관리에 사용된다.(JFC, 2020) 약물의 작용 기전은 비교적 작은 동맥, 소동맥 및 전 모세혈관 괄약근에 직접 작용하여 이완시키고 결과적으로 혈압을 현저하게 감소시킨다. 부작용은 혈압의 감소인데, 이것은 압력 수용기 활성화 및 RAAS 자극을 초래하여 유익한 효과를 무효화하므로 비생산적이다.(JFC, 2020) 이 계열의 약물은 '내성'이 생기기 때문에 원하는 효과를 얻기 위해 복용량을 늘려야 하므로 일반적으로 장기 고혈압 관리에 사용되지 않는다.

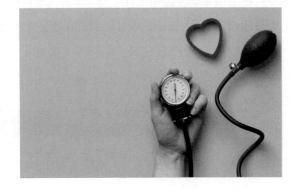

8 중추 작용 물질

클로니딘(Clonidine), 메틸도파(Methyldopa)

불응성 고혈압에 사용하도록 명시된다. 작용 기전은 뇌간에 있는 α_2-아드레날린 수용체를 통해 교감 신경 활성화를 억제하여 말초 혈관의 저항을 감소시킨다.(JFC, 2020) 클로니딘의 부작용은 진정과 졸음이다. 이 약물은 중환자 치료 환경에서 인공 호흡기를 떼는 동안 매우 불안해하는 환자들에게 처방된다. 메틸도파는 발열과 간염과 같은 심각한 면역 문제를 야기한다. 그러나 태아와 모체에 안전하기 때문에 임신 초기 또는 중기의 고혈압 환자에게 사용할 수 있다.(JFC, 2020)

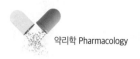

9 직접적 레닌 억제제(DRIs)

🔍 알리스키렌(Aliskiren)

이것은 새로운 계열의 약물이며 고혈압 치료에 대해 허가된 유일한 DRI이다.(Jackson and Bellamy, 2015) 이 약물은 레닌의 활성 부위로 접근해 안지오텐시노젠과 경쟁하고, 이를 통해 레닌 활성을 75%까지 감소시킬 뿐만 아니라 안지오텐신Ⅰ과 Ⅱ의 농도를 감소시킨다. 경구로 투여되지만 잘 흡수되지 않아 반복적인 투여가 필요하다. 담도계를 통해 제거되고 24~40시간의 긴 반감기를 가진다.(Jackson and Bellamy, 2015) 이 약은 본태성 고혈압에서 단일 요법으로 사용하거나 ACEi 및 안지오텐신Ⅱ 수용체 길항 약물과 병용하여 사용된다.(JFC, 2020) 질산염은 다음 섹션에서 논의한다.

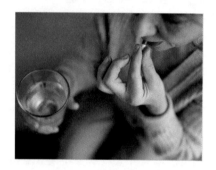

간호 에피소드

70세 여성이 조절되지 않은 2단계 고혈압과 고지혈증 관리를 위해 입원했다. 4일간 약물 치료를 받은 후 퇴원 시 다음 약물을 처방받았다.

- 매일 아스피린 75mg 경구 투여
- 매일 라미프릴(ramipril) 2.5mg 경구 투여
- 매일 인다파미드(indapamide) 2.5mg 아침에 경구 투여
- 아토바스타틴(atorvastatin) 20mg 밤에 경구 투여

이 환자는 집 근처에 사는 자녀들의 도움을 받아 독립적으로 생활하고 있다. 그녀의 딸은 그녀의 병상 옆에서 함께 퇴원을 기다리고 있다. 환자는 의사와 좋은 대화를 나눴고 처방된 모든 약물에 동의한다고 말했다. 하지만 그녀는 이전에 약물을 복용해 본 적이 없고 약을 처방받은 대로 복용하는 것을 잊어버리거나 잘못 복용할까 봐 걱정된다고 말했다. 환자는 약물을 스스로 안전하게 관리하는 것에 대해 불안해했다. 간호사는 환자와 보호자인 그녀의 딸과 논의한 후 다음과 같이 조언했다.

- 자녀의 도움을 받아 7일간의 약을 채울 수 있는 약물 상자를 사용하라.
- 매일 비슷한 시간에 약물을 복용하라. 아침에 양치하고 난 후 약물을 복용하고 취침하러 갈 때 저녁 약을 복용하라.
- 복용한 약물을 기록하기 위해 일지를 써라. 이것은 복용하는 약물의 이름, 용량, 시간을 기억하는 데 도움이 된다.
- 약물에 대한 더 많은 정보를 위해 www.bhf.org에서 이용 가능한 약물 정보를 활용하라.
- 규칙적인 간격으로 혈압과 심박동수를 확인하기 위해 정기 검진을 하라.
- 약물에 대해 확신이 없거나 몸이 좋지 않다면 지역 약국을 방문해 조언과 도움을 구하라.

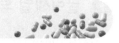

5 허혈성 심장 질환 관리에 사용되는 약물

- 질산염(Nitrates): 단기 및 장기 작용
- 칼슘 채널 차단제(CCB)
- 베타 차단제
- 과분극 활성화 고리형 뉴클레오티드 게이트 채널 차단제(HCN channel blockers)
- 칼륨 채널 활성제
- 항혈소판제

허혈성 심장 질환의 병태 생리는 관상동맥 혈류의 감소이다.(그림 7-1) 대부분의 경우 이것은 고지혈증으로 인한 죽상동맥경화증의 결과로 관상동맥이 좁아지는 것이 이차적인 원인이다. 이렇게 좁아진 관상동맥은 심박수와 심박출량을 증가시켜 작업을 완료하거나 필요한 심근 산소 요구량 증가를 충족할 수 있는 충분한 혈류를 공급할 수 없다. 협심증은 안정형, 불안정형 또는 변이형[프린츠메탈(Prinzmetal) 협심증]으로 분류될 수 있다.

실무 기술

- 흉통 환자의 사정을 위한 도구이다.
- 약물 투여 전과 후의 유효성을 평가하기 위한 사정 도구로 사용될 수 있다.

⦿ 협심증을 위한 PQRST 통증 사정 접근법의 사용

- P=무엇이 통증을 유발했는가? 당신은 어떤 활동을 하고 있었는가?
- Q=특징을 묘사하라. 불타는 듯함, 둔함, 압박감, 무거움, 찌르는 듯한 느낌이 드는가?
- R=통증이 신체의 다른 부위로 퍼지는가?
- S=1~10점의 통증 척도 가운데 당신의 통증은 어느 정도로 심각한가?
- T=통증이 얼마나 오랫동안 지속되었으며, 무엇이 통증을 악화시키고 완화시키는가?

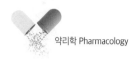

① 글리세릴 트리니트레이드(GTN)

신체는 정맥과 동맥의 혈관 확장을 유발하는 일산화질소라고 불리는 화학적 질산염을 자연적으로 생성한다. 신체 활동 증가에 따른 심근의 산소 요구량 증가를 보상하기 위해 관상동맥은 혈관을 확장시켜 혈류를 증가시킨다. 관상동맥 질환을 가진 사람들은 죽종이 존재해 혈관 직경이 거의 고정되어 이러한 혈관 확장이 쉽게 이루어지지 않는다. 따라서 혈류를 증가시키는 이러한 자연적인 방법은 효과적이지 않다.

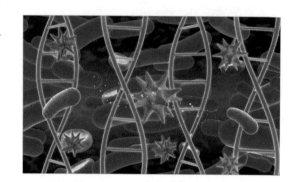

질산염의 치료적 이점은 다음과 같다.

- 관상동맥 이완
- 전부하의 감소
- 후부하의 감소
- 심근 산소 요구량의 감소
- 혈소판 응집 감소

GTN은 다양한 투여 제형으로 사용 가능하다.

- 경구용: 설하정, 에어로졸 분무기
- 피부용: 경피 적용 패치와 연고
- 비경구용

특별 주의 사항: 많은 환자에게 장시간 작용하는 경구용 또는 경피 패치용 질산염은 빠르게 내성을 일으킨다. 환자는 매 24시간마다 '질산염 없는 기간(휴약 기간)'을 가져야 한다.(JFC, 2020)

알아두기 – 질산염 사용 금지 질환(JFC, 2020)

- 대동맥 협착증
- 저혈압
- 저혈량증
- 뚜렷한 빈혈
- 승모판 협착증
- 두개내압 상승으로 인한 뇌손상

(1) 설하정

설하로 투여될 때 60초 이내에 빠르게 작용하고 5~30분 동안 효과가 지속된다.(JFC, 2020) 안정형 협심증을 가진 환자는 운동을 하거나 특정 행동이 흉통을 유발할 것을 알기에 필요에 따라 설하정을 사용할 수 있다. GTN은 혈관에 흡수되어 간으로 들어가서 빠르게 분해되므로 삼키면 안 된다. 초회 통과 효과는 협심증 치료에 사용할 수 있는 활성 약물의 양을 불충분하게 만든다.

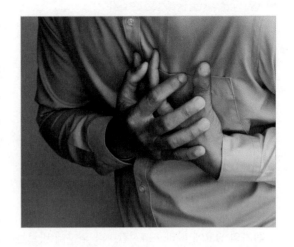

 알아두기 – GTN 설하정을 복용하는 환자를 위한 안전한 약물 보관과 치료

- 정제는 짧은 유통 기한을 가지고 있고 병을 개봉하는 즉시 품질 저하가 시작된다.
- 병에 날짜를 기록하고 지침에 따라 폐기한다.
- 개봉한 병을 여러 개 쌓아두지 않는다.
- 공기로부터 보호하기 위해 병을 단단하게 봉인한다.

(2) 계량된 에어로졸 GTN 스프레이

혀 아래 부분은 혈관이 많아 약물이 빠르게 흡수되므로 이 제제는 설하에 분무해야 한다. 일반적으로 긴급 치료 센터(UCC), 응급실(ER)과 같은 급성 치료적 상황에서 사용된다.

(3) 경피 패치형 GTN

일정한 용량의 GTN이 필요한 환자에게 패치형이 처방된다. 이것은 약물을 지속적으로 방출한다.

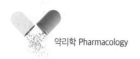

임상 고려 사항

📍 **경피 패치형 GTN**

- 적절하다면 패드가 적용될 부분을 면도한다.
- 새 패치를 먼저 붙이고 이전 패치를 제거한다.
- 패치를 만지거나 손가락에 접착제가 묻지 않도록 한다.
- 흉터와 같이 자극을 받았거나 손상된 피부 또는 피부가 접히는 곳에 패드를 붙이지 않는다.
- 상완이나 흉부에 패치를 붙인다.
- 잔여 약물이 다른 사람이나 동물에게 해를 끼칠 수 있기 때문에 사용한 패치는 제거 후 안전하게 폐기한다.

(4) GTN 연고

환자의 필요에 따라 3~4시간마다 피부에 바르는 연고 제형이다. 흉부, 팔, 허벅지의 피부에 연고를 바른 후 외과용 테이프로 덮어둔다.

(5) 비경구용(정맥 주사) GTN

지속적인 혈압과 심전도 모니터링이 필요하며 오직 급성 치료 환경에서만 적용된다. 급성 심근경색이 임박한 불안정형 협심증과 같은 심각한 임상 상황에서 사용된다.

2 이소소르비드 이질산염과 이소소르비드 질산염

이러한 약물은 안정형 협심증 관리에 사용되는 지속성 질산염으로 분류된다. 경구 투여 이소소르비드 이질산염은 광범위한 초회 통과 간 대사(70~80%)를 거치기 때문에 혈장 농도가 낮다.(Soman and Vijayaraghavan, 2017) 이것은 간에서 활성 질산염 형태로 전환되고 신장을 통해 제거된다. 음식을 섭취하면 흡수가 억제된다. 이소소르비드 질산염은 4~6시간의 반감기와 함께 100% 생체 이용률을 가진다. 이러한 제형의 이점은 간 대사를 거치지 않는다는 것이다.

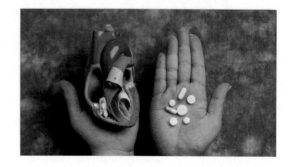

③ 칼륨 채널 활성제

(1) 니코란딜(Nicorandil)

니코란딜은 안정형 협심증에 대한 2차 치료 및 예방을 위해 사용된다.(JFC, 2020) 이것은 동맥층과 정맥층에서 작용하는 혈관 확장 특성을 가진 칼륨 채널 개방 물질로 작용한다. 이 메커니즘은 이중 작용으로 관상동맥을 이완시키고 전부하와 후부하를 감소시킨다.(Tarkin, 2018) 이것은 경구용 제형으로 투약되고, 약 75%의 생체 이용률을 가지면서 위장관에서 잘 흡수된다. 이것은 광범위한 간 대사를 거치며 신장에서 제거된다. 심각한 부작용은 피부, 위장관 점막에서 발생하고 눈점막 궤양으로도 나타난다.

협심증 관리를 위한 다른 약물로는 CCB, BB, HCN 채널 차단제 및 항혈소판 약물이 있다.

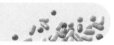

⑥ 심장 부정맥에 사용되는 약물

항부정맥제는 허혈성 심장 질환 또는 급성 심근경색의 결과로 심장 근육이 손상되어 정상적인 리듬과 박동수를 유지할 수 없을 때 필요할 수 있다. 건강한 상태에서 전기 전도 시스템은 신경 및 내분비 제어, 충분한 양의 ATP, 산소, 전해질에 의존하여 정상적인 전기 화학적 기울기(electrochemical gradient)를 유지한다. 그러면 심방 및 심실 수축의 리드미컬하고 조정된 규칙적인 리듬을 생성하는 결절성 및 비결절성 활동 전위가 발생하고 이완이 뒤따른다. 신체 기능이 저하되거나 대사 장애가 있는 상태에서는 부정맥이

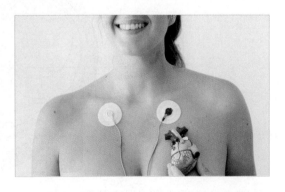

발생하여 혈액 순환과 혈압에 부정적인 영향을 미칠 수 있으므로 환자는 리듬을 조절하기 위해 항부정맥제를 투여받아야 한다. 〈그림 7-2Ⓐ〉와 Ⓑ는 심장 전도 체계를 보여준다.

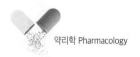

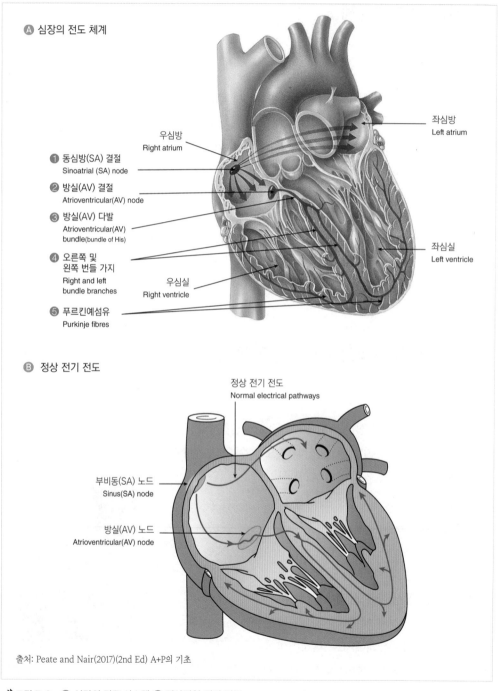

Ⓐ 심장의 전도 체계

좌심방
Left atrium

우심방
Right atrium

❶ 동심방(SA) 결절
Sinoatrial (SA) node

❷ 방실(AV) 결절
Atrioventricular(AV) node

❸ 방실(AV) 다발
Atrioventricular(AV)
bundle(bundle of His)

❹ 오른쪽 및
왼쪽 번들 가지
Right and left
bundle branches

우심실
Right ventricle

좌심실
Left ventricle

❺ 푸르킨예섬유
Purkinje fibres

Ⓑ 정상 전기 전도

정상 전기 전도
Normal electrical pathways

부비동(SA) 노드
Sinus(SA) node

방실(AV) 노드
Atrioventricular(AV) node

출처: Peate and Nair(2017)(2nd Ed) A+P의 기초

🖊 그림 7-2_ Ⓐ 심장의 전도 시스템 Ⓑ 정상적인 전기 전도

① 심장 리듬과 박동 장애

(1) 심방세동(AF)

심방세동은 심방이 조화되지 않은 방식으로 박동하여 불규칙적인 리듬을 생성하는 것을 말한다. 심방세동은 색전의 발생 위험이 높고, 색전은 후대 뇌혈관으로 이동하여 뇌졸중을 일으킬 수 있는 리듬 장애이다. 이러한 부정맥은 20~25%까지 심박출량을 감소시키며 장기적으로 심부전으로 이어질 수 있다.

(2) 사용되는 약물

❶ 아미오다론

아미오다론(Amiodarone)은 상심실성 부정맥과 심실성 부정맥 모두에 효과적이기 때문에 '광범위한 스펙트럼'을 가진 항부정맥제로 분류된다. 아미오다론은 근육이 어떠한 자극에도 반응하지 않는 시기(불응기)를 연장시켜 동방결절의 자동능과 방실 결절의 전도 속도를 늦추고, 이소성 심박동 조율 부위의 자동능을 억제시킨다. 정맥 주사 투여는 속도와 용량을 조절할 수 있는 펌프를 통해 투여해야 한다. 경구 복용 시에는 광범위한 장간 순환을 거치기 때문에 생체 이용률이 낮아 복용량의 약 50%만 흡수된다. 이 약물은 약 58일의 긴 반감기를 가지며, 주로 간 대사와 담즙 배설에 의해 제거된다. 이 약물은 지방 조직, 근육, 간, 폐 및 피부에 광범위하게 분포하고 저장되어 치료 유지 용량에 이르기까지 며

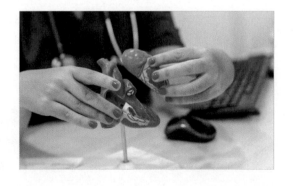

칠이 걸릴 수도 있다. 높은 농도의 아이오딘을 포함하고 있기 때문에 갑상선 기능 저하증과 갑상선 중독증을 모두 유발할 수 있어 특별한 주의가 필요하다. 아미오다론은 사이클로스포린(Cyclosporine), 플레카이니드(Flecainide), 딜티아젬(Diltiazem), 페니토인(Phenytoin), 심바스타틴(Simvastatin)과 같은 약물을 대사시키는 사이토크롬 P450의 작용을 억제하기 때문에 여러 약물과 상호 작용하므로 누적 효과를 유발하여 잠재적인 독성을 유발할 수도 있다.

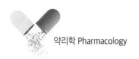

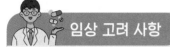

임상 고려 사항

📍 **아미오다론**(amiodarone)
- 디곡신과 병용하면 심각한 서맥을 유발할 수 있다.
- 환자가 와파린도 복용한다면 진료 방문 시에 혈액 프로트롬빈 시간(PT)과 혈액 응고 수치(INR)를 관찰한다.
- 지용성 약물이기 때문에 식사와 함께 약물을 복용하면 흡수가 더 잘 된다.
- 다음의 부작용이 있다면 치료를 받도록 환자에게 조언한다.—기침, 발열, 오한, 호흡 곤란, 상복부 불편감, 흉통, 피부와 눈에서의 주목할 만한 황달, 어두운 색의 소변
- 갑상선 기능 검사를 위해 진료 계획에 따라 병원을 방문한다.
- 장기간의 부작용으로 폐섬유증이 발생할 수 있으므로 6개월마다 흉부 X−선 검사가 필요할 수 있다.

❷ 디곡신

디곡신(Digoxin)은 심부전과 심방세동 환자에게 사용되는 강심 배당체이다. 수축력과 박출률을 증가시키기 위해 심장에 직접적으로 작용하여 폐울혈을 야기하는 전부하와 후부하를 감소시킨다. 이 약물은 만성 심부전 환자에게 효과적일 수 있다. 또한 부교감 신경계의 미주신경 활성화를 통해 간접적으로 심박동수를 감소시킨다. 경구 투여 후 약 70~80%가 소장에서 흡수되어 충분한 생체 이용률을 나타낸다. 반감기는 36시간이며 활성 대사 산물을 생성하지 않는다. 디곡신은 체내에서 넓게 분포되어 있으며 혈뇌 장벽을 통과할 수 있다. 중요한 것은 디곡신은 치료 지수가 좁은 약물로, 약물의 높은 혈중 농도는 독성을 일으킬 수 있다는 점이다.(표 7-5) 디곡신은 신장을 통해 제거되기 때문에 신장 이상이 있는 환자는 용량 조절이 필요하다. 대안적으로 유사

표 7-5_ 디곡신 남용과 독성

증상과 징후	원인과 작용
분당 심박동수 60회 미만	• 동방결절 또는 전도 체계의 과도한 영향. 용량 감소와 재검토가 필요하다.
메스꺼움과 구토	• 뇌의 수질에 있는 구토 중추의 자극. 우려 사항을 보고한다.
색이 있는 시야−노란 광륜	• 남용의 징후. 우려 사항을 보고한다.
새롭게 발생한 혼돈(confusion)	• 노인 환자에게서 흔히 발견된다. 우려 사항을 보고한다.
촉진에 의한 이소성 박동: 두 번의 박동 후 정지(pause)	• 심실 흥분성의 증가. 치명적인 변화로 나타날 수 있기 때문에 용량 감소와 재검토가 필요하다. 우려 사항을 보고한다.
완전 방실 차단	• 심전도에 의해서만 확인할 수 있다.

한 작용 방식을 갖고 거의 3배의 반감기를 나타내며 간을 통해 제거되는 디기톡신(Digitoxin)을 사용할 수 있다.

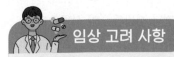

임상 고려 사항

📍 **디곡신**

- 항상 투약 전에 환자의 맥박을 확인한다. 심박동수가 분당 60회 미만인 경우 절대 투약해서는 안 된다.
- 잠재적으로 독성 가능성이 있기 때문에 치료 지수를 유지하기 위해 혈장 농도 관찰이 요구된다. 정상 혈액 검사의 치료적 범주는 1~2.6mmol/L이다.
- 부수적인 이뇨제 치료가 칼륨 농도를 감소시킨다는 것을 기억해야 한다.
- 디곡신과 칼륨은 심근 조직에 있는 같은 수용체를 두고 경쟁한다. 따라서 만약 칼륨 농도가 낮다면 디곡신이 수용체와 결합하여 독성을 일으킬 수 있으므로 투약 전 혈청 칼륨 농도를 확인해야 한다.
- 베라파밀, 딜티아젬, 아미오다론과의 약물 상호 작용이 있다.
- 남용과 독성의 징후를 파악한다.
- 음식과 동시에 섭취하는 것은 흡수를 느리게 하고, 섬유소가 많은 식사는 흡수를 감소시킨다는 것을 환자에게 조언한다.

❸ 황산마그네슘

심방세동의 관리에 자주 사용되는 전해질이다. 마그네슘은 두 번째로 흔한 세포 내 양이온이고 초기 및 후기 탈분극의 억제뿐만 아니라 심실 전도를 감소시키는 전기 생리학적 효과를 가진다.(Lundin et al., 2015) 심근 세포 활동 전위는 나트륨, 칼륨 및 칼슘 채널에 의해 매개되고, 이것들이 변화되면 부정맥을 유발한다. 마그네슘의 역할은 이러한 이온들의 움직임을 조절하여 항부정맥 효과를 나타내도록 하는 것이다.(Barker, 2016)

2 전도 장애로 인한 부정맥

방실 결절 차단은 히스 섬유 다발(bundle of His)이 심방에서 심실로 전기 자극을 전달하지 못하는 경우 발생할 수 있다. 심실에서 심실로의 충동 속도가 느리고 심한 증상을 보이는 증후성 저혈압이 나타난다. 치료받지 않고 방치하면 심부전을 촉발시켜 심박출량을 충분하게 만드는 약물의 개입이나 리듬을 유지하기 위한 인공 심박동기가 필요할 수 있다.

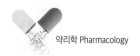

(1) 아트로핀 황산염

부교감 신경 억제제 또는 항콜린성 약물로 분류된다. 이것의 작용 기전은 부교감 신경을 억제하고 이미 존재하는 교감 신경이 우세하도록 만드는 것이다. 그 결과 심박동수와 심박출량이 증가하여 원인이 없는 가역적인 증후성 서맥에 사용된다. 성인 환자에게는 최대 3mg의 용량까지 정맥 주사나 골내 주입 경로로만 투약할 수 있다. 약물은 간에서 대사되고 소변으로 배설된다.

알아두기 - 아트로핀의 흔한 부작용

- 빈맥
- 땀샘에 대한 작용의 결과로 체온 상승과 피부 홍조가 나타난다.
- 타액 생성을 위한 부교감 신경 차단 작용 때문에 구강 건조증이 발생한다.
- 섬모체근 마비, 눈의 원근 반사의 마비가 일어나 환자의 정상 시력을 상실할 수 있다.
- 아트로핀의 혈뇌 장벽을 통과할 수 있는 능력으로 인해 방향 감각 상실과 혼돈(confusion)이 일어난다.
- 노인과 같은 고위험군 집단에서 무한증이 나타난다.

 7 심부전 관리에 사용되는 약물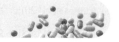

만성 심부전은 수개월 또는 수년에 걸쳐 진전되는 복잡한 임상 증후군이다. 심부전은 심박출량이 대사 요구량을 충족시키기에 불충분하다. 급성 심근경색 후의 심장 조직의 경색은 심장의 충분한 기계적 펌프 작용에 긍정적으로 기여하지 못하고 심장의 비경색 영역은 추가 작업을 수행하여 심장의 전반적인 기능을 감소시킨다. 심장은 상황에 따라 재적응하여 확대 또는 비대해질 수 있다. 이러한 메커니즘의 결과는 심장의 전방 및 후방 부전으로 알려진 심장 리모델링, 체액 저류, 수축력 감소, 빈맥성 부정맥 및 심박출량 감소를 유발한다. 이러한 보상 메커니즘은 RAAS, 나트륨 이뇨 펩티드 시스템, 교감 신경 흥분성 신경 시스템, 부교감 신경 활성화, 바소프레신과 다른 내피 경로의 신경 분포이며(Jackson et al., 2000) 이러한 메커니즘은 약물학적 개입을 필요로 한다. 심부전의 임상 증상은 〈그림 7-3〉에 나타나 있다.

만성 심부전의 병인은 관상동맥 질환, 장기간 지속된 고혈압, 심근경색이 가장 흔한 2차성 원인이다. 다른 원인으로는 판막 질환이나 선천성 결손, 또는 심근염을 유발하는 박테리아나 바이러스 감염이 있다.(Zairian and Fonarow, 2016) 이 외에도 갑상선 기능 항진증, 당뇨 및 신부전과 같은 비심장성 상태는 문제를 악화시키고 예후를 나쁘게 한다. 임상에서는 뉴욕심장협회(NYHA), 미국심장협회(2019)에 따른 기능적 분류를 통해 심부전을 분류한다.

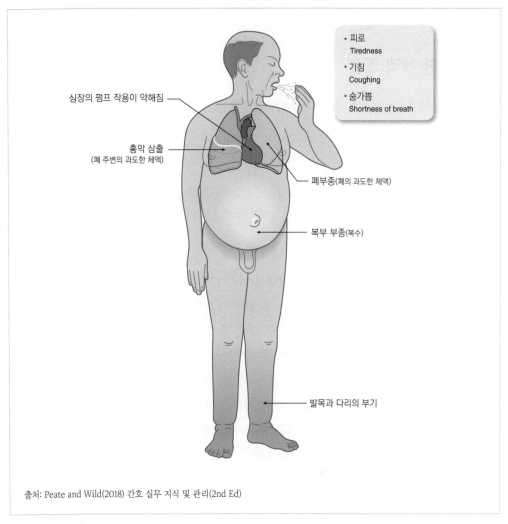

출처: Peate and Wild(2018) 간호 실무 지식 및 관리(2nd Ed)

✏️ 그림 7-3_ 심부전의 임상 사진

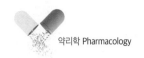

만성 심부전 환자를 관리하기 위한 약리학적 접근 방식은 사망 위험을 줄이고 증상을 완화하며, 운동 내성을 개선하고 폐부종과 같은 급성 악화 발생을 줄이는 것을 목표로 한다.(Lainscak et al., 2015)

심부전에 사용되는 약물은 다음과 같다.

❶ 과도한 체액을 조절한다: 이뇨제

❷ 심장의 부하를 감소시킨다: CCBs, ARBs, ACEis, 아미오다론, β_1 차단제, 항응고제

❸ 심장의 수축력을 최적화한다: 디곡신, 질산염(nitrates)

❶ 과도한 체액 조절

루프 이뇨제와 미네랄코르티코이드 수용체 길항제(MRA) 이뇨제는 다음의 증상을 치료하고 방지하기 위해 처방된다

• 말초 부종

• 복수

• 전신 부종

• 흉막 삼출

이뇨제 종류의 선택은 환자의 임상적 상태에 따라 다르다. 이뇨제 치료는 정상 체액량을 가지는 것을 목표로 하며 이것을 환자의 'dry weight'라고 한다.(Casu and Merella, 2015) 이렇게 하면 혈관 내 용적의 꾸준한 감소를 유지하여 전부하와 후부하를 감소시키는데, 이것은 심근 부하를 줄이고 심장의 수축성을 개선하여 심박출량을 향상시킬 뿐 아니라 부종으로 인해 발생하는 폐/전신 울혈을 줄여준다. 심부전 환자는 이차적인 심장의 비효율적인 펌프 기능 감소로 인해 심박출량이 낮아져 RAAS가 활성화되고, 이에 대한 보상 메커니즘으로 나트륨 및 수분 보유량이 증가한다. 푸로세미드(Furosemide)가 일반적으로 첫 번째로 처방되는 이뇨제이지만, 환자가 내성이 생기고 약물에 반응하지 않는다면 부메타니드(Bumetanide) 또는 토르세미드(Torsemide)를 처방할 수 있다. 루프 이뇨제를 장기간 사용하면 말단 네프론의 구조적 적응으로 무반응이 발생한다.(Sica, 2015) 따라서 이러한 다른 루프 이뇨제는 더 강력하고 더 긴 반감기를 가지고 있으며, 약 90%의 높은 생체 이용률을 가진다.

(1) 미네랄코르티코이드 수용체 길항제(MRAs)

스피로노락톤(Spironolactone), **에플레레논**(Eplerenone)

알도스테론 수용체 길항제로 작용하는 메커니즘을 가진 칼륨 보전 이뇨제이다. 수분과 나트륨의 재흡수를 감소시키기 위해 피질 집합관에서 작용한다. 이뇨 효과는 작지만 칼륨을 보존할 수 있어 다른 이뇨제와 병용하여 사용할 수 있다.(Casu and Merella, 2015) 이뇨제 사용에 따른 부작용으로는 저혈압, 전해질 불균형, 신장 손상이 있다.

2 심장의 부하 감소

- 베타 차단제
- ACEi
- ARBs
- HCN 채널 차단제
- MRAs
- 안지오텐신 수용체 네프릴릭신 억제제

(1) 과분극-활성화 고리형 뉴클레오티드 게이트(HCN) 채널 차단제

이바브라딘(Ivabradine)

이 약물은 심박동수 조절을 담당하는 동방결절에서 Na 채널을 차단한다.(Tser and Mazzola, 2015) 이를 통해 심장 이완기를 연장시킴으로써 심박동수와 심장의 부하를 감소시킨다. 치료적 이점은 심장 비대에 이차적으로 이어지는 부정맥의 감소이다.(Badu-Boateng and Hammersley, 2018) 약물은 경구 제제로 복용하며 생체 이용률은 약 40%로 1시간 안에 최고 농도에 도달한다. 흡수될 때 혈장에 결합하며 11시간의 반감기를 가진다. 약물은 간에서 대사되고 소변과 대변으로 동일하게 제거된다.

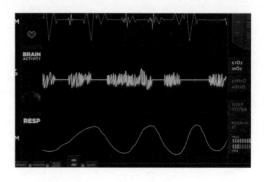

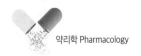

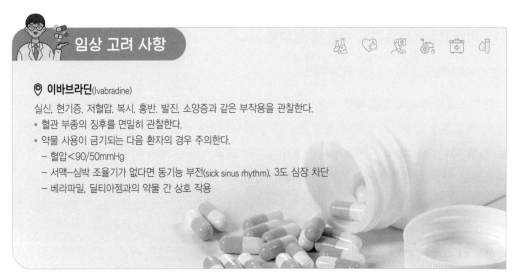

임상 고려 사항

📍 **이바브라딘**(Ivabradine)

실신, 현기증, 저혈압, 복시, 홍반, 발진, 소양증과 같은 부작용을 관찰한다.
- 혈관 부종의 징후를 면밀히 관찰한다.
- 약물 사용이 금기되는 다음 환자의 경우 주의한다.
  - 혈압<90/50mmHg
  - 서맥─심박 조율기가 없다면 동기능 부전(sick sinus rhythm), 3도 심장 차단
  - 베라파밀, 딜티아젬과의 약물 간 상호 작용

(2) 안지오텐신 수용체 네프릴릭신 억제제

🔍 **사쿠비트릴**(Sacubitril)

심부전 악화는 나트륨 이뇨 펩티드 시스템의 활성화로 B형 나트륨 이뇨 펩티드(BNP)와 N말단 프로 호르몬 B형 나트륨 이뇨 펩티드(NT-pro BNP)가 상승한 결과일 수 있다. 사쿠비트릴(Sacubitril)은 심부전이 악화된 경우 사용될 수 있다.(Ayalasomayajula et al., 2017)

이러한 분류의 약물은 박출률이 감소된 환자에게 사용하며, 작용 메커니즘은 네프릴리신(neprilsysin)과 안지오텐신Ⅰ과 Ⅱ를 차단하여 심수축력을 향상시키고 후부하를 감소시킨다. 이 제형은 발사르탄(ARBs)을 포함하는 복합 제형이다. 경구 제제로 투여하며 두 시간 안에 혈장 농도에 빠르게 도달한다. 치료적인 정상 상태에 도달하기 위해 최대 3일이 걸리며 반감기는 약 12시간이고 신장과 대변을 통해 제거된다.

3 심장의 수축력 최적화

- 강심 배당체: 디곡신
- 질산염(Nitrates): 단기 및 장기 사용

심부전에 사용되는 항혈소판제 및 항응고제에 대해서는 이 장의 다음 부분에서 설명한다.

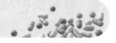

 8 **지혈에 영향을 미치는 약물**

　이 부분에서는 응고에 작용하여 심혈관 질환을 유발할 수 있는 혈전증을 예방하는 약물에 대해 알아본다. 혈전증은 출혈이 없는 상황에서 지혈이 과도하게 활성화되었을 때 발생하는 병적 응고 현상으로 분류된다.(Rasche, 2001) 건강한 사람들은 혈관에 손상이 있는 경우 국소화된 혈전의 형성과 동시에 혈전으로부터 혈액을 자유롭게 유지하는 잘 조절된 혈역학 시스템을 가지고 있다. 이러한 지혈 과정은 매우 복잡하며 손상이 발생했을 때 혈액의 손실을 막기 위해 일어나는 매우 자연스러운 과정이다.

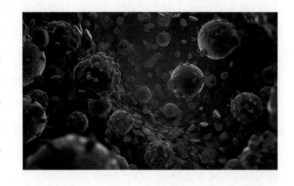

　그러나 질병으로 인해 내피가 손상되었을 때와 같이 비외상성 손상일 경우 죽상동맥경화증은 혈전 생성의 위험을 증가시킨다. 내피 장벽이 제대로 기능을 하지 못하게 되었을 때 혈관 병변, 혈관 수축, 염증, 플라크 파열 및 혈전증에 걸리기 쉽다. 바르텔메스(Barthelmes) 등(2017)은 추가적으로 심혈관 보호 약물, 건강한 영양 및 생활 방식 변화는 모두 내피 기능 장애를 개선한다고 강조했다.

　혈전증은 혈전이 제어되지 않고 확장되어 혈관을 막는 특징이 있다.

- 유전적 또는 후천적 과응고성
- 내피 손상-고지혈증과 고혈압
- 비정상적인 혈류의 흐름-죽상동맥경화증, 판막성 심장 질환, 부정맥, 심부전으로 인한 혈류 정체

🔖 분류

- 항혈소판제
- 항응고제
- 혈전용해제
- 포스포다이에스테라제 억제제

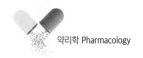

1 항혈소판제

(1) 아스피린

이 약물은 혈전의 생성을 억제하면서 트롬복산 A2-의존성 혈소판 응집을 차단하기 때문에 사이클로옥시게나아제(cyclooxygenase) 억제제로 분류되며(Gale, 2011) 위장의 산성 환경에서 흡수되는 약산성 약물이다. 아스피린의 흡수는 대부분 회장에 있는 미세 융모의 넓은 표면에서 발생한다. 이것은 혈장의 에스터라아제에 의해 대사되어 간에서 대부분 살리실산염이 된다. 아스피린은 심혈관 질환 1차 예방에 사용하는 것이 아니라 심혈관 질환이 있는 환자 관리에서 2차 예방에 사용하도록 권장되고 있다.(Patrono and Baigent, 2019) 또한 불안정 협심증과 급성 심근경색에서 응급 중재로 투여될 수도 있다. 만약 환자가 위장관 출혈 발생에 대한 위험 요인을 가지고 있다면 양성자 펌프 억제제가 동시에 처방될 것이다.(11장 참조) 아스피린은 활동성 소화성 궤양 질환, 출혈 장애, 16세 미만의 어린이(심각한 간이나 뇌손상을 줄 수 있는 라이 증후군의 위험성 때문에) 및 혈우병 환자에게는 사용이 금지된다.(JFC, 2020)

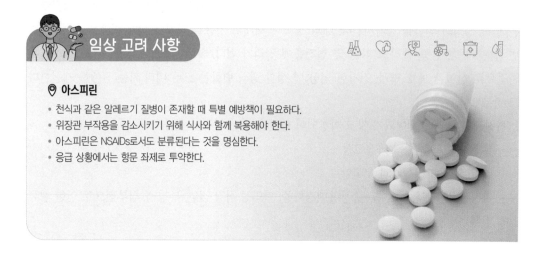

임상 고려 사항

아스피린
- 천식과 같은 알레르기 질병이 존재할 때 특별 예방책이 필요하다.
- 위장관 부작용을 감소시키기 위해 식사와 함께 복용해야 한다.
- 아스피린은 NSAIDs로서도 분류된다는 것을 명심한다.
- 응급 상황에서는 항문 좌제로 투약한다.

(2) 클로피도그렐(Clopidogrel), 프라수그렐(Prasugrel), 티카그렐러(Ticagrelor)

이 약물군은 경구용 티에노피리딘이라고 부른다. 작용 메커니즘은 P2Y12 수용체를 차단하여 ADP 의존성 혈소판 활성화 경로를 억제하여 출혈 시간을 지연시키는 것이다.(Damman et al., 2012) 이 약물은 아스피린에 알레르기가 있는 환자에게 단일 치료나 이중 치료로서 처방될 수 있다.

(3) 디피리다몰(Dipyridamole)

적혈구 및 혈관 내피 세포에 의한 아데노신의 대사 및 흡수를 차단하여 혈소판 응집을 억제하는 포스포다이에스터라아제 억제제이다. 이것은 주로 인공 심장 판막과 관련된 혈전 색전증 예방 및 허혈성 뇌졸중의 2차적 예방을 위해 다른 항응고제와 함께 보조제로만 처방된다.(JFC, 2020)

(4) 당단백 IIb/IIIa 억제제

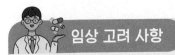 앱시시맙(Abciximab), 에프티피바타이드(Eptifibatide), 티로피반(Tirofiban)

이 약물은 혈소판의 원형질막에 있는 당단백 IIb/IIIa 억제제 수용체에 결합함으로써 혈소판 응집을 억제한다. 급성 심근경색과 경피적 관상동맥 중재술(Percutaneous Coronary Intervention, PCI)을 받아야 하는 급성 관상동맥 증후군 환자에게 처방되고 정맥으로 투약된다. 이 약물은 특정 상황에서만 사용된다.

임상 고려 사항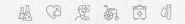

📍 **항혈소판 약물의 전반적 고려 사항**
- 환자에게 자기 관리에 대해 조언한다. 잇몸 출혈을 예방하기 위해 부드러운 칫솔로 양치하도록 한다.
- 전기 면도기로 면도한다.
- 접촉 스포츠를 피한다.
- 그들의 의료 제공자, 특히 치과 의사에게 항혈소판 약물을 복용 중이라는 것을 반드시 알리도록 한다.
- 다른 약물, 예를 들면 NSAIDs 계열 및 일반 의약품을 복용하거나 한방 치료를 할 때도 항상 간호사/의사와 상의한다.

---

2 항응고제

항응고제는 혈전 크기의 확대뿐만 아니라 생성도 억제한다. 이것은 급성 심근경색과 같은 상황이나 심부 정맥 혈전증을 막기 위한 상황에서도 매우 중요하다. 이 약물의 작용 초점은 지혈의 응고 단계를 방해하는 것이다.

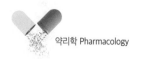
- 비분획 헤파린
- 저분자량 헤파린(LMWH)
- 비타민 K 억제제: 와파린
- 직접 응고 인자 Xa 억제제: 아픽사반

(1) 헤파린

헤파린은 비만 세포와 호염 기구에 함유되어 있으며 정상 지혈에 필요한, 신체 내에서 자연적으로 발견할 수 있는 물질로 복잡한 산성 혼합물이다. 이것은 수십년 동안 혈전증의 예방과 관리를 위해 사용되어 왔다.(Thrombosis Advisor for Healthcare Professionals, 2019) 헤파린은 체내에서 안티트롬빈Ⅲ에 결합함으로써 주요한 항응고 효과를 나타내며 응고 시간을 지연시켜 혈전 생성의 예방을 유도한다.

헤파린은 두 가지 유형이 있다.
- 비분획성
- 저분자량성(LMWH)

비분획성 헤파린은 안티트롬빈Ⅲ에 결합하여 인자 Ⅱa, Xa의 불활성화와 Ⅸ, Ⅺ, Ⅻ 및 플라스민의 불활성화를 유발하여 기존 응고의 확장과 추가 응고를 방지한다. 따라서 정맥 주입 헤파린의 사용은 특정 임상 상황에서만 사용된다.

(2) 저분자량 헤파린(LMWH)

폰다파리눅스(Fondaparinux), **틴자파린**(Tinzaparin), **달테파린**(Dalteparin), **에녹사파린**(Enoxaparin)

LMWH의 작용 메커니즘은 활성화된 응고 인자(Ⅱ, Ⅸ, Ⅹ,Ⅺ)와 복합체를 형성하는 단백질 분해 효소 억제제인 안티트롬빈Ⅲ에 결합하는 것이다. 이것은 일정 투약 간격을 두고 피하 주사로 투여되고 거의 90%의 생체 이용률을 가진다. 적응증은 심부정맥혈전증, 급성 심근경색증 후, 또는 심율동 전환술 전과 같은 응급 임상 상황이다. 또한 병원 내에서 심부정맥혈전증이나 폐색전을 예방하기 위해 사용될 수 있다.(NICE, 2018)

(3) 비타민 K 억제제

 와파린(Warfarin)

와파린은 심부정맥혈전증, 심방세동, 인공 심장 판막이 있거나 급성 심근경색 후 환자에게 장기적으로 경구 제제로 사용된다.(Xu, 2014) 이 약물의 작용 메커니즘은 비타민 K의 합성을 방해하여 비타민 K 의존성 응고 인자(II, VII, IX, X)의 활성화를 억제하는 것이다. 좁은 치료 지수를 가지기 때문에 규칙적으로 INR 수치를 측정해야 한다. 99%가 혈장 단백질에 결합하고 간에서 제거된다. 경구 섭취 시 60분 이내에 위장관에서 빠르게 완전히 흡수된다. 매일 저용량으로 처방되고 PT에 따라 조절되며 최대 7일이 소요될 수 있다. 와파린을 복용하는 환자들은 이 약물이 반감기가 길고 치료 지수가 좁아 종종 의원성(Iatrogenic) 병원 입원을 초래하기 때문에 면밀하게 관찰해야 한다.(Burn and Pirmohamed, 2018)

임상 고려 사항

⦿ 와파린
- 가장 심각한 부작용은 출혈이다.
- 아스피린, 시메티딘, 페니토인과의 상호 작용을 주의하라.
- 비타민 K가 많은 음식을 피한다.
- 약초 보조 식품을 피한다.
- '항응고제 경보 카드'를 지참하도록 조언한다.

(4) 직접 작용 경구용 항응고제(DOACs)

 다비가트란(Dabigatran), **리바록사반**(Rivaroxaban), **아픽사반**(Apixaban), **에독사반**(Edoxaban)

이 약물들은 주요 출혈 위험이 낮다는 이점 때문에 와파린의 안전한 대안이 되고 있다.(Burn and Pirmonamad, 2018; Vinogradova et al., 2018) 아픽사반(apixaban)은 응고 인자 Xa를 직접적으로 억제하여 응고 발생과 혈전 생성을 감소시키며 또한 혈전 성장을 억제하는 유리 및 혈전 결합 Xa를 억제한다. 경구로 투여하며 음식 섭취에 영향을 받지 않고, 주로 소장에서 단백질에 결합함으로써 빠르게 흡수되고, 50%의 생체 이용률을 가진다. 초회 통과 대사는 소화관과 간을 통해 일어난다. 작용의 시작은 3~4시간이 걸리고 반감기는 약 12시간이다. 제거는 대사, 장을 통한 직접 배

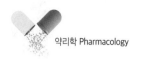
설, 담즙 배설, 신장 배설을 포함한 다양한 경로를 통해 일어난다. 특정 임상 상황을 위해 다양한 제형이 처방되고 있으며 각각은 특정한 임상적 고려 사항이 있다.(표 7-6)

③ 혈전용해제

혈전용해제는 혈전을 응집시키는 피브린 분해를 촉진하는 약물 그룹이다. 이것은 급성 심근경색과 같은 질병에서 막힌 혈관의 혈류를 재개하는 데 필수적이다. 이러한 과정은 섬유소 분해라고 하며 플라스미노젠이 플라스민으로 활성화되면서 시작된다. 그런 다음 플라스민은 혈관 내강을 개방시키기 위해 피브린을 분해하는 역할을 한다.(Stringer, 2017) 일반적으로 이러한 약물은 A&E, CCU, ITU와 같은 병동에서 사용된다.

표 7-6_ DOAC의 적응증과 임상 고려 사항의 차이점

DOACs	적응증	임상적 고려 사항
아픽사반 (Apixaban)	• 고관절 치환술 또는 슬관절 치환술 후 혈전증 예방 • AF로 인한 뇌졸중 예방	• 장관 영양 튜브를 통해 주입되는 물에 추가할 수 있음
다비가트란 (Dabigatran)	• 고관절 치환술 또는 슬관절 치환술 후 혈전증 예방 • AF로 인한 뇌졸중 예방	• 활성 성분의 용해도를 증가시키기 위해 타르타르산을 포함한 큰 캡슐을 사용하므로 캡슐 전체를 삼킬 수 있어야 함 • 수분으로부터 보호하기 위해 캡슐을 알루미늄 호일로 유지 보관해야 함 • 손을 잘 쓰지 못하는 사람에게는 쉽지 않음
리바록사반 (Rivaroxaban)	• 고관절 치환술 또는 슬관절 치환술 후 혈전증 예방 • AF로 인한 뇌졸중 예방 • DVT와 PE 치료 • 재발되는 DVT와 PE의 예방	• 분쇄하거나 물에 첨가하여 장관 영양 튜브를 통해 투여할 수 있음

출처: British Society for Haematology(2018)

- 1세대: 스트렙토키나제(Streptokinase), 유로키나제(Urokinase)
- 2세대: 조직 플라스미노겐 활성제(tPA): 알테플라제(Alteplase), 레테플라제(Reteplase), 테넥테플라제(Tenecteplase)

(1) 1세대: 스트렙토키나제(Streptokinase)

이것은 혈장 전체에 걸쳐 모든 플라스미노겐을 플라스민으로 전환시킴으로서 현저하게 증가하는 전신적인 섬유소원을 용해하는 방식으로 작용한다.(Greenstein, 2009)

(2) 2세대: 조직 플라스미노겐 활성자(tPA)

🔗 **알테플라제**(Alteplase), **레테플라제**(Reteplase), **테넥테플라제**(Tenecteplase)

2세대 혈전 용해제는 피브린에 결합하는 플라스미노겐만을 선택적으로 활성화시키도록 고안되었다.

4 말초 혈관 질병에 사용되는 약물

(1) 포스포다이에스터라아제 억제제

🔗 **실로스타졸**

말초 동맥 폐쇄성 질환은 염증성 과정이나 죽상경화성 병변에 의해 유발된다. 협착증은 간헐성 파행에서 뚜렷하게 나타나는 원위 동맥 혈류의 감소 때문에 하지 허혈과 부동을 유발한다. 포스포다이에스터라아제 억제제인 실로스타졸(Cilostazol)은 항혈소판제로 작용하고 혈관 확장 강화를 위해 칼슘 유도성 수축을 감소시켜 말초 혈류량을 증가시킨다.(JFC, 2020) 이 약물은 휴식 시 어떠한 통증도 없고 말초 조직 괴사가 없는 사람에게만 사용이 허용된다. 경구 섭취 시 잘 흡수되고 11~13시간의 긴 반감기를 가진다. 그리고 단백질에 결합하여 간에서 광범위하게 대사되고, 주로 소변으로(약 70%) 배설되고 소량만(30%) 대변으로 배설된다.

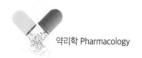

(2) 심정지에 사용되는 약물

🔖 **산소**(Oxygen), **아드레날린**(Adrenaline), **아미오다론**(Amiodarone)

심정지는 심장 근육이 수축하지 못해 정상 혈액 순환이 중단되는 것으로 정의된다. 이것은 심장 돌연사(SCD)로도 불린다.(Resus Council UK, 2015)

SCD의 병인:

- 관상동맥 질환
- 심근병증
- 판막성 심장 질환
- 브루가다 증후군
- 카테콜아민성 다형성 심실성 빈맥
- 선천성 심장 질환

간호사와 의료계 종사자로서 1차 응급 처치(BLS)를 능숙하게 하기 위해서는 훈련을 해야 한다. 모든 임상 환경에서 심장 마비에 사용되는 응급 기구와 약물을 비치하고 있기 때문에 상급 응급 처치 알고리즘에 대한 지식은 필수적이다.

❶ 산소

산소가 부족하면 심장, 뇌와 같은 장기에 손상을 줄 수 있어 해롭다. 심장은 높은 대사율 때문에 충분히 산소나 기질을 저장하지 못하기 때문에, 명백한 심근 허혈 상태에서는 지속적으로 산소를 공급해 주어야 한다. 소생술 중에는 기도가 확보될 때까지 백벨브 마스크를 사용한 수동 환기를 통해 100% 산소를 주입한다. 흉부 압박 중 수동 환기를 통한 산소 공급은 심근에 산소를 재공급하고 자발적 순환의 회복(ROSC)을 위해 매우 중요하다.(Angelos, 2010)

❷ 아드레날린

아드레날린은 부신이 활성화됨으로써 생산되는 자연 흥분제로 교감 신경계의 자극으로 분비되는데, 이것이 '투쟁-도피' 반응이다. 이 약물은 심장마비, 심실세동, 무맥성 심실 빈맥 및 무수축의 상황에서 사용되며, 정맥 내 또는 골내로 주입된다. 아드레날린은 α_1-아드레날린 수용체 작용제로 분류되며 흉부 압박 동안 주입되면 동맥 혈압을 증가시키고 관상동맥과 뇌의 관류를 증가시킨다.(Gough and Nolan, 2018)

❸ 아미오다론

이 약물은 심장 마비 상황에서 심실세동과 무맥성 심실 빈맥을 치료하기 위해 정맥 내 또는 골내로 투여된다. 심실 부정맥을 종료하고 ROSC 후 재발을 막는 효과적인 약물이다.(Van Herendael and Dorian, 2010)

 약물적 치료 개입: 미래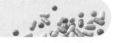

심혈관계 질환과 그와 관련된 합병증은 전 세계적으로 심각성과 발병률이 계속해서 증가하고 있는 것이 분명하다. 주요 원인은 대부분 WHO에서 설명한 생활 양식과 관련이 있는 것으로 나타났다.(2019) 따라서 심혈관계 질환의 예방은 다소 미흡해 보인다. 이는 전문가의 지침 미준수, 약물 비용 증가 및 환자의 치료 요법 불이행 때문일 수도 있는데(Sanz and Fuster, 2012) 이에 따라 고정 복용량 복합 치료법을 제공하는 새로운 약물, 즉 '복합 제제(polypills)'가 등장하게 되었다. 이 약물들은 고위험 환자 집단에서 심혈관 질환의 1차와 2차 예방을 목표로 한다.(Roshandel et al., 2019) 사망률과 이환율이 가장 높은 저소득과 중간 소득 국가에 거주하는 고위험 인구 집단이 약물적 치료 개입의 대상이 된다. 몇 가지 예를 들면 아스피린(Aspirin), 에날라프릴(Enalapril), 아토르바스타틴(Atorvastatin) 및 하드로클로로티아지드(Hydrochlorothiazide)가 있다. 심마루타(Cimmaruta) 등(2018)은 약물적 개입으로 사용되는 이러한 접근이 수반되는 위험 요인을 감소시킬 수 있다고 보고했다.

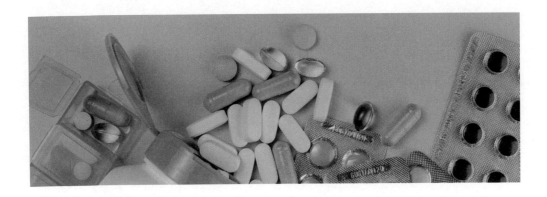

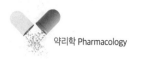

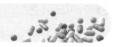

10 결 론

　이 장에서는 흔한 질병 과정과 연관된 심혈관계 약리학에 대한 기본 지식을 제공했다. 간호사와 의료진은 환자를 돌볼 책임이 있고 약물 관리뿐만 아니라 관리자의 역할에서 중추적 역할을 담당하며 환자가 모든 일의 중심에 있도록 한다. 약물 관리는 단순히 약물을 투약하는 업무만을 말하지 않는다. 약물학적 지식을 기반으로 환자에게 약물학적 개입의 안전성과 효능을 보장하기 위해 약동학과 약력학 원리를 임상 실무에 통합시키는 것을 의미한다.(Durham, 2015) 따라서 임상적 판단을 내릴 때 비판적 사고가 필요한데, 이것은 실제로 환자의 건강 문제/욕구를 파악하고 투여되는 약물이 안전할 뿐만 아니라 환자의 요구에 부합하는지 확인하는 것을 말한다. 이 장은 심혈관계 약물의 이해를 위한 기본적인 지식에 대한 개요를 제공하여 간호사와 의료인이 구축할 수 있는 틀을 제공하고 있다. 광범위한 약물학적 지식을 갖춘다면 근거 기반의 고려 사항, 조언 및 보건 교육을 환자에게 제공함으로써 환자의 자율성, 동의, 자기효능감, 일치성 및 질병 증상 조절에 영향을 미치게 된다. 이 장의 목적은 안전한 약물 관리 측면에서 지식, 술기, 능숙함, 자신감을 더욱 발전시킬 수 있도록 영감을 주고 동기를 부여하며 격려하는 것이다.

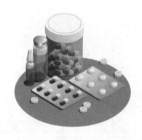

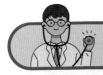

연습문제

01. 다음 중 어떤 것이 디곡신 투여의 금기 사항인가?

① 분당 심박동수 80회 이상
② 140/90mmHg의 혈압
③ 분당 심박동수 60회 미만
④ 분당 호흡수 20회 이상

02. 심실 이소성(ventricular ectopics)이 있다면 다음 중 어떤 약물을 사용해야 하는가?

① 디곡신(Digoxin)
② 아미오다론(Amiodarone)
③ 아드레날린(Adrenaline)
④ 리도카인(Lidocaine)

03. 항부정맥제 투여가 필요하다고 판단되는 심전도 리듬은 무엇인가?

① 정상 동리듬
② 심방세동
③ 동성 서맥
④ 동성 빈맥

04. 베타 차단제 약물은 다음 중 어떤 상황에서 사용이 금기인가?

① 고혈압
② 심방세동
③ 협심증
④ 기관지 수축

05. 아미오다론(Amiodarone)에 대한 설명 중 옳은 것은?

① 심장 마비에 사용된다
② 심방세동에 사용된다
③ 경구로 투여 가능하다
④ 600mg의 정맥 내 부하 용량을 갖는다.

06. 환자가 티아지드(thiazide)를 처방받았을 때 간호사와 의료 제공자가 고려해야 할 사항은 무엇인가?

① 규칙적인 환자의 심방동수 확인
② 혈청 전해질의 정기적인 모니터링
③ 칼륨이 풍부한 음식을 먹도록 환자에게 조언
④ 혈청 칼륨에 대한 면밀한 모니터링

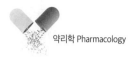

07. 질산염(nitrates)의 사용 금기 사항은 무엇인가?

① 고혈압
② 뚜렷한 빈혈
③ 대동맥판 협착증
④ 승모판 협착증

08. 푸로세미드(Furosemide)에 대한 설명 중 옳은 것은 무엇인가?

① 티아지드계 이뇨제이다.
② 만성 심부전에 이용된다.
③ 정맥 내 주입은 더 긴 반감기를 가진다.
④ 경구 투여 시 생체 이용률은 60%이다.

09. 마그네슘에 대한 설명 중 옳은 것은 무엇인가?

① 전해질이다.
② 질산염이다.
③ 동성 서맥에 사용된다.
④ 심실 전도를 증가시킨다.

10. 와파린에 대한 설명으로 옳은 것을 모두 고르시오.

① 비타민 K의 합성을 방해한다.
② 경구로 투여될 수 있다.
③ 용량은 APTT 비율에 따라 조정된다.
④ 가장 심각한 부작용은 헛배 부름이다.

11. GTN에 대한 설명으로 옳은 것을 모두 고르시오.

① 관상동맥을 수축시킨다.
② 심장의 작업량을 감소시킨다.
③ 전부하를 감소시킨다.
④ 후부하를 감소시킨다.
⑤ 혈소판 응집을 증가시킨다.

12. 아트로핀의 부작용으로 옳은 것을 모두 고르시오.

① 서맥
② 피부 홍조
③ 구강 건조증
④ 모양근 마비
⑤ 청력 상실

13. 아스피린에 대한 설명 중 옳은 것은 무엇인가?

　① 천식이 있는 환자에게 처방해도 안전하다.

　② 더 잘 흡수되기 위해 공복에 복용한다.

　③ 좌약 형태로 투약할 수 있다.

　④ 6살 미만의 어린이는 사용이 금지된다.

　⑤ 급성 심근경색 후에 매일 경구로 보통 300mg 용량으로 복용한다.

14. α-아드레날린 차단제의 설명으로 옳은 것을 모두 고르시오.

　① 고혈압 환자에게 처방된다.

　② 마른입, 졸음, 발한과 같은 부작용이 있다.

　③ 정맥 주입 형태로만 투약할 수 있다.

　④ 환자에게 밤에 약을 복용하도록 조언해야 한다.

　⑤ 저칼륨혈증의 잠재적 문제가 발생할 수 있다.

15. 스타틴계 약물에 대한 설명으로 옳은 것을 모두 고르시오.

　① 처방할 때 환자에게 자몽주스를 섭취하지 않도록 조언한다.

　② 음식과 함께 복용했을 때 더 잘 흡수된다.

　③ 콜레스테롤 수치와 LFT 검사를 받아야 한다.

　④ 두통과 흐릿한 시야와 같은 부작용이 있다.

　⑤ 임신 시 사용해도 안전하다.

약물과
신장
시스템

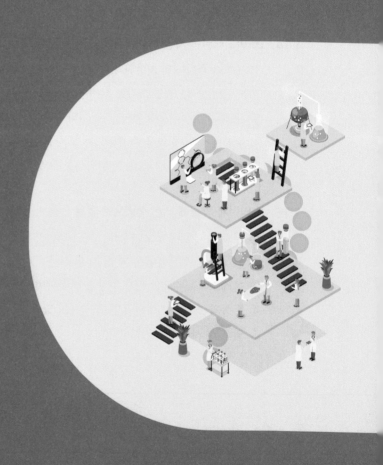

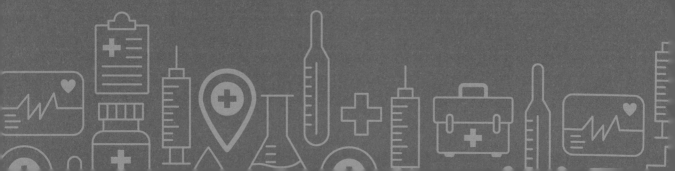

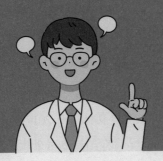

이 장에서는 임상 실습에서
흔히 볼 수 있는 신장 질환과
신장 질환에 사용되는
약물학적 치료를 살펴보고자 한다.

🎯 학습 목표

1. 신장의 생리를 파악할 수 있다.

2. 신장 질환에 사용하는 약물의 종류와 신장에서의 약물 대사를 이해할 수 있다.

3. 약물 요법의 부작용을 이해할 수 있다.

4. 약물 대사 부작용에 대해 신장 질환 대상자에게 교육할 내용을 이해할 수 있다.

⏰ 지식 테스트

1. 신장 시스템과 그것의 주요 구성 요소에 대해 설명해보자.

2. 일반적인 신장 질환 네 가지를 말해보자.

3. 당뇨병과 관련된 잠재적 위험에 대해 논의해보자.

4. 신장 질환을 치료하기 위해 흔히 사용되는 약물 종류를 나열해보자.

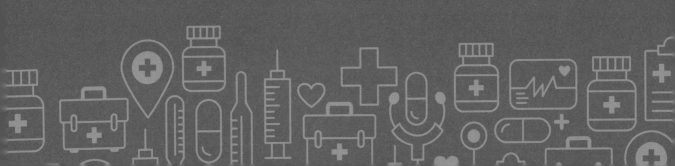

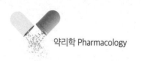

1 서 론
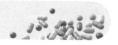

신장 질환은 급성 또는 만성 질환으로 인한 광범위한 신장 기능의 저하를 말한다. 만성 신부전증은 급성 신장 손상(AKI), 만성 신장 질환(CKD), 말기 신장 질환(ESRD)과 같은 질병 용어를 포괄한다. 국내 30세 이상 만성 신장 질환 유병률 추이를 보면 2012년 9.4%에서 2019년 11.3%로 지속적으로 증가하고 있으며 65세 이상 노인의 경우 2020년 22.7%로 높은 유병률을 보이고 있다.(통계청, 2022) 또한 국내에서는 성인병이자 만성 질환인 당뇨병과 고혈압의 유병률이 상승함에 따라 이의 합병증인 만성 신장 질환의 발생 빈도도 증가하고 있다. 당뇨병 환자의 25~40%는 당뇨병을 앓은 후 만성 신장 질환(CKD) 및 말기 신장 질환(ESRD)의 합병증이 발생할 수 있고, 이로 인해 투석이나 이식이 필요할 수 있다.(Li-Li Tong, Sharon G, Adler, 2022) 신장 질환은 모든 나이대에 영향을 미칠 수 있지만, 젊은 사람보다 나이든 사람에게서 더 많이 나타난다. 신장 질환은 신기능이 저하되어 환자의 이환율과 사망률을 증가시키는데, 이를 치료하기 위해 드는 비용이 매우 크기 때문에 임상적으로 아주 중요한 문제가 되고 있다. 이 장에서는 신장 질환에서 흔히 사용되는 약물과 임상적 고려 사항을 알아보고, 이론과 실제를 함께 다루는 사례 연구와 함께 신장 시스템과 관련된 해부학, 생리학, 병리학을 소개한다.

2 신장 시스템의 해부학과 생리학
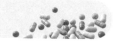

안전한 약물 관리 및 복잡한 질병 치료 절차에서 약물 치료에 대한 지식과 이해는 특히 신장 이상이 있는 환자에게서 필수적이다. 신장의 주요 기능은 배설, 조절, 대사 과정을 통한 항상성(생리적 안정성)의 유지이다. 요소와 크레아티닌과 같은 대사 폐기물은 소변의 생산과 배설을 통해 제거된다. 체액, 전해질, 산-염기 균형은 여과, 선택적 흡수(물, 나트륨, 칼륨, 인산염, 칼슘, 수소 이온, 중탄산염 등), 배설을 통해 조절된다. 또한 신장은 레닌(Renin, 혈압 조절), 에리트로포이에틴(Erythropoietin, 적혈구 생산)과 같은 호르몬을 분비하는 내분비 기능을 가지고 있다. 비타민 D는 칼슘과 인산염을 통제하면서 대사되고, 합성된 프로스타글란딘(Prostaglandin)은 신장 혈관 확장에 관여하여 신장을 보호한다. 또한 포도당 신생 합성과 포도당의 재흡수를 통한 포도당 항상성 유지에도 신장이 관련된다.

비뇨기계는 신장, 요관, 방광, 요도로 구성되어 있다. 각 신장은 대동맥에서 발생하는 콩팥 동맥을 통해 혈액을 공급받고, 분당 대략 1,200mL의 혈액을 여과시킨다. 이것은 신정맥으로 가서 결과적으로는 하대정맥으로 흘러 들어간다. 신장에서 만들어진 소변은 신장 피라미드(renal pyramid), 큰콩팥잔(major calyx), 작은콩팥잔(minor calyx)에 있는 돌기관을 통해 집합관에서 신우(renal pelvis)로 지나간다.(그림 8-1) 분당 1~5회의 요관 연동 운동을 통해 소변을 신우에서 방광으로 이동시킨다.

네프론은 신장의 기능적 단위로 보우만 주머니, 사구체, 근위 세뇨관, 헨레고리, 원위 세뇨관(DCT), 집합관으로 구성되어 있다. 네프론의 기능은 다양한 수송 과정을 통한 여과, 선택적 재흡수, 배설이다. 네프론의 각 부분에는 각각의 약물이 작용하는 표적 기관이 있는데 이는 다음 장에서 논의할 것이다.

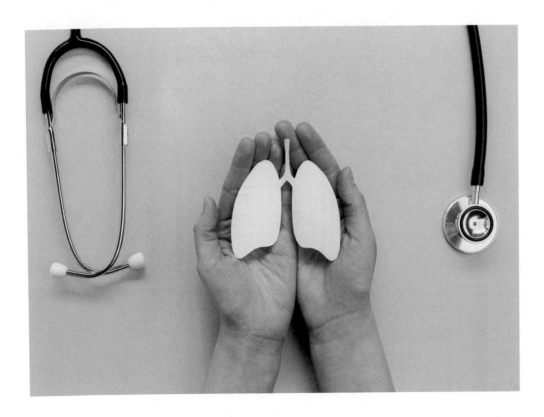

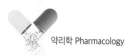

약리학 Pharmacology

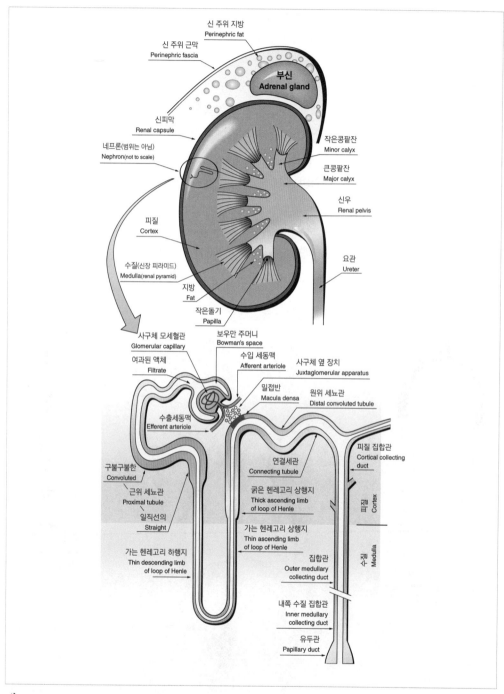

✎ 그림 8-1_ 신장과 네프론의 내부 구조

표 8-1_ 네프론의 부분과 기능

부 분	기 능	세포의 종류	수송 과정
사구체와 보우만 주머니	• 혈장의 여과(통과 가능한 물질) • 물 • 포도당 • 비타민 • 매우 작은 혈장 단백질 • 아미노산 • 요소 • 이온 • 암모니아	• 사구체 모세관: 내피 세포 • 기저막: 콜라겐 섬유와 당 단백질의 조합 • 보우만 주머니: 발세포(돌기)	• 수입과 수출 소동맥에서의 높은 정수 압으로 인한 여과 • 분자 크기에 따라 다르다. • 사구체 여과: 큰 천공, 적혈구와 혈소 판을 제외한 모든 용질의 통과 • 기저막: 음전하를 띠며 음전하를 띤 혈장 단백질의 제거 • 보우만 주머니 여과: 발세포의 돌기 사 이의 여과 틈으로 통과
근위 세뇨관 (PCT)	• 모든 재흡수의 대략 60~70% 를 차지함 • 나트륨, 칼륨, 칼슘, 마그네슘, 염화물, 포도당, 인산염, 요소, 물, 중탄산염을 포함한다. • 수소 이온, 암모늄 이온, 크레 아티닌, 요산, 약물 대사 산물 을 배설한다.	• 미세 융모(표면적 증가)가 있 는 단순 입방형 상피 세포	• 전기 화학적 기울기: 나트륨 수소 역수 송체, 관 여과로 세포 안으로 나트륨 재흡수 • 삼투: 근위 세뇨관에서 물은 투과성이 좋음, 물이 나트륨의 이동 때문에 관 여과로 세포 안으로 이동한다. • 수동 확산: 염소, 칼륨, 칼슘, 요소가 관에서 여과되어 세포 안으로 이동 • 공동 수송: 나트륨과 포도당, 인산염, 아미노산
헨레고리	• 물 15%, 나트륨, 칼륨 및 염 화물 20~30%, 중탄산염 10~20%, 가변적인 양의 칼슘 과 마그네슘의 재흡수	• 하행 헨레고리, 가는 상행 헨레고리: 단층 편평 상피 세포 • 굵은 상행 헨레고리: 단순 입방에서 낮은 원주 상피 세포	• 농도 기울기의 발생 • 하행 고리: 용질에는 불투과성이다. • 굵은 상행 헨레고리: 물에는 불투과성 이지만 이온(나트륨, 칼륨, 칼슘, 마그네 슘)에는 투과성이다.
원위 세뇨관	• 4~8% 나트륨과 염소의 활발 한 재흡수 • 칼륨 분비 • 물의 선택적 재흡수 • 칼슘 이온의 조절 • 중탄산염 재흡수와 수소 이온 분비로 인한 pH 조절	• 단순 입방 상피 세포	• 주세포에서 나트륨 채널의 재흡수가 증가한다. • 항이뇨 호르몬이 막으로 물 채널(아쿠 아포린)의 삽입을 유도한다. • 관류의 증가와 함께 칼륨 채널과 칼륨 염소 공동 수송체는 칼륨 배설에 기여 한다. • 부갑상선 호르몬은 칼슘 채널을 활성 화시키고, 1, 25-디하이드록시콜레칼 시페롤은 활성 칼슘 채널을 작동시킨 다.
집합관	• 칼륨과 수소 이온의 분비 • 나트륨의 2~5% 재흡수	• 단순 입방 상피 세포: 주세 포와 사이세포	• 나트륨 채널 • 수소 이온 수송체 • 아쿠아포린

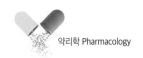

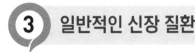
3 일반적인 신장 질환

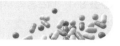

신장 질환은 체액 유지, 산-염기 균형, 전해질 장애 부전으로 발생하고, 이는 약동학에 영향을 미친다. 신장 질환은 급성 신장 손상(AKI)과 만성 신장 질환(CKD)으로 구분되며 응급실 방문자 5명 중 1명은 AKI 환자로 추정된다. 우리나라의 경우 127,070여 명의 사람들이 말기 신부전을 가지고 살아간다.(대한신장학회, 2021) 올바른 치료는 신장 질환을 조기에 발견하여 질병 그 자체를 효과적으로 관리하고 CKD를 유발할 수 있는 질병(당뇨병과 고혈압)과 사망률 감소를 도우며 신장 기능을 보존하여 가능한 한 추가적인 질병으로 진전되는 것을 최소화하는 것이다. 대한신장학회는 만성 신부전 환자들이 적절한 시기에 적합하고 안전한 치료를 받도록 노력하고 있다.

실무 기술 – 시약 띠(reagent strip)를 이용한 소변 검사

시약 띠를 사용한 소변 검사는 여러 질환에 대한 1차 진단 검사 중 하나로 사용되는 신속한 현장 진단 검사이다. 소변 검사는 가능성 있는 질병을 검사하기 위해 어떤 추가적 진단 검사가 필요한지 임상적 결정을 내리는 데 도움이 된다.

1 급성 신장 손상(AKI)

AKI(Acute Kidney Injury)는 가벼운 신장 손상에서 신장 이식 치료(RRT)를 필요로 하는 중증 신부전에 이르기까지 다양한 스펙트럼을 볼 수 있다.(Davies, 2014; Lafayette, 2019) 이것은 사구체 여과율이 감소하여 소변 배출량이 감소하거나 또는 감소하지 않고 혈청 크레아티닌이 상승할 때 발생한다. AKI는 전체 입원 환자의 약 10% 정도에서 발생하며, 집중치료실(intensive care unit, ICU) 치료를 받는 환자의 경우는 70%까지 발생할 수 있다. 이로 인해 재원 기간은 길어지고 병원 내 사망률도 증가하고 있다. 이처럼 AKI는 사망에 이를 수 있는 질병이므로 조기 검진, 위험 요인 사정, 예방, 치료가 무엇보다 중요하다.

AKI의 원인은 〈표 8-2〉에서 서술된 원인에 따라 신장전, 내인성, 신장후로 분류되며 AKI의 약 50~65%는 신장전 문제로 발생한다. 이는 교감 신경 자극, 레닌/안지오텐신/알도스테론 시스템의 활성화, 시상하부에 의해 분비되는 항이뇨 호르몬을 통한 수출 사구체 소동맥 혈관 수축과 수입 사구체 소동맥의 확장으로 생긴 신장 관류 손상 때문에 발생한다. 이러한 모든 과정은 사구체 여과를 유지하고 집합관에서 나트륨과 물의 재흡수를 일으킨다. 그러나 이러한 신장의 관류 저하가 계속된다면 진행 중인 국소 빈

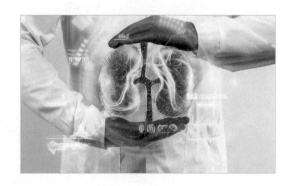

혈이 급성 요세관 괴사로 알려진 관상피 세포의 손상을 유발할 수 있다.

내인성 신부전증은 1차 신장 질환 또는 사구체와 세뇨관의 구조적 손상으로 나타난다. 이러한 유형의 신장 부전의 복잡성과 지속 기간 때문에 신속한 진단과 치료가 이루어지더라도 완전한 회복은 보장할 수 없다. 약물, 독소, 조영제는 내인성 신부전증의 몇 가지 잠재적인 원인이다.

신장후 신부전의 주요 원인은 관의 허혈, 위축, 관 압력 증가이다. AKI를 유발하는 신장전과 신장후 원인들은 신장 기능의 완전한 회복을 위하여 신속히 해결해야 한다.

2013년에 NICE는 다음과 같이 AKI의 진단을 위한 기준을 제시했다.

- 혈청 크레아티닌이 48시간 이내에 26μmol/L(0.3mg/dL) 이상으로 증가한다.
- 지난 7일 이내에 혈청 크레아티닌이 50% 또는 그 이상으로 증가했거나 증가한 것으로 추정된다.
- 성인의 경우 6시간 이상, 어린이와 청소년의 경우 8시간 이상 동안 소변 배설량이 0.5mL/kg/h 미만으로 줄어든다.
- 지난 7일 동안 어린이나 청소년의 추정 사구체 여과율(eGFR)이 25% 또는 그 이상 감소했다.

AKI에 대한 치료 접근법은 원인에 따라 다르며, 중재는 체액 상태의 최적화뿐만 아니라 전해질과 산-염기 불균형을 바로잡는 것이다. 특별히 AKI에 권고되는 약물학적 치료는 없지만, 고칼륨혈증, 폐부종과 같은 관련된 합병증이 나타난다면 이 장의 뒷부분에서 논의되는 약물 요법이 필요할 수도 있다.

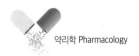

표 8-2_ AKI의 신장전, 내인성, 신장후 신부전의 원인

구 분	원 인			
신장전	**저혈량증** • 출혈 • 화상 • 위장관 손상 • 과도한 이뇨제 • 심각한 췌장염	**혈관 확장** • 패혈증 • 아나필락시스	**심혈관** • 심부전 • 심장눌림증 • 폐색전증 • 심근경색	**신혈관 질환** • 신동맥협착증 • 간콩팥증후군
내인성	**급성 요세관 괴사** **사구체 신염** **간질성 신장염**	**신장 독성 약물** • 비스테로이드성 소염제 • 항생 물질 • 양성자펌프 억제제	**고혈압** **혈관염**	**관 독성** • 약물 • 중금속 • 조영제 • 헤모글로빈 • 미오글로빈 • 칼슘 인산염 침전
신장후	**기계적 폐색** • 종양 • 신결석 • 혈전		• 전립선 비대 • 요로감염 • 요저류	

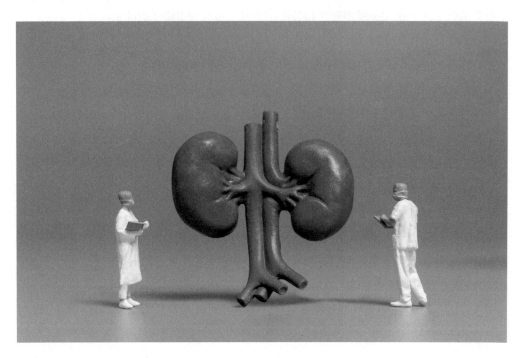

표 8-3_ AKI 심각성 분류

KDIGO 심각성 기준	**1단계** · 혈청 크레아티닌이 기준보다 1.5~1.9배 · 혈청 크레아티닌 ≥25.6μmol/L(≥0.3mg/dL) · 소변량이 6~12시간에 0.5mL/kg/h 미만 **2단계** · 크레아티닌이 2.0~2.9배로 증가함 · 소변량이 12시간 동안 0.5mL/kg/h 미만 **3단계** · 크레아티닌이 3.0배로 증가함 · 레아티닌이 353.6μmol/L(4.0mg/dL) 이상으로 증가함 · 신장 이식의 시작 · 소변량이 24시간 동안 0.3mL/kg/h 미만 또는 12시간 동안 무뇨
RIFLE (위험, 부상, 실패, 상실 말기 신장 질환)	**위험(Risk)** · 혈청 크레아티닌이 1.5배 증가 또는 GFR이 25% 이상 감소 · 소변 생산량이 6시간 동안 0.5mL/kg 미만 **손상(Injury)** · 크레아티닌이 2.0배 증가 또는 GFR이 50% 이상 감소 · 소변 생산량이 12시간 동안 0.5mL/kg 미만 **실패(Failure)** · 크레아티닌이 3.0배 증가 또는 GFR이 75% 감소 또는 크레아티닌이 4mg/dL(0.5mg/ dL를 초과하는 갑작스러운 상승) 이상 · 소변 배출량이 24시간 동안 0.3mL/kg 미만 또는 12시간 동안 무뇨 **상실(Loss)** · 4주 이상 지속적인 AKI: 신장 기능의 완전한 상실 **말기 신장 질환(ESRD)** · ESRD(상실이 3개월 이상)
AKIN(급성 신장 손상 네트워크)	**1단계** · 혈청 크레아티닌이 25.6μmol/L 이상으로 증가(≥0.3mg/dL) · 기준치보다 150~200% 이상으로 증가 · 6시간 이상 동안 0.5mL/kg/h 미만 **2단계** · 혈청 크레아티닌이 기준치보다 200~300% 이상으로 증가 · 12시간 이상 동안 0.5mL/kg/h 미만 **3단계** · 혈청 크레아티닌이 기준치보다 300% 이상으로 증가 · 24시간 동안 0.3mL/kg/h 미만 또는 12시간 동안 무뇨

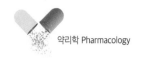

2 만성 신장 질환(CKD)

CKD는 신장 기능이 점진적이고 비가역적으로 손상되는 것이다. GFR이 60mL/min 미만인 경우 또는 3개월 이상 신장 손상의 증상이 있는 경우 CKD를 의미한다. 전 세계적으로 추정되는 CKD의 발병률은 5~15% 정도이고, 주요 원인은 당뇨병, 사구체신염, 신우신염, 다발성 낭포신, 고혈압으로 보고되었다. CKD는 신장 기능의 감소와 신장 장애를 유발하는 만성 질환의 증가로 나이가 많아질수록 만성 신장 질환의 위험이 증가한다. CKD가 진행됨에 따라 고혈압, 빈혈, 나트륨과 수분 저류, 대사성 산증, 전해질 장애, 이상지질혈증, 말초 신경증, 신증, 영양실조, 무기질 뼈 질환을 포함한 합병증의 위험이 증가한다.(KDIGO, 2013; NICE, 2019a, b; O'Callaghan, 2017) CKD와 관련된 합병증의 빈도와 심각성이 증가함에 따라 질병률과 사망률이 높아지고 삶의 질이 저하된다.(Bello et al., 2017) CKD의 합병증으로 심근경색이나 뇌졸중이 발생할 경우 ESRD로의 진행 전 조기 사망이 합병증이 없는 경우보다 5~10배 더 큰 것으로 나타났다. CKD는 초기 증상이 없기 때문에 조기 발견이 어려울 수 있다. 따라서 다음의 위험 요인에 해당되는 경우 CKD를 조기에 발견하기 위해 정기적으로 검진하도록 권고해야 한다.

- CKD에 대한 위험 요소를 가지고 있다.
- 혈청 크레아티닌 증가와 60mL/min/1.73㎡보다 적은 혈청 eGFR, 단백뇨, 지속적 혈뇨(요로감염이 아닌 경우), 소변 침전물 이상으로 인한 증상이 있다.
- 가능성 있는 CKD의 임상적 특징이 있다.

CKD 치료의 목적은 신장 기능 저하를 막고 합병증의 위험을 줄이거나 관리하는 것이다. 사정과 조기 검진은 근본적인 원인을 파악하여 신장 질환이 심각해지기 전에 발견해 합병증의 위험을 감소시키는 데 도움이 된다. 〈그림 8-2〉는 CKD의 단계와 예후를 보여준다. CKD 4단계를 가진 환자들은 3단계에서 권고되는 치료뿐만 아니라 신장 전문의의 진료를 받도록 하며, 5단계의 CKD 환자는 일반적으로 RRT가 필요하다.

1차와 2차 치료 상태에 있는 성인 CKD의 조기 발견과 관리를 위해서 약물 요법뿐만 아니라 생활 습관의 교정, 식이 개입, 자기 관리를 권고하고 있다.(NICE, 2015) 혈압 관리, 무기물과 뼈 장애, 용적 상태, 빈혈, 전해질 장애, 대사성 산증을 예방하는 것이 핵심이며, 이러한 표적 약물 요법 개념 중 일부는 이 장의 후반부에서 분석할 것이다.

GFR 및 알부민뇨 범주에 따른 CKD의 예후			지속성 알부민뇨 카테고리 설명 및 범위		
			A1	A2	A3
			정상에서 약간 증가	적당히 증가	심하게 증가
			< 30mg/g < 3mg/mmol	30~300mg/g 3~30mg/mmol	> 300mg/g > 30mg/mmol
GFR 단계, 설명 및 범위 (1,73m²당 mL/min)	단계1(G1)	정상 또는 높음	≥90		
	단계2(G2)	약간 감소	60-90		
	단계3(G3a)	경미하거나 중간 정도 감소	45-59		
	단계3(G3b)	보통에서 심하게 감소	30-44		
	단계4(G4)	매우 감소	15-29		
	단계5(G5)	신부전	<15		

녹색: 저위험(신장 질환의 다른 징후가 없고 만성 신장 질환이 없는 경우)
노란색: 중간 정도의 위험 증가
주황색: 고위험
빨간색: 매우 높은 위험

출처: KDIGO 2012

🖊️ 그림 8-2_ KDIGO(2012)의 CKD 분류

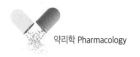

③ 당뇨병성 신증

당뇨병성 신장 질환은 RRT를 필요로 하는 신부전의 가장 흔한 원인이다.(영국 신장 레지스트리, 2018) 1형과 2형 당뇨병 환자의 대략 40%가 당뇨병성 신증을 앓고 있으며 그 발생률은 최근에야 정체기에 접어들었다. 이것은 조기 진단 및 사전 예방에 힘써온 임상 진료 지침 때문으로 보인다. 당뇨병성 신증은 신장의 구조와 기능을 손상시키는 당뇨병의 장기 합병증의 결과로 발생할 수 있다.(Davies, 2014) 고혈당증이 오랫동안 지속되면서 혈당 제어가 잘 되지 않았을 때 단백질의 당화가 발생하는데 이것은 혈관 조직 손상을 유발하여 심혈관 질환으로 인한 사망률의 위험을 증가시킨다.(Davies, 2014; Gross et al., 2005; Nazar, 2014)

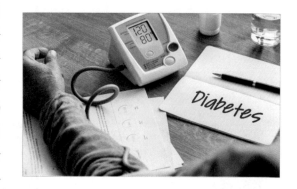

당뇨병성 신증은 요로 알부민 배설(UAE)의 정도에 따라 분류된다. 1형 당뇨병을 가지고 있는 환자들은 5~15년 동안 정상적인 UAE를 나타낼 수 있으나 초여과와 정상 크기 또는 비대한 신장 때문에 높은 GFR를 가진다.(Nazar, 2014) 30~50%의 환자에서 미세 알부민뇨(30~300mg/24시간)가 발생하고 80%는 신장병과 미세 알부민뇨(300mg 이상/24시간)가 발생한다. 따라서 당뇨병 환자는 매년 알부민뇨를 평가해야 한다.(NICE, 2019a; O'Callaghan, 2017)

당뇨병성 신증은 고혈압, 고혈당증, 흡연, 이상지질혈증과 같은 특정 위험 요소들에 의해 악화될 수 있다. 이러한 위험 요소를 치료하고 중재하는 것이 미세 알부민뇨와 단백뇨의 진전을 지연시킬 수 있다. 안지오텐신 전환 효소 억제제(ACEis)와 안지오텐신Ⅱ 수용체 차단제(ARBs)는 단백뇨와 고혈압 치료에 사용된다. 이러한 약물들은 또한 고혈압 감소에도 도움이 된다.

④ 전해질 장애

신장 시스템은 항상성 유지, 체액 조절, 전해액과 산-염기 균형에 필수적인 역할을 한다. 체액 평형은 세포 내와 세포 외(세포 사이와 혈관 내) 구획에서 체액의 분포를 지칭한다. 전체 체액량과 전체 체수분은 나트륨과 물 구성의 변화로 조절된다.(O'Callaghan, 2017; Peate, 2017) 나트륨 배설은 신장에 의해 통제되고 신경과 내분비 반응에 의해 조절된다. 나트륨-칼륨 펌프는 나트륨이 뇨세관 세포에서 혈액으로 나가게 하고, 이것은 세포 내에서 더 낮은 농도 기울기를 만든다. 나트륨과 물은 다양한 채널이나 공동 수송체를 통해 세포막의 투과성과 농도 기울기에 따라 뇨세관 세포 내로 이동한다.

　신장의 부적절한 나트륨 처리는 주요한 신장 문제를 발생시킬 수 있다. 요세관 간질 질환과 에디슨병(알도스테론 호르몬의 결핍)은 과도한 나트륨 배설을 유발한다. 반면 1차 고알도스테론혈증, 신부전, 부종증후군(간 질환, 울혈성 심부전, 신장 증후군)은 나트륨 배설이 불충분하게 이루어진다.(O'Callaghan, 2017) 근본적인 원인을 파악하여 치료해야 하지만, 체내의 나트륨 조절을 위해 이뇨제를 사용할 수 있다. 이것에 대해서는 이 장에서 자세히 다룰 것이다.

　칼륨은 세포막 사이의 전기 화학적 기울기의 유지와 신경 세포와 근육 세포가 활동 전위를 생성하는 능력에 필수적이다. 저칼륨혈증과 고칼륨혈증은 생명을 위협하는 부정맥과 심장 마비를 유발할 수 있기 때문에 신장과 부신은 칼륨 항상성의 유지에 필수적이다. 네프론에서 칼륨의 대부분은 집합관 이전에 재흡수되고, 칼륨의 배설은 몇 가지 과정을 통해 헨레고리 부분에서 발생한다. 집합관의 세포막에 있는 나트륨-칼륨 펌프와 칼륨 채널은 세포 외 칼륨 농도, 알도스테론의 분비, pH, 집합관에서의 흐름 속도, 여과성 나트륨 농도, 세포 내 마그네슘에 의해 영향을 받는다. 신세관산증과 1차 또는 2차 고알도스테론혈증은 칼륨 손실과 저칼륨혈증을 유발한다. 반면 신부전과 고알도스테론혈증은 고칼륨혈증을 유발한다. 장기간의 칼륨 관리에 대한 약물 요법은 칼륨 보충물 또는 칼륨-결합 물질이 있다.

　칼슘과 인산염은 불가분하게 연결되어 있고 골밀도의 유지를 위해 필수적이다. 이것들은 소화관 재흡수, 뼈 재흡수, 신장 조절을 포함하는 여러 과정 중 하나에 의해 조절된다. 칼슘은 갑상선에 의해 조절되는데, 농도가 감소했을 때는 부갑상선 호르몬(PTH)이 뼈 재흡수(뼈로부터 칼슘과 인산염의 분비)를 자극하고 비타민 D 합성을 증가시키며 신장에서 인산염 배설 및 칼슘 재흡수를 증가시킨다. 비타민 D는 신장에서 합성되고, 소화관, 뼈, 세뇨관에서의 재흡수를 통해 인산염과 칼슘 농도를 증가시킨다. 신부전에서는 비타민 D 결핍과 신장 인산염의 저류에 의해 골질환이 유발될 수 있다. 소화관에서의 재흡수 부족과 칼슘 인산염 침전물 형성(고인산혈증 때문에) 때문에 칼슘의 감소는 PTH를 자극하고, 추가적인 뼈 재흡수와 부갑상선 기능 항진증을 유발한다. 약물 요법은 칼슘과 인산염 농도를 정상으로 유지하도록 하여 부갑상선 기능 항진증, 뼈 통증, 뼈와 연조직 침전물을 막도록 해준다.

　산-염기 평형, 즉 pH는 호흡계와 신장계를 통해 통제된다. 산증 또는 알칼리증이 발생했을 때 이산화탄소(호흡)와 중탄산염(신장)을 조절함으로서 pH는 정상화된다. 보통은 신장이 나트륨-

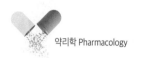

약리학 Pharmacology

양성자 이온 교환체 또는 양성자 ATPase 펌프의 합성 증가를 통해 과도한 수소 이온 또는 산을 배설하고, 나트륨-중탄산염 공동 수송체를 통해 중탄산염을 재흡수하며, 배설을 위해 더 많은 암모늄염을 생산한다. 신장 질환에서는 신장이 이러한 과정을 효과적으로 수행할 수 없어서 양성자 이온이 세포 내로 들어가고 칼륨 이온이 세포 밖으로 나오기 때문에 고칼륨혈증을 유발하는 대사성 산증이 발생하고, 산성 환경에서 탄산염 완충제의 손실 때문에 신장 골질환을 악화시킨다. RRT는 신부전의 급성과 만성 상태에서의 심각한 대사성 산증을 바로잡는 데 사용될 수 있다. 약물 요법은 산-염기 균형을 바로잡는 데 사용된다.

5 요저류와 요실금

배뇨는 방광의 근육, 요도, 신경계에 의해 조절되는 자발적인 과정이다. 근육 이완(배뇨근 이완)을 통해 요관으로부터 온 소변으로 방광이 채워지고 내부와 외부 요도 괄약근의 수축으로 소변이 빠져나가는 것을 방지한다. 수의적 신경이 외부 괄약근을 조절하고 부교감 신경은 내부 괄약근을 조절한다. 방광에서 배뇨의 시작은 부교감 신경, 배뇨근 수축과 괄약근 이완의 조화로 이루어진다. 배뇨 억제는 뇌의 중앙에서 방광의 팽창을 감지하는 뇌교 중추를 통해 통제된다. 그 결과 교감 신경 시스템이 베타 수용체를 자극하고 방광 경부와 요도에서 수축을 유발하는 알파 수용체와 배뇨근의 수축을 억제하게 된다.

남성에게 가장 흔한 하부요로증상(Lower urinary tract symptoms, LUTS)은 양성 전립선 비대증으로 인한 방광 유출 장애이다. LUTS의 확산은 나이에 따라 증가하고, 50대 남성의 30%와 80대 남성의 50%에서 중등도 또는 중증의 증상으로 나타난다.(Allan, 2012) 이 증상은 배뇨, 저장 및 배뇨 후 증상으로 세분화된다. LUTS를 유발할 수 있는 다른 질환으로는 배뇨근의 과다 활동 또는 약화, 전립선 염증, 요로감염, 전립선암, 신경학적 상태 등이 있다.(NICE, 2010)

요실금은 비자발적인 소변의 누출이며 삶의 질, 건강 상태, 심리 사회적 상태에 지대한 영향을 끼칠 수 있다. 이것은 임상적으로 절박성, 스트레스성, 복합성, 야뇨증, 지속성, 범람성의 범주로 분류된다. 〈표 8-4〉는 요실금의 정의와 원인의 개요를 서술한다. 나열된 원인 외에 가족력과 노화라는 위험 요소도 있다.

절박성 실금은 남성과 노인에게서 더 흔하고, 배뇨 과정의 장애와 부적합한 배뇨근 활동 때문에 발생한다.(Davila, 2018; Nethercliffe, 2012) 스트레스성(복압성) 실금은 여성에게서 더 흔하며 내인성 괄약근 결함을 유발하는 골반 기저부의 약화(괄약근 손상이 있을 수도 있고 없을 수도 있음)가 원인이 될 수 있다. 이것은 출산, 나이, 폐경기, 비만, 자궁 절제술과 관련이 있다.(Davila, 2018; Nethercliffe, 2012)

표 8-4_ 요실금의 정의와 원인

용 어	정 의	원 인
절박성 요실금	· 소변이 무의식적으로 새어나 오거나 긴박함을 동반하는 경우	· 배뇨근 과다 활동: 불안정 또는 과다 반사 　– 원인 불명 　– 신경성 문제에 따른 2차적 문제: 뇌졸중, 다발성 경화증, 치매, 척수 손상, 파킨슨병 · 염증 또는 감염 · 알코올 또는 카페인 · 불충분한 액체 섭취량 · 종양 · 약물 · 신결석 · 요로 폐쇄
스트레스성(복압성) 요실금	· 재채기, 기침 등의 복압 상승 으로 소변이 새는 경우	· 다음의 원인에 의해 약해지거나 무능해진 괄약근: 　– 비뇨생식기 탈출증 　– 분만 　– 비만 　– 임신 　– 골반이나 비뇨기적 수술 　– 정신적 외상 · 신경성 문제로 인한 2차적 문제: 뇌졸중, 다발성 경화증, 치매, 척수 손상, 파킨슨병 · 약물 · 결합 조직 장애
혼합성 요실금	· 절박함과 스트레스성의 혼재	· 절박성, 스트레스와 관련됨
야뇨증(야행성)	· 수면 동안 무의식적으로 소변 이 새는 경우	· 배뇨근 과다 활동
지속성 요실금	· 소변이 지속적으로 새는 경우	· 유전성 또는 획득성 기형 · 정신적 외상 또는 수술
범람성 요실금	· 방광이 과도하게 팽창하여 소 변이 새는 경우	· 방광 유출 장애: 양성 전립선 비대증 · 신결석 · 요도 협착 · 변비 · 이전의 수술

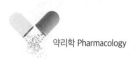

약리학 Pharmacology

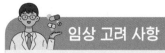
임상 고려 사항

📍 사구체 여과율(GFR) 추정

- GFR에 대한 지식은 CKD의 진단, 시기 결정, 관리를 위해 중요하다. 정확한 GFR은 자유롭게 여과되고, 변화 없이 배설되며 혈장 단백질에 결합하지 않거나 세뇨관 재흡수 또는 분비 대상이 되지 않는 생체 표지자를 통해 측정할 수 있으며, 이 모두는 기능하는 네프론의 여과 속도와 그에 따른 신장 기능을 나타낸다.

- 크레아티닌은 혈장 및 소변 농도와 분당 소변 유속을 측정하여 간단한 eGFR을 구하는 데 사용할 수 있다. 그러나 크레아티닌은 사구체에서 자유롭게 여과되지만, 세뇨관으로 분비되므로 24시간의 소변 수집 시간이 필요하며 지나치게 과장된 GFR을 나타낼 가능성이 있다. GFR은 크레아티닌이 신장 보상 시스템 때문에 증가되기 전에 30mL/분/1.73㎡까지 떨어질 수 있어 빠른 CKD의 진단을 지연시킨다. 영국 국립보건임상연구소(The National Institute for Health and Care Excellence)는 나이, 성별, 종족을 고려한 매우 합리적인 eGFR을 예측하기 위해 만성신장질환역학협력(CKD-EPI)의 크레아티닌 방정식을 이용할 것을 권고한다.(NICE, 2019a)

- 정상 사구체 여과율은 90mL/분/1.73㎡ 이상이지만, 신장 기능이 상대적으로 양호할수록 사구체 여과율 추정치의 정확도가 떨어지므로 60mL/분/1.73㎡ 이상의 수치는 신중하게 해석해야 한다. CKD가 의심된다면 초기 조사에서 혈청 크레아티닌, eGFR, 요로 알부민을 측정해야 한다. eGFR이 60mL/분/1.73㎡ 미만이라면 2주 후에 검사를 시행해야 하고, 변화없이 유지된다면 3개월 후에 다시 재검사를 해야 한다. eGFR은 임신, 부종, 근육량이 너무 많은 경우, 영양실조, 단백질 보충제 복용 시 주의해서 해석해야 한다.(NICE, 2019a) 나이가 많거나 근육량이 아주 많은 환자에게서 신장 장애가 있는 경우에 크레아티닌 청소율을 추정하기 위해 콕크로프트-골트 공식(Cockcroft and Gault formula)을 사용해야 한다. 신장 장애가 있을 때의 처방과 관련된 추가적인 정보는 National Institute for Health and Care Excellence(NICE,http://bnf.nice.org.uk/guidance/prescribing-in-renal-impairment.html.)에서 이용 가능하다.

 ## 4 약물로 인한 신장 손상

  질병을 치료하기 위한 적절한 약물 요법의 선택과 안전한 처방을 위해서는 선택된 약물의 약동학과 약력학뿐만 아니라 병리학적 질병 과정에 대한 지식을 갖추어야 한다. 신장 기관에는 병리적 문제가 발생해 급성 또는 만성 신장 기능 이상을 유발할 수 있는 많은 부위가 있다. 급성, 만성 신장 손상의 가장 흔한 원인이면서 피할 수 있는 원인들 중 하나는 약물 사용이다. 약물은 신 혈류량 변화, 네프론 손상, 간질 조직 손상 등 다양한 방식으로 신장 손상을 유발할 수 있다. 〈그림 8-3〉은 약물 요법이 신장에 영향을 가할 수 있는 일부 부작용 목록이다.

조제, 투약 및 약물 요법을 시행하는 의료인은 약물 치료가 신장 시스템의 기능에 장단기간 미칠 수 있는 잠재적 부작용을 인식하는 것이 매우 중요하다. 또한 신장 기능이 감소된 환자에게 특정 약물을 사용할 경우 다음과 같은 임상적 악화를 초래할 수 있다는 사실을 인식해야 한다.

- 약물 독성 – 약물이나 그 대사물의 신장 배설 감소로 인해 2차적으로 나타남.
- 약물 감수성 증가
- 알려진 약물 부작용
- 특정 약물들은 신장 기능이 감소했을 때 효과가 없음.(BNF, 2019a)

대한신장학회는 신장 기능을 추정하는 방법으로 CKD–EPI 공식을 이용하여 유용하게 GFR을 평가할 수 있는 방법을 안내하고 있다.

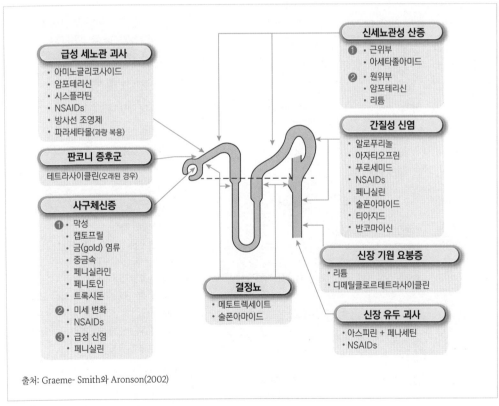

출처: Graeme- Smith와 Aronson(2002)

✏️ 그림 8-3_ 특정 약물이 신장에 미치는 악영향

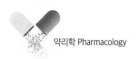
 5 신장 시스템에 따라 작용하는 약물 분류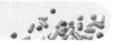

신장 시스템에 영향을 미치는 약물은 요저류, 요실금, 체액 잔류, 전해질 장애 치료에 사용되는 것들을 포함하여 약물의 작용에 따라 분류된다. 또 다른 흔한 요로 장애는 요로감염으로 6장의 항균제를 참조해야 한다. 〈표 8-5〉는 신장에 영향을 미칠 수 있는 약물의 종류이다.

표 8-5_ 일반적인 신장 약물

약물 분류	하위 분류	예시 약물	일반적인 상태
이뇨제	루프 이뇨제	푸로세미드(Furosemide) 부메타니드(Bumetanide)	· 만성 심부전으로 인한 체액 보유/부종 · 저항성 고혈압(일차 작용제로는 사용하지 않음)
	티아지드계 및 관련 이뇨제	벤드로플루메티아지드 (Bendroflumethiazide)	· 고혈압(일차 작용제로는 사용하지 않음) · 경증~중등도 정도의 심부전
		인다파미드(Indapamide)	· 고혈압(특히 당뇨병 환자들)
	삼투	만니톨(Mannitol)	· 뇌수종과 안구 내압 증가
	칼륨 보전과 알도스테론 길항제	아밀로라이드(Amiloride)	· 부종(단일 요법) · 고혈압, 충혈성 심부전, 간 복수를 위해 티아지드나 루프 이뇨제의 보조제로 사용될 때 칼륨 보전
		스피로노락톤(Spirinolactone)	· 부종 · 간경변증의 복수 · 신장 증후군 · 중등도~중증 심부전(부가물) · 저항성 고혈압(부가물) · 수술을 기다리는 환자의 1차성 고알도스테론혈증 · 혈청 칼륨 농도를 보존하기 위해 티아지드 또는 루프 이뇨제 사용
	탄산탈수효소 억제제	아세타졸아미드 (Acetazolamide)	· 안구 내압의 감소 · 녹내장 · 간질

약물 분류	하위 분류	예시 약물	일반적인 상태
전해질 장애	인산염 결합제	세벨라머(Sevelamer) 란탄(Lantanum)	• 만성 신부전 환자의 고인산증 조절
	비타민 D 보충제	알파칼시돌(Alfacalcidol)	• 비타민 D 치료를 필요로 하는 심각한 신장 장애를 가진 환자 • 저인산증 구루병 • 부갑상선 기능 저하증 또는 거짓 부갑상선 기능 저하증으로 인한 지속적인 저칼슘혈증
		칼시트리올(Calcitriol)	• 장 골형성 장애
	칼륨 결합제	폴리스티렌설폰산칼슘 (Calcium polystyrene sulfonate) 폴리스티렌설폰산나트륨 (Sodium polystyrene sulfonate)	• 투석 환자의 경우와 무뇨, 심각한 요량 감소와 관련된 고칼륨혈증
	칼륨 보충제	산도-K(Sando-K)®	• 칼륨 고갈
	중탄산염 보충제	탄산수소나트륨(Sodium Bicarbonate)	• 특정 신장 질환 후의 만성 산혈증성 상태
요저류와 요실금 치료를 위해 사용되는 약물	α_1 수용체 길항제	탐술로신(Tamsulosin) 히드로클로라이드 (hydrochloride) 독사조신(Doxazosin)	• 급성 요저류 • 양성 전립선 비대증
	안드로겐 합성 억제제	피나스테리드(Finasteride)	• 양성 전립선 비대증
	포스포디에스테라제 5형 (PDE5) 억제제	타다라필(Tadalafil)	• 양성 전립선 비대증 • 발기 부전
	항무스카린성 물질	옥시부티닌 히드로클로라이드(Oxybutynin hydrochloride)	• 빈뇨 • 절박뇨 • 요실금 • 신경성 방광 불안정성 • 과민성 방광과 관련된 야행성 신경증

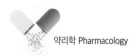

 체액 저류 치료를 위한 약물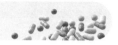

    이뇨제는 체액 저류, 간질성 부종의 형성을 유발할 수 있는 다양한 상태의 치료에 사용되며, 신장을 통한 염화나트륨과 물의 배설 증가를 목적으로 하는 치료와 함께 사용된다. 이뇨제는 공동-수송체 펌프를 통해 알도스테론의 길항 역할을 하거나 중탄산염의 수송을 억제하면서 신장의 네프론에서 전해액과 물의 균형에 영향을 미친다.(〈그림 8-4〉 참조) 약물 요법을 통해 조작할 때 강력한 이뇨 효과를 가지는 주요 전해질은 나트륨이다. 나트륨 분자의 배설이 증가되면(자연적으로) 물의 배설(이뇨)이 증가된다. 네프론의 다양한 부위들에 있는 다양한 수용체를 표적으로 하는 약물을 통해 이뇨 효과가 이루어진다.

1 루프 이뇨제

    경구 또는 주사 투여가 가능한 루프 이뇨제는 많은 질병을 치료하는 데 사용되며 과정 치료를 위해 사용된다.(표 8-6) 〈그림 8-4〉와 같이 루프 이뇨제는 헨레고리의 굵은 상행지에 작용한다. 표적 위치에 도달하기 전에 푸로세미드(Furosemide)와 같은 루프 이뇨제는 근위 세뇨관에 의해 능동적 수송을 통해 소변으로 분비된다. 여기서 이뇨제는 나트륨-칼륨- 염소 공동 수송체 또는 NKCC2라고 더 잘 알려진 공동 수송체의 억제를 통해 강력한 이뇨 작용을 나타낸다. 정상 생리에서 NKCC2는 많은 양의 나트륨과 염화물을 재흡수하기 때문에 푸로세미드와 같은 루프 이뇨제를 통한 이러한 펌프의 억제는 나트륨과 염화물의 재흡수를 억제한다. 이로 인해 이뇨 작용과 전해질, 주로 나트륨의 손실이 모두 발생한다. 게다가 원위 세뇨관(DCT)에서 알도스테론의 영향으로 칼륨과 나트륨 교환을 통해 칼륨 분비가 증가한다. 이는 칼륨 분비 증가를 유발하고 결국 혈청 칼륨 농도를 낮추는 결과를 가져올 수 있다.(저칼륨혈증)

    루프 이뇨제는 알부민에 높은 비율로 결합하는 약물이다. 따라서 과도한 알부민 혈증이나 다른 높은 단백질-결합 약물(와파린과 같은)이 존재한다면 신장으로의 약물 전달 장애로 이뇨 효과가 떨어질 수 있다. 루프 이뇨제는 특정 한계점에 도달하면 이뇨 효과가 떨어진다. 즉, 약물의 높은 혈장 농도에서 안정기에 도달하고 추가적으로 용량을 증가시켰을 때 더 이상의 치료적 효과(이뇨)를 끌어내지 못한다. 이러한 치료적 제한점을 결정하는 것은 약물의 혈청/혈액 농도가 아니라 소변의 농도이다. 루프 이뇨제의 약동학과 약력학에 대한 AKI와 CKD의 영향은 세뇨관 분비의 감소, NKCC2 공동 수송체의 무딘 반응 등 이뇨 반응 감소로 이어질 수 있으므로 용량을 신중하게 조정해야 한다. 다음의 표는 루프 이뇨제의 처방과 관련한 약리학적, 임상적 상세 사항이다.

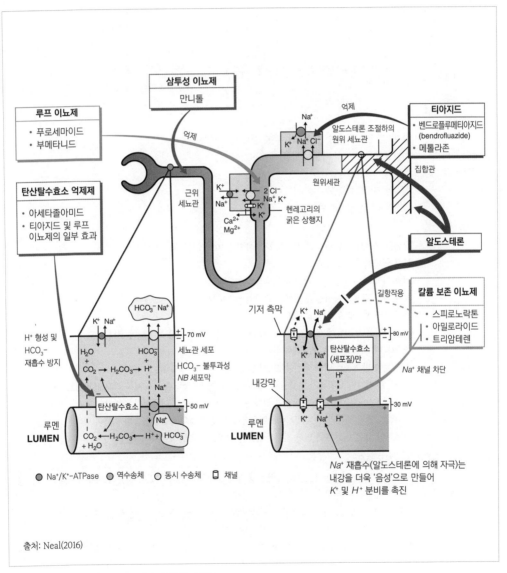

출처: Neal(2016)

✒️ 그림 8-4_ 네프론에 이뇨 효과가 나타나는 부위

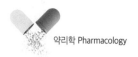

☞표 8-6_ 루프 이뇨제와 약리학

약물명		푸로세미드(Furosemide)	부메타니드(Bumetanide)
작용 양식		• 나트륨 칼륨 염소 공동 수송체의 억제	
투여 방식		• 경구, 근육, 정맥 주사	• 경구
적응증	성 인	• 부종과 저항성 부종 • 저항성 고혈압	• 부종과 저항성 부종
	어린이	• 심부전, 신장 질환, 간 질환에 따른 부종, 폐부종 • 요량 감소증	• 심부전, 신장 질환, 간 질환으로 인한 부종 • 폐부종(심각한 경우)
약물 사용 금기 사유		• 무뇨증 • 간경변과 관련된 혼수 상태 또는 혼수 상태 이전 단계 • 신독성 또는 간독성 약물로 인한 신부전 • 심각한 저칼륨혈증 • 심각한 저나트륨혈증 • 이전의 아나필락시스 반응	
예방책		• 당뇨를 악화시킬 수 있다.(하지만 티아지드계 약물보다 과혈당증 확률이 낮음) • 통풍을 악화시킬 수 있다. • 치료 시작 전에 저혈압은 반드시 교정되어야 한다. • 치료 시작 전에 저혈량증은 반드시 교정되어야 한다. • 전립선 비대에서 요저류가 발생할 수 있다. • 특히 노인은 부작용에 예민하기 때문에 적은 용량의 이뇨제를 사용해야 한다. • 신 기능에 따라 용량을 조절해야 한다. • 소변 유출 방해물로 인해 어린이에게서 급성 요저류가 발생할 수 있다. • 전립선이 커지면 요저류가 발생할 수 있지만, 초기에 덜 강력한 이뇨제를 적은 용량으로 사용하면 그럴 가능성은 적다. 치료를 시작하기 전에 충분한 소변 생산이 이루어져야 한다. • 심각한 심혈관 질환과 강심배당체로 치료를 받는 환자들은 저칼륨혈증의 위험이 있다. • 간부전의 경우, 이뇨제에 의한 저칼륨혈증은 뇌병증을 촉발시킬 수 있다. **임신과 모유 수유:** • 푸로세미드(Furosemide)는 태반 장벽을 통과하기 때문에 설득력 있는 치료적 이유가 없다면 임신 중에는 사용하면 안 된다 • 푸로세미드는 모유로 들어가서 수유를 억제할 수 있기 때문에 모유 영양 중일 때는 금기이다. • 부메타니드(Bumetanide)는 임신 초기에는 피해야 한다. • 부메타니드는 모유 영양에 대한 자료가 없기 때문에 꼭 필요한 경우가 아니라면 수유모에게 사용해서는 안 된다.	

약물명	푸로세미드(Furosemide)	부메타니드(Bumetanide)
부작용(공통적인 것과 매우 흔한 것만)	· 현기증 · 전해질 불균형 · 피로 · 두통 · 대사성 알칼리증 · 근육 경련(전해질 장애 후) · 메스꺼움	
상호 작용	· 강심배당체, 이뇨제, 항고혈압성 물질 또는 혈압을 낮출 가능성이 있는 기타 약물을 푸로세미드와 병용 투여할 경우 혈압이 더 확연히 떨어질 것으로 예상되므로 병용 투여하는 용량의 조정이 필요하다. · 푸로세이드와 같은 강력한 이뇨제와 동시에 투여하면 신독성 약물의 독성 효과가 증가할 수 있다. · 일부 전해질 장애(예 저칼륨혈증, 저마그네슘혈증)는 특정 다른 약물(예 디기탈리스 조제용 물질과 QT 간격 연장 증후군을 유발하는 약물)의 독성을 증가시킬 수 있다.	· 푸로세미드와 관련된다. · 이뇨제는 리튬 제거율을 감소시켜 과다 복용 징후와 함께 혈중 리튬 수치를 증가시키므로 리튬과 동시에 투여해서는 안 된다. · 독성 효과를 증가시킬 수 있기 때문에 세팔로리딘(Cephaloridine) 또는 암포테리신(Amphotericin)과 동시에 적용하면 안 된다.
흡수	· 경구 투여 후 용량의 대략 65%가 흡수된다.	· 위장관에서 거의 완전히 흡수되어 생체 이용률은 80~95%로 보고된다.
분포	· 푸로세미드는 혈장 단백질에 99%까지 결합한다.	· 혈장 단백질에 95% 결합함 · 혈장 제거 반감기는 0.75~2.6 시간
대사	· 간과 신장의 글루크론산화	· 간 · 알려진 활성 대사 산물이 없다.
제거	· 대부분 변화되지 않고, 주로 소변으로 배설된다. · 담즙으로도 배설되는데 특히 신부전에서 상당히 많다.	· 50%까지는 신장을 통해 변화되지 않고 배설되고 나머지는 담즙을 통해 대변으로 배설된다.

출처: 영국 국가 처방집(2019b, c), 영국 아동을 위한 국가 처방집(2019a, b), 전자 의약품 개요서(2019a, b)

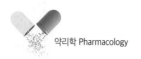

 임상 고려 사항

📍 모니터링

루프 이뇨제를 사용하는 환자들은 그들의 혈청 나트륨과 칼륨 농도를 규칙적으로 모니터링해야 하는데, 이것은 다음의 환자 집단에서 특히 중요하다.

- 노인
- 신장 기능이 손상되고 크레아티닌 청소율이 60mL/min/1.73㎡ 이하인 환자
- 이미 전해질 결핍(간 질환이나 거식증과 같은)을 유발한 공존하는 질병 과정이 존재하는 환자
- 만성 코르티코스테로이드 또는 디곡신 치료를 받는 환자. 디곡신은 매우 좁은 치료적 범위를 가지며 칼륨 부족은 독성의 증상을 유발하거나 악화시킬 수 있다.

📍 내이독성

- 푸로세미드의 빠른 정맥 내 주입은 이명과 영구적인 청력 손실을 유발할 수 있다.(내이독성) 정맥 내 주입 속도는 보통 4mg/min을 초과하면 안 되지만, 80mg까지의 단일 용량은 더 빠르게 주입될 수도 있다. 신장 이상이 있는 사람에게는 더 느린 속도로 주입해야 한다.

출처: 영국 국가 처방전(2019b, c), 영국 어린이용 국가 처방전(2019a, b), 전자 의약품 개요서(2019a, b)

2 티아지드 이뇨제

　루프 이뇨제처럼 티아지드 이뇨제(Thiazide diuretics)는 염분 배설과 이뇨 작용 모두를 촉진한다. 티아지드 이뇨제의 주입은 원위 세뇨관(Distal Convoluted Tubule, DCT)의 말단 이후에서 나트륨 농도의 변화를 유발한다. 〈그림 8-4〉에 설명된 것처럼 티아지드 이뇨제는 정상 생리에서 여과된 나트륨의 약 5%를 재흡수하는 네프론 DCT의 가장 빠른/근위의 부분에 직접적인 영향을 준다. 여기서 티아지드 이뇨제는 나트륨 염화물 공동 수송체 단백질을 억제하는데(〈그림 8-5〉 참조), 이 단백질

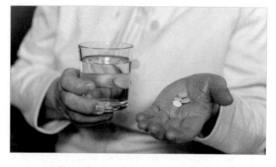

은 DCT 세포의 세포막 내강/세관 쪽에 위치하여 내강막을 통해 나트륨과 염화물이 DCT 세포로 수송되는 것을 억제하고 간질액으로의 나트륨과 수분 통과를 감소시킨다. 나트륨 염화물 공동 수송체가 차단되면 기저막에 있는 나트륨/칼슘 채널을 통한 나트륨과 칼슘 이온의 흐름이 증가한다. 이것은 결국 DCT로 나트륨이 되돌아가는 대신 혈청 칼슘 농도와 나트륨의 내강액 농

도를 증가시킨다. DCT의 더 근위 부분에서 나트륨 염화물 공동 수송체를 억제하면 DCT의 원위 부분과 집합관/뇨세관으로의 나트륨 이동량을 증가시킨다. 이렇게 나트륨 이동량이 증가하면 칼륨 및 수소와의 나트륨 교환이 자극되어 소변으로 배설이 증가하고 혈청 칼륨 및 수소 수치가 낮아져 저칼륨혈증과 대사성 알칼리증이 발생할 수 있다.

티아지드 이뇨제는 부종의 감소를 도울 뿐만 아니라 혈압을 감소시키는 데도 사용된다. 또한 항고혈압 작용 메커니즘에 대해서는 아직 논란이 있지만, 다양한 작용 방식이 제안되고 있다. 첫째, 이뇨 작용은 체액 용적 고갈과 그에 따른 심박출량 감소로 인한 혈액학적 변화를 유도한다. 그러나 체액 용적 고갈의 결과로 레닌-안지오텐신-알도스테론 시스템이 종종 활성화되어 티아지드의 항고혈압 효과를 둔화시킬 수 있다. 이러한 원인들로 ACEi의 동시 적용은 시너지 효과를 나타낼 수 있다. 〈표 8-7〉은 현재 임상에서 사용되는 두 가지 대표적 티아지드 이뇨제의 처방에 관한 약물학적, 임상적 자료이다.

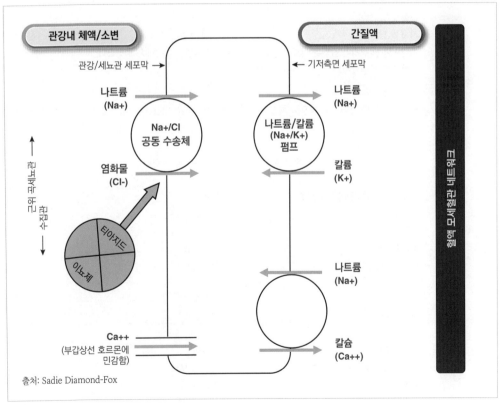

출처: Sadie Diamond-Fox

🖊그림 8-5_ 원위 세뇨관(DCT) 세포와 티아지드 이뇨제 작용 부위

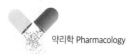

표 8-7_ 티아지드 이뇨제와 관련 약리학

약물명	벤드로플루메티아지드(Bendroflumethiazide)	
작용 양식	• 원위 세뇨관(DCT)의 근위부에 있는 나트륨 염소 공동 수송체 단백질의 억제	
투여 방식	• 경구	
적응증 — 성인	• 부종	• 고혈압
적응증 — 어린이	• 고혈압 • 폐부종	• 심부전, 신장 질환, 간질환에서의 부종
금기 사항	• 에디슨병 • 저나트륨혈증 • 증상적 고요산혈증	• 고칼슘혈증 • 난치성 저칼륨혈증
주의 사항	• 당뇨병 • 고알도스테론증 • 신장 증후군 • 저칼륨혈증: 심각한 심혈관 질환과 강심배당체로 치료를 받는 환자에게 위험하다. • 노인의 경우 이뇨제의 초기 용량을 줄여야 한다. **임신과 모유 수유** • 태반을 통과하고 이것의 사용이 저칼륨혈증, 혈액 점도 증가, 태반 관류 감소와 연관되어 있기 때문에 피해야 한다. • 수유를 억제한다. • 소량이 모유로 들어가기 때문에 모유 영양을 하는 산모는 피해야 한다.	• 통풍 • 영양실조 • 전신 홍반성 루프스
부작용(공통적이고 매우 흔한 것만)	• 저염소혈증으로 인한 알칼리증 • 설사 • 전해질 불균형 • 고요산혈증 • 체위성 저혈압	• 변비 • 현기증 • 두통 • 메스꺼움 • 두드러기
상호 작용	• 항부정맥제 • 항당뇨병제 • 항진균제 • 항정신병약 • 코르티코스테로이드 • 호르몬 길항제 • 비타민	• 항우울제 • 항간질제 • 항고혈압제 • 칼슘염 • 세포 독성제 • 리튬

약물명	벤드로플루메티아지드(Bendroflumethiazide)
흡수	· 위장관계에서 완전히 흡수된다. · 이뇨 작용이 약 2시간 후에 시작되고 12~18시간 또는 그 이상 지속된다.
분포	· 90% 이상 혈장 단백질에 결합한다.
대사	· 간 대사가 가변적이다.
제거	· 30%까지는 변화되지 않고 소변으로 배설되고 나머지는 비특정된 대사체로 배설된다.

출처: 영국 국가 처방집(2019d), 영국 아동을 위한 국가 처방집(2019c), 전자 의약품 개요서(2019c)

❸ 삼투성 이뇨제

삼투성 이뇨제는 사구체에서 자유롭게 여과되고 아주 적은 양이 세뇨관에서 재흡수된다. 이러한 이뇨제는 수송체에는 영향을 미치지 않지만, 삼투 기울기를 생성하여 세뇨관으로 물의 이동을 촉진하는 삼투압 활성 입자이다. 삼투성 이뇨제는 근위 세뇨관, 헨레고리 가는 하행지, 집합관에 영향을 주는데, 이곳이 물에 매우 투과성이 높은 부분이기 때문이다.

여과된 액체의 대부분은 다른 이온과 용질 외에도 나트륨과 물이 세뇨관 세포로 이동하면서 근위 세뇨관(60~70%)에서 재흡수된다. 삼투성 이뇨제가 있으면 세뇨관 내에서 농도 기울기가 증가하여 나트륨과 물의 이동을 감소시켜 이뇨를 생성한다. 흡수되지 않은 나트륨은 이후 헨레고리의 굵은 상행지, DCT, 집합관에서 흡수되기 때문에 중요한 염분 뇨 배설은 관찰되지 않는다. 말단의 흐름이 증가함에 따라 집합관에서 칼륨 이온의 분비가 촉진된다.

삼투성 이뇨제는 또한 신장 수질 혈류 증가를 유발해 결과적으로 헨레고리의 가는 하행지와 집합관 수질에서 만들어지는 정상 삼투성 기울기를 약화시킨다. 이것은 세뇨관 안에서 밖으로 나오는 물의 움직임을 방해하여 이뇨 효과에 기여한다. 만니톨(Mannitol)은 삼투성 이뇨제로 세포 외액 내에 남아 혈장 삼투압을 높여 표적 조직(뇌, 눈)에서 순환계로 수분을 이동시키기 때문에 두 개 내압 또는 안압 상승을 관리하는 데 사용된다. 이뇨 효과는 이후 신장에서 발휘된다. 그 외에 주요 심장 및 혈관 수술 동안의 신장 손상의 예방, 신장 이식 후 이뇨 촉진, 중독, 횡문근융해증 또는 용혈 시 사용된다.(Shawkat 외., 2012) 다음의 〈표 8-8〉은 만니톨의 약리학적 자료를 자세히 설명하고 있다.

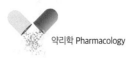

표 8-8_ 삼투성 이뇨제와 관련 약리학

약물명		만니톨(Mannitol)
작용		• 사구체에서 자유롭게 여과되고 신세뇨관에서 삼투성 활성 입자로 작용하여 이뇨 작용을 한다.
투여 방식		• 정맥 내 주입
적응증	성인	• 뇌부종 ・안구 내압 증가 • 요량 감소증 또는 신장 질환 ・중독 시 신장으로 배설되는 독성 물질 제거
	어린이	• 뇌부종 ・말초 부종과 복수

금기 사항		• 흡인성
		  – 흡인된 만니톨에 대한 기관지 과민성 – 폐 기능 손상
		  – 비낭성 섬유증 기관지 확장증
		• 정맥 내 주입
		  – 무뇨증 – 두개 내 출혈(개두술 제외)
		  – 심각한 심부전 – 심각한 탈수
		  – 심각한 폐부종 – 기존의 혈장 고삼투

주의 사항		• 흡인성
		  – 천식 ・객혈
		• 정맥 내 주입
		  – 혈관 외 유출은 염증과 혈전 정맥염을 유발할 수 있다.
		
		임신과 모유 수유
		• 꼭 필요한 경우가 아니면 피한다.

부작용		• 기침 ・두통
		• 구토
		• 흡인성
		  – 가슴 통증 – 상태 악화
		  – 객혈 – 호흡계 장애
		  – 목구멍 불편함
		• 정맥 내 주입: 알려지지 않은 다양한 부작용과 빈도를 알기 위해 BNF를 본다.
		
		임신과 모유 수유
		• 꼭 필요한 경우가 아니면 피한다.

상호 작용		• 다른 이뇨제와 병용 시 부수적인 상승 작용 • 신장으로 흡수된 약물의 청소율 증가 • 체액 불균형으로 인한 약물의 신독성[시클로스포린(Ciclosporin), 아미노글리코사이드(Aminoglyco-side)] • 신경 독성 약물의 신경 독성의 가능성(아미노글리코사이드) • 불균형에 민감한 약물의 전해질 불균형

약물명	만니톨(Mannitol)
흡수	· 정맥 내 주입
분포	· 세포외액으로 제한된다.
대사	· 아주 적은 양만 간으로 대사된다.
제거	· 사구체에서 자유롭게 여과된다. · 10% 미만이 재흡수된다. · 제거 반감기는 대략 2시간이고, 신부전의 경우 더 길어진다. · 복용량의 80%는 3시간 이내에 변화되지 않고 배설된다.

4 칼륨 보존 이뇨제와 알도스테론 길항제

혈장 칼륨 농도는 부신피질에서 모니터링되고, 이 농도가 증가하면 알도스테론이 방출되고 앞서 설명한 것처럼 칼륨 항상성의 유지에 기여한다. DCT와 피질 집합관에서 알도스테론은 기저막에 있는 나트륨-칼륨 펌프의 합성과 세뇨관 내막에 있는 나트륨 채널(상피 나트륨 채널, ENaC)을 통해 나트륨의 재흡수를 자극한다. 이로 인해 내강 내에 음의 기울기가 생성되고 칼륨이 나트륨-칼륨 펌프를 통해 세포 내로 유입되면 칼륨 채널을 통해 관 세포 안으로 이동하거나 염

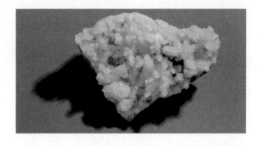

화물과 함께 공동 수송된다. 또한 흐름 속도가 높으면 칼륨(BK) 채널이 추가적으로 열리도록 해서 칼륨의 방출을 증가시킨다. 이러한 과정은 〈그림 8-6〉에 나타나 있다.

칼륨 보전 이뇨제는 세뇨관 내막에 있는 나트륨 채널을 차단하거나 나트륨-칼륨 펌프에 대한 알도스테론의 효과에 길항 작용을 하는 두 가지 방법으로 효과를 발휘한다. 나트륨 채널과 1대 1로 결합하는 약물들은 나트륨의 재흡수와 음의 세뇨관 내 기울기를 감소시켜서 칼륨의 배설을 감소시킨다.(Neal, 2016) 이것은 알도스테론과 관계없이 발생할 수 있고 고칼륨혈증과 관련이 있다.(Graeme-Smith and Aronson, 2002)

알도스테론에 길항 작용을 하는 약물은 알도스테론과 세포질 수용체에 있는 결합 부위를 두고 경쟁하여 기저막에서 나트륨-칼륨 펌프의 합성과 삽입을 감소시킨다. 따라서 재흡수되는 나트륨이 줄어들고 결과적으로 배설되는 칼륨이 줄어든다. 〈표 8-9〉는 일반적으로 사용되는 칼륨 보전 이뇨제와 그것과 관련된 약리학에 대해 자세히 설명한다.

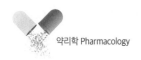
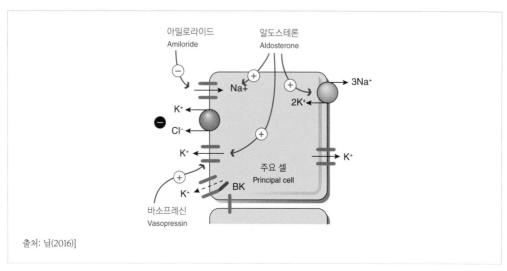

출처: 닐(2016)]

✏️그림 8-6_ 알도스테론이 주요 세포에 미치는 영향

🥣표 8-9_ 칼륨 보존 이뇨제 및 관련 약리학

약물명		아밀로라이드(Amiloride)	스피로노락톤(Spironolactone)
작용		• 내강 막에 있는 나트륨 채널 차단	• 알도스테론 길항제로서 기저의 나트륨 칼륨 펌프를 합성하는 세포질 수용체의 결합 부위를 놓고 알도스테론과 경쟁한다.
투여 방식		• 경구	• 경구
적응증	성인	• 부종(단일 요법) • 고혈압이나 울혈성 심부전에 티아지드 또는 루프 이뇨제에 대한 보조제로 사용되었을 때 칼륨 보존 • 복수를 동반한 간경변에 티아지드 또는 루프 이뇨제에 대한 보조제로 사용되었을 때 칼륨 보전	• 부종: 간경변에서의 복수 • 악성 복수 • 신장 증후군 • 울혈성 심부전으로 인한 부종 • 중등도 내지 중증 수준의 심부전에 대한 보조 치료 • 저항성 고혈압에 대한 보조 치료 • 수술 대기 중인 환자의 1차성 고알도스테론증
	어린이	• 심부전과 간질환(칼륨 보전이 바람직한 경우)의 부종에 대한 티아지드 또는 루프 이뇨제의 보조 치료	• 심부전과 복수의 부종 • 신장 증후군 • 이뇨제나 암포테리신(Amphotericin)에 의해 유발된 저칼륨혈증의 감소

약물명	아밀로라이드(Amiloride)	스피로노락톤(Spironolactone)
금기 사항	· 에디슨병 · 무뇨증 · 고칼륨혈증	· 에디슨병 · 무뇨증 · 고칼륨혈증
주의 사항	· 진성 당뇨병 · 노인 **임신과 모유 수유** · 임신성 당뇨병 치료를 위해 사용하지 말 것 · 모유 영양 시 피할 것을 권고함	· 급성 포르피린병 · 노인 **임신과 모유 수유** · 예상되는 이익이 위험보다 클 때만 사용한다. · 대사물이 모유로 배출된다.
부작용	· 알려지지 않은 다양한 부작용과 빈도에 대해서는 BNF 참조	· 알려지지 않은 다양한 부작용과 빈도에 대해서는 BNF 참조
상호 작용	· 알코올, 알데스루킨, 일반적인 마취제, 항우울제, 항고혈압제, 도파민제, 근육이완제, 질산염과 프로스타글란딘으로 인한 저혈압 위험 · 항간질제와 항당뇨병성 약물에 의한 저나트륨혈증 · NSAIDs, 리튬의 신독성 위험 증가 · NSAIDs, 기타 칼륨 보전 이뇨제, 호르몬 및 기타 내분비 약물, 면역 억제제, 칼륨 보조제로 인한 고칼륨혈증 위험	· 코트리목사졸(Co-trimaxazole)을 포함하여 고칼륨혈증을 유발한다고 알려진 약물과 동시 사용 · 디곡신: 디곡신 농도 증가 · 항고혈압제의 강화, ACE 억제제와 함께 일상적으로 사용되지 않는다. · NSAIDs는 이뇨 효과를 약화시킬 수 있다. · 노르아드레날린에 대한 혈관 반응 감소
흡수	· 위장관계에서 대략 50% 정도로 불완전하게 흡수된다.	· 생체 이용률이 90%를 초과하여 경구로 잘 흡수된다.
분포	· 혈장 단백질에 결합하지 않는다. · 신체 내 물보다 분명히 훨씬 큰 분포 용적	· 혈장 단백질에 90% 이상으로 잘 결합한다.
대사	· 대사되지 않는다.	· 간에서 활성 대사물로 간에서 대사된다.
제거	· 변화되지 않고 소변으로 배설된다. · 반감기는 대략 6시간	· 주로 소변으로 제거되고, 이차적으로 대변을 통한 담즙 배설을 통해 제거된다. · 반감기는 1.3시간, 활성 대사체는 2.8-11.2 시간

출처: 영국 국립 처방집 2019f, g, 어린이를 위한 영국 국가 처방집 2019e, f, 전자 의약품 개요서 2019e, f.

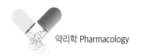

⑤ 탄산탈수효소 억제제

탄산탈수효소 억제제(Carbonic-anhydrase inhibitors)는 약한 작용의 이뇨제이며 이뇨제 목적으로는 거의 사용되지 않는다. 탄산탈수효소는 근위 세뇨관 세포와 세뇨관 내에 존재하는 효소로, 물과 이산화탄소를 수소 이온과 중탄산염으로 분리하거나 그 반대로의 작용을 촉매한다. 중탄산염은 사구체에서 자유롭게 여과되고 나트륨 기울기는 공동 수송체를 통해 중탄산염의 재흡수를 유도하며, 근위 세뇨관에 있는 나트륨-수소 이온 교환체(NHE3)를 통해 수소 이온의 분비를 유도한다. 그런 다음 분비된 수소 이온은 탄산탈수효소에 의해 세뇨관 내에서 재활용된다. 따라서 혈장 pH는 중탄산염 이온의 재흡수에 의해 유지된다. 이것은 〈그림 8-7〉에 설명되어 있다.

탄산탈수효소 억제제는 이산화탄소의 수화 반응과 중탄산염의 탈수화 반응을 막아 중탄산염, 나트륨, 칼륨, 물을 배설하여 이뇨 작용을 일으킨다.(Neal, 2016; O'Callaghan, 2017) 〈표 8-10〉에는 일반적으로 사용되는 탄산탈수효소 억제제와 그것과 관련된 약리학에 대해 설명한다.

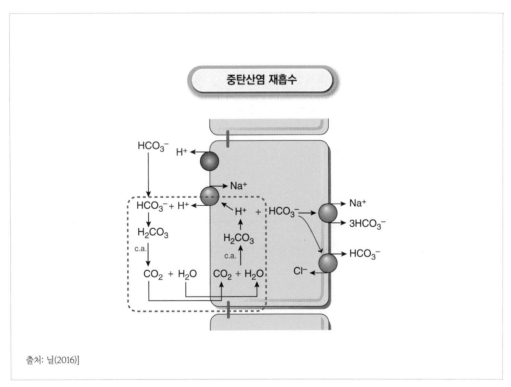

출처: 닐(2016)]

✏️ 그림 8-7_ 근위 세뇨관에서 중탄산염이 재흡수되는 과정

표 8-10_ 탄산탈수효소 억제제 및 관련 약리학

약품명	아세타졸아미드(Acetazolamide)	
작용	· 탄산탈수효소 억제제	
투여 방식	· 경구	
적응증 · 성인	· 개방각 녹내장, 2차성 녹내장 및 폐쇄각 녹내장에서 수술 전후 안압 강하 · 녹내장	· 간질
적응증 · 어린이	· 녹내장 · 일차와 이차성 녹내장에서 안구 내압의 감소(전문가만 사용) · 두개 내압 증가	· 간질
금기 사항	· 부신피질 부족증 · 저칼륨혈증 · 만성 폐쇄각 녹내장에서의 장기간 사용	· 고염소혈증 · 저나트륨혈증
주의 사항	· 진성 당뇨병 · 손상된 폐포 환기 · 신결석 **임신과 모유 수유:** · 임신 중, 특히 임신 초기에 사용을 권하지 않는다.	· 노인 · 폐 장애 · 일반적으로 장기간 사용이 권장되지 않는다.
부작용	· 출혈 · 신장결석증	· 대사성 산증 · 비정상적 감각
상호 작용	· 엽산 길항제, 저혈당성 약물과 혈액 응고 방지제의 효과 강화 · 아스피린과 동시 적용 시 대사성 산증 · 병용 사용으로 페니토인의 대사를 변화시키고, 혈청 농도를 증가시킨다. · 다른 탄산탈수효소 억제제와 병용 사용은 권장되지 않는다. · 퀴니딘의 효과 및 암페타민의 지속 시간을 늘린다. · 중탄산나트륨 병용 시 사이클로스포린의 수치가 상승하고 리튬 수치가 감소하며 신장 결석이 발생할 수 있다.	
흡수	· 위장관계에서의 빠른 흡수	· 약 2시간 후에 최고 농도
분포	· 혈장 반감기는 4시간	· 탄산탈수효소와 강하게 결합한다.
대사	· 대사되지 않는다.	
제거	· 소변으로 변화되지 않고 배설된다. · 제거 반감기는 2~4시간	

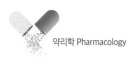

임상 고려 사항

📍 **고칼륨혈증과 스피로노락톤**

- 스피로노락톤(Spirolonlactone)은 경쟁적인 알도스테론 길항제로서, 알도스테론의 효과를 차단하고 나트륨 배설을 증가시켜 이뇨 작용을 일으킨다. 또한 원위 세뇨관에서의 칼륨 배설을 감소시켜 칼륨의 보존을 유도한다. 이 때문에 고칼륨혈증이 발생하여 심장 부정맥 및 심장마비를 일으킬 수 있다. 중증 신장 장애가 있거나 기존에 고칼륨혈증이 존재하던 환자들은 스피로노락톤과 병용하면 고칼륨혈증 발생 위험이 크게 높아진다.

- 스피로노락톤은 심부전에 사용되고, ACEi와 ARB를 포함한 다른 약물 요법과 함께 사용되며, 신장 기능 장애와 고칼륨혈증과 같은 부작용이 있다. ACEi와 ARB 치료를 받는 환자들은 고칼륨혈증이 발생할 위험 요소(신부전과 진성 당뇨병)를 가질 확률이 더 높다. 스피로노락톤과의 병용 투여는 고칼륨혈증의 발생 가능성을 상당히 증가시킨다.

7. 전해질 장애 치료에 사용되는 약물

전해질 장애는 신장 시스템의 항상성 변화, 다양한 다른 질병 과정(부신 기능 장애, 소화계 기능 장애 등), 약물 요법(예 루프 이뇨제로 인한 칼륨 감소)과 같은 의인성 원인으로 발생할 수 있다. 이로 인해 측정된 이온 및/또는 비타민의 혈청 수치에 여러 혼란이 나타날 수 있다. 체내 이온 및 비타민 균형의 섬세한 특성과 이것이 모든 신체 세포에 미치는 영향으로 인해 정상적인 항상성 범위를 벗어나면 심각한 장기 기능 장애가 나타날 수 있다. 전해질 장애의 주요 치료법은 해당 이온이나 비타민을 보충하거나 배설을 촉진하는 것이다. 가능하면 전해질 및 비타민 장애의 일차적 또는 근본적 원인을 치료하여 불필요한 장기간의 치료 전략을 피하도록 해야 한다.

1. 인산염 결합제, 칼슘 보충제, 비타민 D 보충제

인산염 결합제, 칼슘 보충제, 비타민 D 보충제는 칼슘과 인산염 대사의 변화로 인해 만성 신장 질환에서 조합하여 흔히 사용된다. 이로 인해 혈청 인산염 농도가 상승하고(고인산혈증) 혈청 칼슘 수치(저칼슘혈증), 비타민 D 수치가 낮아질 수 있으며, 그 영향과 약물 요법의 표적은 〈그림 8-8〉에

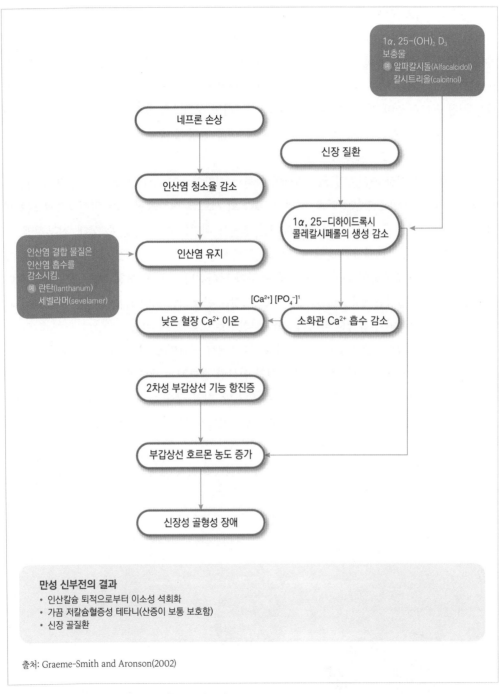

출처: Graeme-Smith and Aronson(2002)

✏️그림 8-8_ 인산염과 칼슘 대사에 대한 CKD의 효과

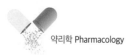
설명되어 있다. 고인산혈증은 ESRD 환자와 비CKD 환자들 모두에서 사망률과 질병률 증가와 관련이 있다.(Hou et al., 2017; Moon et al., 2019) 또한 2차성 부갑상선 기능 항진증은 고인산혈증으로 인해 부갑상선 호르몬(Parathyroid hormone; PTH) 수치가 증가하여 발생할 수 있다. PTH가 지속적으로 과잉 생산되면 뼈의 결합이나 비정상적인 발달로 인해 쇠약, 뼈 통증 및 골격 기형을 유발하는 신장 골다공증이 발생한다. 또한 PTH가 증가하면 심혈관계 칼슘과 칼슘 인산염이 침착되고 혈관 석회화가 진행되어 주로 혈관, 심근 조직, 심장 판막에 영향을 미친다. 이것은 결과적으로 고혈압, 심근경색, 심부전을 유발할 수 있다.

신장 질병으로 인한 저칼슘혈증은 인산염 잔류와 신장의 $1,25(OH)_2$ 비타민 D의 생산 감소라는 두 가지 주요 원인으로 발생한다. 백내장, 골격 외 석회화, 신장골질병 등 만성적으로 쇠약해지는 증상이 나타날 수 있고, 만성 환자에게는 생명을 위협할 수 있는 혼수 상태, 심부정맥, 발작, 후두 천명음 등의 문제가 발생할 수 있다. $1,25(OH)_2$ 비타민 D의 생산이 감소하면 소화관에서 칼슘의 흡수가 감소하여 결국 혈청 칼슘 농도가 낮아진다. 그러면 혈청 칼슘 농도 감소에 대응하기 위하여 부갑상선에서 PTH가 분비되고 이것은 근본적인 원인(비타민D의 감소)이 치료될 때까지 순환을 계속하며 부갑상선 비대 및 기타 질환으로 이어질 수 있다.

〈그림 8-8〉과 같이 인산염 결합제는 소화관 내강에서 인산염에 결합하여 그것의 흡수를 막음으로써 인산염 잔류를 억제한다. 특정 유형의 인산염 결합체는 세벨라머, 란탄과 달리 칼슘을 보유하고 있어 인산염 잔류 감소를 유발할 수 있지만, 혈청 칼슘 수치를 심각하게 상승시켜 생명을 위협할 수 있다. $1,25(OH)_2$ 비타민 D 보충제는 간에서 빠르게 1,25-디하이드록시비타민 D로 전환되는데, 이것은 칼슘과 인산염 대사를 조절하는 역할을 하는 비타민 D의 대사 산물이다. 다음의 〈표 8-11〉과 〈표 8-12〉는 일반적으로 처방되는 몇 가지 약물과 약리학적 작용이 요약되어 있다.

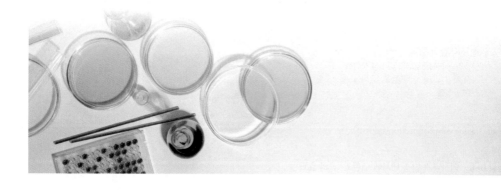

표 8-11_ 인산염 결합제 및 관련 약리학

약물명		세벨라머(Sevelamer)	란탄(Lanthanum)
작용 양식		· 소화관 내강에서 인산염 흡수 감소	
투여 방식		· 경구	· 경구
적응증	성인	· 혈액 투석과 복막 투석 중인 환자의 고인산혈증 · CKD의 고인산혈증	
	어린이	· 혈액 투석과 복막 투석 중인 환자의 고인산혈증 · CKD의 고인산혈증	
금기 사항		· 이 제제에 대한 이전의 아나필락시스 반응	· 장폐색
주의 사항		· 위장관 장애 **임신과 모유 수유:** · 가능한 이익이 위험보다 클 경우에만 사용하도록 권장한다.	· 급성 위궤양 · 장폐색 · 크론병 · 궤양성 대장염 **임신과 모유 수유:** · 동물 연구에서 독성에 대해 피하도록 권고한다.
부작용		· 변비 · 위장관 불편 · 메스꺼움	· 설사 · 위장관 장애 · 구토
상호 작용		· 시프로플록사신 · 항부정맥 약물 · 항경련제 약물 · 티록신 · 거부 반응 억제제 · 와파린 · 양성자 펌프 억제제	· 제산제 · 클로로퀸 · 하이드록시클로로퀸 · 케토코나졸
흡수		· 위장관에서 흡수되지 않는다.	· 경구 투여 후 매우 소량만 흡수된다.
분포		· 자료 없음	· 혈장 단백질에 광범위하게 결합한다.(99.7% 이상)
대사		· 자료 없음	· 대사되지 않는다.
제거		· 자료 없음	· 주로 대변으로 배설된다.

출처: 영국 국가 처방집(2019i, j), 영국 아동을 위한 국가 처방집(2019h, l), 전자의약품 개요(2019h, j)

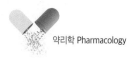

⌣표 8-12_ 비타민 D 보충제와 관련 약리학

약물명		알파칼시돌(Alfacalcidol)	칼시트리올(Calcitriol)
작용 양식		· 1,25(OH)$_2$ 비타민 D 보충제	
투여 방식		· 경구	· 경구
적응증	성인	· 비타민 D 치료가 필요한 중증 신장 장애 환자 · 저인산혈증성 구루병 · 부갑상선 기능저하증 또는 가성 부갑상선 저하증으로 인한 지속성 저칼슘혈증 · 신장이나 담즙 정체 간 질환에서 비타민 D 결핍의 예방	· 신장성 골형성 장애 · 신장성 골형성 장애(혈장 칼슘 농도가 정상이거나 약간 감소한 환자의 경우)
	어린이	· 갑상선 기능저하증 또는 가성 부갑상선 저하증으로 인한 지속적인 저칼슘혈증 · 신장이나 담즙 정체 간 질환에서 비타민 D 결핍의 예방	· 비타민 D 의존성 구루병 · 저인산혈증성 구루병 · 부갑상선 기능저하증으로 인한 지속적인 저칼슘혈증 · 가성 부갑상선 기능저하증(제한된 자료)
금기 사항		· 고칼슘혈증	· 전이성 석회화
주의 사항		· 신장 결석증 **임신과 모유 수유:** · 고용량은 동물에게 기형 발생 물질로 작용하지만 치료상의 용량은 해로울 가능성이 적다. · 고용량은 주의해야 함: 유아에게서 고칼슘혈증을 유발할 수 있으므로 혈청 칼슘 농도를 모니터링한다.	· 유아에게 올바른 용량을 적용한다.
부작용		· 복부 불편감 · 고인산혈증 · 다발성 부스럼	· 복부 통증 · 두통 · 고칼슘혈증 · 고칼슘뇨증 · 메스꺼움 · 피부 반응
상호 작용		· 티아지드 이뇨제 · 항경련제 · 알루미늄 함유 제제	· 기타 비타민 D 함유 제제 · 마그네슘 함유 제산제
흡수		· 용량 의존적으로 장을 통해 흡수된다.	· 장에서 빠르게 흡수된다.
분포		· 자료 없음	· 대부분 특정 비타민 D 결합 단백질에 결합한다. · 지질단백질과 알부민에는 낮은 수준으로 결합한다.

약물명	알파칼시돌(Alfacalcidol)	칼시트리올(Calcitriol)
대사	• 자료 없음	• 특정 시토크롬 P450 효소에 의해 간과 신장에서 수산화되고 산화된다.
제거	• 자료 없음	• 담즙으로 배설된다.

출처: 영국 국가 처방집(2019j, k), 어린이를 위한 영국 국가 처방집(2019h), 전자의약품 개요(2019h, i)

② 칼륨 결합제와 보충제

칼륨 항상성은 신장과 부신을 통해 유지된다. 칼륨 결합제와 보충제는 칼륨 불균형의 근본이 되는 원인에 따라 처방된다. 고칼륨혈증의 원인으로는 약물(칼륨 보전 이뇨제, ACEi, ARBs, 칼륨 보충제), 급성 또는 만성 신부전, 저알도스테론증 및 칼륨이 세포 밖으로 이동하는 모든 상황(대사성 산증, 당뇨병성 케톤산증, 세포 파괴, 대량 수혈) 등이 있다.(Graeme-Smith와 Aronson, 2002) 약물에 의한 경우 약물량은 하향 조정할 수 있지만 심혈관계 질환과 뇌졸중과 같은 위험 요소가 증가된 환자 집단에서는 사망 위험이 증가하여 결과가 더 나빠질 수 있다.(Natale 외., 2018)

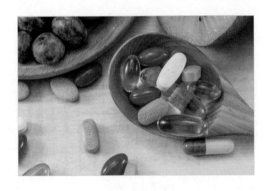

칼륨 결합제는 무뇨증, 심한 빈뇨 및 심각한 요량 감소증과 관련된 고칼륨혈증을 관리하기 위해 만성 신장 질환에서 일반적으로 사용된다. 칼륨 결합제는 나트륨 또는 칼슘을 함유한 인공 수지로, 위장관에서 칼륨으로 교환된 뒤 대변으로 제거된다. 최근 CKD가 있는 성인과 어린이들 사이의 만성 고칼륨혈증 치료를 위해 칼륨 결합제의 이익과 해로움에 대해 연구를 진행 중이다.(Natale 외., 2018)

칼륨 보충제는 칼륨 감소 또는 저칼륨혈증을 유발하는 상태에서 사용된다. 저칼륨혈증의 원인은 약물(이뇨제, 인슐린, 코르티코스테로이드, 완하제), 위장 장애(설사, 구토), 신장 장애(ATN의 이뇨기), 고알도스테론혈증, 영양실조 등이 있다. 저칼륨혈증의 치료는 기저 질환 또는 근본이 되는 주요 원인을 파악하고 관리하는 것을 목표로 해야 한다. 경증에서 중등도의 저칼륨혈증은 경구 보충제로 치료할 수 있다. 칼륨이 고갈되면 염화칼륨으로 대체하는 것이 좋으며, 그렇지 않으면 신장에서 처리되기 때문에 추가 칼륨이 유지되지 않는다.(Graeme-Smith와 Aronson, 2002) 〈표 8-13〉과 〈표 8-14〉에는 일반적으로 사용되는 칼륨 결합제와 칼륨 보충제에 대한 개요를 서술한다.

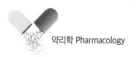

🍵 표 8-13_ 칼륨 결합 물질과 관련 약리학

약품명		폴리스티렌 설포네이트 나트륨(Sodium polystyrene sulfonate)	칼슘 폴리스티렌 설포네이트 (Calcium polystyrene sulfonate)
작용 양식		· 위장관 칼륨 결합 수지	
투여 방식		· 경구 또는 직장 투여	
적응증	성인	· 무뇨 또는 심각한 요량 감소증, 그리고 투석 환자와 관련된 고칼륨혈증	
	어린이	· 무뇨 또는 심각한 요량 감소증, 그리고 투석 환자와 관련된 고칼륨혈증	
금기 사항		· 폐색성 장질환 · 신생아의 소화관 운동성 감소 · 폴리스티렌 설포네이트 수지에 대한 과민증	· 부갑상선 기능항진증 · 전이 암종 · 다발성 골수종 · 폐색성 장질환 · 유육종증 · 신생아의 소화관 운동성 감소 · 폴리스티렌 설포네이트 수지에 대한 과민증
주의 사항		· 충혈성 심부전 · 고혈압 · 부종 · 어린이: 고혈압, 과도한 복용량 또는 불충분한 희석으로 인해 발생한 수지의 효과, 신생아에게는 직장으로만 투여해야 한다. **임신과 모유 수유:** · 잠재적 이익이 위험보다 클 경우만 사용하도록 조언한다.	· 어린이: 과도한 용량이나 불충분한 희석으로 인해 발생한 수지의 효과 **임신과 모유 수유:** · 잠재적 이익이 위험보다 클 경우만 사용하도록 조언한다.
부작용		· 중증 저칼륨혈증, 혈청 칼륨 농도가 5mmol/L 아래로 떨어지면 투약을 중단한다. · 전해질 부족: 칼슘 또는 마그네슘 · 변비	· 중증 저칼륨혈증, 혈청 칼륨 농도가 5mmol/L 아래로 떨어지면 투약을 중단한다. · 전해질 부족: 칼슘 또는 마그네슘 · 변비
상호 작용		· 위 마비를 고려해서 6시간의 간격을 두고 다른 약물을 3시간 전 또는 후에 복용하도록 권고한다. · 솔비톨(Sorbitol)과 같이 투여 시 위장협착증, 장허혈, 불편함을 경험한다. · 양이온 공여제 사용 시 결합 효과가 감소한다. · 수산화알루미늄: 장폐색 · 저칼륨혈증이 발생한다면 디지털리스(digitalis)의 독성 효과이다. · 리튬이나 레보티록신의 흡수 감소 가능성이 있다.	
흡수		· 흡수되지 않는다.	

약품명	폴리스티렌 설포네이트 나트륨(Sodium polystyrene sulfonate)	칼슘 폴리스티렌 설포네이트 (Calcium polystyrene sulfonate)
분포	· 위와 같음	
대사	· 위와 같음	
제거	· 대변으로 배설된다.	

출처: 영국 국립 처방집(2019m, n), 영국 아동을 위한 국가 처방집(2019l, m), 전자 의약품 개요서(2019l, m)

표 8-14_ 칼륨 보충제와 관련 약리학

약물명	염화칼륨(Potassium chloride)	
작용 양식	· 칼륨 보조제	
투여 방식	· 경구	
적응증	**성인**	· 저칼륨혈증 예방(정상 식이를 하는 환자)
	어린이	· 저칼륨혈증 예방(정상 식이를 하는 환자) · 칼륨 감소
금기 사항	· 혈중 칼륨 5mmol/L 이상 · 심각한 신장 질환 · 에디슨병의 불충분한 치료	
주의 사항	· 심장 질환 · 수정된 방출 제제: 열공 헤르니아, 위궤양 병력, 장 협착 **임신과 모유 수유:** · 임신 시에 치료적 문제는 없지만 유익성과 위험을 반드시 고려해야 한다.	
부작용 (공통적인 것과 매우 흔한 것만)	· 고칼륨혈증 · 경련성 복통 · 설사 · 위장관 장애 · 메스꺼움과 구토	
상호 작용	· 칼륨 보전 이뇨제와 ACEi로 인한 고칼륨혈증의 위험 증가	
흡수	· 위장관계에서 빠르게 흡수된다.	
분포	· 해당 없음	
대사	· 해당 없음	
제거	· 대변, 적은 양의 땀과 신장의 원위 세뇨관을 통해 칼륨이 배설된다.	

출처: 영국 국가 처방전(2019o); 영국 어린이 국가 처방전(2019n); 전자 의약품 개요(2019n)

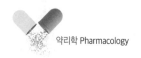

③ 중탄산염 보충제

신장은 산-염기 항상성의 유지에 기여하는 중탄산염 농도를 조절한다. 대사성 산증은 중탄산염의 손실이나 수소 이온 획득 때문에 발생한다. 정상 상태에서는 나트륨 중탄산염은 나트륨 농도 기울기에 따라 재흡수되고, 수소 이온은 근위 세뇨관에서 분비된다. 원위 세뇨관에서는 수소 이온이 남아 있는 중탄산염의 재흡수에 기여하거나 인산염에 의해 완충된다.

중탄산염 손실은 소화관 장애, 나트륨 염화물 투약 증가, 신장 중탄산염 손실에 의해 유발된다. 신세뇨관 산증은 근위 세뇨관의 장애 때문에 신장의 수소 이온을 배출하고 중탄산염 이온을 재흡수할 수 없거나(드물게), 원위 세뇨관에서의 저알도스테론혈증뿐만 아니라 분비성, 투과성, 전압성 결함 때문에 수소 이온을 분비하거나 나트륨 이온을 흡수할 수 없게 된다.(O'Callaghan, 2017) 수소 이온의 증가는 젖산 산증, 케톤산증, 중독, 신부전에서 발생한다. 대사성 산증은 진행된 CKD에서 더 흔하다. 사구체와 세뇨관에 대한 손상은 기능하는 네프론의 수를 상당히 감소시키고 CKD가 진행됨에 따라 암모니아 배설이 손상되고(수소 이온이 덜 배설됨) 중탄산염 흡수가 감소하며 신장 중탄산염의 생산이 불충분해진다.(Adamczak et al., 2018)

경구용 나트륨 중탄산염의 사용은 GFR이 30mL/min/1.73㎡ 미만이고 혈청 중탄산염 농도가 20mmol/L 미만인 만성 신장 질환 환자에게 권장된다.(NICE, 2015) 혈액 투석에 의존하지 않는 CKD 환자를 대상으로 한 경구용 중탄산염 치료에 관한 연구에서 GFR이 약간 개선되었다고 보고했지만, 이러한 결과는 편향되거나 결과의 편차가 커 주의해서 해석해야 한다.(Hu et al., 2019) 〈표 8-15〉는 일반적으로 사용되는 나트륨 중탄산염 보충제에 대한 개요를 설명한다.

표 8-15_ 중탄산염 보충제와 관련 약리학

약물명		중탄산나트륨(Sodium bicarbonate)
작용 양식		· 중탄산염 보조제
투여 방식		· 경구
적응증	성인	· 뇨의 알칼리화, 가벼운 요로감염의 불편함 완화 · 알칼리성 소변 유지 · 요독성 산증 또는 뇨세관 산증과 같은 만성 산성 혈증 상태
	어린이	· 요독성 산증 또는 뇨세관 산증과 같은 만성 산성 혈증 상태
금기 사항		· 염분 제한 식이　　　　　　· 대사성 또는 호흡성 알칼리증 · 저칼슘혈증　　　　　　　· 저염소체

약물명	중탄산나트륨(Sodium bicarbonate)	
주의 사항	• 동시에 투여 시 다른 약물의 안정성 또는 흡수에 영향을 줄 수 있기 때문에 다른 경구 약물 투여 1~2시간 전에 복용한다. • 비뇨기 조건에서 장기간 사용을 피한다. • 노인 • 호흡성 산증 **임신과 모유 수유:** • 임신 중이거나 피임을 하지 않는 가임기 여성은 권장되지 않는다. • 모유 수유 중인 아이에 대한 위험을 배제할 수 없다.	• 심장 질환 • 염분 제한 식이를 하는 환자
부작용	• 경련성 복통 • 위장가스참(고창) • 대사성 알칼리증	• 트림 • 저칼륨혈증
상호 작용	• 코르티코스테로이드 • 리튬, 아스피린, 메토트렉세이트의 배설을 증가시킴 • 퀴니딘과 에페드린의 배설 감소 • 항균성 물질, 항진균제, 디피리다몰, 페노치아진, 클로로퀸, 페니토인, 페니실라민의 흡수 감소	
흡수	• 위장관계에서 빠르게 흡수된다.	
분포	• 모든 체액에 존재한다.	
대사	• 크게 대사되지 않는다.	
제거	• 중탄산염은 위산 중화에 관여하지 않으면 흡수되고, 결손이 없다면 소변으로 배설된다.	

출처: 영국 국립 처방집(2019p), 영국 아동을 위한 국가 처방집(2019 o), 전자의약품개요(2019o)

 ## 8 요저류와 요실금 치료에 사용되는 약물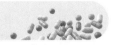

요저류와 요실금의 병태 생리학은 이미 앞에서 설명한 바 있다. 이러한 상태의 약물 요법 표적은 주로 아드레날린성, 무스카린성, 또는 포스포디에스테라제(Phosphodiesterase) 수용체를 통해 신경계에 작용한다. 이러한 수용체들은 신체 전체에 존재하며, 약물 길항제에 의해 억제되거나 약물 작용제에 의해 자극되었을 때 각각의 고유한 기능을 하게 된다. 이러한 약물들 중 다수는 수용체 부위가 특이하지 않고 신체 다른 부위의 표적 수용체 부위에 잘 결합할 수 있지만, 특히 심

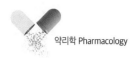

혈관계와 같은 다른 신체 시스템에 부작용을 일으킬 수 있다.(〈표 8-16〉과 〈표 8-17〉에 있는 부작용 참고)
〈그림 8-9〉는 요저류와 요실금 치료를 위해 조정되는 요로에 있는 주요 수용체에 대한 개요이다.

표 8-16_ 요로 장애에 대한 α_1 수용체 길항제 및 관련 약리학

약품명		독사조신(Doxazosin)	탐술로신 염산염(Tamsulosin hydrochloride)
작용 양식		· α_1 수용체 길항제	
투여 방식		· 경구	· 경구
적응증	성인	· 양성 전립선 비대증 · 고혈압	· 양성 전립선 비대증
	어린이		· 기능 장애 배뇨(전문가 조언하에 투여)
금기 사항		· 제제에 대한 이전의 아나필락시스 반응 · 배뇨 실신 병력(양성 전립선 비대증이 있는 환자) · 체위성 저혈압 병력	
주의 사항		· 초기 용량으로 치료(체위성 저혈압) · 백내장 수술(수술 중 플로피 홍채 증후군) · 노인 · 심부전 · 대동맥 또는 승모판 협착으로 인한 폐부종 · 포스포디에스테라제(Phosphodiesterase)-5 억제 제와의 동시 투여(혈관 확장 효과 때문에) **임신과 모유 수유:** · 최기성의 증거는 없음: 가능한 이익이 위험보다 크 경우에만 사용하도록 권고한다. · 동물 실험에서는 유즙에 축적됨: 수유를 피하도 록 권한다.	· 백내장 수술(수술 중 플로피 홍채 증후군) · 항고혈압제와 동시 사용(복용량을 줄이고 전문가의 감독이 필요할 수 있음) · 노인 **임신과 모유 수유:** · 탐술로신은 여성에게 사용하면 안 된다.
부작용		· 부정맥 · 흉통 · 기침 · 방광염 · 현기증 · 졸음 · 마른입 · 호흡곤란 · 위장관 불편감 · 두통 · 저혈압 · 근육 불편감 · 메스꺼움 · 부종 · 가슴 두근거림 · 어지러움	· 현기증 · 성기능 장애

약품명	독사조신(Doxazosin)	탐술로신 염산염(Tamsulosin hydrochloride)
상호 작용	• 포스포디에스테라제-5 억제제와 병용 투여(혈관 확장 효과 때문에) • 클라리스로마이신(Clarithromycin), 인디나비르(Indinavir), 이트라코나졸(Itraconazole), 케토코나졸(Ketoconazole), 네파조돈(Nefazodone), 넬피나비르(Nelfinavir), 리토나비르(Ritonavir), 사퀴나비르(Saquinavir), 텔리스로마이신(Telithromycin), 보리코나졸(Voriconazole)과 같은 강력한 CYP 3A4 억제제제와 병용 투여	
흡수	• 장에서 흡수됨 • 용량의 대략 3분의 2의 생체 이용률	• 장에서 흡수됨 • 거의 완전한 생체 이용률
분포	• 독사조신의 98%는 혈장에서 단백질에 결합함	• 혈장 단백질에 99% 결합함 • 분포 용적이 작음(0.2 L/kg 이하)
대사	• 독사조신의 경구 복용 후, 대사체의 혈장 농도는 낮음 • 간에서 광범위하게 대사됨	• 낮은 초회 통과 효과, 천천히 대사됨 • 대부분의 탐술로신은 변화되지 않은 활성 물질 형태로 혈장에 존재한다. 간에서 대사된다.
제거	• 주 제거 경로는 CYP 3A4를 통한 것이다.	• 주로 소변으로 배설되며 용량의 9%는 변화되지 않은 활성 물질 형태로 존재한다.

출처: 영국 국립 처방집(2019q, r), 영국 아동을 위한 국가 처방집(2019p, q), 전자 의약품 개요서(2019p, q)

✍표 8-17_ 자율신경계의 수용체

구 분	자율신경계			
	교 감		부교감	
위치	수용체	작용(활성화되었을 때)	수용체	작용(활성화되었을 때)
심장	β_1	→ 속도 및 수축성	무스카린성(M_2)	→ 속도 및 수축성
혈관(혈관 평활근)	β_2	팽창/이완	무스카린성(M_3)	산화질소 유도성 팽창
			무스카린성(M_3)	아세틸콜린 유도성 수축
세기관지	β_2	팽창	무스카린성(M_3)	수축/압축
신장	β_1	레닌 분비		
위장관계 평활근-벽	α_2와 β_2	팽창/이완	무스카린성	수축
위장관계 평활근-괄약근	α_1	수축	무스카린성	이완
방광 평활근-벽(삼각부)	α_1	수축		
방광 평활근-배뇨근	β_2와 β_3	이완	무스카린성(M_3)	수축
방광 평활근-괄약근	α_1	수축	무스카린성(M_3)	이완
방광 경부	α_1	수축	무스카린성	이완
전립선	α_1	수축		
요도	α_1	수축		

출처: Chess-Williams(2008), Hedge(2006), Klabunde(2012), Rattu(2015)

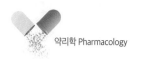

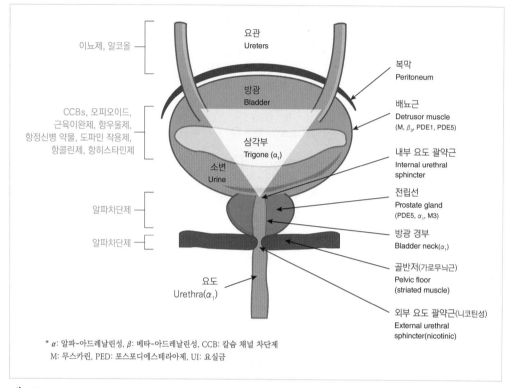

* α: 알파-아드레날린성, β: 베타-아드레날린성, CCB: 칼슘 채널 차단제
M: 무스카린, PED: 포스포디에스테라아제, UI: 요실금

✏️ 그림 8-9_ 요로에서 약물이 작용하는 부위

1 α₁ 수용체 길항제

α_1 수용체 길항제는 남성에게서 요저류의 가장 흔한 원인인 전립선 비대증(BPH)으로 인한 요저류 치료를 위해 사용된다. 요저류 질환의 치료는 기저 질환에 따라 다르며 급성 또는 만성으로 분류될 수 있으며 여기에는 카테터 삽입, 수술적 개입, 약리학적 조정을 필요로 할 수도 있다. 탐술로신(Tamsulosin), 독사조신(Doxazosin)과 같은 알파 아드레날린성 수용체 차단제는 급성과 만성 요저류에 사용될 수 있다.(BNF 2019q) 이 약물의 작용 기전은 α_1 아드레날린성 수용체에 대한 결합이다. 다른 아드레날린성 수용체와 같이 α_1 수용체는 G 단백질 연결 수용체 그룹의 한 구성원이다. 작용제(노르에피네프린 또는 아드레날린)가 이 수용체에 결합하면 효소(phospholipase C)가 2차 신호전달자(PIP, IP3, DAG)를 활성화시키는 연쇄 반응을 유발하는 구조적 변화가 발생한다. 그 결과 세포 내 칼슘이 방출되고 다른 효소(단백질, 키나아제 C)가 자극되어 평활근 수축이라는 생리적 반응이 일

어난다. 이러한 복잡한 과정은 〈그림 8-10〉에 설명되어 있다. 방광에 있는 α_1 수용체 자극의 주요 효과는 다양한 위치에서 평활근의 수축을 유발하는 것이다.(그림 8-9) 이 수용체를 차단하면 평활근이 이완되고 양성 전립선 비대증(BPH)의 경우에는 요속이 증가하여 요저류 증상을 완화하는 데 도움이 된다. 〈표 8-16〉은 이러한 약물 그룹에 대한 몇 가지 처방 고려 사항을 설명한다.

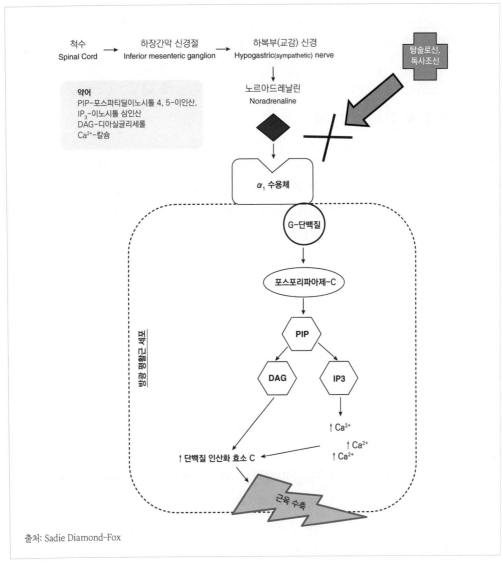

출처: Sadie Diamond-Fox

✒ 그림 8-10_ 아드레날린 수용체와 α_1 길항제의 작용 부위

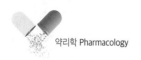

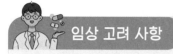

아드레날린성, 무스카린성 수용체와 포스포디에스테라아제 효소는 신체 전체에 존재하며, 각각은 약물 길항제에 의해 억제되거나 약물 작용제에 의해 자극될 때 자신만의 고유한 작용을 한다.(표 8-17) 이러한 많은 약물은 수용체 부위에 특이적이지 않으므로 표적으로 의도하지 않은 수용체에도 잘 결합한다. 이로 인해 환자에게 유해한 부작용을 유발할 수 있다. 따라서 이러한 부작용을 예방하기 위해서는 약물 요법 관리에 관여하는 모든 의료진이 환자의 안전을 보장하기 위해 약물의 약리학과 약동학에 관한 탄탄한 지식을 가지고 이론적 근거를 강화해야 한다. 위의 표(〈표 8-16〉, 〈표 8-17〉)는 신체 전반에 존재하는 주요 아드레날린성 및 무스카린성 수용체를 탐구하며 수용체 활성화의 약물학적인 효과를 고려할 때 빠른 참조 가이드로 사용할 수 있다.

2 안드로겐 합성 억제제

양성 전립선 비대증(BPH) 환자와 전립선 특이 항원(PSA) 농도가 증가한 환자, 전립샘암으로 발달할 위험성이 높은 것으로 간주되는 환자에게는 α_1 아드레날린성 수용체 억제 물질과 함께 안드로겐 합성 억제제(ASI)를 처방할 수 있다. BPH는 테스토스테론의 활성 대사산물인 5a-디하이드로테스토스테론(Dihydrotestosterone)에 의해 영향을 받는다. 테스토스테론을 5a-디하이드로테스토스테론으로 전환시키는 효소(5a 환원 효소)의 억제제는 피나스테리드(Finasteride)와 같은 ASI의 주요 작용 부위이다.

α_1 수용체 차단제와 같은 포스포디에스테라아제 억제제(PDIs)는 신체의 다양한 위치에서 효과를 나타낼 수 있다. 포스포디에스테라아제는 체내 여러 종류의 세포 내에 존재하는 다양한 종류의 효소 중에서 '슈퍼 패밀리'에 속하는 효소이다. 이것은 2차 신호 전달자(고리형 구아노신 1인산과 고리형 아데노신 일인산)의 작용과 관련된 화학적 결합을 파괴시킨다. cGMP와 cAMP의 세포 내 농도는 세포의 위치에 따라 세포의 기능적인 측면에서 중요한 2차 신호 전달자 역할을 한다. cAMP는 심장과 혈관 평활근 수축의 조절과 관련이 있다. cAMP는 cAMP 의존성 포스포디에스테라아제 효소, 유형3(PDE$_3$)에 의해 분해된다.

cGMP는 요로의 평활근 세포, 음경의 해면체, 혈관 평활근에서 발견되는 산화질소(NO)/cGMP 경로를 통한 평활근의 긴장 조절에 관여한다. 세포 내 cGMP 수치가 증가하면 표적 평활근이 이완된다. 이 물질은 cGMP 의존성 포스포디에스테라아제 효소, 유형5(PDE$_5$)에 의해 분해되고, 이것이 억제되었을 때 cGMP의 세포 내 농도가 증가하여 다양한 메커니즘을 통하여 평활근이 이완된다. 〈그림 8-9〉는 PDE5 억제제가 요로에서 효과를 나타내는 위치에 대해 설명한다.

〈표 8-18〉에는 요로 장애에 이러한 약물을 사용할 때 ASI 및 PDI에 대한 기타 약리학적인 고려 사항이 자세히 나와 있다.

표 8-18_ 안드로겐 합성(5α-환원 효소)과 포스포디에스테라아제 유형 5(PDE₅) 억제제 및 관련 약리학

약물명		피나스테리드(Finasteride)	타다라필(Tadalafil)
작용 양식		• 테스테토스테론을 더 강력한 안드로겐인 디히드로테스토스테론(Dihydrotestosterone)으로 대사시키는 5α-환원 효소를 억제한다.	• PDE5 억제제
투여 방식		• 경구	• 경구
적응증	성인	• 양성 전립선 비대증	• 양성 전립선 비대증 • 발기부전 • 폐동맥 고혈압
	어린이	• 공식적으로 없음	• 공식적으로 없음
약물 사용 금기 사항		• 이전 적용에 아나필락시스 반응	• 이전 적용에 아나필락시스 반응 • 저혈압(수축기 혈압이 90mmHg 미만이면 피한다) • 심부전 • 심근경색 • 최근의 뇌졸중 • 관리되지 않은 부정맥 • 관리되지 않은 고혈압 • 불안정 협심증
주의 사항		• 폐색성 요로 질환 • 가임기 여성은 으깨지거나 부서진 피나스테리드 조각을 다루는 것을 피해야 함 **임신과 모유 수유:** • 피나스테리드는 여성이 사용하면 안 됨 • 피나스테리드는 정액으로 배출되므로 성적 파트너가 임신 중이거나 임신 가능성이 있다면 콘돔 사용이 권고된다.	• 음경의 해부학적 기형 • 대동맥과 승모판 질병 • 울혈성 심근증 • 관상 동맥 질환 • 유전적 퇴행성 망막 장애 • 저혈압(수축기 혈압이 90mmHg 미만이면 피함) • 좌심실 기능 장애 • 생명을 위협하는 부정맥 • 심장 주위 수축 • 지속 발기증에 대한 소인 • 폐정맥 폐쇄성 질환 • 조절되지 않는 고혈압 **임신과 모유 수유:** • 피할 것을 권고한다.

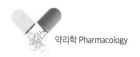

약물명	피나스테리드(Finasteride)	타다라필(Tadalafil)
부작용(공통적인 것과 매우 흔한 것만)	• 성 기능 장애 • 남성 유방암 사례가 보고되었다.	• 홍조 • 위장관 불편감 • 두통 • 근육통 • 비충혈 • 통증
상호 작용	• 임상적으로 중요한 약물 상호 작용은 확인되지 않았다.	• 항고혈압제 • CYP3A4 유도제
흡수	• 피나스테리드의 생체 이용률은 대략 80% • 최고 혈장 농도는 약물 복용 대략 2시간 후에 도달한다. • 흡수는 6~8시간 후에 완료된다.	• 경구 투여 후 쉽게 흡수된다. • 타다라필의 경구 투여 후 완전한 생체 이용률은 결정되지 않았다.
분포	• 혈장 단백질에 약 93%가 결합한다.	• 단백질에 94%가 결합한다.
대사	• 간에서 대사된다.	• 간에서 대사된다.
제거	• 대사체의 형태로 약 39%가 소변으로 배설된다. • 약 57%가 대변으로 배설된다.	• 61%까지 대변으로 배설된다. • 36%까지 소변으로 배설된다.

출처: 영국 국가 처방집(2019s, t), 전자 의약품 개요서(2019r, s)

3 항무스카린제

빈뇨와 절박 요실금은 배뇨근 과다 활동에 의해 발생할 수 있다. 배뇨근은 방광벽에 있는 한 층의 평활근이며 배뇨근의 수축과 괄약근의 이완으로 배뇨를 유발한다. 이 근육은 부교감 신경에 의해 조절되고 무스카린성 수용체(M_3과 M_1)에서 아세틸콜린이 방출되면 배뇨근의 수축이 일어난다. G단백을 통한 수용체의 활성화는 포스포리파제(Phospholipase) C(PLC)를 자극하여 포스파티딜리노이시톨(Phosphatidylinositol) 4, 5-비스포스페이트(Bisphosphate)(PIP_2)를 두 개의 이차 세포성 전달자인 이노시톨(Inositol)-1, 4, 5-트리포스페이트(Triphosphate)(IP_3)와 디아실글리세롤(Diacylglycerol)(DAG)로 분해한다. IP_3는 칼슘 이온의 방출을 늘려 평활근 수축을 일으키고 결과적으로 불수의적 배뇨를 유발한다.(그림 8-11) 항콜린성 물질은 무스카린성 수용체에 대해 아세틸콜린과 경쟁하여 배뇨근 경련과 억제되지 않은 수축의 횟수를 감소시키고 방광 이완을 증가시켜 용량을 증가시킨다. 지침에는 1차 약물 요법 치료에 항콜린제 또는 항무스카린제를 사용하도록 권장하고 있다.(NICE, 2019c) 〈표 8-19〉는 일반적으로 사용되는 항무스카린성 물질에 대해 설명한다.

☕표 8-19_ 항무스카린성 약물과 약리학

약물명	옥시부티닌(Oxybutynin)		
작용 양식	· 무스카린성 수용체(M_3와 M_1)에 대한 경쟁적 길항제		
투여 방식	· 경구		
적응증	성인	· 빈뇨, 요절박, 요실금	· 신경성 방광 불안정성
	어린이	· 빈뇨, 요절박, 요실금 · 과민성 방광과 관련된 야뇨증	· 신경성 방광 불안정성
약물 사용 금기 사항	· 위장관 폐쇄, 장이완증, 마비성 장폐색증, 유문협착증, 심각한 궤양성 대장염, 독성 거대결장증 · 중증 근무력증　　　　　　　　　　· 심각한 방광 유출 장애, 요저류		
주의 사항	· 부정맥, 심부전, 심장 수술, 심계항진이 특징적인 질환, 울혈성 심부전, 관상 동맥 질환, 고혈압 · 설사, 위 식도 역류 질환, 역류성 식도염을 동반하는 열공 헤르니아, 궤양성 대장염 · 자율신경병증　　　　　　　　　· 갑상선 기능 항진증 · 폐쇄각 녹내장에 취약한 사람　　· 발열 · 옥시부티닌 또는 기타 성분에 대한 과민증 **임신과 모유 수유:** · 꼭 필요하지 않으면 피한다		
부작용	· 모든 전신성 항무스카린제에 해당함, 다양한 부작용을 위해 BNF를 참조하라. · 설사　　　　　　　　　　　　· 건조한 눈 · 급성 포르피린증		
상호 작용	· 다른 항무스카린성 약물 투여 시 상승 효과가 나타날 수 있으므로 주의해야 한다. · 다른 항콜린성 항파킨슨증후군성 물질, 항히스타민제, 항정신병약, 퀴니딘, 디지탈리스, 삼환계 항우울제, 아트로핀 및 관련 복합제와 함께 사용 시 옥시부티닌의 항콜린성 활성이 증가된다. · 옥시부티닌은 다른 약물의 흡수에 영향을 미칠 수 있다. · 시토크롬(Cytochrome) P450 동위 효소인 CYP 3A4에 의해 대사되므로 CYP 3A4 억제제와 함께 사용하면 옥시부티닌의 대사를 억제하고 노출을 증가시킨다. · 위장 운동 촉진제의 효과를 방해할 수 있다. · 콜린에스테라제(Cholinesterase) 억제제와 동시 투여하면 콜린에스테라제 억제제의 효능을 감소시킬 수 있다.		
흡수	· 위장관에서 잘 흡수되지 않는다. · 투여 후 0.5~1시간 사이에 최고 혈장 농도에 도달한다.		
분포	· 대부분 혈장 단백질에 결합한다.		
대사	· 간과 장벽에서 대사된다.		
제거	· 제거 반감기는 두 단계로 나뉘는데, 첫 번째 시기는 40분이고 두 번째 시기는 2~3시간이다. · 대변과 소변으로 배설되지만 간에서 주로 대사된다.		

출처: 영국 국립 처방집(2019 u), 영국 국가 아동 처방집(2019r), 전자 의약품 개요서(2019t)

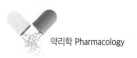

9 약물과 투석

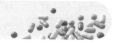

급성 또는 만성 신부전으로 고통 받는 환자들은 혈액 투석 또는 RRT를 시작해야 할 수 있다. 이러한 환자들에게 약물 요법을 처방하고 모니터링할 때 다음의 측면들은 반드시 고려되어야 한다.

- **약물 효능**: 투석을 통해 약물과 그 대사 물질을 제거하여 효과를 감소시킬 수 있다.
- **RRT의 장비와 방식**: 투석 장치에 사용되는 여과 장치의 종류와 막 내 구멍의 크기는 투석과 여과에 의한 약물의 청소율에 영향을 미친다. 투석과 여과액의 흐름 속도에 따라 약물이 청소되는 속도가 결정된다. 투석과 여과는 약물의 효과와 분포 용적을 바꾸는 혈청 전해질과 체액 균형에 심각한 변화를 가져오며, 이는 약물의 효과와 분포 용량을 변화시킬 수 있다.
- **분자량**: 각 약물은 분자량이 있다.[달톤(dalton)으로 측정된다] 약물의 분자량이 더 클수록 투석으로 제거되는 속도가 느려질 수 있다.(RRT 방식에 따라 다름) 혈액 투석막은 상대적으로 구멍 크기가 작고 분자량이 500달톤 미만의 분자만 제거하는 반면, 혈액 필터는 구멍의 크기가 더 크고 5,000달톤 미만의 더 큰 분자를 제거할 수 있다.
- **물 용해도**: 낮은 용해도를 가지는 약물은 잘 투석되거나 여과되지 않는다.
- **분포 용적**: 신부전(체액 저류)과 간부전(체액 저류와 단백질 결합 변화)에 의해 분포량이 증가될 수 있다. 각 약물은 그것의 분포 용적과 관련된 특별한 속성이 있다. 특정 약물(예 파라세타몰, 리튬)은 단백질 결합에 대해 낮은 친화도를 가지고 상대적으로 작은 분포 용적을 가지고 있어 투석에 의해 쉽게 청소된다. 아미트립틸린(Amitriptyline)과 같이 큰 분자량을 가지는 약물은 혈장 단백질 결합 친화력이 높고(96%까지 단백질 결합함) 분포량이 많아 잘 투석되지 않는다.
- **단백질 결합**: 단백질에 잘 결합하는(주로 알부민) 약물들은 투석과 여과에 의해 잘 청소되지 않는다. 약물-단백질 결합은 약물에 따라 달라진다. 약물학적으로 활성이며 표적 수용체에 효과를 발휘할 수 있는 것은 결합되지 않은 약물(자유 약물)뿐이다. 신장 및 간 질환이 있는 환자는 혈청 알부민의 농도가 현저히 낮아져 특정 약물의 자유 농도를 상당히 높일 수 있다. 이러한 경우 독성을 예방하기 위해 환자의 혈액에서 자유 약물 농도를 모니터링할 수 있는 분석법이 있다면 이것을 고려하는 것이 특히 중요하다.
- **약물 청소 경로**: 간 대사가 약물이 분해 또는 대사되는 주요 대사 경로라면 간 기능이 충분한 환자의 경우 투석 또는 여과를 통해 약물이 제거되는 속도는 총 약물 제거에 영향을 미치지 않을 수도 있다.

실무 기술 – 사구체 여과율 예측 및 약물 용량 조정

전체 신장 기능의 지표로서 GFR을 직접 측정하는 것은 현실적으로 어렵다. 혈장 또는 비뇨기계 청소율을 사용하는 것이 신장 기능을 확인하는 가장 좋은 방법이지만, 시간이 오래 걸릴 수 있고 평소 실무에서는 거의 사용되지 않는다. 따라서 신장 기능의 추산은 eGFR이나 크레아티닌 청소율을 사용한다. GFR을 추정하는 다양한 방정식이 있지만, 어떤 방법이 가장 좋은지는 아직 밝혀지지 않았다.(BNF, 2019a) 그러나 신장 기능 저하로 신장으로 배설되는 약물의 용량을 조절하기 위해서는 환자의 GFR을 정량적으로 추정하는 것이 필수적이다. 현재 대부분의 NHS 실험실에서는 eGFR을 기반으로 성인의 신장 기능을 정기적으로 보고하고 있는데, 신장 기능이 저하된 환자와 RRT를 받는 환자의 안전한 처방을 보장하기 위해서는 약물 약동학에 대한 지식을 기반으로 이것을 사용해야 한다.

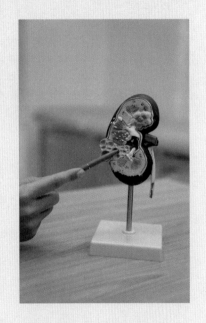

CKD-EPI 공식은 대부분의 신장 장애 환자에게서 GFR을 추정하거나 약물 용량을 계산하는 데 권장되는 방법이다.(BNF, 2019a) 이 계산법은 혈청 크레아티닌, 나이, 성별, 인종을 임상 변수로 사용하여 eGFR을 결정한다. 다음의 공식은 CKD-EPI 공식을 이용해 eGFR을 수동으로 계산하는 데 사용할 수 있다.

eGFR(mL/min/1.73m^2)= 141 × min(S$_{Cr}$/K, 1)α × max(S$_{Cr}$/K, 1)$^{-1.209}$ × 0.993^{나이}[여성인 경우 × 1.018][흑인인 경우 × 1.159]

- S$_{Cr}$: 혈청 크레아티닌(mg/dl)
- K: 여성의 경우 K=0.7, 남성의 경우 K=0.9
- α: 여성은 -0.329, 남성은 -0.411
- min(S$_{Cr}$/K, 1)은 S$_{Cr}$/K 또는 1 중 최소값을 나타낸다.
- max(S$_{Cr}$/K, 1)은 S$_{Cr}$/K 또는 1의 최대값을 나타낸다.

미국 국립 당뇨병 및 소화기 신장 질환 연구소는 성인과 소아 모두에서 사용할 수 있는 유용한 온라인 도구를 제공했는데, 이 도구는 기존 단위(크레아티닌 측정 단위: mg/dl) 또는 국제 단위계(SI) 단위(크레아티닌 측정 단위: μmol/L) 모두에 맞게 조정할 수 있다.

신장 약물 데이터 베이스(https://renaldrugdatabase.com)는 의료 전문가에게 신장 기능 기준치와 사용할 수 있는 RRT의 유형에 따른 약물 용량 조절 정보를 쉽게 이용할 수 있도록 하고 있다.

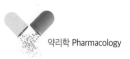

간호 에피소드 – 당뇨병성 신장증

학습 보조 교사로 일하는 52세 여성은 기혼이며 20대의 두 딸이 있다. 매일 강아지와 산책하는 것을 좋아하고 비흡연자이다. 그녀는 주기적으로 저녁 식사와 함께 와인 한 잔을 즐긴다. 5년 전에 제2형 진성 당뇨병을 진단받았고 최근에 지역 진료소에서 당뇨병 임상 간호사에게 재진료를 받았다. 그녀는 최근 혈액 검사와 그 검토를 위해 지역 일반 병원의 당뇨병 클리닉으로 갔다.

의료 기록에 따르면 그녀는 7년 전에 제2형 당뇨병을 진단받았고 3년 전에 고혈압을 진단받았다. 당뇨병 임상 간호사의 기록에 따르면 제2형 당뇨병은 정상적으로 잘 관리되고 있지만 혈당이 12mmol/로 높기 때문에 HbA1c 검사가 진행되었다. 그녀는 최근 가족과의 사별 후에 식습관이 나빠지고 가족력과 당뇨병성 신장증 진단 때문에 불안하다고 말했다. 지난 몇 주 동안 다리 경련이 있었고, 혈압은 124/65mmHg로 기록되었다. 그녀의 일 년 전 eGFR은 59mL/min/1.73㎡이고 ACR은 3.5mg/mmol이었다. KDIGO 지침서에 따라 그녀는 CKD 3a단계로 분류되었다.

이 환자에게 처방된 약물은 다음과 같다.
- 20mg 리시노프릴(Lisinopril) 1일 1회 복용
- 12mg 카페디롤(Carvedilol) 1일 2회 복용
- 5mg 글립티지드(Gliptizide) 매일 복용
- 20mg 아트로바스타틴(Atorvastatin) 1일 1회 복용
- 75mg 아스피린(Aspirin) 매일 복용

약물들을 검토한 결과, 규칙적으로 처방된 모든 약물을 복용했고 어떠한 부작용도 없었다. 가장 최근의 혈액 검사 결과는 다음과 같다.
- HbA1c 수치 64, 혈당 10.5
- eGFR 55mL/min/1.73㎡, ACR 5mg/mmol
- 혈청 칼륨 4.3mmol/L

이 사례는 CKD와 당뇨병 관리를 개선하여 이환율과 사망률을 낮추고 신장 기능의 추가적인 저하를 예방할 수 있는 좋은 본보기이다. 이 환자는 당뇨병을 최적으로 관리하지 못하여 신장 기능이 악화할 가능성이 있다. 당뇨병 임상 간호사가 환자의 식단이 좋지 않다는 것을 알아차리고 건강한 식단과 알코올 섭취량 감소 등 건강한 생활 습관에 대해 조언했다.

📍 자기 관리

- CKD는 삶의 질 저하와 관련이 있으며 당뇨병과 같은 다른 만성 질환과 공존하는 것으로 확인되었다. 현재 CKD의 자기 관리 지원에 대한 근거는 상당히 부족하지만, 환자가 교육과 지원을 통해 혜택을 받을 수 있다는 것은 인정된다.
- 위의 여성 환자는 이미 당뇨병 임상 간호사에게 건강한 생활 방식에 대한 조언을 받고 CKD에 관한 NHS 안내 책자(www.patient.info)를 받았다. 또한 지원 전화 상담 서비스와 추가적인 정보를 제공하는(www.kidneycareuk.org) UK 신장 관리 국가 자선 단체에 연락하라는 조언을 들었다.
- 환자는 급성 중증 질환을 동반한 CKD의 맥락에서 AKI의 위험에 대해 조언도 들었다.
- 환자는 최근 사별로 불안을 호소하고 있으므로 일반적인 불안 장애와 잠재적 생체 심리 사회적 사정에 대한 평가를 받아야 한다.

🔴 모니터링

- CKD 진행의 가속도를 고려하여 혈청 크레아티닌, eGFR, ACR을 측정하여 신장 기능을 확인해야 한다. 이 여성의 eGFR이 4mL/min/1.73㎡로 오직 감소만 하고 가속화의 증거가 없어 3a단계로 볼 수 있다. ACR이 정상에서 약간 증가하거나 중간 정도 증가함에도 불구하고 여성의 eGFR은 다음 해에 건강 문제가 없는 한 매년 검사를 받도록 해야 한다.

- 전체 혈구 수는 환자가 CKD 3b–5단계이거나 빈혈을 나타내는 증상이 나타나는 경우에만 표시된다. 이 환자는 어떠한 임상적 증상도 나타나지 않았다.

- 혈청 칼슘, 인산염, 비타민 D 농도 및 부갑상선 호르몬 검사는 신장 대사 및 뼈 장애의 발생을 막기 위해 CKD 4~5기 환자에게 표시된다. 이 여성 환자는 다리 경련을 호소하는데 이것은 칼슘 수치가 낮음을 나타낸다. 이러한 검사는 임상적으로 뼈 질환이 의심되는 경우 CKD 1~3단계에서 시행한다.

🔴 약물 요법

- **고혈압 관리** CKD 환자의 혈압 관리는 질병 진행과 심혈관 질환의 위험을 줄여준다. 당뇨병이 있는 환자에게 권고되는 혈압 목표는 수축기 혈압이 130mmHg 미만, 이완기 혈압 80mmHg 미만이다. 환자의 혈압은 현재 약물로 잘 관리되고 있으므로 어떠한 조정도 필요하지 않다.

- **당뇨병 관리** 신장 기능 악화를 포함한 당뇨병 미세혈관 합병증을 막거나 늦추기 위해 혈당은 적절히 관리되어야 한다. 환자의 HbA1c는 64인데, 이것은 제2형 당뇨병이 현재 잘 관리되지 않음을 의미한다. 정상은 42mmol/mol 미만이다. 이 여성은 식단이 좋지 않기 때문에 이를 개선하면 당화혈색소가 감소할 수 있다고 말해준다. 글립티지드(Gliptizide)의 용량은 매일 10mg으로 늘리고, 식이, 생활 습관 및 약물 치료 준수에 관한 조언을 강화한다. 또한 3개월 후에 당뇨병 임상 간호사와 다시 만나도록 예약해야 한다.

- **지질 강하 치료와 항혈소판 치료**: 현재 스타틴과 아스피린을 처방 받았다.

- 인플루엔자와 폐렴상 구균 예방 접종을 매년 받아야 한다.

- 비처방약과 비스테로이드성 소염제(NSAIDs), 한방 치료를 피하고 단백질 보조제를 주의해서 사용하도록 상담한다.

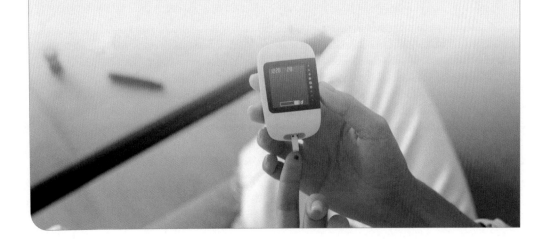

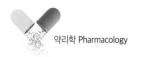

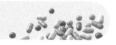

10 결 론

　의료 종사자로서 여러분은 앞으로 신장 질환을 가진 많은 환자들을 돌보게 될 것이다. 신장 질환의 원인들은 다인성이며, 심혈관 질환과 당뇨병과 같은 다른 동반되는 질환이 있는 경우가 많다. 이러한 장애는 매우 복잡하며 환자의 일상 생활 활동에 해로운 영향을 미칠 가능성이 있다. AKI의 발생률은 다양한 공공 건강 캠페인에도 불구하고 계속해서 증가하고 있다. 따라서 급만성 질병 과정을 관리하기 위해 의료인들이 효과적인 치료를 뒷받침할 병태생리적, 약물학적인 지식을 갖추는 것과 증거 기반 중재를 이해하는 것은 매우 중요하다.

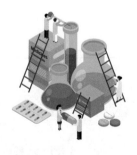

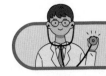

연습문제

01. 급성 및 만성 신장 손상을 가져오는 가장 흔하지만 피할 수 있는 원인 중 하나는 약물 요법이다. 다음 중 네프론의 다양한 부위에서 부작용이 나타날 수 있는 약물은 무엇인가?

① 페니토인(Pheytoin) ② 페니실린(Penicillin)

③ NSAIDs ④ 리튬(Lithium)

02. 루프 이뇨제는 네프론의 어느 위치에 효과를 나타내는가?

① 근위 세뇨관 ② 집합관

③ 헨레고리 ④ 사구체

03. 푸로세미드(Furosemide)는 다음 중 어떤 것의 억제를 통해 강력한 이뇨 효과를 나타내는가?

① 나트륨-칼륨-염소 공동 수송체 ② 포스포디에스테라제 유형5

③ 나트륨-칼륨 ATPase 펌프 ④ 알도스테론 길항 작용

04. 이차성 부갑상선 기능 항진증은 다음 중 어떤 증상을 유발할 수 있는가?

① 고칼슘혈증 ② 고인산혈증

③ 높은 비타민 D 농도 ④ 당뇨병

05. 안드로겐 합성 억제제는 다음 과정 중 어떤 것을 억제하는가?

① 고리형 아데노신 일인산(cAMP)의 분해

② 산화질소/고리형 구아니신 일인산(cGMP) 경로

③ 포스포리파제C(PLC)의 자극

④ 테스토스테론을 5α-디하이드로테스토스테론으로 전환시키는 5α-환원 효소

06. 약물의 분자량은 무엇으로 측정되는가?

① 달톤(Da) ② 국제 단위계(SI)

③ 그램(g) ④ 크레아티닌 청소율

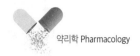
07. 다음 중 신장의 기능이 아닌 것은?

① 소변과 크레아티닌을 포함하여 대사 폐기물의 제거

② 나트륨과 물을 선택적으로 흡수하여 체액 균형 유지

③ 알도스테론의 분비를 통한 칼륨 조절

④ 포도당 생성 및 포도당 재흡수를 통한 포도당 항상성 유지

08. 네프론의 어느 부분이 칼륨 이온의 배설에 중요한가?

① 근위 세뇨관   ② 집합관

③ 굵은 헨레고리 상행지   ④ 가는 헨레고리 하행지

09. 다음 중 AKI의 원인이 아닌 것은?

① 저혈량증   ② 패혈증

③ 신동맥협착증   ④ 사구체신염

10. AKI를 규정하기 위해 사용되는 기준이 아닌 것은?

① 48시간 이내에 26µmol/L(0.3mg/dL) 이상으로 혈청 크레아티닌이 증가함

② 지난 7일 이내에 혈청 크레아티닌 농도가 20% 또는 그 이상으로 증가한 것으로 추정되는 경우

③ 성인은 6시간 이상, 어린이 및 청소년은 8시간 이상 소변량이 0.5mL/kg/hr 미만으로 감소한 경우

④ 지난 7일간 어린이와 청소년의 추정 GFR이 25% 이상으로 감소한 경우

11. 다음 중 마이크로 알부민뇨에 대한 정의는?

① ACR 2mg/mmol   ② ACR 38mg/mmol

③ ACR 12mg/mmol   ④ ACR 58mg/mmol

12. 다음 중 요실금에 대한 분류가 아닌 것은?

① 과활성   ② 긴박성

③ 스트레스   ④ 범람

13. 칼륨 보전 이뇨제 중 하나인 스피로노락톤(Spironolactone)은 다음 중 어떤 메커니즘으로 효과를 나타내는가?

① 뇨세관 내강 막에 있는 나트륨 채널을 막음으로서

② 세포질 수용체의 알도스테론 결합 부위와 경쟁

③ 나트륨-칼륨-염소 공동 수송체 억제

④ 탄산탈수효소의 효소 작용 억제

약물과
당뇨병

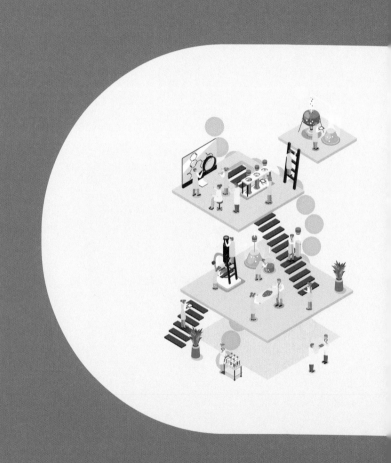

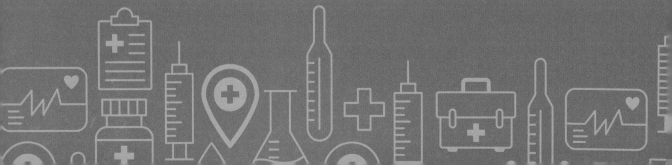

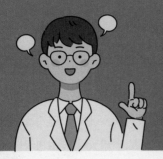

이 장에서는 당뇨병 환자에게
사용되는 약물 유형에 대한 정보를
제공하고, 인간 중심 관리의 중요성과
적절한 약물 선택에 대해 설명하고자 한다.

🎯 학습 목표

1. 당뇨병 치료에서 인간 중심 관리의 중요성에 대해 논의할 수 있다.

2. 당뇨병에서 혈당 조절에 사용되는 약물과 관련된 약리학 이해의 중요성을 알 수 있다.

3. 최적화된 치료를 이해하고, 최적의 전달 및 인간 중심의 안전을 위한 약물 요법의 개별적인
   선택을 존중할 수 있다.

4. 모든 인슐린 투여 요법에서 '올바른 약물, 올바른 용량, 올바른 방법, 올바른 시간'의 중요성
   을 알 수 있다.

⏰ 지식 테스트

1. 당뇨병에 대해 이미 알고 있는 것과 당뇨병의 유형을 나열해보자.

2. 당뇨병 관리에서 의약품 안전성은 무엇을 의미하는가?

3. 연령대에 따라 영향을 받는 당뇨병의 유형은 어떠한가?

4. 현재 당뇨병이 우리나라의 주요한 건강 관심사라고 생각하는가? 그렇다면 이유는 무엇인가?
   그렇지 않다면 이유는 무엇인가?

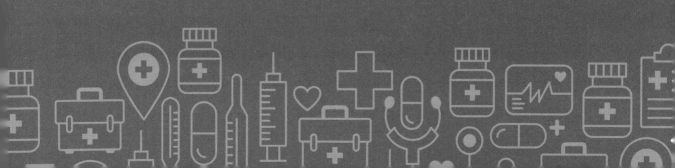

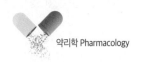

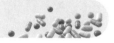

1 서 론

인구 증가, 고령화 사회, 도시화, 효과적인 당뇨병 검진 등으로 인해 당뇨병의 유병률은 모든 연령층에서 증가하고 있다. 당뇨병에는 다양한 유형과 하위 유형이 있으므로 돌봄 대상자가 진단받는 당뇨병 유형을 인식하는 것은 중요하다. 대한당뇨병학회(2021)에 따르면 당뇨병 환자의 약 2%만이 제1형 당뇨병이며 나머지는 대부분 제2형 당뇨병으로 나타났다. 당뇨병 진단을 받은 사람의 수는 지속적으로 증가 추세에 있으며 우리나라에서는 2020년 기준 30세 이상 성인 6명 중 1명(16.7%)이 당뇨병을 가지고 있다.(대한당뇨병학회, 2022) 한편 국제당뇨병연맹(International Diabetes Federation)은 전 세계적으로 당뇨병 진단 검사를 받는 사람 11명 중 1명이 당뇨병이라고 발표했다.(IDF, 2017) 이렇듯 당뇨병은 유병률이 놀라울 정도로 증가하는 세계적인 공중 보건 문제이다.(IDF, 2017)

우리나라의 경우 30세 이상 성인의 약 10명 중 4명(44.3%)이 현재 당뇨병이 아니면서 공복 혈당이 100~125mg/dL 또는 당화혈색소 5.7~6.4%인 당뇨병 전 단계로 추정되는데, 이들은 제2형 당뇨병에 걸릴 위험이 매우 높다.(대한당뇨병학회, 2022) 당뇨병의 진단은 공복 시 혈당 126mg/dL이상이다.(당뇨병진단학회, 2021) 이 장에서는 당뇨병을 자가 관리하는 방법을 배울 수 있도록 경구용 혈당강하제와 인슐린의 사용에 대해 논의한다.

2 당화혈색소

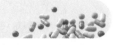

HbA1c로 알려진 당화혈색소는 당뇨병을 평가하는 데 사용되는 혈액 검사이다. 우리나라에서는 주로 백분율(%)로 표기해 왔으나 2011년에 국제화학임상회(International Federation of Clinical Chemistry: IFCC)에서 mmols/mol 값으로 표준화되었다.

적혈구 내에 혈색소(hemoglobin)는 산소를 운반하는 중요한 단백질의 하나이다. 일부 혈중 포도당은 혈색소와 결합하는데, 이것을 당화혈색소라고 하며 120일인 수명 동안 적혈구에 결합한다. 이것은 연속적인 과정이다. HbA1c 검사는 오래되거나 중간 정도의 적혈구 및 신생 적혈구에 결합된 포도당의 양을 측정한다. 평균 적혈구의 수명은 120일이므로 HbA1c 검사는 지난 6~8주 동안 개인의 당뇨병 관리를 가장 정확하게 반영한다. HbA1c는 당뇨병 관리에서 당뇨병이 얼마

나 잘 조절되고 있는지와 HbA1c가 너무 높거나(고혈당증) 너무 낮을 경우(저혈당증) 발생 가능한 합병증의 위험을 나타내는 중요한 지표이다. 임상에서 HbA1c는 성인의 경우 6개월마다, 어린이와 청소년의 경우 3개월마다 측정하여 완전히 성장하는 데 필요한 인슐린의 요구량을 평가한다.

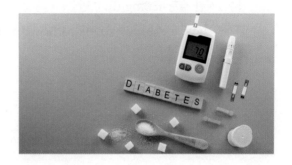

③ 혈당 측정

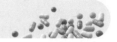

당뇨병이 없는 사람의 혈당 수치는 상당히 안정적이며 거의 변하지 않는다. 당뇨병이 없는 사람의 정상 혈당 수치는 100mg/dL 미만이다.(대한당뇨병학회, 2021) 혈당 수치는 식전에 더 낮고 식후에 약간 더 높다. 우리나라와 미국, 일부 유럽 국가에서는 혈당 측정 단위로 mg/dL를 사용하지만 영국 등에서는 mmol/L를 사용하기도 한다. 대한당뇨병학회(2021)에서 제안한 당뇨병 관리의 정상 혈당 범위는 아래 〈알아두기〉에 설명되어 있다.

알아두기 – 건강한 사람의 정상 혈당 수치

- 공복 시 100mg/dL 미만
- 식후 2시간 140mg/dL 미만
- 잠자기 전 120mg/dL 미만
- 당화혈색소 5.7%(39mmol/mol) 미만

출처: 대한당뇨병학회(2021)

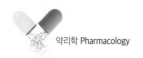

당뇨병 환자의 혈당 목표치는 다음과 같다.

- 공복 혈당 80~130mg/dL
- 식후 2시간 혈당 180mg/dL 미만
- 당화혈색소 6.5%(48mmol/mol) 미만(대한당뇨병학회, 2021)

 ## 4 진단 및 징후/증상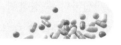

1 제1형 당뇨병

제1형 당뇨병의 증상은 매우 빠르게 진행되어 긴급한 치료가 필요하다. 제1형 당뇨병은 자가면역 질환이며 지속적인 고혈당을 치료하지 않거나 인지하지 못하는 경우 당뇨병성 케톤산증(diabetic ketoacidosis, DKA)으로 이어질 수 있다. 이것은 의학적 응급 상황이며, 심각하게 인슐린이 부족해 인체가 에너지원으로 포도당을 사용할 수 없음을 의미한다. 인체는 에너지를 필요로 하므로 중성지방 형태로 저장된 지방을 분해하고, 이것들은 간에서 케톤으로 전환된다. 케톤은 대체 연료 공급원으로 혈류에 들어가지만 인슐린이 없다면 세포로 들어갈 수 없다. 혈류에 축적된 케톤은 혈액을 산성화시키는 독성 화학 물질이다.

DKA는 치명적일 수 있으므로 즉시 의료 지원을 받아야 한다. 다뇨, 다갈, 살 빠짐, 피곤함(4T: Toilet, Thirsty, Thinner, Tired)은 제1형 당뇨병의 주요 증상으로 DKA가 발생하기 전에 조기에 이를 인식하여 시기 적절한 진단과 치료를 받을 수 있도록 해야 한다.

2 제2형 당뇨병

제2형 당뇨병의 증상은 더 미묘하며, 종종 노화와 같은 다른 문제와 혼동되기도 한다. 인슐린은 사람이 음식을 먹고 식후 혈당 수치가 상승하기 시작할 때 β 세포에서 두 개의 파동으로 생성된다. 제2형 당뇨병에서는 제2차 인슐린 분비가 손실되어 혈당 수치가 상당히 높아질 수 있으며, 눈, 신경 및 신장의 단백질에 포도당이 달라붙어(고착) 손상을 일으키기 시작한다. 이것이 당뇨병의 합병증이 발생하는 기전이다.(Phillips, 2017) 제2형 당뇨병에서 사람의 β 세포는 인슐린을 생산하지만 인슐린 방출이 느려지고 혈류의 혈당 수치가 상승할 수 있다. 또한 인슐린 저항성이 발생하여 충분한 인슐린이 생산되더라도 세포벽의 저항성 때문에 성장, 복구, 에너지를 위해 포도당이 세포 내로 들어갈 수 없다.(Defronzo et al., 2015) 세포벽의 인슐린 수용체 부위에 직접 작용하는 약물은 단 하나뿐이며, 이 약물은 메트포르민(Metformin)이다.(이 장의 뒷부분에서 논의됨) 장기간 고혈당 상태일수록 미세 혈관 합병증이 발생할 위험이 높아진다. 제2형 당뇨병으로 진단받은 3명 중 1명이 당뇨병 합병증을 경험한다.(Defronzo et al., 2015; Diabetes UK, 2019a)

제2형 당뇨병은 비만, 고혈압, 이상지질혈증 및 혈전증과 관련이 높기 때문에 심혈관 질환으로 알려져 있다. 비만은 제2형 당뇨병 발병 위험의 80~85%를 차지한다. 모든 제2형 당뇨병 사례의 50% 이상은 예방하거나 지연시킬 수 있으므로(NICE PH38, 2012) 대중의 인식 개선이 필수적이다. 제2형 당뇨병을 진단받은 사람들은 삶의 질이 크게 저하되고 질병 이환율과 사망률이 증가할 수 있다. 〈그림 9-1〉은 제2형 당뇨병에서 비정상적인 포도당 대사와 관련된 병태 생리학의 개요를 보여준다.

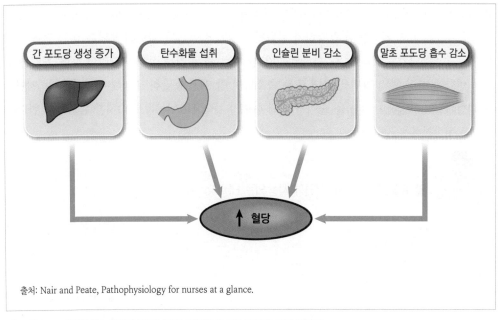

출처: Nair and Peate, Pathophysiology for nurses at a glance.

✏️ 그림 9-1_ 제2형 당뇨병에서 비정상적인 포도당 대사와 관련된 병태 생리학

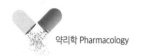

③ 혈당 조절의 중요성

제2형 당뇨병에서 혈당, 혈압, 콜레스테롤 사이에는 분명한 인과 관계가 있다. 이 장에서는 혈당 조절에 도움이 되는 약물에 대해 설명한다. 제1형 및 제2형 당뇨병 모두에서 혈당 조절을 미루면 예방 가능한 미세 혈관 질환의 위험은 증가한다. 미국(1993)과 영국(UKPDS, 1998)에서 제1형 당뇨병 환자를 대상으로 한 연구에서 고혈당과 미세 혈관 질환 사이의 관계를 뒷받침하는 역학적 분석이 확립되었다. 이 연구 결과에 따르면 HbA1c가 1% 감소할 때마다 미세 혈관 합병증 위험은 35%, 당뇨병 관련 사망은 25% 감소하고, 모든 원인의 사망이 7% 감소하며, 비치명적이거나 치명적인 심근경색은 합쳐서 18% 감소한 것으로 보고되었다. 또한 영국(UKPDS, 1998)의 연구에서는 제2형 당뇨병에서 혈압을 집중적으로 조절하는 것이 예방 가능한 미세 혈관 합병증의 감소에 크게 기여한다는 것을 결정적으로 입증했다.(Stratton et al., 2000) 이 연구의 10년 추적 연구에 따르면 지속적으로 미세 혈관 위험이 감소되는 장기적인 효과를 보여주었으며, 심근경색 및 모든 원인의 사망에 대한 위험도 감소하는 것으로 새롭게 밝혀졌다.(Holman et al., 2008)

최근 제2형 당뇨병 환자를 위한 약물 관리에 대한 최신 지침이 나왔다.(Davies et al., 2018; American Diabetes Association, ADA; European Association for the Study of Diabetes, EASD) 이 최신 지침은 근거 기반 접근법, 인간 중심 치료, 사람 중심 선택 지원을 지향하고 있다. 이것은 개인의 선택을 존중하고 다양한 치료 옵션 및 요법에 대한 의사 결정에 개인과 협력할 것을 명확하게 명시하고 있다. 당뇨병 관리는 가끔 사람들이 감당하기 힘들게 구성되어 있으며, 치료의 부담은 삶의 질을 저하시키는 요인이 되기도 했다.(Garcia et al., 2019) 따라서 당뇨병 관리는 질병을 관리할 능력, 개인별 상황의 변화에 따라 관리 방법을 확대 또는 축소하여 각 개인에 맞춰 조정해야 한다. 이는 저혈당의 위험(이 장의 뒷부분에서 논의됨)을 줄이기 위해 나이가 들면 HbA1c 목표 수치를 완화해야 한다는 주장을 뒷받침하는 것이다.(NICE, 2015)

💡 **알아두기** – 당뇨병 진단에 사용되는 HbA1c 수치

- 정상: 5.6%(38mmol/mol) 이하
- 당뇨 전 단계: 5.7~6.4%(39~46mmol/mol)
- 당뇨병: 6.5%(48mmol/mol) 이상

출처: 대한당뇨병학회, 2021

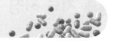

⑤ 개별 사정

　이용 가능한 모든 지침과 치료 방법에도 불구하고 당뇨병 관리의 가장 중요한 측면은 협력 관계이다. 당뇨병 전문 의료진은 각 개인이 자신의 당뇨병과 치료 옵션을 이해하는 데 필요한 도구와 자원을 갖고 있는지 확인해야 한다. 그들의 선택에 따라 구조화된 대면 교육 프로그램이나 디지털 프로그램을 통해 인간 중심 교육이 이뤄져야 한다.(NHS England, 2019b) 따라서 생화학적으로 혈당이 조절되고 합병증이 발생하지 않도록 하는 치료의 목표와 더불어 사람들이 당뇨병을 스스로 관리할 수 있다고 느끼고, 당뇨병

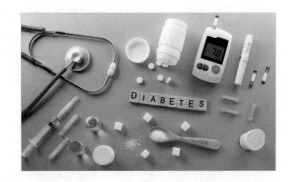

으로 인한 정서적 고통을 겪지 않도록 해야 한다. 라이트(Wright)와 필립스(Phillips, 2017)는 당뇨병 환자를 대상으로 단계별 상담 접근법을 제안했다. 이것은 〈표 9-1〉에 설명되어 있다.

표 9-1_ 단계별 상담 접근법

단 계	술 기	결 과
이야기 듣기	· 경청하기 · 상대의 관심사를 따라하기 · 공감 표현하기 · 상대의 관심사에 대해 논의 시작하기	· 문제에 대한 공동의 이해를 확립한다.
다른 미래 창조하기	· 공감을 표현하고 장점 찾기 · 변화 가능성에 대한 자신감 드러내기 · 비판적 사고와 목표 설정을 격려하기 · 건강 정보를 제공하기	· 목표 달성을 위한 파트너십을 구축한다.
조치 취하기	· 행동을 격려하고 지지하기 · 계획에 대한 책임을 설명하기 · 진행 상황을 검토, 모니터링 및 평가하기 · 행동에 대한 성찰 장려하기	· 목표 달성을 위한 행동을 지원한다.

출처: Wright and Phillips 2017)

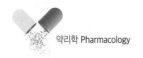

1 치료 지침

제1형 당뇨병과 제2형 당뇨병 모두 세 가지 주요 치료 지침이 있다.

- 저혈당 또는 고혈당과 같은 혈당 변동을 예방하고 저혈당 및 고혈당을 예방하기 위해 혈당을 조절한다. 이것은 건강한 식생활, 필요에 따라 체중 감량, 신체 활동 참여로 이뤄질 수 있다.
- 개인의 연령, 당뇨병 지속 기간, 기존 합병증, 생활 방식, 직업, 교육 정도, 당뇨병에 대한 이해, 인지 능력에 적합한 관리 방법을 적용한다.
- 당뇨병의 장기적인 미세 혈관 및 대혈관 합병증을 예방하거나 이미 존재하는 경우 이를 치료한다.

2 당뇨병 치료제의 종류

인슐린 요법과 함께 일반적으로 사용되는 경구 혈당강하제는 비구아니드계(Biguanides), 술포닐우레아계(Sulfonylureas), 티아졸리딘디온계(Thiazolidinediones), 인크렌틴계(Incretins), GLP-1 수용기 작용제, DPP-4 억제제, SGLT-2 억제제 등이 있다.

3 제2형 당뇨병의 치료 접근법

제2형 당뇨병을 처음 진단받은 18세 이상의 개인은 진단 시 존재하는 잠재적인 합병증을 선별하기 위해 기초 사정이 수행된다. 선행 연구에서는 제2형 당뇨병 진단 시 대혈관 및 미세 혈관 합병증이 이미 존재하고 있음을 강조했다.(UKPDS, 1998; Holman et al., 2008) 기초 사정에는 고혈압 평가를 위한 혈압, 이상지질혈증 평가를 위한 지질 프로파일, 신장 기능을 결정하기 위한 요소 및 전해질 평가, 혈당 조절 및 경구 혈당강하제의 필요성을 평가하기 위한 HbA1c가 포함된다.

갑상선 질환은 제1형 당뇨병과 제2형 당뇨병 모두에서 매우 흔하기 때문에 갑상선 기능 검사 또한 필요하다.(Biondi et al., 2019) 간 기능 검사도 필요한데, 이것의 비정상적인 결과가 항상 비알코올성 지방간 질환(non-alcoholic fatty liver disease NAFLD)을 의미하는 것은 아니지만 인슐린 저항성을 나타낼 수는 있다. 비알코올성 지방간 질환은 심혈관 질환의 위험 증가와 밀접한 관련이 있기 때문에 간 초음파를 통한 추적 관찰이 필요하다.(Goedeke et al., 2019) 비타민 B_{12} 결핍성 빈혈, 철 결핍성 빈혈, 출혈 또는 응고 장애, 감염 또는 염증의 징후를 평가하기 위해 전혈 검사가 필요하다. 철 결핍성 빈혈은 HbA1c 수치의 이상을 일으킬 수 있으므로 빈혈을 확인하고 치료하는 것이 중요하다.(Sodi et al., 2018) 철 결핍성 빈혈이 있는 사람에게는 HbA1c 검사 대신에 프룩토사민(Frustosamine: 당화 단백질)을 검사하는 것이 적절할 수 있다.(Sodi et al., 2018)

추가 검사로는 신경병증을 평가하기 위한 발 감각 평가, 초기 신증 및 미세 알부민뇨를 발견하기 위한 소변 검사, 체질량 지수 및 체중, 매년 실시하는 망막 검사 등이 있다.

당뇨 전문 간호사는 환자와 진단에 대해 논의하고 이에 대한 생각과 감정을 표현하도록 지지하여 제2형 당뇨병에 대한 효과적인 정서적 적응을 도와야 한다.(Wright and Phillips, 2017) 환자 개인에게 적절한 교육을 소개하고, 개인의 요구 사항에 맞는 체계적인 교육이나 디지털 자원을 제공한다. 당뇨 교육은 새롭게 당뇨병으로 진단된 사람들이 자신감을 얻고 당뇨병에 대한 이해를 높이기 위해 반드시 권장되어야 한다.

6 경구용 약물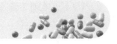

1 비구아니드계(메트포르민)

메트포르민(Metformin)은 일반적으로 제2형 당뇨병에서 가장 널리 사용되는 일차 치료제이다.(NICE, 2015) 주요 효과는 간에서 포도당 생성을 억제하고 근육 조직에서 인슐린 민감성을 향상시키는 것이다. 메트포르민은 대사되지 않고 신장을 통해 배설되며, 세포벽의 인슐린 수용체 부위에 작용하여 성장, 회복 및 에너지 생산을 위해 포도당이 세포로 들어갈 수 있도록 수용체를 더 잘 작용하도록 만드는 것을 목표로 한다. 메트포르민은 HbA1c 수치를 1~2% 감소시키고, 복용 후 3~5일 이내에 혈당 수준을 감소시키기 시작한다. 최대 효과를 얻으려면 일반적으로 1~2주가 걸리므로(Jennings and Aye, 2017) 그에 따라 치료 단계를 조정해야 한다.

메트포르민은 1일 1회 500mg으로 시작하여 식사와 함께 또는 식사 후에 복용한다. 1일 최대 1,000mg을 1일 2회 복용하면 최대 효과를 얻을 수 있다고 보고되고 있다.(Jennings and Aye, 2017)

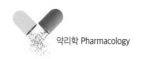
부작용에는 설사, 메스꺼움, 구토와 같은 위장 장애가 있으며, 이러한 잠재적인 부작용을 최소화하기 위해서는 식사와 함께 또는 식사 후에 메트포르민을 투여하도록 권고해야 한다. 메트포르민의 주요 위험으로 젖산증이 드물게 발생할 수 있으므로 간 또는 신장 기능이 떨어진 사람들에게 조영제를 사용해야 할 경우, 시술 48시간 전에 메트포르민 복용을 중단해야 한다.(Baerlocher et al., 2013)

메트포르민은 인슐린 수용체 부위에 작용하므로 저혈당을 일으키지 않는다. 일반적으로 환자들은 음식 섭취와 관련된 혈당의 변화를 확인하고자 하지 않는 한 메트포르민을 복용할 때 혈당을 모니터링할 필요가 없다.(Grumitt et al., 2018) 메트포르민은 신장으로 배설되므로 크레아티닌 수치가 1.5mg/dL 이상이거나 신장의 추정 사구체 여과율(estimated glomerular filtration rate, eGFR)이 45mL/min/1.73m^2 미만으로 감소하는 경우 투여해서는 안 된다.

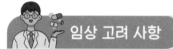

임상 고려 사항

메트포르민은 항상 식사와 함께 또는 식사 직후에 복용하는 것이 좋다. 메트포르민이 일부 사람들에게 유발할 수 있는 복부 팽만, 헛배 부름, 설사와 같은 위장 부작용을 개선하는 데 도움이 되기 때문이다.

2 기타 이차 선택 약물

이것은 개인의 상황, 연령, 경제 상황 등에 따라 달라질 수 있으며 일반적으로 환자와 당뇨병 전문 팀과의 협의에 따라 결정된다. 건강한 식생활과 신체 활동 참여 등이 포함된다. 이차 선택 약물은 〈표 9-2〉에 나와 있다.

3 HbA1c 목표

HbA1c 목표는 개인의 상황에 따라 개별화되어야 한다. 저혈당과 관련된 약물을 복용하는 성인(18세 이상)의 경우 HbA1c 수준 7.0%(53mmol/mol)을 목표로 하고 있다.(Davies et al. 2018) 제2형 당뇨병이 있는 성인은 HbA1c 수치가 7.5%(58mmol/mol) 이상으로 상승하여 메트포르민으로도 적절

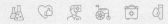

하게 관리되지 않으면 건강한 식생활에 대한 당뇨병 전문 영양사의 식이 상담이 필요하다. 또한 개인의 당뇨병 관리에 영향을 미칠 수 있는 생활 방식 및 처방 약물 등의 요인을 확인해야 한다.

임상 고려 사항

개인의 일상적인 하루가 언제 시작되고 끝나는지 확인하는 것이 좋다. 교대 근무자이거나 야간 근무를 하는 경우 식사와 수면 패턴이 가변적이므로 약물의 효과를 최적화하고 복용량을 놓치지 않도록 하기 위해 의사와 협의하여 약물 복용 시간을 개별적으로 조정해야 한다.

일반적으로 HbA1c는 7.0% 수준을 목표로 한다. 이차적 치료를 위한 약제들이 〈표 9-2〉에 요약되어 있다.(Davies et al., 2018) 제2형 당뇨병이 있는 성인의 경우 특히 고령자 또는 허약한 사람을 고려하여 개인별로 목표 HbA1c 수치를 완화할 필요가 있다. 특히, 기대 수명이 얼마 남지 않은 사람, 저혈당 및 낙상의 위험이 높은 치매 진단을 받은 사람 또는 식욕 감소와 안전감을 회복하는 것이 혈당 조절보다 중요한 경우 등과 같이 엄격한 관리가 장기적으로 큰 이익이 없는 경우의 사람들은 HbA1c 목표를 완화할 수 있다.(Forbes et al., 2018)

엄격한 혈당 조절이 저혈당을 가져올 위험이 높은 사람들에게도 HbA1c의 목표를 완화할 것을 권장하고 있다. 예를 들어, 넘어질 위험이 있는 사람, 혼자 사는 사람, 저혈당에 대한 인식이 결여된 사람, 직장에서 운전을 하거나 기계를 조작하는 사람들이다. 또한, 심각한 동반 질환이 있는 사람들에게는 개별적인 평가와 접근이 필요하다.

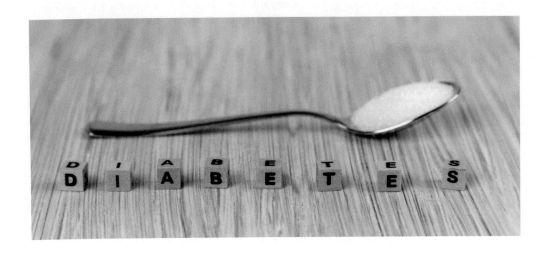

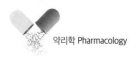

약리학 Pharmacology

⚕️표 9-2_ 메트포르민 치료 후 제2형 당뇨병 환자의 이차 선택 약물

약물 유형	나트륨-포도당 공동 수송체-2(SGLT2) 억제제	글루카곤 유사 펩타이드1(GLP1) 수용체 작용제	디펩티딜 펩티다제-4(DPP-4) 억제제
약물명	• 카나글리플로진(Canagliflozin) • 다파글리플로진(Dapagliflozin • 엠파글리플로진(Empagliflozin) • 에르투글리플로진(Ertugliflozin)	• 둘라글루타이드(Dulaglutide) • 엑세나타이드(Exenatide) • 리라글루타이드(Liraglutide) • 릭시세나타이드(Lixisenatide) • 세마글루타이드(Semaglutide)	• 알로글립틴(Alogliptin) • 리나글립틴(Linagliptin) • 삭사글립틴(Saxagliptin) • 시타글립틴(Sitagliptin) • 빌다글립틴(Vildagliptin)
작용 기전	• 인슐린 비의존성, SGLT2를 차단하여 신장 포도당 재흡수 억제	• 췌장에서 포도당 의존성 인슐린 분비 자극	• GLP1을 비활성화하는 DPP-4 효소를 차단하여 인크레틴[Incretin(GLP1)]수치를 증가시킨다.
투여 경로	• 구강	• 주사 가능	• 구강
저혈당 위험성	• 낮음	• 낮음	• 낮음
체중에 미치는 영향	• 체중 감소	• 체중 감소	• 체중 중립
주의 사항 및 부작용	• 비뇨기계 감염, 혈당이 정상이라도 정상 혈당 DKA(케톤)를 확인한다. • 당뇨성 발 질환이 있는 사람에게는 사용을 피한다.	• 위장 부작용이 일반적이다. • 췌장염 위험 증가 가능	• 위장 장애 • 췌장염 증가 가능
상호 작용	• 리팜핀(Rifampin), 페니토인(Phenytoin), 페노바르비탈(Phenobarbital), 리토나비르(Ritonorvir)는 몸에서 카나글리플로진(Canagliflozin)의 배출을 증가시킨다. • 카나글리플로진은 디곡신의 혈중 수치와 효과를 증가시킨다.	• GLP-1 작용제와 술포닐우레아(Sulfonylurea) 또는 인슐린과 병용 시 저혈당 위험이 증가한다. • GLP1은 위 배출을 지연시키므로 일부 약물의 흡수 정도를 바꿀 수 있음. 일반적으로는 크게 영향을 미치지 않지만 와파린 사용 시 INR 비율이 증가할 수 있다.	• 삭사글립틴(Saxagliptin) 농도는 CYP3A4 억제제 및 유도제의 영향을 받는다. 안지오텐신 전환 억제제는 브라디키닌(Bradykinin)으로 인한 혈관 부종의 위험을 증가시킨다.
흡수	• 간과 신장	• 소화기계의 GLP1 수용체가 있음- 체계적인 순환	• 소장
확산	• 신장	• 전신 순환에 의해	• 혈장 및 말초 조직의 표적 단백질에 결합
대사	• 간 및 신장	• 산화에 의해 조직에서	• 글루카곤 분비를 억제하는 인크레틴(GLP-1 및 GIP)을 증가시킨다.
제거	• 소변을 통해	• 소변과 대변을 통해	• 소변을 통해

약물 유형	술포닐우레아 (Sulfonylureas)	티아졸리디네디온 (Thiazolidinediones)
약물명	· 글리클라지드(Gliclazide) · 글리메피리드(Glimepiride) · 글리피지드(Glipizide)	· 피오글리타존(Pioglitazone)
작용 기전	· 췌장 β 세포에서 인슐린 분비 자극	· 인슐린 의존성, 간 및 말초 인슐린 저항성 감소
투여 경로	· 구강	· 구강
저혈당 위험성	· 높음	· 낮음
체중에 미치는 영향	· 체중 증가	· 체중 증가
주의 사항 및 부작용	· 저혈당의 위험이 크므로 자가 혈당을 확인해야 한다. 특히 운전자는 주의해야 한다.	· 심부전이 있는 사람은 금기이다. 골절 위험이 증가한다. · 황반 부종(macular edema)이 있는 경우 주의하여 사용한다.
상호 작용	· 술포닐우레아(Sulfonylurea)로 인한 저혈당은 아졸 항진균제(Azole antifungals), 클라리스로마이신(Clarithromycin), 베라파밀(Verapamil), 안지오텐신 전환 억제제, DPP-4 및 GLP-1 작용제와의 병용 투여에 의해 악화된다.	· 체액의 저류로 인해 울혈성 심부전을 유발하거나 악화시킬 수 있다.
흡수	· 소장	· 소장
확산	· 전신 순환	· 혈장 단백질에 결합
대사	· 간	· 간
제거	· 소변을 통해	· 소변을 통해

출처: Davies et al.(2018)

4 제2형 당뇨병의 자가 혈당 모니터링

제2형 당뇨병 환자가 자가 혈당을 측정해야 하는지에 대해 많은 논란이 있어 왔다. NICE(2015)는 일반적으로 다음을 제외하고는 제2형 당뇨병 환자는 자가 혈당 모니터링이 필요하지 않다고 말했다.(NICE, 2015) 글리클라지드(Gliclazide) 등의 술포닐우레아(Sulfonylurea)계 약물과 같이 저혈당 위험이 있는 경구 약물을 복용하는 경우, 저혈당의 증상이 있는 경우, 운전을 하거나 기계를 조작하는 경우, 또는 임신 중이거나 임신을 계획 중인 경우이다. 그러나 자가 혈당 모니터링을 통

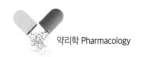

해 혈당의 변화 양상을 분석하면 식이 섭취의 효과를 확인할 수 있으므로 매우 유익할 수 있다.(Grumitt et al. 2018)

실무 기술 – 자가 혈당 모니터 방법

- 손을 씻는다.
- 혈액을 채취할 때는 손가락 끝을 피하여 측면을 찌른다. 필요한 혈액을 충분히 얻기 위해 손가락을 마사지한다.
- 혈당 측정 검사지의 사용 기한을 확인한다.
- 제조사에서 제공한 혈당 측정기의 사용 지침을 확인한다.
- 측정 결과를 기록하고 결과가 목표 수준을 벗어나면 담당 간호사에게 알린다.
- 손을 씻고 사용한 물품은 안전하게 폐기한다.

⑦ 인슐린

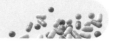

인슐린(Insulin)은 모든 제1형 당뇨병 환자와 일부의 제2형 당뇨병 환자에게 사용된다. 인슐린의 주요 역할은 포도당 대사이다. 인슐린은 췌장의 랑게르한스섬에 있는 β 세포에서 생성되는 펩티드 호르몬이다.(《그림 9-2》 참조)

인슐린은 혈액에서 골격근과 지방 조직으로 포도당이 흡수되는 것을 촉진하여 지방이 에너지로 사용되지 않고 저장되도록 함으로써 탄수화물과 지방의 대사를 조절한다. 인슐린은 또한 간에서 포도당 생성을 억제한다. 인슐린은 2개의 이황화 결합(disulphide bridges)으로 연결된 2개의 사슬 분자로 배열된 51개의 아미노산으로 구성된다. A 사슬은 21개 아미노산, B 사슬은 30개 아미노산(《그림 9-3》 참조)이다. 인슐린이 합성되면 아미노산 사슬이 변경되어 작용 지속 시간이 다양한 인슐린이 만들어진다.(《표 9-3》 참조)

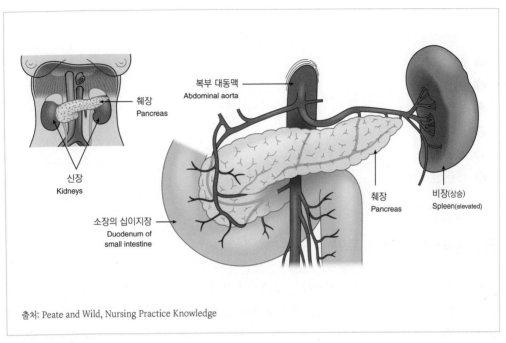

출처: Peate and Wild, Nursing Practice Knowledge

✎ 그림 9-2_ 췌장

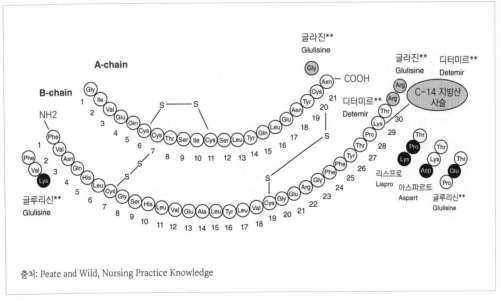

출처: Peate and Wild, Nursing Practice Knowledge

✎ 그림 9-3_ 인슐린 - 2사슬 분자

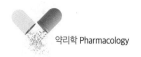

불필요한 오류를 줄이고 환자의 안전을 증진하기 위해 인슐린의 안전한 사용을 위한 6단계의 가이드라인이 있다.(The National Patient Safety Agency, 2017; NICE, 2019)

① 올바른 인슐린
② 올바른 용량
③ 올바른 방법
④ 올바른 시간
⑤ 저혈당
⑥ 아픈 날 관리

1 올바른 인슐린 투약

처방되는 인슐린의 종류는 20가지가 넘기 때문에 불필요한 인슐린 오류를 피하기 위해서는 개인에게 확인하고 처방전을 재확인하는 것이 중요하다. 환자에게 처방된 인슐린의 이름과 세부 정보를 지도하는 것은 약사의 조제 오류를 방지하는 데 도움이 된다.(Cousins et al., 2019) 인슐린 치료는 많은 제2형 환자의 삶의 질을 향상시키고 제1형 당뇨병 환자의 생명을 구한다. 인슐린은 혈당 수치를 낮추는 데 사용되며 랑게르한스섬의 β 세포에서 더 이상 생산하지 않는 인슐린을 대체한다.

2 올바른 용량

인슐린은 인슐린 주사기 및 펌프와 함께 사용하는 병(vial), 펜용 카트리지 형태로 제공된다. 모든 인슐인 약물에는 인슐린의 이름이 명확하게 표시되어야 한다.

인슐린을 사용하는 사람들은 자신이 투여받고 있는 인슐린 단위를 기록해 두는 것이 좋다. 인슐린 펜에서 사용되는 카트리지는 제품에 따라 다양하므로 모든 카트리지를 모든 인슐린 펜에 사용할 수 있는 것은 아니다. 따라서 환자가 펜형 카트리지를 사용하는 경우 올바른 펜이 무엇인지 확인해야 한다.

인슐린 처방 용량 뒤에 '단위(units)'라는 단어를 쓰는 대신 'U' 자만 쓰면 '0'으로 오인할 수 있다.(NPSA, 2017) 이것은 예를 들어 6units 대신 60units과 같이 인슐린 과다 투약의 위험을 초래할 수 있다. 인슐린 투여 시에는 반드시 용량을 재확인하여(double-check) 정확성을 보장하고 인슐린 투여 오류를 방지해야 한다. 학생 간호사는 항상 감독하에 약물을 투여해야 한다.

임상 고려 사항

인슐린은 최대 28일 동안 실온에 보관할 수 있으며 온열기나 햇빛 아래와 같은 열원으로부터 멀리 보관해야 한다. 사용하기 전에 인슐린의 사용 기한을 확인해야 하며, 사용 중인 인슐린은 냉장고에 보관할 필요는 없다. 입원 중이라면 인슐린을 계속 자가 투여할 수 있도록 환자에게 맡기는 것이 가장 좋다. 처방된 모든 인슐린에는 개인의 이름이 표시되어야 한다. 냉장고에서 바로 꺼낸 인슐린은 통증을 유발할 수 있다.

3 올바른 방법

인슐린은 4mm 바늘을 사용하여 꼬집지 않고 90° 각도로 피하 주사해야 한다. 간호사는 주사 방법, 안전한 인슐린 주사 부위, 인슐린 자가 투여 방법 등을 환자에게 교육할 필요가 있다. 인슐린 펌프를 사용하고 있는 제1형 당뇨병 환자들은 스스로 관리할 수 있도록 교육받아야 한다.

4 올바른 시간

인슐린을 투여하는 사람은 처방에 따라 약물 유형과 용량, 투여 시간이 다를 수 있다. 어떤 사람은 지속형 인슐린을 1일 1회, 어떤 사람은 혼합 전 인슐린(《표 9-3 참조)으로 알려진 BD 인슐린을 1일 2회 투약한다. 어떤 사람은 1일 3회 투약하기도 한다. 제1형 당뇨병을 가진 대부분의 사람은 1일 4~5회 자가 투여하는 다용량 인슐린(multidose insulin, MDI)을 처방받는다.(NICE, 2016) 어떤 사람들은 식사와 함께 또는 식사 직후에 인슐린을 투여해야 하지만, 어떤 사람은 식사 40분 전에, 또는 취침 시간에 투여할 수도 있다.

인슐린 투여는 환자 스스로 하는 것이 가장 유익하므로 본인에게 맡기는 것이 좋다. 특히 인슐린 펌프를 사용한다면 스스로 관리하는 것이 정말 중요하다. 개인이 자가 관리를 계속할 수 있도록 임상 당뇨 전문가는 지속적으로 지지 및 조언을 제공해야 한다.

🩹 지속 혈당 감시 장치

지속 혈당 감시 장치는 주로 환자의 상완에 장착하며 센서를 간질액에 삽입한다. 센서가 간질액의 포도당 수치를 지속적으로 측정하고 이를 휴대 전송 장치나 휴대폰을 통해 전송한다.

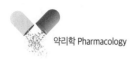

표 9-3_ 인슐린 요법 및 인슐린 이름

인슐린 유형	인슐린명	작용 기간	투여 방법	용액 종류	사용 유형
조속효성	• Apidra(Glulisine) • Humalog(Human Lispro) • Novorapid(Inulin Aspart) • Fiasp(Insulin Aspart)	• 주사 후 5~15분 작용 시작-최대 작용 시간은 1~3시간-지속 시간은 최대 5시간	• 식사 직전, 식사 중, 또는 식사 직후 투여 • 식사하지 않을 경우 투여하지 않는다. • 용량을 변경할 수 있다. • 다회 용량 주사 요법에서 식사 시간 인슐린으로 사용한다.	투명	Vial, 카트리지, 일회용 펜
속효성	• Actrapid • Humulin S • Insuman Rapid	• 주사 후 0.5~1시간-최대 작용 2~4 시간-지속 시간 최대 8시간	• 악티라피드(Actrapid)는 병원에서 IV로 사용한다.	투명	Vial, 카트리지
중간형	• Humulin I • Insulatard • Insuman Basal	• 주사 후 1.5시간-최대 작용 4~8시간-지속 시간 최대 14시간	• 식전 또는 취침 30분 전에 투여한다. • 계속 IV로 인슐린을 투여한다. • 다회 용량 주사 요법에 사용한다.	혼탁	Vial, 카트리지, 일회용 펜
지속형	• Lantus(Glargine) • Levermir(Detemir) • Abasaglar(Glargine Biosimilar) • Tourjeo	• 주사 후 30분부터 다양-최대 작용 없음-지속 시간 16~24시간	• 정해진 투여 시간 1시간 이내에 투여해야 한다. • 경구 복용이 없는 경우에도 투여해야 한다. • 다중 용량 주사 요법 또는 경구 약물과 함께 1일 1회 요법에 사용한다.	투명	Vial, 카트리지, 일회용 펜

인슐린 유형	인슐린명	작용 기간	투여 방법	용액 종류	사용 유형
초지속형 (1일 1회 투여)	• Tresiba 100 (insulin degludec)	• 주사 후 2시간 - 36시간 지속	• 정해진 투약 시간의 1시간 이내에 투여되어야 한다. • 경구 복용이 없는 경우에도 투약해야 한다. • 복용량은 3일마다 적정해야 한다.	투여(혼탁하다면 사용하지 않음)	일회용 펜
혼합형	• Humalog Mix 25 • Novomix 30 • Humalog Mix 50	• 혼합형 인슐린은 속효성과 중간형 인슐린의 특정 비율로 구성된다. 속효성 인슐린의 양은 인슐린 이름에 표시된다. 즉, Humalog 25에는 25%, Novorapid 300에는 30%, Humalog 500에는 50%이다.	• 식사 직전, 식사와 함께 또는 식사 후에 투여한다. • 일반적으로 1일 2~3회 처방된다.	• 주입하기 전에 혼합해야 한다. • 인슐린이 맑은 부분과 탁한 부분을 혼합하기 위해 손바닥에 놓고 10번 굴린다.	카트리지, vial, 일회용 펜 카트리지, 일회용 펜

출처: Adapted from BNF(2019)

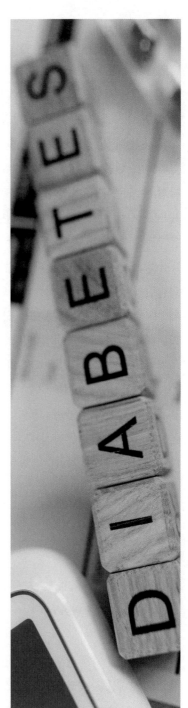

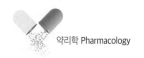

5 저혈당

인슐린과 일부 경구용 혈당강하제(〈표 9-2 및 9.3 참조〉)는 저혈당을 유발할 수 있다. 이것은 인슐린을 투여받는 사람이 입원 중일 때 특히 우려되는 사항으로, 정해진 식단의 변경 또는 다른 음식물 섭취, 식사 및 약물 투약 시간 변경, 신체 활동 참여 및 질병으로 인해 발생할 수 있다. 인슐린을 사용하거나 저혈당을 유발할 수 있는 경구 혈당강하제를 복용하는 모든 사람은 가능한 한 자가 혈당 검사를 시행해야 한다. 저혈당은 혈당 수치가 70mg/dL 아래로 떨어질 때로 간주된다. 인슐린의 종류나 복용하는 약물의 종류

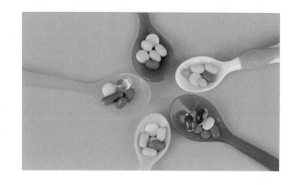

에 따라 '저혈당'이 빠르게 또는 천천히 발생할 수 있으며, 저혈당의 징후와 증상은 저혈당에 빠지는 속도에 따라 달라질 수 있다.

저혈당의 징후와 증상은 다음과 같다.

- 창백함
- 땀을 많이 흘림(발한)
- 혼동
- 불안
- 떨림
- 입술의 따끔거림
- 배고픔
- 두근거림
- 어지러움
- 심전도(ECG)의 변화

저혈당의 몇 가지 징후와 증상은 〈그림 9-4〉를 참조하라.

일부 사람들은 이러한 증상을 느끼지 못해 자신이 저혈당인지 인식하지 못하는 저혈당 무감지증일 수도 있다. 이러한 사람들의 안전을 위해 특별한 주의를 기울여야 하며, 저혈당을 예방하

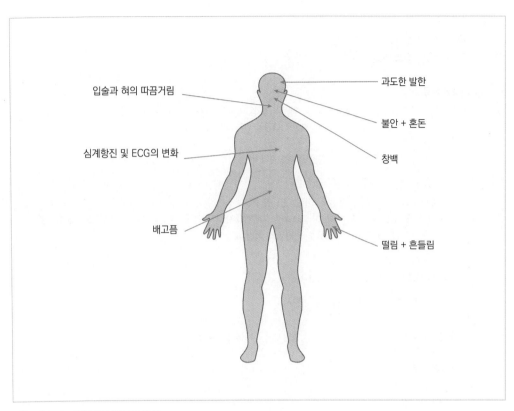

입술과 혀의 따끔거림

과도한 발한

심계항진 및 ECG의 변화

불안 + 혼돈

창백

배고픔

떨림 + 흔들림

그림 9-4_ 저혈당의 징후와 증상

는 것이 치료의 핵심 목표이다.

저혈당을 피하기 위하여 식사를 거르지 말고 규칙적으로 해야 하고, 정해진 처방 시간과 용량을 지켜 인슐린을 투약해야 한다. 운전하기 전과 장거리 여행 시에는 2시간마다 혈당 검사를 하고(DVLA, 2019) 알코올 섭취를 제한하며, 특히 공복에 음주를 피하고 항상 혈당 측정기와 빨리 작용하는 포도당을 가지고 다녀야 한다.

술포닐우레아(Sulfonylurea)계 약물이나 인슐린을 사용하는 제2형 당뇨병이 있는 고령자는 특히 반복적으로 저혈당에 빠지기 쉬우므로(Freeman, 2019) 저혈당증을 피하기 위해 혈당 조절 목표를 신중하게 검토하고 완화해야 한다. 노인의 저혈당 징후는 비특이적(발한, 어지러움, 혼돈, 시각 장애)인 경우가 많으며 신경학적 장애나 치매로 오인할 수 있다.(Freeman, 2019) 고령자에게서 저혈당증은 급성 및 장기적인 인지 변화, 심장 부정맥 및 심근경색, 낙상, 허약 및 사망을 초래할 수 있다. 제2형 당뇨병이 있는 고령자의 저혈당증은 장기간의 입원으로 이어질 수 있다.

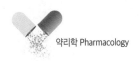

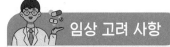

📍 저혈당 치료

저혈당은 당뇨병 환자의 혈당 수치가 70mg/dL 미만일 때 발생한다. 배고픔, 떨림, 발한 및 창백함, 어지러움, 두근거림, 혼돈, '기분 저하'와 같은 저혈당의 징후를 보이면 다음을 따라야 한다.

- 혈당 수치를 확인한다.
- 혈당이 70mg/dL 미만이면 소량의 탄수화물 간식을 준다.

혈당이 70mg/dL 미만인 경우: 의식이 있는 환자

- 즉시 4~5개의 사탕, 또는 120mL 과일주스 또는 콜라를 준다.
- 10~15분 후에 혈당을 확인한다. 여전히 70mg/dL 미만이면 3회까지 이 과정을 반복한다. 그런 다음 시간당 100mL의 10% 포도당 IV를 고려한다.(입원 환자인 경우 의사와 상의한다.)

비위 또는 경피 내시경 위루술을 받은 환자

튜브를 통해 50~70mL의 포티 주스를 공급한다.

의식이 없는 환자 또는 경구 투여가 불가능한 환자

- 기도를 보호한다.
- 입원 환자인 경우 의사에게 알린다. 병원 밖 상황인 경우 119에 전화한다.
- 구강으로 액체를 주지 않는다.
- 회복 자세를 취한다.
- 무의식의 다른 원인이 있는지 사정한다.
- IV 인슐린을 일시적으로 중단한다.

IV가 가능한 경우

- 15분에 걸쳐 10% 포도당 150~200mL를 투여한다.
- 필요한 경우 3회 반복할 수 있다.
- 또는 1mg 글루카곤(glucagon)을 IM으로 투여한다.

저혈당 환자를 치료할 때 수행한 모든 처치를 문서화해야 한다.

🩹 글루카곤

글루카곤(Glucagon)은 췌장의 랑게르한스섬에 있는 α 세포에서 만들어진다. 글루카곤은 인슐린 및 지방산과 협력하여 당뇨병이 없는 사람들의 혈당 수치가 너무 낮아지는 것을 방지한다. 당뇨병 환자에게 글루카곤은 낮은 혈당 수치를 회복하는 데 사용되며 근육으로 주입된다. 그러면 간에서 글리코겐으로 저장된 포도당이 방출되어 이로 인해 혈당 수치가 다시 상승하게 된다. 앞서 저혈당증 치료에서 논의한 바와 같이 글루카곤은 삼킬 수 없고 의식이 없는 경우에만 사용된다.

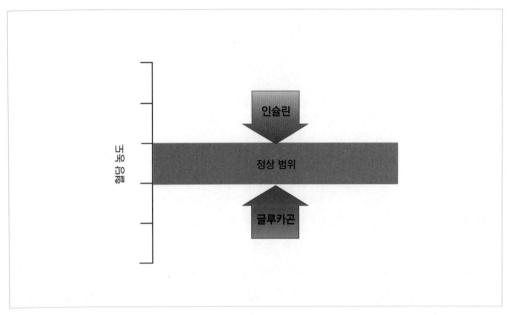

✏️그림 9-5_ 인슐린과 글루카곤이 혈당 수준을 유지하는 방법

처방전이 있어야 사용할 수 있으며, 구급대원도 사용 가능하다. 〈그림 9-5〉는 당뇨병이 없는 사람들에게 인슐린과 글루카곤이 어떻게 작용하는지를 보여준다.

췌장 β 세포는 인슐린을 생성하여 혈당 수치를 낮춘다. 췌장 α 세포는 글루카곤을 생성하여 혈당 수치를 높인다.

⑥ 아픈 날 관리

제1형 및 제2형 당뇨병 환자가 아프면 추가적인 문제가 발생할 수 있다. 질병과 감염 및 스트레스는 혈당 수치를 높인다. 질병 및 감염과 싸우기 위한 신체 방어 기전의 일부로 더 많은 포도당이 혈류로 방출되기 때문이다. 이것은 평소보다 적게 먹거나 먹지 않는 경우에도 일어난다. 당뇨병이 없는 사람들은 이에 대처하기 위해 더 많은 인슐린을 생산한다. 하지만 당뇨병이 있는 사람은 고혈당이 발생하면 갈증을 느끼고 소변량이 많아지는데, 이는 탈수로 이어질 수 있다. 고혈당증의 증상은 원래의 질병이나 감염의 증상을 더 악화시킬 수 있다. 탈수는 발열이 있거나 구토할 때 더 나빠진다. 고혈당이 조절되지 않는다면 입원이 필요할 수도 있다.

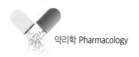

알아두기 – 제1형 당뇨 환자의 혈중 케톤 검사

- 0.6mmol/L 미만: 정상
- 0.6~1.5mmol/L: DKA 위험이 시작, 2시간 후에 혈중 케톤 수치를 다시 검사한다.
- 1.6~2.9mmol/L: DKA의 위험이 상당히 증가, 당뇨 전문가와 상의한다.
- 3mmol/L 이상: DKA 위험, 즉시 의학적 치료가 필요하다.
- 혈액 케톤 검사를 이용할 수 없는 경우 소변 케톤 검사가 2++이면 DKA의 위험이 높음을 의미한다.

제1형 당뇨병의 경우 혈당 측정기로 혈중 케톤을 검사할 수 없다면 혈액 또는 소변 검사를 통해 케톤을 검사하고, 케톤 수치가 상승하는 경우 DKA의 위험이 있으므로 의학적 도움을 받아야 한다. 제1형 당뇨병이 있는 사람이 혈중 케톤 수치가 상승하거나 소변에서 2++ 케톤이 있는 경우 DKA가 심각하다는 것을 의미한다. 위의 〈알아두기〉는 혈중 케톤 검사 결과의 수치와 각 수치의 중요성을 나타낸다.

제2형 당뇨병을 가진 사람은 매우 빠르게 악화될 수 있으므로 몸이 좋지 않을 때 의학적 도움을 받는 것이 좋다. 제2형 당뇨병의 심각한 대사 합병증으로 알려진 고혈당성 고삼투압 상태(hyperglycaemic hyperosmolar state, HHS)는 더 빠른 의학적 처치가 필요하다. HHS는 혈당의 현저한 상승, 고삼투압, 케톤증이 거의 또는 전혀 없는 상태로 사망률이 높다.(Willix et al., 2019)

간호 에피소드

📍 **제2형 당뇨**

72세의 한 여성이 은퇴 후 남편과 지내고 있다. 4년 전에 제2형 당뇨병을 진단받았다. 최근 HbA1c는 6.7%(50mmols/mol)였고, 메트포르민 1,000mg을 1일 2회, 글리클라자이드(gliclazide) 160mg을 1일 2회 처방받았다. 이 여성은 지역 사회 모임에 활동적으로 참여하고 있다.

오전에 쇼핑백을 들고 시내를 배회하던 여성은 방향을 잃고 창백한 모습으로 발견되었다. 구급차를 타고 간 응급실에서 측정한 혈당 수치는 50mg/dL로 저혈당이었고, ECG에서 심장 리듬 변화가 있었다. ECG의 변화로 인해 여성은 저혈당 기간 동안 무증상 심근경색증(silent myocardial infarction)을 경험한 것으로 확인되었다.

저혈당은 정맥 내 포도당 주입으로 회복되었으나 혈당 평가를 위하여 입원했다. 당뇨 전문 의료팀은 여성을 재사정한 결과 HbA1c 수치와 약물, 저혈당 증상 등을 고려하여 저혈당을 인지하지 못하는 저혈당 무감지증과 무증상 심근경색의 위험 때문에 처방된 경구 글리클라자이드를 중단했다. 의료팀은 환자와 결정에 대하여 논의했으며 그녀는 이에 전적으로 동의했다. 하루 2회 메트포르민 1,000mg을 처방받은 뒤 퇴원했으며 간호사가 주도하는 심장 클리닉에서 후속 조치를 받았다. 그리고 정기적으로 당뇨 전문 간호사를 만나야 한다고 교육했다.

제2형 당뇨병은 심혈관 질환이며, 나이가 들어감에 따라 β 세포의 기능 저하로 인해 점점 더 많은 노인들에게 영향을 미친다. 제2형 당뇨병의 진단이 내려지면 β 세포의 50%는 기능이 이미 상실되어 있다.(UKPDS, 1995) 따라서 나머지 β 세포에 독성을 유발하는 인슐린 저항성을 감소시키는 것이 제2형 당뇨병의 치료 목표이며, 초기 치료제로 메트포르민을 선택한다.(Davies et al., 2018)

여성의 나이를 고려하여 안전한 환경을 유지하도록 하는 것이 주요 관심사였다. 저혈당증은 피해야 하므로 저혈당을 유발하는 약물을 끊는 것은 올바른 결정이었다. 또한, HbA1c는 규정에 따라 6.7%(50mmol/mol)로 엄격하게 관리되었으나 이 환자의 경우 권고에 따라 HbA1c를 7.0%(53mmols/mol)로 완화하는 것이 가장 적절하고 안전한 치료 옵션이었다.

제2형 당뇨병의 거시적 및 미시적 합병증은 제2형 당뇨병 진단 전에 발생할 수 있다.(Abdelhafiz et al., 2015) 이 여성의 경우 신경병증 합병증이 있어 심근경색을 알아차리지 못했던 것이다. 저혈당증에서의 ECG 변화는 일반적이며 (Frier et al., 2011) 무증상 심근경색은 허혈성 심장 질환이 있는 사람들에게 더 흔하다. 그러나 이것은 소화 불량이나 피로로 인한 것으로 오인해 놓칠 수 있다.(Harrr, 2016)

여성이 퇴원할 때 중요한 것은 몸을 취약하게 만들고 정서적 고통을 줄 수 있는 예기치 않은 저혈당을 경험한 후 적응하는 것을 지원하는 것이다. 그러므로 추가적인 위험 요인을 줄이기 위해 세심한 지원과 의뢰가 필요하다. 또한, 퇴원 시 새롭게 처방된 약에 대해 여성에게 충분한 설명을 하고, 환자가 새로운 치료 방법을 이해하는지 확인하는 것은 환자의 지식을 늘리는 데 도움이 되며 이것은 고품질 간호의 중요한 측면이다.

제1형 당뇨

10살의 아이가 다운증후군과 제1형 당뇨병을 앓고 있다. 이 아이는 부모님과 여동생, 그리고 학교 및 사회 활동 보조를 위한 전문 간병인과 함께 살고 있다.

이 아이는 자신의 제1형 당뇨병에 대해 조금씩 이해하고 있으며 집과 학교에서 전문 간병인의 도움으로 자가 주사를 이제 막 시작했다. 다회 인슐린(MDI) 요법을 받고 있던 이 아이는 최근 혈당 수치를 측정하기 위해 지속형 혈당 감시 장치를 적용했다. 반복되는 손가락 찔림이 고통스러웠기 때문에 지속형 혈당 감시 장치를 정말 좋아했다. 이 아이의 HbA1c 수치는 7.1%(54mmols/mol)이며, 저혈당 또는 고혈당 증상 없이 한동안 이 수준을 유지하고 있다.

이 아이는 주말에 학교에서 스포츠 캠프를 떠날 예정으로 전문 간병인이 동행할 예정이다. 그의 부모는 이전에 아이가 가족과 떨어져 하룻밤을 보낸 적도 없고 수학여행을 다녀온 적도 없어 매우 걱정하고 있다. 전문 간병인은 부모가 두려움을 완화할 수 있도록 설명하고 지지했다.

환자 본인과 부모, 전문 간병인은 아이의 당뇨병 전문 간호사(diabetes specialist nurse)를 만나 주말의 계획을 논의했다. 아이는 캠프에서 오르기, 수영, 스포츠 박람회 참여 등 다양한 활동에 참여할 것이다. 당뇨병 전문 간호사는 아이가 잠재적인 저혈당증을 식별할 수 있는지 알아보기 위해 아이가 저혈당에 빠진 것을 알아차리고 말로 표현할 수 있는지를 확인했다. 아이는 당뇨병에 대해 배우고 있고 자신감이 커지고는 있지만, 혈당 수치가 떨어질 경우 어떻게 해야 하는지 이해하기 위해서는 혈당 수치를 해석하는 방법에 대해 더 교육받을 필요가 있었다.

이 아이는 매우 활동적이고 새로운 경험을 시도하는 것을 좋아하므로 부모님과 아이의 동의하에 당뇨 전문 간호사는 저혈당을 예방하는 동시에 활동성과 컨디션을 유지할 수 있는 혈당 목표 수치와 주사 용량을 조정했다.

목표 혈당 수치는 캠프 기간 동안 110~180mg/dL로 합의되었다. 환자와 부모는 이에 만족했고, 아이는 주말에 친구들과 함께 가는 것에 매우 신이 나 있었다.

아이는 캠프에서 모든 활동에 참여했고, 여러 상을 수상했다. 그리고 새로운 자신감을 가지고 집으로 돌아왔다. 전문 간병인은 모든 주사를 스스로 투여했다고 보고했다.

이 아이의 관리에서 중요한 측면은 당뇨병에 대한 지식, 참여 및 독립성을 증진하는 것이다. 또한 청년으로 성장하고 성인이 되기 시작하는 동안 부모를 지원하는 것이다. 다운증후군이 있는 사람들은 당뇨병 자기 관리에 있어 정말 잘 지원해 주어야 한다.

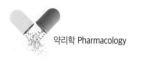

8 결 론

여러분은 임상 현장에서 당뇨병을 앓고 있는 많은 사람들을 만나게 될 것이며, 그들에게 당신은 상당한 영향을 미치게 된다. 그러므로 당뇨병 경험을 이해하고 어떤 유형의 당뇨병인지 알고, 당뇨병 경험에 귀를 기울이는 것이 반드시 필요하다. 간호사는 당뇨병 환자에게 처방되는 다양한 약물에 대해 폭넓은 이해를 가지고 인슐린 치료를 받는 사람들과 함께 인슐린 안전을 위한 6단계를 따를 줄 알아야 한다. 경구 혈당강하제와 당뇨병을 가지고 있는 사람들의 개별화된 처방에 대한 지식은 안전한 임상 실습에 도움이 된다. 당뇨병 전문 의료 팀의 운영은 당뇨병을 앓고 있는 사람들에게 매우 유용한 것이다.

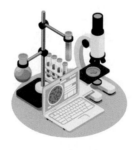

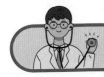

연습문제

01. 제2형 당뇨병이 발병하고 실제로 진단되기까지 평균적으로 얼마나 걸리는가?

    ① 6주 미만   ② 6~10주

    ③ 최대 7년   ④ 1~2년

02. 제2형 당뇨병 환자의 주요 사망 원인은?

    ① 신부전   ② 빈혈

    ③ 심장병   ④ 발 문제의 합병증

03. 제1형 당뇨병과 제2형 당뇨병 모두에서 저혈당이 발생할 수 있는가?

    ① 아니오, 제1형에서만 발생한다

    ② 인슐린 또는 술포닐우레아계 약물로 치료하는 제1, 2형에서 발생한다

    ③ 두 유형 모두에서 발생하므로 이러한 사실을 알고 있어야 한다

    ④ A와 B

04. 우리나라 전체 당뇨병 환자 중 제1형 당뇨병이 차지하는 비율은 어느 정도인가?

    ① 2% 미만   ② 8%

    ③ 30~40%   ④ 50%

05. 제1형 당뇨병의 초기 치료는?

    ① 식이요법과 운동만으로

    ② 증상이 해결되는지 확인하기 위해 기다린다

    ③ 경구 혈당강하제 및 혈당 모니터링 시작

    ④ 인슐린 요법 및 혈당 모니터링

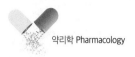

06. 제2형 당뇨병의 초기 치료는?

　① 적절한 경우 식이요법 및 운동량 증가, 그리고 가능한 경구용 혈당강하제 요법

　② 증상이 해결되는지 확인하기 위해 기다린다

　③ 피오글리타존(pioglitazone) 및 혈당 모니터링 개시

　④ 인슐린 요법

07. 약간 과체중인 35세의 남성이 제1형 당뇨병을 진단받았다면 무엇을 의심할 수 있는가?

　① 제2형 당뇨병의 가족력　　　② 케톤의 존재

　③ 체중 감소에 따른 급성 고혈당 증상　　④ 위의 모든 것

08. 제1형 당뇨병이 증가하고 있다?

　① 진실

　② 거짓

09. 제2형 당뇨병에서 주의해야 하는 것은?

　① 심각한 심혈관 질환 위험

　② 설탕

　③ 개인이 인슐린을 시작할 때만 심각한 상태

　④ 심혈관 위험 요소가 있는 경우에만 심각한 상태

10. 제2형 당뇨병이 어린이에게도 나타나는가?

　① 오진이다　　　　　② 절대 없다

　③ 점점 더 증가하고 있다　　　④ 이전보다 줄어들고 있다

11. 다량의 케톤이 중요한 이유는?

　① 이것은 혈당 수치가 얼마나 높은지를 나타낸다.

　② 이것은 시큼한 냄새가 나는 호흡을 유발할 수 있다.

　③ 이것은 산성을 띠며 독성이 있다.

　④ 감염 중에만 존재해야 한다.

12. "제2형 당뇨병을 인슐린으로 치료하면 제1형 당뇨병이 된다."는 참인가 거짓인가?

① 참

② 거짓

13. 왜 메트포르민이 제2형 당뇨병에 매우 효과적인 약물인가?

① 체중 증가를 일으키지 않는다

② 저혈당을 일으키지 않는다

③ 과체중의 제2형 당뇨병이 있는 사람에게 심장 보호 효과가 있다.

④ 위의 모든 것

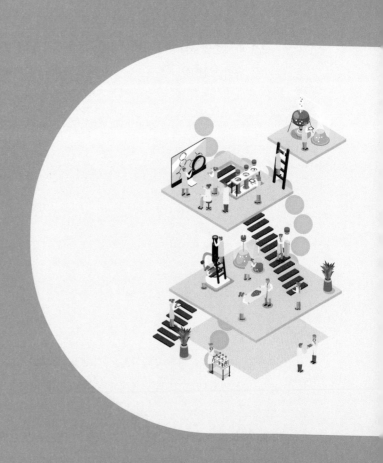

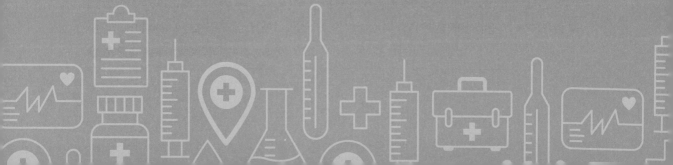

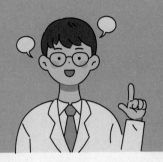

이 장에서는
임상 현장에서 접할 수 있는
일반적인 호흡기계 문제와 그 치료에
사용되는 약물 요법을 다룬다.

🎯 학습 목표

1. 호흡기 질환 관리와 관련된 호흡 생리의 주요 개념을 파악할 수 있다.

2. 호흡기 질환 치료에 사용되는 호흡기 약물과 그 약리 작용을 이해하고, 환자 안전 증진에 대한 중요성을 인식할 수 있다.

3. 호흡기 약물 치료 중 발생할 수 있는 부작용을 알 수 있다.

4. 임상적인 근거에 의해 호흡기 질환에 사용되는 약물을 이해할 수 있다.

⏰ 지식 테스트

1. 호흡기계의 주요 기능과 구성 요소에 대해 설명해보자.

2. 4가지 일반적인 호흡기 질환에 대해 설명해보자.

3. 흡연과 관련된 잠재적 위험에 대해 논의해보자.

4. 호흡기 질환 치료에 사용되는 일반적인 약물 유형을 나열해보자.

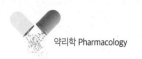

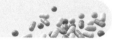

1 서 론

호흡기 질환은 그 범위가 매우 광범위하며 천식, 만성폐쇄폐질환(chronic obstructive pulmonary disease, COPD), 폐렴, 폐암, 기관지 확장증 및 간질성 폐 질환 등이 주요 질환이다. 한국에서는 폐결핵 사망률은 증가하고 만성 하기도 질환 사망률은 감소했으나 여전히 국내 사망 원인 1위는 폐암, 3위는 폐렴으로 호흡기 질환이 차지하고 있다.(통계청, 2022) 호흡기 질환은 소아보다 성인에서 더 많으며 사망 원인에는 주산기 상태, 선천성 호흡기 질환, 폐렴 및 급성 하기도 감염(lower respiratory tract infections, LRTI)이 있다.(BLF, 2016) 사망률은 사회적 결핍, 흡연, 대기 오염, 직업적 위험 및 열악한 주택을 포함한 여러 요인의 영향을 받는다.(BLF, 2016; PHE, 2015) 호흡기 질환은 겨울철에 80% 더 많이 발생하며, 미세 먼지 농도 증가는 호흡기 질환의 발생과 관련성이 있는 것으로 보고되고 있다.

2 호흡기의 해부학 및 생리학

장기간 호흡기 질환을 앓은 사람들에게 약물 요법은 질병 치료의 초석이다. 안전한 의약품 관리를 수행하기 위해 의료인은 약물의 화학적, 생리적 상호 작용을 포함한 핵심 약동학적 개념에 대한 이해가 필요하다. 이번 장에서는 호흡기 생리, 표적 부위에 작용하는 호흡기 약물에 대한 설명을 제공한다.

호흡기계의 주요 기능은 내호흡(세포 수준)과 외호흡(폐포 및 모세관 수준)을 통해 산소와 이산화탄소의 가스 교환을 촉진하는 것이다. 이 복잡한 호흡기 시스템은 해부학적 및 기능적 영역으로 세분된다. 해부학적으로는 후두 내에 있는 성대를 기준으로 상기도(upper respiratory tract, URT)와 하기도(lower respiratory tract, LRT)로 나눈다.(그림 10-1 Ⓐ) 상기도는 코, 인두 및 후두의 상부(성대 위)를 말하고 하기도는 후두의 하부(성대 아래), 기관, 좌우 기관지, 세기관지 및 좌우 폐를 지칭한다.(그림 10-1 Ⓑ~그림 10-1 Ⓓ) 혈관, 림프절 및 신경은 폐문(hilum of lung)이라는 구조를 통해 각 폐로 들어간다.

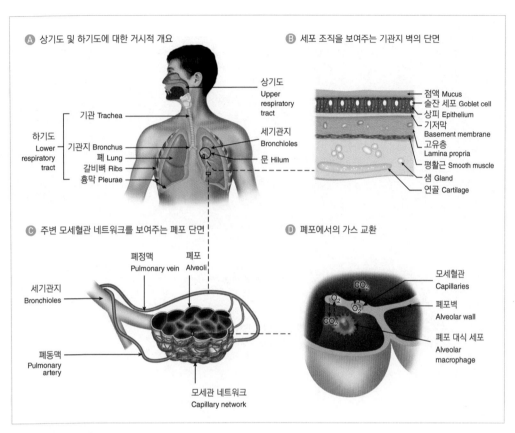

Ⓐ 상기도 및 하기도에 대한 거시적 개요

상기도
Upper
respiratory
tract

하기도
Lower
respiratory
tract

기관 Trachea

기관지 Bronchus
폐 Lung
갈비뼈 Ribs
흉막 Pleurae

세기관지
Bronchioles

문 Hilum

Ⓑ 세포 조직을 보여주는 기관지 벽의 단면

점액 Mucus
술잔 세포 Goblet cell
상피 Epithelium
기저막
Basement membrane
고유층
Lamina propria
평활근 Smooth muscle
샘 Gland
연골 Cartilage

Ⓒ 주변 모세혈관 네트워크를 보여주는 폐포 단면

폐정맥
Pulmonary vein

폐포
Alveoli

세기관지
Bronchioles

폐동맥
Pulmonary
artery

모세관 네트워크
Capillary network

Ⓓ 폐포에서의 가스 교환

모세혈관
Capillaries

폐포벽
Alveolar wall

폐포 대식 세포
Alveolar
macrophage

그림 10-1_ 호흡기 시스템의 해부학적 영역

이 구조 안에는 폐신경총(부교감 및 교감 운동 신경 섬유와 내장 감각 섬유의 집합체)이 있어 근육, 샘(gland) 및 혈관에 신경을 전달한다. 부교감 신경 섬유의 자극은 주로 기관지 수축을 유발한다. 대조적으로 교감 신경 운동 섬유는 기관지 확장의 조절을 돕는다.(〈그림 10-2〉 참조) 폐의 교감 및 부교감 신경 분포는 다양한 호흡기 질환의 발병에 중요한 역할을 하며 약물 요법을 위한 여러 표적 부위를 제공한다.

기능적으로 호흡기계는 전도 영역과 호흡 영역으로 나뉜다.(표 10-1) 전도 영역의 주요 기능은 폐 안팎으로 가스를 수송하는 것이며, 호흡 영역은 혈액과 산소 및 이산화탄소를 교환하는 데에 관여한다. 두 영역 모두 항상성에 영향을 주는 유해한 물질 제거와 호흡기를 보호하는 고유한 특성을 가지고 있다. 전도 및 호흡 영역 내에는 약물 요법의 표적이 되는 다양한 세포 유형이 존재하고 있으며, 그 위치와 기능은 〈그림 10-1〉 및 〈표 10-1〉에 자세히 설명되어 있다.

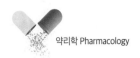
표 10-1_ 호흡 기관 내에 존재하는 세포의 유형

구 분	구 조	기도 분지 수	평활근	주요 세포 유형	기 능
전도 영역	기관	0	나선형 근육 섬유 다발로 배열	섬모 상피 세포	· 폐포의 높이까지 호흡 기관을 정렬함 · 보호 및 분비 제공 · 섬모라고 하는 가는 털 모양의 돌기는 지속적으로 박동하여 술잔 세포와 점막하 샘에서 분비된 점액을 입으로 이동시켜 배출하거나 삼키도록 함
				술잔(Goblet) 세포	· 뮤신이라는 단백질을 함유한 점성이 높은 점액 분비 · 호흡기로 유입되는 미립자 물질 및 잠재적인 병원균을 포획하여 섬모 세포와 함께 기도 보호를 도움
				기저 세포	· 손상 시 기도 보호를 돕기 위해 다른 세포 유형(주로 상피)으로 분화하는 가능
				장액 세포 점액샘 세포	· 박테리아 퇴치(살균) 단백질이 포함된 수용액 생성
	1차 기관지	1	근육 섬유의 나선형 다발로 배열	섬모 세포, 술잔 세포, 기저 세포 및 장액 세포	· 위 참조
	2차 기관지	2			
	3차 기관지	3			
	작은 기관지	4			
	세기관지	5			
	말단 세기관지	6-16		기저 및 섬모 세포	· 위 참조
				클라라 세포	· 섬모가 없고 점액을 생성하지 않는 분비 세포 · 호흡기의 항상성과 회복에 중요한 역할을 하는 특별한 단백질을 분비
호흡기 영역	호흡기 세기관지	17-19	섬유 다발	기저, 섬모 및 클라라 세포	· 위 참조
				I형 폐포 세포	· 폐포 표면의 대부분을 형성 · 가스 교환 과정에 관여 · 폐포 내 선택적 투과성 장벽 유지에 필수
				II형 폐포 세포	· 높은 대사율 · 표면 장력을 감소시키는 계면 활성제 생산 · 손상 후 폐포 복구를 돕는 I형 폐포 세포로 분화할 수 있는 능력이 있음
	폐포낭	23	섬유 다발	I형 및 II형 폐포 세포	위 참조
				폐포 대식 세포	· 호흡기의 선천적 면역 체계의 일부 · 감염성, 독성 또는 알레르기 물질로부터 호흡기를 보호하는 데 도움이 되는 일종의 식세포

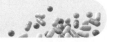

3 호흡기 질환

기관지 수축, 염증 및 폐 탄력성 상실 등이 호흡기계 질환을 초래하며, 이를 완화시키기 위해 약물 치료가 시행된다.

1 천식

천식(asthma)은 가장 흔한 만성 기도 질환 중 하나로 가변적인 증상(호흡 곤란, 천명, 가슴 답답함, 기침 등)과 가역적인 호기 기류 제한을 특징으로 한다. 국민건강영양조사에 따르면 우리나라 19세 이

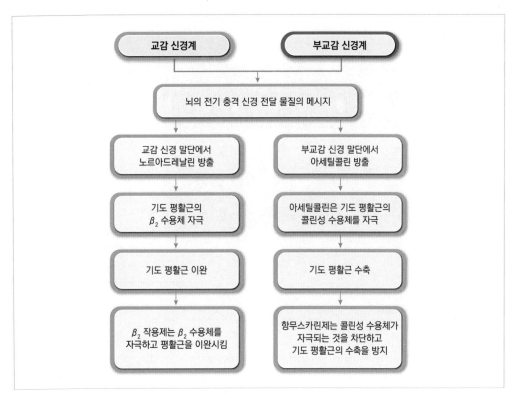

🖊 그림 10-2_ 호흡기도의 신경계 조절

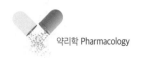
상 성인에서의 천식 유병률은 1998년 1.2%에서 2010년에 3.1%까지 지속적으로 증가하다가 이후 2018년까지는 3% 전후로 유지되고 있다. 소아 청소년 연령층에서 천식의 유병률은 5~9%대로 계속 조금씩 증가하다가 최근에는 더 이상 증가하지 않는 것으로 보인다.

천식은 특징적인 병태 생리학적 변화를 일으키는 두 가지 주요 요소인 염증과, 기도 과민 반응의 유발 요인으로 확인된 여러 유전적, 환경적, 정신적 요인과 복잡하게 얽혀 있다.(Ibrahim and Choong See, 2018) 초기 악화 인자(찬 공기, 연기, 알레르기 유발 물질, 감염 등)는 비만 세포, 대식 세포, 호산구 및 호중구, 평활근 세포의 활성화를 포함하는 복잡한 면역 및 신경 세포 반응의 연쇄 반응을 통해 기도 수축, 기도 협착 및 기도 폐쇄의 3가지 치명적인 증상을 초래한다.(그림 10-3 참조)

천식 환자의 3가지 증상은 모두 신경계와 불가분의 관계에 있다는 주장이 제기되었다.(Canning et al., 2012) 앞에서 살펴본 바와 같이 사람의 기도는 교감 및 부교감 신경계의 자율 신경에 지배를 받는다. 천식 환자의 기도에는 신경 제어의 불균형이 있다는 일부 주장이 있다.(그림 10-4 참조) 이 만성 질환에서 염증성 연쇄 반응이 장기화되면 호흡기의 세포 구성에 부정적인 변화가 발생

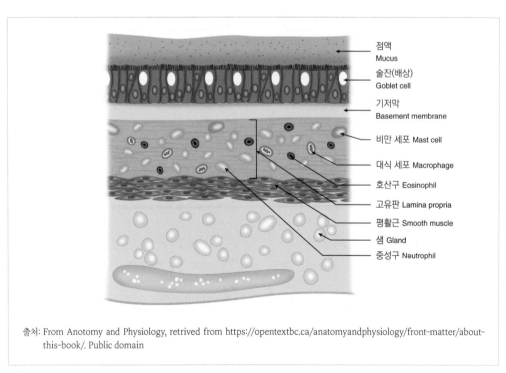

출처: From Anotomy and Physiology, retrieved from https://opentextbc.ca/anatomyandphysiology/front-matter/about-this-book/. Public domain

✏️ 그림 10-3_ 천식 악화 시 기관지 조직의 구조

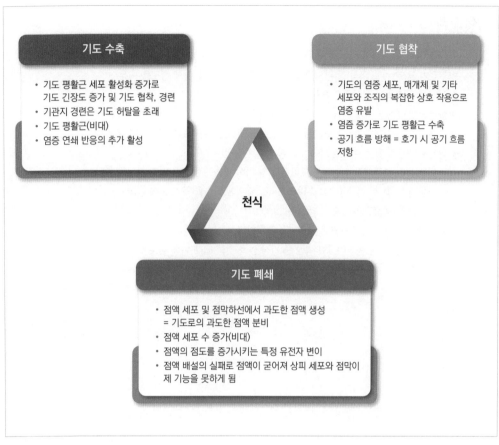

기도 수축
• 기도 평활근 세포 활성화 증가로 기도 긴장도 증가 및 기도 협착, 경련
• 기관지 경련은 기도 허탈을 초래
• 기도 평활근(비대)
• 염증 연쇄 반응의 추가 활성

기도 협착
• 기도의 염증 세포, 매개체 및 기타 세포와 조직의 복잡한 상호 작용으로 염증 유발
• 염증 증가로 기도 평활근 수축
• 공기 흐름 방해 = 호기 시 공기 흐름 저항

천식

기도 폐쇄
• 점액 세포 및 점막하선에서 과도한 점액 생성 = 기도로의 과도한 점액 분비
• 점액 세포 수 증가(비대)
• 점액의 점도를 증가시키는 특정 유전자 변이
• 점액 배설의 실패로 점액이 굳어져 상피 세포와 점막이 제 기능을 못하게 됨

✎ 그림 10-4_ 천식의 병태 생리

하여 기관지 섬모 상피 세포가 효과가 없어지고 상피 기저막이 두꺼워지며 점액(배상) 세포와 평활근 세포 수가 증가한다.(비대)

〈그림 10-4〉에서 볼 수 있듯이 천식의 전형적인 특징은 호기 시 기류 제한이다. 천식의 초기 진단과 중증도 확인 및 악화 정도를 사정하기 위해 현재 지침에서는 순차적 최대 호기 유속(Sequential peak expiratory flow, PEFR)을 사용할 것을 제안한다.(BTS/SIGN, 2019)

PEFR은 최대 폐 팽창 위치에서 강제 호기 시 달성되는 최고 유량을 측정하는 것으로 분당 리터(L/min)로 표시하며, 비침습적으로 간단하게 측정할 수 있다.(Miller et al., 2005) 측정의 척도는 환자의 나이와 키를 활용한 예측값이며, 국제표준화기구(International Organization for Standardization, ISO)의 EN23747을 이용한다.(그림 10-5)

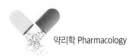

실무 기술

최대 호기 유속(PEFR) 측정: 기관지를 통한 공기 흐름과 기도의 방해 정도를 측정

❶ 최대 호기 유속계의 작동 여부를 확인한다.

❷ 환자에게 앉거나 서게 하여 편안한 자세를 취하도록 한다.

❸ 최대 호기 유속계를 재설정하여 포인터가 눈금의 첫 번째 줄(60)에 위치하도록 한다.

❹ 환자는 다음과 같은 순서로 최대 호기 유속을 측정한다.

- 최대 유속 측정계가 수평이 되도록 잡고 손가락이 측정 눈금을 막지 않도록 한다.
- 가능한 한 깊게 숨을 들이쉬고 마우스피스 주위에 입술을 꼭 대도록 한다.
- 가능한 한 빠르고 세게 숨을 내쉰다.

❺ 환자가 숨을 다 내쉬면 눈금을 확인하고 기록한다.

❻ 위의 내용을 3회 반복하여 3회 측정 중 가장 높은 것을 최대 유속 점수로 기록한다.

❼ 측정된 최대 호기 유속 수치는 연령별 정상 PEFR 차트에 표시한다.(그림 10-5 참조)

참고: 천식 환자의 연령 및 키를 고려해서 정상 PEFR 그래프에서 80% 이상일 경우 '안정'된 상태로 판단할 수 있다.

출처: National Health Service(2018)

천식의 약리학적 치료는 증상의 해결을 위해 단계적으로 접근하며(그림 10-6 참조) 기관지 확장제(bronchodilators), 코르티코스테로이드(corticosteroids), 류코트리엔 수용체 작용제(leukotriene receptor agonists), 거담제(expectorants) 및 충혈 완화제(decongestants)가 포함된다.

② 만성폐쇄폐질환(COPD)

COPD(Chronic obstructive pulmonary disease)는 천식과 달리 완전히 회복되지 않는 기류 제한을 특징으로 하는 폐 질환으로서 기도와 폐 실질 손상으로 인해 발생하며 예방과 치료가 가능하다. 환자는 질병 경과와 관련된 심장-폐 상호 작용의 결과로 발생하는 다수의 증상을 나타낼 수 있는데, 호흡 곤란(특히 운동 시), 청색증 악화, 천명, 객담 생성 증가(감염성일 수도 있고 아닐 수도 있음), 말초 부종 및 경정맥압 상승 등이 있다. COPD의 위험 인자로 가장 중요하고 잘 알려진 것은 흡연이다. 이외에 직업성 분진이나 화학 물질, 대기 오염, 낮은 사회 경제적 수준, 만성 기관지염이나 호

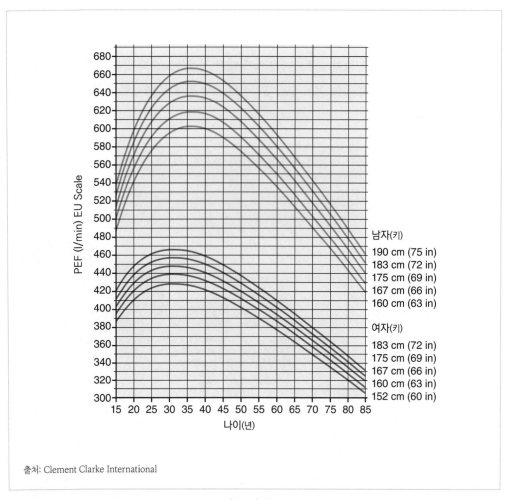

출처: Clement Clarke International

✏ 그림 10-5_ 15세 이상 연령별 정상 최대 호기 유속(PEFR) 측정값

흡기 감염 등이 있다. 이런 다양한 위험 인자로 인해 비흡연자에게서도 만성 기류 폐쇄가 발생할 수 있다.

COPD는 기도에 장기간 염증이 있는 만성 기관지염과 폐포에 손상이 있는 폐기종을 포괄하는 포괄적인 용어이다.(그림 10-7 참조) 병리적인 변화는 점액(배상) 세포 증식, 점막하샘 비대, 섬모기능 장애 및/또는 폐포막 파괴로 인한 폐 탄성 상실로 인한 것이며, 기류 제한과 기류 폐쇄를 초래하여 폐의 과팽창을 유발할 수 있다. 질환이 진행되면 가스 교환 장애가 발생할 수 있으며, 이것은 폐 모세혈관층의 파괴 및 저산소증에 의한 폐동맥 고혈압 상태를 초래할 수 있다.

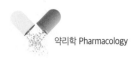

NICE(2019b)에 따르면 COPD 진단을 위해서는 환자가 다음 세 가지 기준을 충족해야 한다.

❶ 만 35세 이상

❷ 현재 흡연자, 흡연 이력, 화학 물질이나 먼지에 대한 직업적 노출과 같은 위험 요소의 존재

❸ 운동성 호흡 곤란, 만성 기침, 쌕쌕거림, 정기적인 객담 배출, 반복적인 흉부 감염과 같은 전형적인 증상

COPD의 약리학적 관리에는 천식에 사용되는 것과 유사한 치료법이 있다.

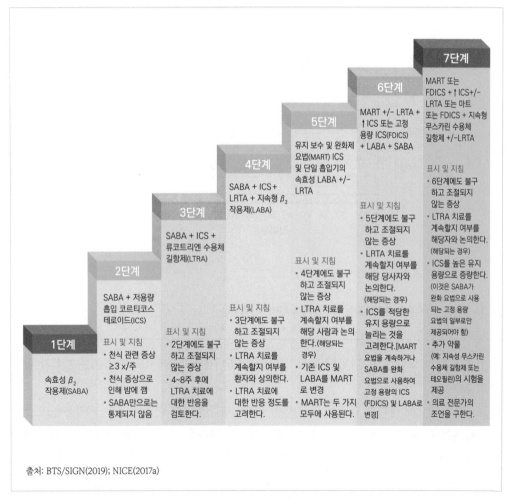

출처: BTS/SIGN(2019); NICE(2017a)

✎ 그림 10-6_ 17세 이상 성인 천식의 약리학적 치료 경로

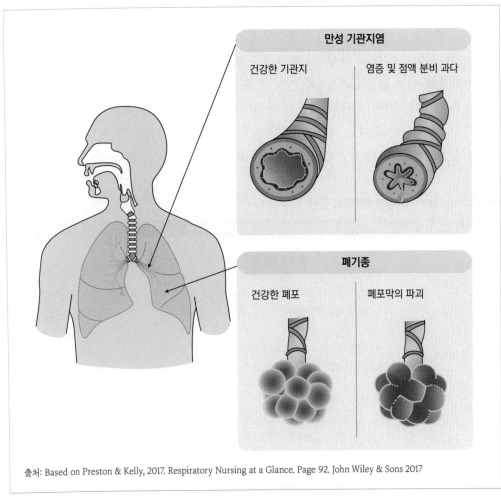

출처: Based on Preston & Kelly, 2017. Respiratory Nursing at a Glance. Page 92. John Wiley & Sons 2017

✎ 그림 10-7_ 만성폐쇄폐질환

③ 기관지 확장증

기관지 확장증(Bronchiectasis)은 기관지 벽의 탄력성 및 근육질 성분이 파괴되는 기도의 만성 염증성 질환이다. 성인과 어린이 모두에게 영향을 줄 수 있으며 최근 여성과 노인(70세 이상) 인구에서 이 질병의 발병률과 유병률이 증가하고 있다. COPD와 기관지 확장증 사이에는 어느 정도의 증후군 간에 중복이 존재한다.(Hurst et al., 2015)

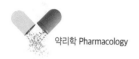

기관지 확장증의 원인은 〈표 10-2〉에 나타난 것처럼 여러 가지 범주로 나눌 수 있다.(O'Donnell, 2018) 여러 원인으로 인해 기도에 만성 염증과 손상이 발생하며, 병태 생리학적 일련의 과정(그림 10-8 참조)을 통해 기저막과 기관지의 상피 표면 손상, 섬모 세포 파괴, 술잔(배상) 세포 증식 및 비대를 초래한다. 이는 점액의 과분비와 기도 내 축적으로 이어져 박테리아 성장과 만성 감염에 완벽한 환경을 제공한다. COPD의 경우와 마찬가지로 환자는 복잡한 염증 과정의 결과로 여러 가지 증상이 나타나는데, 이것은 결국 복잡한 심장-폐 상호 작용을 일으킬 수 있다. 기관지 확장증의 약물 요법은 COPD에서 사용되는 것과 유사하다.

표 10-2_ 범주별 기관지 확장증의 원인

범 주	원 인
감염 후	· 소아기 바이러스(홍역, 인플루엔자, 백일해)로 인한 호흡기계 감염 · 박테리아(예 마이코박테리아) 감염 · 흡입된 곰팡이[예 아스페르길루스 푸미가투스(Aspergillus fumigatus)] 노출에 대한 면역 반응 · 소아의 만성 세기관지염
면역 체계의 결핍	· 인간 면역 결핍 바이러스(HIV) 및 AIDS · 항체 결핍(면역 글로불린 결핍)
유전적	· 낭성섬유증 · 호흡 섬모의 결핍(섬모 운동 이상증) · 폐 내 단백질 손상을 억제하는 효소 결핍(α_1 항트립신 효소 결핍)
흡인 또는 흡입 손상	· 구강 또는 위식도 내용물의 흡인으로 인한 호흡기 손상 · 열, 연기 또는 화학 자극 물질로 인한 호흡기 또는 폐 조직 손상
결합 조직 장애 및 크론병	· 자가 면역 질환[류마티스 관절염, 쇼그렌병(Sjogren's disease)]
염증성 장 질환	· 소화관의 만성 염증(궤양성 대장염 및 크론병)
기관지 내 폐쇄	· 이물질 · 기도 협착 · 종양
특발성	· 원인 불명(사례의 7~50%를 차지함)

출처: O'Donnell(2018)

④ 낭성섬유증

낭성섬유증(Cystic Fibrosis; CF)은 만성 염증성 호흡기 질환으로서 CFTR(cystic fibrosis transmembrane conductance regulator) 단백질의 기능 장애로 인해 발생한다. CFTR 단백질은 폐, 내장, 췌관, 땀샘 및 생식 기관을 감싸는 상피 세포 내에 존재하며, 상피 세포 내에서 염분과 수분의 균형을 유지하는 역할을 한다. 폐 내에서 CFTR의 문제가 발생하면 기도 내의 점액을 탈수시켜 점성을 증가시키고, 섬모 상피 세포 표면의 섬모를 평평하게 하여 점액 섬모의 에스컬레이터 역할에 심각한 손상을 초래한다. 이것은 결국 점액 저류, 만성 감염 및 염증을 유발하여 COPD의 경우와 마찬가지로 폐 실질 조직의 구조적 변화(기관지 확장증)를 유발한다

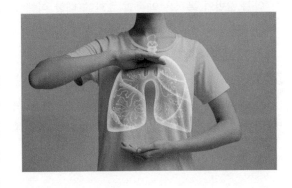

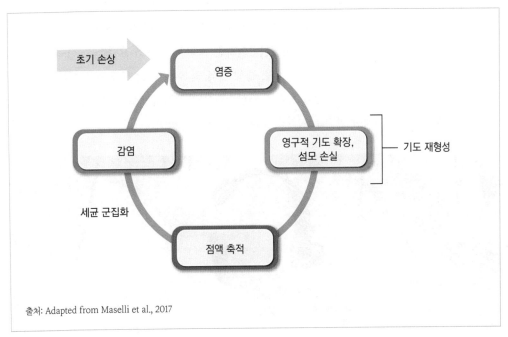

출처: Adapted from Maselli et al., 2017

✒ 그림 10-8_ 콜(Cole, 1986)이 처음 제안한 기관지 확장증의 병태 생리학적 주기

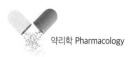

4 호흡기 약물의 종류

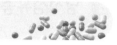

약물 요법의 목적은 약물의 효과에 대한 이해를 바탕으로 질병 치료에 약물을 활용하는 것이다.(Ritter et al., 2012) 적절한 약물을 선택하기 위해서는 약물의 약동학 및 약력학적 기전과 질병의 병태 생리에 대한 지식이 필수적이다. 일반적인 호흡기 질환은 앞부분에서 논의되었으며 본 장에서는 주요 호흡기의 병태 생리적 문제, 즉 저산소혈증, 기관지 수축, 기관지 점막 염증 및 기관지 점액 과분비 등에 따른 약물 요법에 대해 다룬다. 호흡기 약물은 산소 요법, 기관지 확장제, 항염증제(코르티코스테로이드), 면역 조절제 또는 점액 용해제로 분류할 수 있다.(표 10-3)

1 산소 요법

산소는 의료 환경에서 가장 많이 사용되는 약물 요법 중 하나이며 목표 산소 포화도 범위 등에 따라서 적절하게 처방되어야 한다.(Hiley et al., 2019; O'Driscoll et al., 2017) 산소는 저산소혈증(낮은 혈중 산소 함량 PaO_2), 조직 저산소증을 치료하기 위해 사용되며, 산소 투여 지침에 따라 투여해야 한다. 저산소혈증을 유발하는 심각한 질병이 있는 환자는 즉각적인 산소 요법(Oxygen therapy)이 필요하며(표 10-4 참조), 분만 및 수술 중 응급 상황, 출생 질식 및 호흡 곤란 증후군을 보이는 신생아 등이 여기에 해당된다.(WHO, 2016) 산소 요법은 저산소혈증만 교정하므로 근본적인 질환의 진단과 치료는 별개로 이루어져야 한다.(Hiley et al., 2019; O'Driscoll et al., 2017)

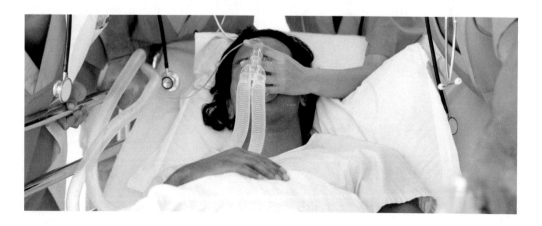

🥄표 10-3_ 호흡기 약물

약물 구분	하위 약물 구분	약물 이름의 예	일반적인 조건
산소 요법			• 산소 포화도 저하를 초래하는 모든 호흡기 장애
기관지 확장제	• 속효성 β_2 아드레날린 수용체 작용제	• 살부타몰(Salbutamol) • 터부탈린(Terbutaline)	• 천식 • COPD • 기관지 확장증
	• 지속형 β_2 아드레날린 수용체 작용제	• 살메테롤(Salmeterol) • 포르모테롤(Formoterol)	• 천식 • COPD
	• 무스카린 수용체 길항제	• 이프라트로피움(Ipratropium) • 티오트로피움(Tiotropium)	• 천식 • COPD
	• 크산틴류(Xanthines)	• 테오필린(Theophylline) • 아미노필린(Aminophylline)	• 천식 • COPD
코르티코 스테로이드	• 흡입 코르티코스테로이드	• 베클로메타손(Beclometasone) • 부데소니드(Budesonide) • 플루티카손(Fluticasone)	• 천식 • 기관지 확장증(천식이나 COPD 가 동시에 있는 경우에만) • COPD
	• 경구 코르티코스테로이드	• 프레드니솔론(Prednisolone)	• 천식 • 기관지 확장증(천식이나 COPD 가 동시에 있는 경우에만) • COPD
면역 조절제 및 크로몬 (Cromones)	• 비만 세포 안정제	• 크로모글리케이트 나트륨 (Sodium cromoglicate) • 네도크로밀 나트륨(Nedocromil sodium)	• 천식
	• 류코트리엔(Leukotriene) 수용체 길항제	• 몬테루카스트(Montelukast)	• 천식
점액 용해제		• 카르보시스테인 (Carbocisteine) • 아세틸시스테인 (Acetylcysteine)	• 기관지 확장증(CF 관련 없는) • COPD
		• 도나제 알파(Dornase alfa)	• CF

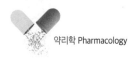
🥄 **표 10-4_ 성인에게서 산소 요법이 필요한 질병 및 임상 상태**

질병 심각도	상 황	
높은 수준의 산소가 필요한 위급한 질환	• 심장마비 • 패혈증 • 쇼크 • 중대한 외상 • 아나필락시스	• 익사 • 간질 발작 상태 • 심각한 머리 부상 • 주요 폐출혈 • 일산화탄소 중독
저산소혈증으로 중간 수준의 산소가 필요한 심각한 질병	• 급성 저산소혈증 - 원인을 알 수 없음 • 급성 천식 • 폐렴 • 폐암 • 간질성 폐질환 • 기흉	• 흉막 삼출 • 폐 색전증 • 급성 심부전 • 심한 빈혈 • 수술 후 호흡 곤란
모니터링이 필요한 상태, 저산소혈증이 있는 경우에만 산소 요법 실시	• 심근경색 및 급성 관상동맥증후군 • 뇌졸중 • 과호흡 또는 호흡 기능 장애 • 중독 또는 약물 과다 복용	• 대사 및 신장 장애 • 급성 및 아급성 신경 및 근육 질환 • 임신 및 산과 응급 상황
COPD 또는 저용량(조절된) 산소가 필요한 상태	• COPD • 신경근 질환, 신경학적 상태 및 흉벽 기형	• CF • 병적 비만

출처: Adapted from O'Driscoll et al.(2017)

맥박산소측정기(Pulse oximetry)는 혈액 내 산화 헤모글로빈의 백분율, 즉 산소포화도(SpO_2)를 측정한다.(Preston and Kelly, 2016; WHO, 2016) 산소 포화도는 환자의 저산소증 상태를 확인하여 중재하는 데 도움을 주며, 산소 요법을 받고 있는 환자의 치료 효과를 모니터링하는 목적으로 사용된다.(Preston and Kelly, 2016) 이를 위해서 맥박 산소 측정기의 사용법을 숙지해야 한다.(표 13-5) 단, 산소 포화도는 동맥혈 이산화탄소의 농도 및 인공호흡기의 효율성 정보 제공은 하지 못한다.

저산소혈증(Hypoxemia)은 혈중 산소 함량(PaO_2)이 낮은 것을 의미하며, 침습적으로 얻어진 동맥혈 가스에서 측정된다. 동맥혈 산소 농도의 정상 범위는 12~14.6kPa(80~100mmHg)이며, 이산화탄소의 정상 범위는 4.6~6.1kPa(35~45mmHg)이다.(O'Driscoll et al., 2017) 저산소혈증성 저산소증(Hypoxemic hypoxia)이나 제1형 호흡 부전은 산소포화도가 90% 미만 혹은 PaO_2가 60mmHg 미만인 경우이다.

동맥혈 가스는 공기 또는 산소를 호흡하는 환자에게서 산소 포화도가 94% 미만일 때 부적절한 것으로 표시된다.(O'Driscoll et al., 2017) 정상적인 산소 포화도는 94~98%이며 환자가 가지고 있는 동반 질환 및 연령의 영향을 받을 수 있다.(Hiley et al., 2019; O'Driscoll et al., 2017) 응급 상황에서 성인 및 소아 중환자는 맥박산소측정기를 사용할 수 있을 때까지 저장 마스크를 통해 15L/min의 속도로 즉각적인 고농도 산소 요법이 필요하다.(O'Driscoll et al., 2017; Soar et al., 2015) 목표 농도는 94~98%이지만, 이 목표치가 해로울 수 있는 환자 그룹(예 중증 COPD 환자)이 있으며, 최근 자료에 따르면 고산소혈증으로 인한 잠재적 피해와 사망률이 증가할 수 있다는 주장도 있다. 동맥혈 이산화탄소 함량이 높은 제2형 호흡 부전 환자는 더 낮은 수준으로(88~92%) 농도를 유지해야 한다. 이 그룹의 환자로는 중등도 또는 중증 COPD와 신경근 장애, 중증 기관지 확장증, 진행성 CF, 흉벽 기형 및 병적 비만과 같은 기타 위험 요인을 가진 사람들이다.

표 10-5_ 맥박산소측정기의 장단점

장 점	단 점
· 비침습적이다. · 단순하다. · 지속적 또는 간헐적 모니터링이 가능하다. · 산소 포화도 및 맥박수라는 두 가지 판독값을 제공한다. · 즉각적인 결과를 얻을 수 있다. · 휴대할 수 있어 임상 또는 가정 환경에서 사용 가능하다. · 비용이 저렴하다.	· 아래의 경우 판독값이 부정확할 수 있다. 　- 말초 순환 불량 - 혈관 수축이나 차가운 환경 　- 저혈량성 쇼크, 낮은 심박 출량 또는 부정맥으로 인한 저혈압 　- 움직임에 의한 문제- 떨림, 움직임 　- 일산화탄소 중독 - 산소 포화도 과다 추정 　- 주변광 간섭 - 밝은 빛 　- 프로브 센서가 파손되거나 오염됨 　- 손톱 광택 또는 착색 · 혈액의 동맥 산소 함량을 측정하는 것이 아니다. · SpO_2가 낮을수록 오차 범위가 커진다. · 환기의 적응증이 없다 - 호흡수, 1회 호흡량, 동맥혈 이산화탄소 함량 · 빈혈이 있어도 산소 포화도는 여전히 정상일 수 있다.

출처: Preston and Kelly(2016); WHO(2011)

고산소혈증(Hyperoxemia)은 일산화탄소 및 시안화물 중독, 자발성 기흉, 군발성 두통 및 겸상적 혈구증과 같은 특정 임상 상황에서는 유익하다.(O'Driscoll et al., 2017; Siemieniuk et al., 2018) 그러나 〈표 10-6〉에 요약된 것처럼 고산소혈증에는 생리학적, 임상적 위험이 모두 있다.

급성 질환이 있는 성인에게 산소 요법을 적용할 때는 포화 수준을 96% 이하로 유지하고, SpO_2가 92% 이상인 급성 심근경색 또는 뇌졸중 환자의 경우 산소 요법을 하지 않을 것을 권장한다.(WHO, 2016) 신생아가 산소를 필요로 할 경우에는 산소포화도를 95%를 넘지 않도록 하여 눈(망막)의 손상을 방지한다.

표 10-6_ 고산소혈증의 생리학적 및 임상적 위험

생리적 위험	임상적 위험
· 환기/관류 일치 악화로 환기 감소 · 흡입성 무기폐(고농도 산소 흡입으로 인한 폐포 허탈) · 관상동맥 및 대뇌동맥의 혈관 수축, 혈류 감소 · 심박출량 감소 · 활성 산소로 인한 조직 손상 · 전신 혈관 저항 증가	· 제2형 호흡 부전의 악화 또는 위험 증가 · 임상적 악화를 인식하지 못함 · 사망률 증가 - 심정지, 뇌졸중 및 심근경색

출처: O'Driscoll et al.(2017)

산소 공급 방법은 병원에서는 실린더 형태나 배관으로 연결하여 공급하며, 가정에서는 산소 압축기 또는 실린더 형태로 공급한다. 인터페이스 선택은 저산소증의 원인과 기저 질환 및 현재의 의학적 상태에 따라 달라진다.(Preston and Kelly, 2016) 장치는 〈표 10-7〉에 요약되어 있다.

표 10-7_ 산소 요법 장치

고농도 산소 장치

비재호흡(non-breath) 마스크 또는 재호흡(reservoir) 마스크
· 15L/min에서 약 60~90%의 산소를 공급한다.
· 비상시 사용하므로 단기간 사용한다.
· 제2형 호흡 부전 가능성이 없는 환자의 경우 사용한다.
· 리저버 백(Reservoir bag)은 적용 전 산소를 채운다.

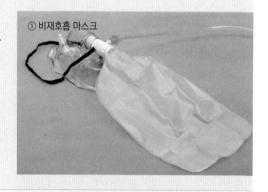
① 비재호흡 마스크

중간 농도 장치

단순 안면 마스크
· 5~10L/min의 유속으로 환자의 호흡 패턴에 따라 약 40~60%의 산소를 공급한다.
· 5L/min 미만의 유속이 호기 이산화탄소의 재호흡을 축적함으로 인해 제2형 호흡 부전 환자에게는 적합하지 않다.
· 단기간 사용한다.

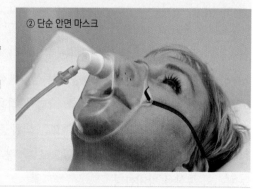
② 단순 안면 마스크

고정 성능(제어) 장치

벤츄리 마스크(Venturi mask)

- 유량 의존도가 적어 정확한 산소 농도를 제공한다.
- 2L, 4L, 6L, 8L, 10L, 12L의 최소 유량은 24%(파란색), 28%(흰색), 35%(노란색), 40%(빨간색) 및 60%(녹색) 산소를 공급한다.
- 제2형 호흡 부전의 위험이 있는 환자에게는 24% 및 28%를 적용한다.
- 중저 농도의 산소를 공급한다.

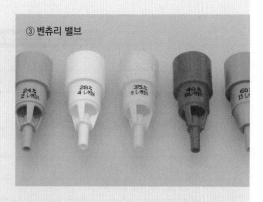

③ 벤츄리 밸브

비강 캐뉼러

- 0.5~4L/min의 유속으로 환자의 호흡 패턴에 따라 약 24~40%의 산소를 전달한다.
- 5세 미만 영유아 및 신생아는 0.5~1L/min, 유아의 경우 1~2L/min, 더 큰 아동의 경우 1~4L/min를 공급한다.
- 저농도 및 중농도의 산소를 공급한다.
- 소아와 성인이 편안해하고 잘 견딘다.
- 먹거나 마실 때 착용 가능하다.
- 이산화탄소를 재호흡할 위험이 없다.
- 불안정한 제2형 호흡 부전 환자에게는 권장하지 않는다.
- 4L/min 이상의 유속은 점막 자극을 유발할 수 있다.
- 비강이 심하게 막힌 경우 적합하지 않다.

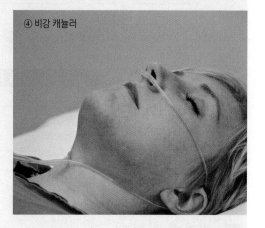

④ 비강 캐뉼러

고유량 가습 비강 캐뉼러

- 10~70L/min의 유속으로 21~100%의 산소를 공급한다.
- 중간 및 고농도 산소를 공급한다.
- 소아와 성인이 편안해하고 잘 견딘다.
- 기도 가습으로 분비물 제거율을 개선한다.
- 동적 기도 양압으로 흡기가 더 쉬워지고 폐의 통기성을 높이며 사강이 줄어든다.(이산화탄소 제거율 향상)

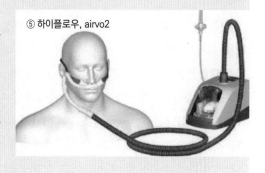

⑤ 하이플로우, airvo2

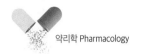

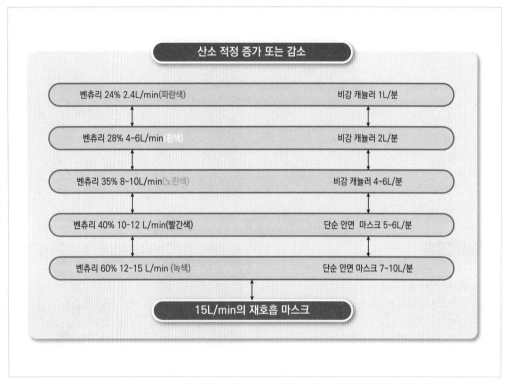

산소 적정 증가 또는 감소

벤츄리 24% 2.4L/min(파란색)	비강 캐뉼러 1L/분
벤츄리 28% 4~6L/min(흰색)	비강 캐뉼러 2L/분
벤츄리 35% 8~10L/min(노란색)	비강 캐뉼러 4~6L/분
벤츄리 40% 10-12 L/min(빨간색)	단순 안면 마스크 5~6L/분
벤츄리 60% 12-15 L/min (녹색)	단순 안면 마스크 7~10L/분

15L/min의 재호흡 마스크

그림 10-9_ 산소 요법 적정을 위한 흐름도

2 기관지 확장제

기관지 확장제는 천식, COPD 및 기관지 확장증을 치료하기 위해 주로 흡입을 통해 투여되는 약물이다. 기관지 수축은 병태 생리학적 질병 과정 중 하나이며 여러 기전에 의해 발생한다. 기관지 평활근 내에는 부교감 신경[무스카린(M3)]과 교감 신경[베타-아드레날린 수용체(β₂)]이 있어 자극되면 각각 수축 또는 확장을 일으킨다. 천식에서 신경 분포의 불균형으로 인해 콜린성(부교감)이 증가하고 아드레날린성(교감)이 감소하여 기관지 수축이 발생한다.(Graeme-Smith 및 Aronson, 2002) 주로 기관지벽 내의 비만 세포로부터 염증 매개체가 방출되면 천식, COPD 및 기관지 확장증에서 직접적인 기관지 수축이 일어난다. 기관지 확장제는 속효성 β_2 아드레날린 수용체 작용제(SABA), 장기 작용 β_2 아드레날린 수용체 작용제(LABA), 단기 및 장기 작용 무스카린 수용체 길항제(SAMA, LAMA) 및 크산틴류(Xanthines)의 4개 그룹으로 분류된다.

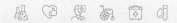

임상 고려 사항

📍 산소 안전 관리

산소는 병원에서는 배관을 통해, 가정 환경에서는 산소 발생기나 실린더를 통해 환자에게 제공된다.

- 실린더는 고압으로 압축된 산소를 다양한 크기로 제공한다. 산소를 사용하는 동안 환자가 움직일 수 있으므로 병원 내부 또는 외부에서 산소 요법 의존 환자를 이송하는 데 이상적이다. 산소 실린더는 가압 시스템으로 인한 부상 위험을 방지하기 위해 수직으로 세워 안전한 위치에 보관해야 하며, 폭발 위험이 있으므로 화기에서 멀리 떨어진 곳에 보관해야 한다. 산소는 연소를 지원하므로 인화성 물질 또는 액체와 가까운 곳에서 사용하거나 흡연, 전기 장비 또는 합성 섬유(정전기 방전을 일으킬 수 있음)와 같은 발화원 근처에서는 화상의 위험이 있으므로 사용해서는 안 된다. 모든 실린더는 잘못된 가스를 부주의하게 투여하는 것을 방지하기 위해 환자에게 투여하기 전 색상으로 구분하고 라벨을 붙여 확인해야 한다.(BCGA, 2018) 또한 사용 전에 실린더 내의 산소량과 밸브가 열려 있는지 항상 확인해야 한다.
- 병원에서 사용되는 배관으로 연결된 산소와 공기는 개별 실린더에 비해 고갈 위험이 현저히 낮다. 하지만 실수로 산소 대신 공기를 투여하는 사례가 발생할 수 있다. 최신 지침은 벽 소켓에서 공기 유량계를 제거하고, 사용하지 않을 때는 지정된 공기 배출구를 덮고 공기 유량계에 라벨을 부착할 것을 권장한다.(O'Driscoll et al., 2017)
- 산소 발생기는 주로 장기 산소 요법이 필요한 환자의 가정 환경에서 사용된다. 이 장치는 휴대형 또는 배관형이며 가스 공급원(일반적으로 실내 공기)에서 산소를 농축하여 최대 8L/min의 산소 유량을 공급한다.(Hardinge et al., 2015) 산소 실린더와 마찬가지로 가연성 물질과 함께 사용하거나 흡연과 같이 발화원 근처에서 사용할 경우 화상의 위험이 있다.

3 β_2 아드레날린 수용체 작용제

β_2 아드레날린 수용체는 G protein을 자극하여 세포 내 cAMP의 농도를 증가시킨다. 미오신 경쇄 키나제(Myosin light chain kinase; MLCK)는 일반적으로 평활근에서 미오신을 인산화시켜 수축을 일으키는 효소인데, cAMP는 이 효소를 억제하며 평활근의 이완을 일으켜 기관지 확장을 유도한다.(그림 10-10) 기관지 벽의 비만 세포는 염증 매개 물질을 방출하며, 이것은 칼슘 이온(Ca^{2+})의 유입에 의존한다. 그러나 세포 내 cAMP 농도가 증가하면 Ca^{2+}에 대한 세포막 투과성이 감소되므로 β_2 아드레날린 수용체 작용제는 염증 반응을 감소시킬 수 있다.(Neal, 2015)(그림 10-10)

(1) 속효성 β_2 아드레날린 수용체 작용제(SABA)

SABA(Short acting β_2 adrenoreceptor agonists; SABA) 작용의 발현 시작 시기는 5~15분 이내이며 작용 지속 시간은 약 4시간이다.(예 살부타몰 및 터부탈린 황산염)(Preston and Kelly, 2016) 천명, 호흡 곤란, 운동 제한 및 천식 증상에 대한 완화 요법으로 권장된다.(BTS/SIGN, 2019; NICE, 2017b) 천식 조절이 잘 되고 있다면 일반적으로 SABA가 필요하지 않기 때문에 SABA의 투여를 늘리려면 천식 증상의

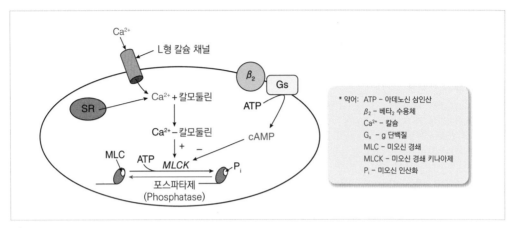

✎ 그림 10-10_ β_2 아드레날린 수용체

악화 또는 부적절한 관리를 나타내는 긴급 지표가 있어야 한다.(BTS/SIGN, 2019) 흡입 요법을 안정적으로 사용할 수 없는 환자를 위해 경구 및 정맥 내 제제를 사용할 수 있다. 〈표 10-7〉은 속효성 β_2 아드레날린 수용체 작용제와 관련한 약리학이다.

👌표 10-7_ 속효성 β_2 아드레날린 수용체 작용제 및 관련 약리학

약물 이름		살부타몰(Salbutamol)	터부탈린 황산염(Terbutaline sulphate)
작용		β_2 아드레날린 수용체를 자극하여 기관지 확장을 유발하고 염증 반응을 감소시킨다.	
투여 경로		흡입(다른 용량으로 분무될 수 있음), 경구, SC, IM, IV	
적응증	성인	• 천식(가역성 기도 폐쇄와 관련된 기타 질환) - 급성: 중등도, 중증 또는 생명을 위협함 - 만성 • 알레르기 항원(allergen) 또는 운동 유발 기관지 경련 예방 ※ 참고: 경구보다 흡입 투여 선호	• 천식(가역성 기도 폐쇄와 관련된 기타 질환) - 중등도, 중증 또는 생명을 위협함 ※ 참고: 경구보다 흡입 투여 선호
	어린이	• 천식 - 급성 - 중등도, 중증 또는 생명을 위협하는 급성 천식 - 만성 • 가역성 기도 폐쇄의 악화, 알레르기 항원(allergen) 또는 운동 유발 기관지 경련 예방 ※ 참고: 경구보다 흡입 투여 선호	• 천식 - 급성 천식 - 중등도, 중증 또는 생명을 위협하는 급성 천식 • 가역적 기도 폐쇄의 악화, 알레르기 항원(allergen) 또는 운동 유발 기관지 경련 예방 • ※ 참고: 경구보다 흡입 투여 선호

약물 이름	살부타몰(Salbutamol)	터부탈린 황산염(Terbutaline sulphate)
금기 사항	• 선택적 β_2 아드레날린 수용체 작용제 – 심각한 자간전증 – 살부타몰(Salbutamol) 또는 유당 과민증	
주의 사항	• 부정맥, 심부전, 심근허혈, 비후성 폐쇄성 심근병증, 고혈압 • 당뇨병(고혈당 및 케톤산증의 위험) • 갑상선 기능 항진증 • 저칼륨혈증: 중증 천식에서 저칼륨혈증과 저산소증 위험 • QT 간격 연장에 대한 민감성 • 임신: 임신 시에도 천식 약물을 규칙적으로 투여하여 증상을 조절한다. • 모유 수유: 흡입 약물은 정상적으로 투여하고, 경구 또는 IV 약물은 모유로 분비될 수 있으므로 신중히 고려한다.	
부작용	모든 β_2 아드레날린 수용체 작용제의 경우 • 부정맥 • 현기증 • 두통 • 저칼륨혈증 • 메스꺼움 • 두근거림 • 떨림 살부타몰(Salbutamol) • 근육 경련	모든 β_2 아드레날린 수용체 작용제의 경우 • 부정맥 • 현기증 • 두통 • 저칼륨혈증 • 메스꺼움 • 두근거림 • 떨림 터부탈린 황산염(Terbutaline sulphate) • 근육 경련 • 저혈압
상호 작용	• 비선택적 β–차단제와 병용 투여는 추천하지 않는다. • 살부타몰 외에 추가로 아드레날린성 약물의 투여는 심혈관계 문제를 초래할 수 있다. • 크산틴, 코르티코스테로이드 및 칼륨 배설 이뇨제로 인한 저칼륨혈증이 올 수 있다. • 디곡신(digoxin)과 병용 투여 시 독성 위험이 증가한다. • 터부탈린이 함유된 삼환계 항우울제 및 MAOI는 심혈관 효과를 강화할 수 있다.	
흡수	• 경구 투여로 잘 흡수되고 최고 혈중 농도는 1~4시간이다.	• 폐 생체 이용률은 약 16%, 최고 혈중 농도는 약 1.3시간에 도달한다. • 경구: 금식 시 14~15% 흡수된다.
분포	• 약 10~25%가 폐에 분포하며 순환계에서 빠르게 나타난다. • 대부분은 전달 장치 또는 구강 인두에 남아 있으며 삼키면 위장관에서 흡수된다.	• 기도 내에서 국소적으로 작용한다. • 약 25% 단백질과 결합한다.
대사	• 초회 통과량이 높다.	• 경구 투여: 간에서 부분적으로 대사된다. • 주요 대사 산물: 황산염 결합체
제거	• 흡입된 살부타몰의 혈중 농도는 경구 복용량보다 상당히 낮다. • 소변(24시간 내 80%까지)과 대변으로 빠르게 배설된다. • 반감기는 2.7~5.5시간이다.	• SC 투여: 90%는 소변으로 배설되고 60%는 변화되지 않는다. • 반감기 16~20시간이다.

출처: British National Formulary(2019g, h); British National Formulary for Children(2019g, h); Electronic Medicines Compendium(2019g, h)

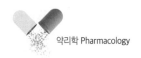

(2) 지속형 β_2 아드레날린 수용체 작용제(LABA)

　LABA(Long acting β_2 adrenoreceptor agonists, LABA) 작용의 발현 시작 시기는 3~20분이며 작용 지속 시간은 12~24시간이다.[예 살메테롤(Salmeterol) 및 포르모테롤(Formoterol)](Preston and Kelly, 2016) 흡입 코르티코스테로이드(ICS)에 효과가 없는 천식 환자에게 추가 요법으로서 처방된다. LABA는 성인에게는 첫 번째 선택되는 치료제지만, 4세 미만의 어린이에게 사용이 허가되지 않았다. LABA는 어린이에게는 류코트리엔 수용체 길항제와 약리 작용이 동일하지 않다.(BTS/SIGN, 2019) 천식 사망 위험이 증가하기 때문에 일반 ICS 없이 단독으로 처방되어서는 안 된다. 복합 흡입기는 순응도를 잠재적으로 향상시키고 이러한 위험을 없애준다.(BTS/SIGN, 2019; Nelson et al., 2006) LABA와 ICS는 천식 증상이 있고 스테로이드 반응성에 대한 임상적 암시가 있는 SABA를 사용했음에도 불구하고 호흡이 계속 악화되는 COPD 환자에게 고려될 수 있다.(NICE, 2018) 〈표 10-8〉은 지속형 β_2 아드레날린 수용체 작용제와 관련한 약리학이다.

표 10-8_ 지속형 β_2 아드레날린 수용체 작용제 및 관련 약리학

약 이름		살메테롤(Salmeterol)	포르모테롤(Formoterol)
작용		β_2 아드레날린 수용체를 자극하여 기관지 확장을 유발하고 염증 매개체의 방출을 감소시킨다.	
투여 경로		· 흡입	· 흡입
적응증	성인	· 가역성 기도 폐쇄, 야간 천식, 장기간 기관지 확장제 치료가 필요한 환자의 운동 유발 기관지 경련 예방, ICS를 정기적으로 사용하는 환자의 만성 천식에만 해당한다.	· COPD
	어린이	· 가역성 기도 폐쇄, 야간 천식, 장기간 기관지 확장제 치료가 필요한 환자의 운동 유발 기관지 경련 예방, ICS를 정기적으로 사용하는 환자의 만성 천식에만 해당된다.	
금기 사항		· 심각한 자간전증 · 살부타몰 또는 유당 과민증	
주의 사항		· 부정맥, 심부전, 심근허혈, 비후성 폐쇄성 심근병증, 고혈압 · 당뇨병(고혈당 및 케톤산증의 위험)　　　　　　　· 갑상선 항진증 · 저칼륨혈증 - 중증 천식에서 저칼륨혈증과 저산소증 위험 · QT 간격 연장에 대한 민감성 임신 · 살메테롤(Salmeterol) - 임신 중 사용 중지 · 포르모테롤(Formoterol) - 천식 조절이 잘 되지 않는 경우 임신의 모든 주기에서 투여 고려 가능 모유 수유 · 포르모테롤 - 모유로 전달되는지 알 수 없지만, 산모에게 주는 이익이 아이에게 미치는 영향보다 클 경우에만 사용을 고려한다. · 살메테롤 - 모유로 전달되므로 엄마와 아기에게 미치는 위험-이익을 고려하며 사용한다.	

약 이름	살메테롤(Salmeterol)	포르모테롤(Formoterol)
부작용	모든 β_2 아드레널린 수용체 작용제의 경우 ・부정맥　　　　　・현기증 ・두통　　　　　　・저칼륨혈증(고용량) ・메스꺼움　　　　・두근거림 ・떨림 살메테롤 ・근육 경련	모든 β_2 아드레널린 수용체 작용제의 경우 ・부정맥　　　　　・현기증 ・두통　　　　　　・저칼륨혈증 ・메스꺼움　　　　・두근거림 ・떨림 터부탈린 황산염 ・저혈압　　　　　・근육 경련
상호 작용	・비선택적 β 차단제와의 병용 투여는 권장되지 않음 ・저칼륨혈증: 크산틴(Xanthines), 코르티코스테로이드(Corticosteroids), 이뇨제 ・강력한 시토크롬 P450 3A4(CYP3A4) 억제제, 즉 케토코나졸(Ketoconazole)을 살메테롤과 함께 투여하면 혈중 농도 증가로 전신 효과(예 심계항진, QTc 간격 연장)를 발생시킬 수 있음.	・다른 QTc 연장 약물[항히스타민제, 항부정맥제, 에리스로마이신(Erythromycin) 및 삼환계 항우울제]과 함께 투여할 경우 심실 부정맥의 위험이 증가할 수 있음 ・레보도파(Levodopa), 레보티록신(Levothyroxine), 옥시토신(Oxytocin) 및 알코올은 심장 내성을 감소시킬 수 있음 ・추가적인 부작용으로 인해 다른 β_2작용제와 함께 투여할 경우 조금씩 천천히 변경하기 ・크산틴 코스티코스테로이드 이뇨제로 인한 저칼륨혈증 ・비선택적 β-차단제는 병용 투여를 권장하지 않음
흡수	・폐에서 국소적으로 작용하며, 치료 용량에서 낮은 혈중 농도를 보여주므로 혈중 농도로 치료 효과를 예측할 수 없음	・약 80%는 위장관에서 흡수됨 ・빠르고 광범위한 흡수: 흡입 후 최대 혈장 농도는 5분 후 도달, 경구 투여량 최대 혈중 농도는 30~60분 후에 달성
분포	・혈장 단백질 결합 96%	・혈장 단백질 결합 61~64%
대사	・CYP3A4를 통해 간에서 대사	・직접적인 글루크론산화(glucuronidation) 및 O-탈메틸화(demethylation)를 통해 간에서 대사
제거	・대변(60%) 및 소변(25%)으로 배설 ・반감기 5.5시간 ・작용 시간 12시간	・이상적인 제거 ・5~12세 어린이: 소변 6%는 불변 약물, 7~9%는 직접 글루크론산화 대사 산물 ・성인: 2~10% 불변 약물, 15~18% 직접 글루크론산화 대사 산물 ・작용 시간 〉12시간

출처: British National Formulary(2019c, d), British National Formulary for Children(2019c, d), Electronic Medicines Compendium(2019c, d)

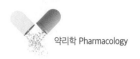

④ 무스카린 수용체 길항제

기관지 경련은 부교감 신경계의 자극으로 발생할 수 있다. 신경 전달 물질인 아세틸콜린은 신경 말단에서 방출되어 기관지 평활근 세포의 무스카린 수용체(M3)를 활성화시킨다. G 단백질

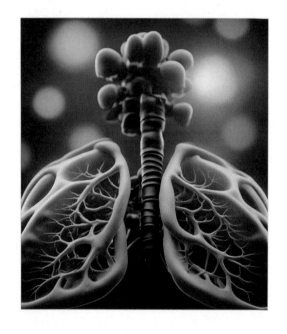

(Gq)을 통한 수용체의 활성화는 포스포리파제 C(PLC)를 자극하여 포스파티딜이노시톨 4, 5-이인산(PIP$_2$)을 2차 세포 전달자인 이노시톨-1, 4, 5-삼인산(IP3)과 디아실글리세롤 (DAG)로 나눈다. 이 중에서 IP$_3$는 칼슘 이온의 방출을 증가시켜 평활근 수축과 기관지 수축을 생성한다. 이 과정은 〈그림 10-11〉에 요약되어 있다. M3 수용체는 또한 기관지 샘(gland)에도 위치해 있어 기관지에 자극을 받으면 점액이 분비된다. 무스카린성 길항제는 M3 수용체를 차단하는 아세틸콜린과 경쟁하여 기관지 수축과 기관지 점액 분비를 감소시킨다.

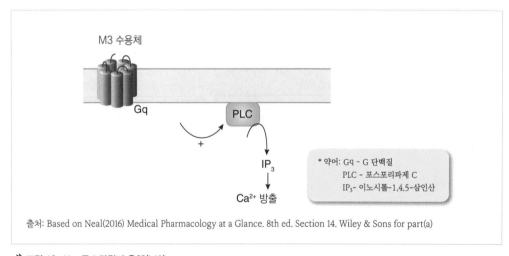

출처: Based on Neal(2016) Medical Pharmacology at a Glance. 8th ed. Section 14. Wiley & Sons for part(a)

✏ 그림 10-11_ 무스카린 수용체(M3)

(1) 속효성 무스카린성 길항제(SAMA)

SAMA(Short Acting Muscarinic Antagonist)의 작용 시작 시간은 30~60분이며 작용 지속 시간은 3~6시간이다.(예 이프라트로피움 브로마이드, Preston and Kelly, 2016) SAMA는 천식에서 단기간 지속되는 천명을 완화하고 COPD에서 호흡 곤란과 운동 제한을 완화하기 위해 경험적으로 사용할 수 있다.(BTS/SIGN, 2019; NICE, 2018) 생명을 위협하는 천식에서 SABA 단독 사용에 비해 이프라트로피움 브로마이드(Ipratropium bromide) 분무 요법과 SABA를 병용하였을 때 기관지 확장 효과가 증대되어 입원 기간이 단축되고 회복 속도가 증가되었다.(BTS/SIGN, 2019)

(2) 지속형 무스카린 길항제(LAMA)

LAMA(Long Acting Muscarinic Antagonist)의 작용 시작 시간은 약 30분이며 작용 지속 시간은 12~36시간이다.(예 티오트로피움 브로마이드(Preston and Kelly, 2016) 초기 완화제, 예방제 또는 추가 요법으로 천식이 잘 조절되지 않는다면 전문적인 치료가 필요하다. 티오트로피움 브로마이드(Tiotropium bromide)는 전문 치료제로서 ICS 및 LABA와 함께 사용하면 악화 횟수가 적고 폐 기능이 개선되며 심각한 부작용이 적고 천식이 조절되는 효과가 있다.(BTS/SIGN, 2019) LAMA와 LABA는 천식이나 스테로이드 반응성을 시사하는 특징은 없지만 호흡 곤란이 지속되어 삶의 질에 악영향을 받고 있는 중증 악화 또는 1년 2회 이상의 중등도 악화가 있는 COPD 환자에게 제공될 수 있다.(NICE, 2018) 〈표 10-9〉는 SAMA 및 LAMA 약물 및 관련 약리학이다.

표 10-9_ 무스카린 길항제 및 관련 약리학

약물 이름		이프라트로피움 브로마이드(Ipratropium bromide)	티오트로피움(Tiotropium)
작용		M3 수용체에 대해 아세틸콜린과 경쟁하여 길항제로 작용하며, 기관지 확장을 유발하고 기관지 점액 분비를 감소시킨다.	
투여 경로		흡입(다른 용량으로 분무기 사용 가능)	흡입
적응증	성인	· 가역성 기도 폐쇄(특히 COPD의 경우) · 급성 기관지 경련 · 심각하거나 생명을 위협하는 급성 천식	· COPD의 유지 치료 · COPD, 중증 천식의 유지 치료[지난해에 하나 이상의 심각한 악화를 겪은 환자의 경우 ICS에 추가 (매일 최소 800mcg 부데소니드 또는 이에 상응하는 용량) 및 최소 하나의 조절제] ※ 참고: 흡입기마다 캡슐의 용량이 다르며 제공 용량은 10mcg임

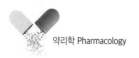

약물 이름	이프라트로피움 브로마이드(Ipratropium bromide)	티오트로피움(Tiotropium)
어린이	• 가역적 기도 폐쇄 • 급성 기관지 경련 • 심각하거나 생명을 위협하는 급성 천식	• 중증 천식[ICS에 추가(매일 400mcg 이상의 부데소니드 또는 이에 상응하는 용량) 및 1개의 조절제 또는 ICS(매일 200~400mcg 이상 부데소니드 또는 이에 상응하는 용량) 및 2개의 조절제, 이전 년도에 한 번 이상의 심각한 악화를 경험한 환자의 경우] • 중증 천식[ICS(매일 800mcg 이상의 부데소니드) 또는 ICS(매일 400~800mcg 부데소니드) 및 2개의 조절제, 이전 년도에 한 번 이상의 심각한 악화를 경험한 환자의 경우]
금기 사항	• 아트로핀 또는 그 유도체에 대한 과민증	
주의 사항	모든 흡입 무스카린성 길항제의 경우 • 방광 유출 장애 • 역설적 기관지 경련 • 전립선 비대증 • 폐쇄각 녹내장에 대한 감수성 임신 및 모유수유 • 잠재적 이익이 위험보다 클 경우에만 사용	모든 흡입 무스카린성 길항제 • 방광 유출 장애 • 역설적 기관지 경련 • 전립선 비대증 • 폐쇄각 녹내장에 대한 감수성 티오트로피움(Tiotropium)의 경우 • 부정맥(불안정하거나 생명을 위협하거나 지난 12개월 동안 개입이 필요한 경우) • 심부전(지난 12개월 동안 중등도에서 중증 심부전으로 병원에 입원) • 지난 6개월 동안의 심근경색 • 신 기능이 감소하면 혈장 농도가 증가(중등도에서 중증 신장 장애) 티오트로피움은 이익이 위험을 상회하는 경우에만 사용함 임신 및 모유수유 • 사용을 피할 것을 권고
부작용	모든 흡입 무스카린성 길항제 • 부정맥　　　　• 현기증 • 기침　　　　　• 마른입 • 두통　　　　　• 메스꺼움 이프라트로피움 브로마이드(Ipratropium bromide): • 위장 운동 장애　　• 인후 불편	모든 흡입 무스카린성 길항제 • 부정맥　　　　• 현기증 • 기침　　　　　• 마른입 • 두통　　　　　• 메스꺼움 티오트로피움 • 위장 장애　　　　• 감염 위험 증가 • 입맛 변경
상호 작용	• 다른 항콜린제와의 병용 투여는 권장하지 않음 • 협각 녹내장 병력이 있는 환자의 급성 녹내장 위험: 분무된 이프라트로피움 브로마이드 및 β_2 작용제 사용 시 증가	• 다른 항콜린성 약물과의 병용 투여는 권장하지 않음

약물 이름	이프라트로피움 브로마이드(Ipratropium bromide)	티오트로피움(Tiotropium)
흡수	• 10~30%가 폐에 침착되어 빠르게 흡수됨 • 폐에 흡수되고 남은 나머지는 삼키게 되나 위장 흡수는 미미함	• 약 20%가 폐에 침착되며 생체 이용률은 19.5% • 나머지는 삼키지만 위장관 흡수는 미미함
분포	• 혈장 단백질에 결합 20% 미만 • 전신 생체 이용률: 경구 2%, 흡입 7~28%	• 혈장 단백질 결합 약 72%
대사	• 흡입 후 사용 가능한 용량의 약 60%는 간에서 가수분해(41%) 및 결합(36%)에 의해 대사됨	• 간에서 최소한으로 대사됨
제거	• 약 40%는 신장을 통해 배설되며 10% 미만은 담즙과 대변을 통해 배설 • 반감기 3.2시간	• 불변 약물의 7%가 24시간 동안 소변으로 배설되고 나머지(흡수되지 않은)는 대변으로 제거 • 반감기 27~45시간

출처: British National Formulary(2019e, f), British National Formulary for Children(2019e, f), Electronic Medicines Compendium(2019e, f)

5 크산틴류

β_2 아드레날린 수용체 작용제는 세포 내로 자극을 전달하는 이차 전령 물질인 cAMP를 증가시켜 기관지 확장을 유발하고 염증 매개체 방출을 감소시킨다. 그러나 수용체 자극 없이 동일한 효과를 생성하는 대체 메커니즘이 있다. 포스포디에스테라아제(PDE)는 cAMP를 분해하는 효소인데, 이것이 억제되면 cAMP 농도가 증가한다.

크산틴(Xantines)은 포스포디에스테라제 유형 3 및 4 억제제로 cAMP 분해를 막음으로써 기관지를 이완시키는 β_2 작용제와 유사한 효과를 나타낸다. 천식과 COPD의 관리에 사용되는 두 가지 주요 크산틴계 약물은 테오필린(Theophylline)과 아미노필린(Aminophylline)이다. 경구 테오필린은 흡입기를 사용할 수 없는 어린이에게 처방된다.(Neal, 2015) 서방형 제제의 경우 작용 시작 시간은 약 1~2시간이고, 작용 지속 시간은 최대 12시간이다. 테오필린은 SABA, SAMA, LABA 및 LAMA를 사용해본 적이 있거나 흡입 요법을 사용할 수 없는 COPD 환자에게 처방될 수 있다.(NICE, 2018) 아미노필린은 테오필린과 에틸렌디아민의 화합물로 용해도를 향상시킨 정맥 주사제이며, 천식 및 COPD의 급성 악화 시에 사용한다. 〈표 10-10〉은 크산틴 제제 및 관련 약리학이다.

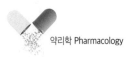

💊표 10-10_ 크산틴 제제 및 관련 약리학

약물 이름		테오필린(Theophylline)	아미노필린(Aminophylline)
작용		포스포디에스테라제(Phosphodiesterase) 억제제: 세포 내 cAMP의 분해를 방지하여 기관지를 확장시키고 점액 분비를 감소시킴	
투여 경로		경구	IV 또는 경구
적응증	성인	· 가역적 기도 폐쇄 · 중증 급성 천식 · 만성 천식	· 중증 급성 천식 · COPD의 심각한 급성 악화 · 가역적 기도 폐쇄
	어린이	· 만성 천식 · 방출 조절 약물 - 복용량은 경구 약물 브랜드에 따라 다름	· 중증 급성 천식 · 만성 천식
금기 사항		· 크산틴 또는 부형제에 과민증[하이드록시에틸셀룰로스 (Hydroxyethylcellulose), 포비돈(Povidone), 세토스테아릴알코올(Cetostearyl alcohol), 마그로골(Magrogol), 탈크 (Talc), 마그네슘 스테아레이트(Magnesium stearate)] · 포르피린증 환자 · 6세 미만에서 에페드린과 병용 투여 · 6개월 미만에서 금기	· 에틸렌디아민(Ethylendiamine, 아미노필린을 생성하기 위해 테오필린에 첨가)에 대한 과민증 · 다른 크산틴과의 병용은 독성의 위험성 때문에 금기 · 카페인, 테오브로민에 알레르기 · 급성 포르피린증 환자 · 6개월 미만 어린이의 아미노필린 IV는 권장되지 않음
주의 사항		· 심부정맥 또는 기타 심장 질환 · 노인 · 간질 · 발열 · 고혈압 · 갑상선 기능 항진증 · 소화성 궤양 · 저칼륨혈증 위험 - β₂ 작용제 테오필린 유도체, 코르티코스테로이드, 이뇨제와 함께 사용 시, 저산소증이 나타날 때 임신 및 모유 수유 · 잠재적 이익이 위험보다 클 경우에만 사용	· 급속 IV 주사 후 부정맥 · 심장 부정맥 또는 기타 심장 질환 · 노인 · 간질 · 발열 · 고혈압 · 갑상선 기능 항진증 · 소화성 궤양 · 저칼륨혈증의 위험 - 특히 β₂ 작용제, 테오필린 유도체, 코르티코스테로이드, 이뇨제 사용 및 저산소증에 의한 경우 임신 및 모유 수유 · 잠재적 이익이 위험보다 클 경우에만 사용
부작용		· 불안 · 부정맥 · 설사 · 현기증 · 위장 불편 · 위식도 역류 질환 · 두통 · 고요산혈증 · 구역, 구토 · 두근거림 · 발작 · 피부 반응 · 수면 장애 · 떨림 · 비뇨기 장애 · 구토	아미노필린: · 두통 · 메스꺼움 · 두근거림 · 발작(IV 주사가 너무 빠른 경우 더 흔함) · 복통 · 불안 · 전해질 불균형 · 혼란, 섬망, 어지럼증, 불면증, 조증 · 위장 출혈 또는 역류성 질환 · 설사, 구토 · 고체온 · 저혈압, 빈맥 · 통증 · 과호흡 · 대사 장애 · 피부 반응 · 현기증, 시각 장애
상호 작용		· 흡연과 알코올은 테오필린 제거율을 증가시킬 수 있으므로 복용량을 늘려야 할 수 있다. · 테오필린 제거율은 다음에 의해 증가한다. - 아미노글루테티미드(Aminogluthethimide), 카르바마제핀(Carbamazepine), 이소프레날린(Isoprenaline), 페니토인(Phenytoin), 리팜피신(Rifampicin), 리토나비르(Ritonavir), 설핀피라존(Sulfinpyrazone), 바르비투르산염(Barbiturates)과 세인트 존스 워트(St. John's Wort)	· 흡연과 알코올은 테오필린 제거율을 증가시킬 수 있으므로 복용량을 늘려야 할 수 있다. · 테오필린 제거율은 다음 약물에 의해 증가한다. - 아미노글루테티미드(Aminogluthethimide), 항간질제 (antiepileptics)[(카르바마제핀(Carbamazepine), 페니토인(Phenytoin)], 이소프레날린(Isoprenaline), 리팜피신(Rifampicin), 리토나비르(Ritonavir), 설핀피라존 (Sulfinpyrazone), 바르비투르산염(Barbiturates)

약물 이름	테오필린(Theophylline)	아미노필린(Aminophylline)
상호 작용	• 테오필린 제거율은 다음과 같은 약물에 의해 감소한다. - 아시클로비르(Aciclovir), 알로푸리놀(Allopurinol), 카르비마졸(Carbimazole), 시메티딘(Cimetidine), 클라리스로마이신(Clarithromycin), 딜티아젬(Diltiazem), 디설피람(Disulfiram), 에리스로마이신(Erythromycin), 플루코나졸(Fluconazole), 인터페론(Interferon), 이소니아지드(Isoniazid), 메토트렉세이트(Methotrexate), 멕실레틴(Mexiletine), 니자티딘(Nizatidine), 펜톡시파일린(Pentoxifylline), 프로파페논(Propafenone), 프로판올롤(Propanolol), 티아벤다졸(Thiabendazole), 베라파밀(Verapamil)과 경구 피임약 • 시프로플록사신(Ciprofloxacin)을 포함한 일부 퀴놀론계 항생제와 상호 작용할 수 있다. • 바이러스 감염, 간 질환 및 심부전 또한 테오필린 청소율을 감소시킨다. • 케타민(Ketamine)의 병용으로 발작 역치가 감소한다. ※ 참고: 테오필린은 치료 지수가 5~20mcg/mL. 이 수준 이상에서는 관련 독성 효과가 있다. 혈장 테오필린 농도는 경구 치료 시작 후 5일, 용량 조절 후 3일. 또는 변형 방출 제제의 경구 투여 후 4~6시간에 측정해야 한다.	• 테오필린 제거율은 다음 약물에 의해 감소한다. - 플루복사민(Fluvoxamine), 알로푸리놀(Allopurinol), 시메티딘(Cimetidine), 마크로라이드계 항생제[클라리스로마이신(Clarithromycin), 에리스로마이신(Erythromycin)], 칼슘 통로 차단제[딜티아젬(Diltiazem), 베라파밀(Verapamil)], 디설피람(Disulfiram), 플루코나졸(Fluconazole), 인터페론(Interferon), 이소니아지드(Isoniazid), 메토트렉세이트(Methotrexate), 멕실레틴(Mexiletine), 프로파페논(Propafenone), 프로파놀롤(Propanolol), 티아벤다졸(Thiabendazole), 타크린(Tacrine), 갑상선 호르몬, 세인트 존스 워트(St. John's Wort), 자피르루카스트(Zafirlukast)와 경구 피임약 • 기타 상호 작용: - 리튬(Lithium), 벤조디아제핀(Benzodiazepines), 퀴놀론(Quinolones), 전신 마취제, 판쿠로늄(Pancuronium), 교감 신경 흥분제, β_2 작용제, 베타 차단제, 강심배당체, 아데노신(Adenosine), 류코트리엔 길항제, 독사프람(Doxapram)과 레가데노손(Regadenoson) ※ 참고: 테오필린은 5~20mcg/mL의 좁은 치료 지수를 가지며, 이 수준 이상에서는 관련 독성 효과가 있다. 아미노필린을 IV 투여하는 경우 4~6시간 후에 혈장 테오필린 농도를 확인한다.
흡수	• 경구 투여 - 100% 생체 이용률로 효율적으로 흡수 • 약 5시간에 최대 농도 • 유효 혈장 농도 5~12mcg/ml	• IV 준비
분포	• 약 60%가 혈장 단백질에 결합되어 모든 신체 구획에 분포된다.	• 혈장 단백질 결합은 약 60%, 간 질환이 있는 신생아 및 성인의 경우 약 40%로 감소
대사	• 간에서 대사	• 간에서 대사
제거	• 주로 소변으로 배설되며 약 10%는 변화 없이 배설됨 • 평균 제거 반감기는 약 7시간	• 주로 소변으로 배설되며 약 10%는 변화 없이 배설됨 • 개인 간 편차로 인한 반감기 제거 변수

출처: British National Formulary(2019g, h), British National Formulary for Children(2019g, h), Electronic Medicines Compendium(2019g, h)

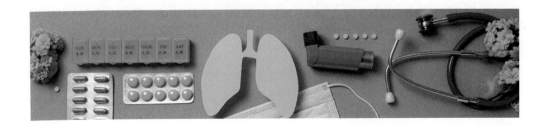

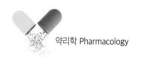

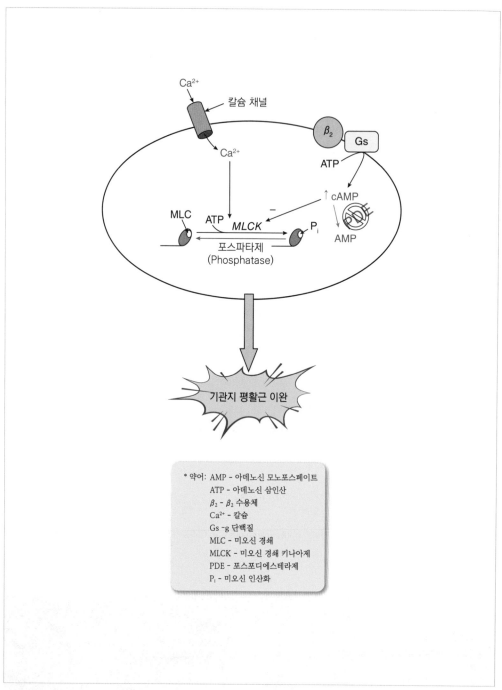

✒ 그림 10-12_ β_2 아드레날린 수용체와 크산틴(PDE 억제제)의 작용 부위

임상 고려 사항

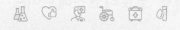

📍 흡입 요법 장치

흡입 요법은 COPD, 천식 및 기관지 확장증 치료의 기본이다. 기관지 확장제 및 코르티코스테로이드는 에어로졸 흡입기, 건조 분말 흡입기 또는 네뷸라이저를 통해 투여할 수 있다. 흡입 약물을 효과적이고 안전하게 전달하기 위해서는 이러한 장치에 대한 이해가 필수적이다.

- 정량 흡입기(MDI) – 작은 압축 에어로졸 캔에서 스프레이, 미스트 또는 미세 분말 형태로 약물을 투여한다. 약물은 추진체를 통해 발사되며, 밸브가 있어서 고정된 양으로 약물을 정량 주입할 수 있다. 스페이서를 사용하여 약물 투여와 깊은 흡입 사이의 불량한 조정을 제거할 수 있으며, 폐 침착 개선 및 스테로이드 흡입으로 인한 부작용을 예방할 수 있다.(Dougherty and Lister, 2015; Preston and Kelly, 2016) 추진체를 이용해 용량 전달 속도와 냉기를 감소시킨다. 호흡 작동식 MDI는 에어로졸 캔을 압축하지 않고 약물을 투여한다.

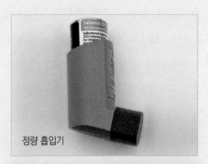

정량 흡입기

- 건조 분말 흡입기(Dry powder inhaler, DPI) – 약물이 캡슐 또는 는 흡입기 내에서 분말 형태로 전달된다. 호흡으로 작동되며 약효를 발휘하려면 충분히 숨을 들이마셔야 하지만, 자칫 기침 반사를 유발할 수도 있다. 다회 투여 건조 분말 흡입기에는 모두 개별적인 부하 용량 기술(priming technique)이 있으며, 덮개를 열거나 레버를 밀거나 버튼을 누르거나 베이스를 비틀어서 부하 용량이 나오도록 되어 있다.(Preston and Kelly, 2016)

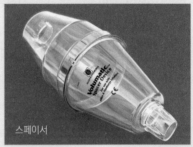

스페이서

- 네뷸라이저 – 산소 또는 공기가 약물 용액을 통해 미세한 미스트가 생성되어 안면 마스크나 마우스피스를 통해 흡입된다. 네뷸라이저는 더 작은 입자가 생성되어 표준 흡입기에 비해 더 많은 용량의 약물을 투여할 수 있으며, 조절할 필요가 없어 위독하거나 손으로 작동할 수 없는 환자에게 유용하다.(Dougherty 및 Lister 2015, Preston과 Kelly, 2016) 전달되는 용량은 장비 내 약물 침착, 호흡 패턴 및 생성된 입자 크기에 따라 달라진다.

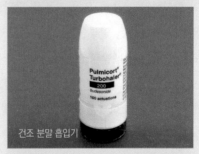

건조 분말 흡입기

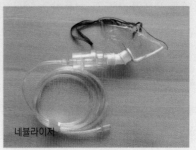

네뷸라이저

사진 출처: Pictures taken from the Royal Marsden Handbook of Nursing Procedures, 9e. Dougherty & Lister(2015). pp 708-709. © 2015, John Wiley & Sons

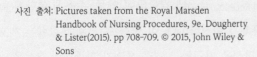

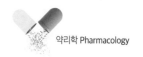

⑥ 코르티코스테로이드

코르티코스테로이드(Glucocorticosteroids, Glucocorticoids 또는 steroids라고 함)는 경구 또는 흡입 경로로 투여되며, 많은 호흡기 질환을 치료하는 데 사용된다. 인체에는 코티솔 형태의 내인성 글루코코르티코스테로이드(Glucocorticosteroids)가 있으며, 이것은 음성 피드백 기전을 통해 부신 피질 내에서 생성되며 항상성을 유지한다. 코티솔은 시상하부-뇌하수체-부신 축(HPA 축)과 관련된 신경 및 호르몬 반응 경로의 끝에서 방출된다. 그리고 '투쟁 또는 도피(fight or flight)' 반응의 일부로 자극/스트레스 요인(감염, 외상 또는 질병)이 있을 때 증가한다.(그림 10-13 참조)

이러한 경로는 특히 만성 질환 상태에서 소진될 수 있으며, 자연적으로 발생하는 내인성 스테로이드 호르몬인 코티솔의 효과를 모방하기 위해 외인성 형태의 글루코코르티코스테로이드를 투여해야 한다. 외인성 스테로이드 투여 시 코르티코스테로이드의 약리학적 용량은 원하는 항염증 효과를 나타내기 위해 24시간 내에 정상적인 내인성 용량을 초과하게 된다. 이것은 '초생리학적 용량'으로 알려져 있으며 많은 부작용이 동반된다.

다른 종류의 스테로이드 호르몬인 미네랄로코르티코이드[알도스테론(Aldosterone)]는 내인성으로 존재할 뿐 아니라 외인성/합성 형태[플루드로코르티손(Fludrocortisone)]로 투여할 수 있고, 염분 및 수분의 항상성(삼투압 조절) 유지 기능을 담당한다. 미네랄로코르티코이드(Mineralocorticoids)와 유사한 작용이나 차단하는 일부 약물에는 글루코코르티코이드 효과도 있다. 그러나 호흡기 질환에 사용되는 약물은 미네랄로코르티코이드 활성에 최소한의 영향을 미치거나 전혀 영향을 미치지 않는 약물로서, 주로 심혈관 또는 신장 질환의 치료에 사용된다.

코르티코스테로이드는 외상, 감염, 질병으로 인한 염증 경로에 영향을 미치며, 이들의 주요 효과는 호흡기의 염증을 치료하는 데 다양하게 사용된다. 즉, 주화성(chemotaxis)이라는 과정을 통해 염증 세포가 기도로 이동하는 것을 억제한다. 코르티코스테로이드의 약리학적 효과는 염증 세포의 핵(대식 세포, 호산구, 림프구, 비만 세포)과 호흡기 구조 세포(상피, 내피, 술잔 세포, 평활근 세포)에 작용한다. 코르티코스테로이드는 표적 세포의 세포막을 가로질러 세포질로 확산되고 세포질 글루코코르티코이드 수용체(Cytoplasmic Glucocorticoid Receptor, CGR)에 결합하여 약물-수용체 복합체(글루코코르티코이드-CGR 복합체)를 형성하고 상기 수용체를 활성화한다. 이 약물-수용체 복합체는 세포의 핵으로 들어가(전위) 항염 유전자 단백질의 합성을 자극하고 염증 유전자 단백질의 합성을 억제한다.(그림 10-14)

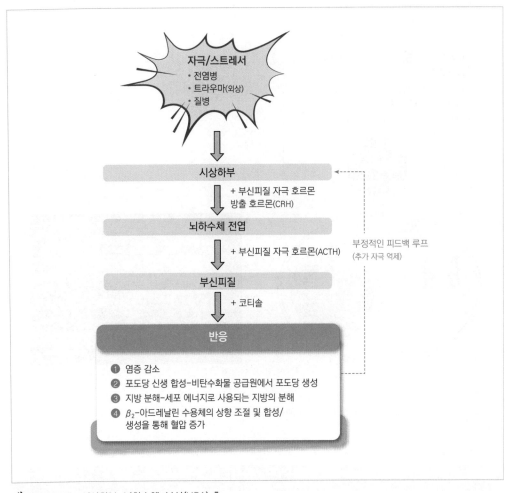

✏️ 그림 10-13_ 시상하부-뇌하수체-부신(HPA) 축

❶ 글루코코르티코이드는 세포막을 통해 세포질 내 글루코코르티코이드 수용체(cytoplasmic glucocorticoid receptor, CGR)가 있는 세포질로 들어간다.

❷ 글루코코르티코이드와 CGR이 결합하여 세포핵을 가로지르는 약물-수용체(CGRD) 복합체를 만든다.

❸ CGRD 복합체는 스테로이드 반응 유전자 영역에 결합한다. 이 상호 작용은 유전자 전사를 켜거나 끈다.

❹ 서로 다른 유전자 전사의 효과는 몸 전체를 통해 다양한 영향을 미친다.

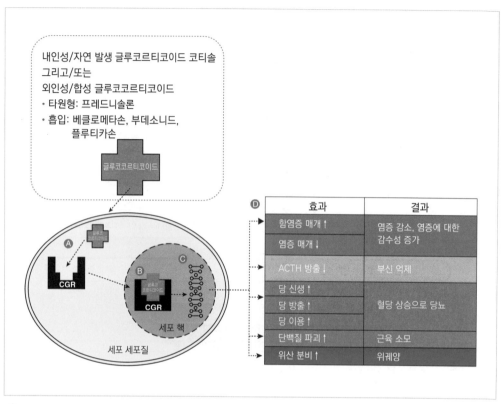

🖊 그림 10-14_ 글루코코르티코이드의 약리학적 효과

☕표 10-11_ 코르티코스테로이드 제제 및 관련 약리학

약물 이름	프레드니솔론(Prednisolone)	베클로메타손 디프로피오네이트 (Beclometasone dipropionate)	부데소니드 (Budesonide)	플루티카손 (Fluticasone)
작용	• 미네랄로코르티코이드 효과를 최소화하면서 주로 글루코코르티코이드 효과를 나타낸다.			
투여 경로	• 경구	• 흡입	• 흡입(다른 용량으로 분무될 수도 있음)	• 흡입(다른 용량으로 분무될 수도 있음)
적응증	• 성인 / 어린이			
	• COPD의 급성 악화	• 경증에서 생명을 위협하는 급성 천식	• 천식 예방	
금기 사항	• 이전의 아나필락시스 반응 • 면역 억제제를 투여받는 사람(이식 환자 등)은 생백신을 피한다.	• 이전의 아나필락시스 반응		

약물 이름	프레드니솔론(Prednisolone)	베클로메타손 디프로피오네이트 (Beclometasone dipropionate)	부데소니드 (Budesonide)	플루티카손 (Fluticasone)
주의 사항	**임신과 모유 수유** • 임신 중 코르티코스테로이드 치료의 이득이 위험보다 커야 한다. • 진통 중에는 추가적인 코르티코스테로이드 필요 • 모유에 소량으로 배출되나 1일 40mg 이하의 용량은 유아에게 전신 효과를 일으킬 가능성이 낮다. **장기간 치료** • 일반적으로 성인 7일 이상 매일 40mg 이상, 1주일 동안 매일 2mg/kg 이상, 어린이의 경우 1개월 동안 매일 1mg/kg 이상 + 질병 재발 가능성이 있음 • 갑작스러운 금단 증상은 급성 부신 기능 부전, 저혈압 또는 사망으로 이어질 수 있음	• 중요한 처방 정보 • 베클로메타손 디프로피오네이트 흡입기(Qvar® 및 Clenil Modulite®)는 상호 교환할 수 없어 브랜드명으로 처방되고 처방 지침에 따라 용량을 조정해야 한다. 임신과 모유 수유: • 천식, COPD 및 기관지 확장증에 대한 흡입제는 임신 중에도 정상적으로 복용할 수 있다.		
부작용	• 정신과적 및 정신병적 반응, 행동 장애, 과민성, 불안, 수면 장애 및 인지 기능 장애 • 감염 및 기회 감염에 대한 감수성 증가 • 혈당 수치 증가	• 역설적 기관지 경련 - 속효성 β_2 작용제를 미리 흡입하여 예방할 수 있다. • 두통 • 구강 아구창/칸디다증 - 스페이서 장치를 사용하여 줄일 수 있다. • 폐렴(COPD 환자의 경우) • 입맛 변화 • 음성 변화		
상호 작용	• 생백신 • 제산제(마그네슘 또는 알루미늄 함유제) • 항균제 - 리팜피신(Rifampicin) 및 이소니아지드(Isoniazid) • 항응고제 - 와파린 • 항간질제-카르바마제핀, 페노바르비탈(Phenobarbital), 페니토인(Phenytoin) 및 프리미돈(Primidone) 효과 코르티코스테로이드	• 일반적인 상호 작용은 거의 불가능하다. • 강력한 CYP3A 억제제[예 리토나비르(Ritonavir), 코비시스타트(Cobicistat), 이트라코나졸(Itraconazole), 케토코나졸(Ketoconazole)]의 병용 사용 시 전신 효과 가능성 - 부데소니드에 대한 전신 노출 증가		

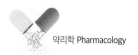

약물 이름	프레드니솔론(Prednisolone)	베클로메타손 디프로피오네이트 (Beclometasone dipropionate)	부데소니드 (Budesonide)	플루티카손 (Fluticasone)
상호 작용	• 항진균제 - 암포테리신 (Amphotericin) 및 케토코나졸(Ketoconazole) • 세포 독성-메토트렉세이트 • 피임약 • 비스테로이드성 소염제 - 아스피린 및 인도메타신 • 교감 신경 작용제- 고용량의 밤부테롤(Bambuterol), 페노테롤(Fenoteral), 포르모테롤(Formoterol), 리도트린(Ritodrine), 살부타몰(Salbutamol), 살메테롤(Salmeterol) 및 터부탈린(Terbutaline)			
흡수	• 경구 투여 후 빠르게 흡수 • 1~3시간 후에 최고 혈장 농도에 도달 • 생물학적 반감기는 몇 시간 지속	• BDP는 폐를 통해 전신 흡수된다. • 경구 흡수는 거의 미약하다. • 흡수되기 전에 BDP가 활성 대사물질인 B-17-MP로 광범위하게 전환된다. • 전신 흡수는 폐(36%)와 삼킨 용량의 경구 흡수(26%) 모두에서 발생한다.	• 폐를 통해 전달된 부데소니드의 대부분은 전신 흡수된다.	• 전신 흡수는 주로 폐를 통해 발생한다. • 흡수가 처음에는 빠르다가 지속된다.
분포	• 용량 의존적: 용량 증가는 분포 용적의 증가 및 혈장 제거율 증가로 이어진다. • 혈장 단백질 결합 정도에 따라 유리된 약리학적 활성 약물의 분포 및 제거가 결정되므로 저알부민혈증 환자의 경우 용량 감소가 필요하다.	• 조직 분포는 활성 대사 산물인 B-17-MP가 더 높다. • 혈장 단백질 결합이 높다.(87%)	• 분포의 양은 약 3L/kg • 혈장 단백질 결합은 평균 85~90%	
대사	• 주로 간에서 생물학적으로 비활성 합성된다. • 태반을 통과하지만 88%가 비활성화된다.	• 대부분의 조직에서 발견되는 효소를 통해 매개되는 대사에 의해 전신 순환에서 매우 빠르게 제거된다.	• 간에서 두 가지 주요 대사 산물로 신속하고 광범위하게 대사된다.	• 간에서 두 가지 주요 대사 산물로 신속하고 광범위하게 대사된다.
제거	• 소변으로 배설	• 소변과 대변으로 배설	• 소변과 대변으로 배설	• 대부분은 대변으로, 일부는 소변으로 배설

출처: British National Formulary(2019i, j, k, l), British National Formulary for Children(2019i, j, k, l); Electronic Medicines Compendium(2019i, j, k, l)

실무 기술 – 정량 흡입기(MDI)를 통해 흡입 약물 투여

❶ 환자에게 절차를 설명하고 논의한다.

❷ 환자를 침대에 똑바로 누워 있게 하거나 의자에 편안한 자세로 앉힌다.

❸ 약물을 투여하기 전 다음 사항을 확인한다.

- 올바른 환자
- 약물
- 복용량
- 투여 시간, 날짜, 경로 및 방법
- 처방

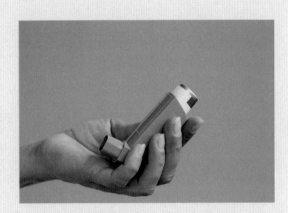

❹ 흡입기에서 마우스피스 커버를 제거하고 장치를 2~3초간 흔든다.

❺ 스페이서 장치가 없을 때

- 환자에게 심호흡을 하고 완전히 숨을 내쉬고 입을 벌리게 한 다음, 목 뒤쪽을 향하도록 마우스피스를 입술에 대고 입술을 단단히 다물도록 한다.

스페이서 장치를 사용할 때

- MDI를 스페이서 장치의 적절한 끝에 삽입한다. 환자에게 숨을 내쉬고 스페이서 마우스피스를 치아와 입술로 잡고 흡입기를 잡도록 요청한다.

❻ 환자에게 고개를 약간 뒤로 젖히고 캐니스터를 완전히 누른 상태에서 약 2~3초 동안 천천히 깊게 숨을 들이마시도록 요청한다.

❼ 스페이서를 사용하지 않는 경우 환자에게 약 10초 동안 숨을 참으라고 요청하고 입에서 MDI를 제거한다. 환자는 입술을 다물고 숨을 내쉬어야 한다. 스페이서를 사용하는 경우, 환자는 마우스피스를 제거하기 전에 입으로만 4~5회 심호흡을 해야 한다.

❽ 같은 약제인 경우 흡입 사이에 20~30초, 다른 약제인 경우 2~5분 정도 기다리도록 환자에게 요청한다. 기관지 확장제는 항상 코르티코스테로이드 흡입 전에 투여해야 한다.

※ 참고: 캡슐 DPI의 경우 약물이 들어 있는 캡슐을 흡입기 챔버 안에 넣고 제조업체의 지침에 따라 구멍을 뚫어야 한다. 마우스피스 주위를 잘 밀폐하여 5~10초 동안 숨을 참으면서 빠르고 깊게 흡입해야 한다. 가루가 조금이라도 남아 있으면 흡입 기술을 반복해야 한다.

❾ 약물이 스테로이드제인 경우 환자에게 약 2분 동안 물로 입안을 헹구도록 요청한다.

❿ 차트에 내용을 기록한다.

출처: Dougherty and Lister(2015)

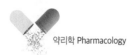

실무 기술 – 네뷸라이저를 통한 흡입 약물 투여

❶ 환자에게 절차를 설명한다.

❷ 환자를 침대나 의자에서 편안한 자세를 취하도록 하거나 가능하면 똑바로 앉힌다.

❸ 약물을 투여하기 전에 다음을 확인한다.

- 올바른 환자
- 의약품
- 복용량
- 투여 시간, 날짜, 경로 및 방법
- 처방

❹ 달리 명시되지 않는 한 한 번에 하나의 약물만 투여해야 한다.

❺ 제조업체의 지침에 따라 네뷸라이저 장비를 조립한다.

❻ 주사기로 액체 약물을 측정하고 필요에 따라 희석제를 추가한 다음 네뷸라이저에 넣는다.

❼ 안면 마스크 또는 마우스피스 인터페이스가 있는 네뷸라이저를 규정된 대로 튜브를 통해 산소 또는 공기에 연결한다. 환자에게 산소 요법이 임상적으로 필요한 경우 분무된 약물을 산소와 함께 투여해야 한다. 네뷸라이저를 사용하는 동안 맥박 산소 측정기를 적용하고 모니터링한다. 과탄산혈증 또는 산증 환자의 경우 의료용 공기를 사용하여 네뷸라이저로 투여해야 한다.

❽ 안면 마스크를 적용하거나 환자에게 입술 사이에 마우스피스를 놓으라고 말한다.

❾ 환자에게 천천히 심호흡하고 잠시 멈추었다가 숨을 내쉬도록 요청한다.

❿ 배관으로 연결된 의료용 공기 또는 산소를 최소 6~8L의 비율로 켜고 미스트를 형성하기에 충분한 흐름을 유지한다.

⓫ 환자에게 네뷸라이저가 완료될 때까지 10단계에서와 같이 계속 호흡하도록 요청한다. 약 0.5mL가 챔버에 남아 있게 된다.

⓬ 4mL의 최적 분무 시간은 약 10분이다.

⓭ 네뷸라이저에 이어 적절하고 처방된 산소 요법을 다시 적용한다.

⓮ 환자 차트에 기록한다.

출처 : Dougherty and Lister(2015)

❼ 면역 조절제

호흡기 질환의 염증 과정은 기도 상피에 영향을 미치는 여러 면역학적 반응을 포함한다. 면역 조절제(Immune modulators)는 이러한 면역학적 연쇄 반응의 특정 부분을 표적으로 삼아 호흡기 질환의 병태 생리학적 과정을 예방하거나 치료하는 데 사용된다. 면역조절제는 염증 유발 신호 분자(에이코사노이드, eicosanoid)가 일반적으로 결합하는 기도 내의 부위에 결합 및 억제/길항함으로써 효과를 나타낸다. 이러한 신호 분자(에이코사노이드)는 면역 세포(비만 세포 및 호산구)에서 방출되며 일반적으로 기관지 수축, 점액 분비, 혈관 투과성 및 추가 면역 세포 모집(주화성)을 초래한다. 이들 결합 부위를 길항함으로써 상기 과정을 억제하며, 질병의 급성기에 사용되기보다는 예방 치료제로 사용된다.

8 비만 세포 안정제

비만 세포는 '면역 세포'라고 불리는 세포군에 속하며 인체의 대부분의 조직에 존재하고, 특히 기도 내에는 촘촘하게 존재한다. 염증과 섬유화를 촉진시켜 알레르기, 천식, COPD, 호흡기 감염 및 폐 섬유증의 발병에 중요한 역할을 한다.(Erjefält, 2014) 비만 세포는 염증 반응의 핵심 역할을 하며, 염증 연쇄 반응에 영향을 미치는 다양한 물질을 포함하는 특수 과립의 방출을 통해 병원체 및 기타 자극제에 대해 신속히 반응한다.(《표 10-12》 참조) 비만 세포 안정제(mast cell stabilizers)는 논쟁의 여지가 있으나 비만 세포에서 염증 매개체의 방출과 호산구 및 호중구 주화성 감소에 대한 작용 메커니즘은 이미 문헌에 설명되어 있다.(Electronic Medicines Compendium, 2019m, n) 영국의 천식 치료 가이드라인에 따르면 비만 세포 안정제인 크로모글리케이트 나트륨(Sodium cromoglicate)은 성인과 5~12세 사이의 어린이에게 일부 도움이 되며, 네도크로밀 나트륨(Nedocromil sodium)은 성인과 5세 미만 어린이에게 도움이 된다고 되어 있다.(BTS/SIGN, 2019)

표 10-12_ 비만 세포 과립의 함량과 효과

과립 함량	효 과
히스타민(Histamine)	• 혈관의 투과성을 증가킨다. • 기도의 평활근 수축을 촉진한다.(기관지 수축)
사이토카인: 인터루킨(Interleukins)	• 조직 염증을 유발하는 일련의 반응을 촉진한다.
사이토카인: 종양 괴사 인자 알파(TNF−α)	• 조직 염증 증가
에이코사노이드(Eicosanoids): 류코트리엔(leukotrienes) 및 프로스타글란딘(prostaglandins)	• 혈관의 투과성을 증가시킨다. • 기도의 평활근 수축을 촉진한다.(기관지 수축) • 점액 분비를 촉진한다. • 조직 염증(T-세포, B-세포, 호산구 및 호염기구 주화성)으로 이어지는 일련의 반응을 촉진한다.

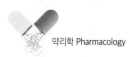

임상 고려 사항

장기간 코르티코스테로이드 치료(2주 이상 과정)를 받는 환자는 위험 최소화에 대한 지침을 제공하고 처방자, 약물, 용량 및 치료 기간에 대한 세부 정보를 제공하는 환자 정보지와 함께 스테로이드 치료 카드를 휴대해야 한다.(British National Formulary, 2019a) 장기간 스테로이드를 복용하는 환자는 다음과 같이 잠재적으로 생명을 위협할 수 있는 증상에 유의해야 한다.

부신 억제 코르티코스테로이드를 장기간 사용하면 자극에 대해 '투쟁 또는 도피' 반응을 일으키는 부신이 억제되는 부신 위축이 일어나며 스테로이드 치료가 중단된 후에도 수년 동안 지속될 수 있다. 장기간 사용하던 글루코코르티코이드 투여를 갑작스럽게 중단하면 불응성 저혈압 및 사망까지 초래할 수 있다. 의료 전문가는 환자가 동반 질환, 외상 또는 수술 후 코티솔의 자연적인 방출이 정상적인 경우 이러한 현상을 염두에 두어야 한다. 이 경우에는 단기간 동안만 글루코코르티코이드 요법을 실시하고, 장기간의 치료 과정이 이미 중단된 경우에는 코르티코스테로이드 치료를 일시적으로 재처방해야 한다.

감염 이 환자 그룹은 비정형적인 감염에 더 취약하다. 패혈증 및 결핵과 같은 감염은 임상적 변화가 인식되기 전에 매우 진행된 단계에 도달했을 수 있다.

수두 과거에 수두를 앓지 않은 환자는 중증 수두 대상포진 바이러스 감염에 더 취약하며, 이는 빠르게 여러 장기에 침범하여 기관 기능 실조로 이어질 수 있다. 바이러스에 면역이 없는데 노출된 환자의 경우, 장기 스테로이드 치료 시작 전 수두-대상포진 면역글로불린으로 예방 접종을 받아야 한다.

홍역 홍역에 노출될 가능성이 있는 코르티코스테로이드를 복용하는 환자는 즉시 의사의 진찰을 받아야 한다. 예방적으로 근육 내 면역글로불린 투여가 필요할 수 있다.

정신적 반응 환자에게 정신적 증상(특히 우울증 및 자살 충동)이 발생하면 의학적 조언을 구하도록 조언 받아야 하며, 코르티코스테로이드 치료를 중단하는 동안 이러한 반응이 나타날 수 있다는 사실에 주의해야 한다. 전신 코르티코스테로이드는 정신과적 반응을 일으키기 쉬운 사람들에게 주의해서 처방해야 한다.

출처: British National Formulary(2019i)

9 류코트리엔 수용체 길항제

류코트리엔(Leukotrien)은 비만 세포, 호중구 및 호산구에서 방출되는 일종의 염증 매개 분자이며(표 10-13), 에이코사노이드의 일종으로 기도와 주변 혈관 모두에 영향을 미친다. 류코트리엔에는 두 가지 주요 그룹이 있는데, 첫 번째 그룹은 염증과 관련된 조건에서 주로 작용하며, 대개 낭성섬유증(CF)와 같은 염증이 지속되는 동안 호중구에서 방출되는 과립 내용물과 함께 작용한다. 류코트리엔의 두 번째 그룹은 시스테닐-류코트리엔(Cysteinyl-leukotrienes)으로 알려져 있으며 기관지 평활근 및 기도 대식 세포 내의 고도로 선택적인 수용체 결합 부위(CysLT1)를 가지고 있어 천식의 발생과 관련이 있다. 시스테닐–류코트리엔은 호산구와 비만 세포에서 생산되며, CysLT1 수용체 부위에 결합하면 기관지 수축, 점액 과분비, 미세혈관 누출, 호산구 화학 주성 및 기도 재형성을 유도한다. 이러한 모든 주요 특징은 천식의 병태 생리학적 주요 특징에 해당한다.(그림 10-4)

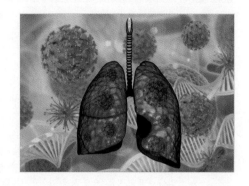

혈액 및 객담 모두에서 호산구 수가 높은 천식(호산구 증가증)은 중증 호산구성 천식이라고도 하는 중증 천식의 하위 유형이며 류코트리엔 수용체 길항제(Leukotrien receptor antagonists, LKRA) 약물 요법으로 완화된다. 몬테루카스트(montelukast)와 같은 LKRA는 CysLT1 수용체와 높은 친화력을 가지므로 기관지 확장 효과와 기도 염증을 감소시키는 효과가 있다. 이러한 약물은 예방 요법으로만 사용되며 지속성 β_2 작용제 및 ICS와 같은 1차 예방 요법이 실패한 경우에 고려한다. LKRA의 사용이 고용량 ICS보다 우수하다는 것을 시사하는 명백한 임상 증거는 부족하다.(Chauhan et al., 2017) 현재 가이드라인에서는 이런 약물을 통한 치료에도 불구하고 천식 조절이 최적 수준 이하로 유지되거나 흡입 코르티코스테로이드 치료를 견딜 수 없는 5세 미만 어린이의 경우 류코트리엔 수용체 길항제인 몬테루카스트(montelukast)가 적절하다.(BTS/SIGN, 2019)

🔟 점액 용해제

호흡기 질환에서 점액(배상) 세포 증식과 비대로 인한 점액 과분비를 감소시키기 위해 점액 용해제(Mucolytics)를 사용할 수 있다. 카르보시스테인(carbocisteine) 및 아세틸시스테인(acetylcysteine)과 같은 점액 용해제는 점액(배상) 세포에서 분비되는 단백질(점액)에 영향을 주어 이를 분해하고 연속적으로 객담 점도를 감소시키고 점액 제거율을 증가시킨다. 재조합 Human DNase(도르나제 알파)는 호중구 침입에 의해 방출되는 세포 내 DNA를 분해하여 객담의 점도를 감소시킨다. 카보시스테인, 아세틸시스테인 또는 도르나제 알파 점액 용해제는 객담 배출이 어려운 환자에게 유용하며(British Thoracic Society, 2019), 도르나제 알파는 임상적으로 폐 질환이 있는 낭성섬유증(Cystic fibrosis, CF) 환자에게 1차 점액 용해제로 사용할 수 있다.(NICE, 2017a) 〈표 10–13〉에는 언급된 치료법에 대한 주요 처방 데이터가 나와 있다.

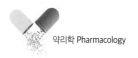

🥣표 10-13_ 면역 조절제와 관련 약리학

약물 이름	크로모글리케이트 나트륨 (Sodium Cromoglicate)	네도크로밀 나트륨 (Nedocromil sodium)	몬테루카스트 (Montelukast)
작용	· 비만 세포 탈과립 방지	· 비만 세포 탈과립 방지	· CysLT1 수용체 길항제
투여 경로	· 흡입 또는 분무	· 흡입 또는 분무	
적응증	· 성인 / 어린이 · 천식 예방		
금기 사항	· 이전 아나필락시스 반응	· 이전 아나필락시스 반응	· 이전 아나필락시스 반응
주의 사항	· 천식 증상이 재발할 수 있으므로 중단할 때는 1주일에 걸쳐 점진적으로 줄여나간다. · 호산구성 폐렴 발생 시 중단한다. · 임신 중에도 정상적으로 복용 가능하다.	· 천식 증상이 재발할 수 있으므로 중단할 때는 1주일에 걸쳐 점진적으로 줄여나간다. · 임신 중에도 정상적으로 복용 가능하다. · 모유 수유 시 정상적으로 복용 가능하다.	· 제조업체는 임신 중이거나 모유 수유 중인 경우 피하도록 권고하고 있다. 그러나 임신 전에 다른 약물로 안 되는 천식에서 상당한 개선을 보인 여성의 경우 정상적으로 복용할 수 있다.
부작용	· 반동성 기관지 경련 · 기침　　　· 두통 · 비염　　　· 호산구성 폐렴 · 인후통	· 반동성 기관지 경련 · 입맛 변화　· 기침 · 두통　　　· 구역 · 구토　　　· 인두염 · 인후통　　· 위장의 불편감	가장 흔하게 · 설사　　　· 발열 · 위장 불편감　· 두통 · 구역　　　· 피부 반응 · 상기도 감염　· 구토
상호 작용	· 보고된 바 없다.	· 보고된 바 없다.	· 페니토인, 페노바르비탈 및 리팜피신의 혈장 농도를 감소시킨다.
흡수	· 흡입 용량의 약 10%가 호흡기에서 흡수된다. · 나머지는 숨을 내쉬거나 구강 인두에 축적되거나 삼켜서 소화관을 통해 제거된다. · 복용량의 1%까지 위장관에서 흡수된다. · 호흡기에서 흡수되는 속도가 제거율(1.5~2h의 t½)보다 더 느리다.	· 흡입 용량의 10%까지 호흡기에서 흡수된다. · 나머지는 숨을 내쉬거나 구강 인두에 축적되거나 소화관을 통해 제거된다. · 네도크로밀 나트륨의 혈장 농도는 투여 후 1시간 이내에 최대치에 도달하고 1~2시간으로 감소한다.	· 경구 투여 후 빠르게 흡수된다. · 경구 생체 이용률은 64%(10mg 정제의 경우)이다.
분포	· 혈장 단백질에 65% 정도 가역적으로 결합	· 80% 혈장 단백질에 가역적으로 결합	· 99% 이상 혈장 단백질에 결합
대사	· 사람에게서 대사되지 않는다.	· 사람에게서 대사되지 않는다.	· 시토크롬 P450 2C8 효소에 의해 광범위하게 대사된다.
제거	· 거의 동일한 비율로 소변과 담즙으로 변하지 않고 배설된다.	· 변화 없이 소변(약 70%)과 대변으로 배설된다.(약 30%)	· 몬테루카스트(Montelukast)와 그 대사 산물은 거의 전적으로 담즙을 통해 배설된다. · 대변과 소변으로 소량이 배설된다.

출처: British National Formulary(2019m, n, o), British National Formulary for Children(2019m, n, o), Electronic Medicines Compendium(2019m, n, o)

표 10-14_ 점액 용해제와 약리학

약물 이름		카르보시스테인 (Carbocisteine)	아세틸시스테인 (Acetylcysteine, NACSYS® 발포정)	도르나제 알파 (Dornase alfa, Pulmozyme® 분무 용액)
작용		• 뮤신 교차 결합 분해	• 뮤신 교차 결합 분해	• 호중구 DNA 분해의 효소 분해
투여 경로		• 경구	• 경구	• 분무된 용액의 흡입
적응증	성인	• 가래 점도 감소	• 가래 점도 감소	• 강제 폐활량(FVC)이 40%를 초과할 것으로 예측되는 낭성섬유증 환자의 관리
	어린이	• 2~17세 어린이의 가래 점도 감소	• 인가 사항 없음	• 강제 폐활량(FVC)이 폐 기능 개선 예측치의 40% 이상인 낭성섬유증 환자의 관리
금기 사항		• 이전의 아나필락시스 반응 • 활동성 소화성 궤양	• 이전의 아나필락시스 반응	• 이전의 아나필락시스 반응
주의 사항		• 소화성 궤양의 병력(위 점막 장벽을 파괴할 수 있음) • 임신 첫 3개월 동안은 사용을 피한다. • 카보시스테인 및/또는 그 대사 산물이 모유로 분비되는지 여부는 알려지지 않았지만, 신생아 또는 유아에 대한 위험을 배제할 수 없다.	• 소화성 궤양의 병력 • 임신 중 및 모유 수유 중에 복용할 수 있다. - 자료에 따르면 아동에게 위험을 나타내지는 않는다.	• 배아 또는 태아에 대한 독성의 증거가 없다.(최기형성) • 잠재적인 이점이 위험을 능가하는 경우에만 사용을 권장한다.
부작용		• 위장 출혈 • 피부 반응 • 스티븐스-존슨 증후군 • 구토	• 설사 • 발열 • 위장의 불편감 • 두통 • 저혈압 • 메스꺼움 • 구내염 • 이명 • 구토	• 가슴 통증 • 결막염 • 소화 불량 • 발성 장애 • 호흡 곤란 • 발열 • 감염 위험 증가 • 피부 반응
상호작용		• 알려진 상호 작용은 없다.	• NACSYS 600mg 발포정과 다른 의약품의 동시 투여는 권장하지 않는다. • 경구용 항생제는 아세틸시스테인 2시간 전후에 복용해야 한다. • 진해제와 병용 투여해서는 안 된다. • 니트로글리세린의 혈관 확장 효과를 향상시킬 수 있다. • 활성탄은 아세틸시스테인의 효과를 감소시킬 수 있다.	• 항생제, 기관지 확장제, 췌장 효소, 비타민, 흡입 및 전신 코르티코스테로이드 및 진통제와 같은 표준 낭성섬유증 요법과 함께 효과적이고 안전하게 사용할 수 있다.
흡수		• 위장관에서 빠르게 흡수되며 2시간 내에 최대 혈장 농도에 도달한다.	• 경구 투여 후 빠르게 흡수되어 전신에 분포한다.	• 인체 연구에 따르면 전신 노출이 낮다.

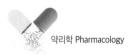
약물 이름	카르보시스테인 (Carbocisteine)	아세틸시스테인 (Acetylcysteine, NACSYS® 발포정)	도르나제 알파 (Dornase alfa, Pulmozyme® 분무 용액)
분포	• 생체 이용률은 투여량의 10% 미만이다.	• 간, 신장, 폐에서 가장 높은 조직 농도에 도달한다.	• 흡입 후 가래의 도르나제 알파 농도가 급격히 감소한다.
대사	• 대부분의 경우 상당한 간 초회 통과 효과가 있는 관내(장) 대사를 통해 일어난다.	• 아미노산 대사	• 생물학적 유체에 존재하는 단백 분해제
제거	• 카보시스테인과 그 대사 산물은 주로 신장을 통해 배설된다.	• 대부분이 무기 황산염으로 전환되어 신장으로 배설된다.	• 흡입 사용에 대한 데이터는 없다.

출처: British National Formulary(2019p, q, r), British National Formulary for Children(2019p, q, r), Electronic Medicines Compendium(2019p, q, r)

임상 고려 사항

- 풀모자임(도르나제 알파)은 네뷸라이저에서 다른 약물이나 용액과 혼합해서는 안 된다.
- 초음파 네뷸라이저는 풀모자임(Pulmozyme)을 비활성화하거나 허용되지 않는 에어로졸 전달 특성을 가질 수 있으므로 제트 네뷸라이저 시스템을 통해서만 분무해야 한다. 또한 네뷸라이저와 압축기의 사용 및 유지 관리에 대한 제조업체의 지침을 따라야 한다.
- 대부분의 제트 네뷸라이저는 6~8L/분의 최적 가스 유속이 필요하며 병원에서는 배관 공기 또는 산소로 구동할 수 있다. 급성 천식에서는 네뷸라이저를 산소로 구동해야 한다. 가정용 산소 실린더는 적절한 유속을 제공하지 않기 때문에 가정에서 사용하려면 전기 압축기가 필요하다.
- COPD 환자와 같이 과탄산혈증 위험이 있는 환자의 경우 산소는 위험할 수 있으므로 네뷸라이저는 공기로 구동해야 한다. 산소가 필요한 경우 비강 캐뉼러로 동시에 공급해야 한다.

출처: British National Formulary(2019r), British National Formulary for Children(2019r) and Electronic Medicines Compendium(2019r)

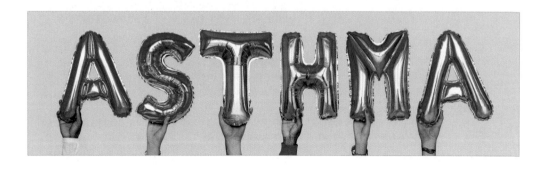

간호 에피소드 – 천식

32세의 남성 김 씨는 영업 사원으로서 어린 자녀를 둔 직장인이다. 회사에서 장시간 근무하지만 정기적으로 가족과 함께 장거리 사이클링을 즐긴다. 그는 최근 중요한 업무 관련 출장 중 천식 발작이 나타나서 업무 관련 여행에 지장을 받은 이후, 앞으로 천식 관리에 대한 정보를 얻기 위해 동네 천식 클리닉에 방문했다.

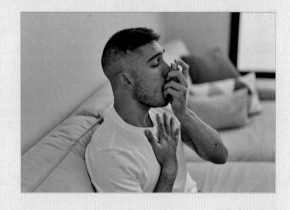

그는 자신을 사회적 흡연자라고 말하며, 일주일에 최대 10개비의 담배를 피운다고 말했다. 김 씨의 의료 기록에 의하면 어린 시절에 천식 진단을 받고 잘 조절되었지만 1년에 1~2회 정도 경구용 스테로이드가 필요 정도로 악화 현상을 겪었다. 이런 증상은 겨울철 바이러스성 상부 호흡기 감염에 의해 유발했고 최대 7일 동안 지속되곤 했으나 병원에 입원하거나 산소 또는 네뷸라이저 치료를 필요로 하지 않았다. 김 씨는 평소 자신의 PEFR 수치를 알지 못했고, 수술 시 모니터링했을 때 천식이 악화되는 동안의 PEFR은 약 60% 정도로 예측되었다. 이 기간 동안 급성 중증 천식이나 생명을 위협하는 증상은 나타나지 않았다. 약 18개월 전의 검사에서 PEFR은 그의 나이와 키에 대해 80% 이상 예측되는 것으로 나타났다. 평소 직장 때문에 천식 클리닉에 갈 수 없는 경우가 많지만(악화가 없는 평상시에는) 천식으로 인한 주간 증상이나 야간 기상 증상이 없었으며 활동 수준에 제한이 없었다.

현재 약물 치료는 플루티카손(Fluticasone) 흡입기 200㎍을 1일 2회, 필요에 따라 살부타몰 흡입기를 사용한다. 그러나 천식 클리닉에서 그의 약을 검토한 결과 그는 '몸이 좋지 않은 느낌'이 들지 않는 한 플루티카손 흡입기를 사용하지 않았던 것으로 나타났다. 그러나 그는 천식 치료로 인한 부작용을 보고하지 않았다. 또한 천식 자가 관리 계획이나 PEFR 일기를 작성하지 않고 있었다.

이 사례는 천식 관리를 개선하고 잠재적인 이환율과 사망률을 예방할 수 있는 많은 방법을 알려준다. 가족을 둔 바쁜 전문직 종사자인 환자는 질병의 진행 과정을 최적으로 조절하지 못하는 것으로 보이며, 이로 인해 여러 번의 악화를 경험하다 최근의 '천식 발작'이 발생한 것이다. 최근의 천식 발작은 천식 관리를 개선하고 논의할 수 있는 기회가 되었다. 이 질병 과정에서 이환율과 사망률을 효과적으로 줄이기 위한 천식 자가 관리의 광범위한 근거를 찾을 수 있다. 국제 및 국가 지침 모두 자가 관리 지원의 중요성을 강조하고 있다. (BTS/SIGN, 2019; GINA, 2019) 최근의 자가 관리 지원(PRISMS) 메타 검토와 자가 관리 중재를 통한 요양 서비스 이용 감소에 대한 실용적 체계적 검토(RECURSIVE), 건강 경제 검토(Pinnock et al., 2017)는 많은 증거 분석을 통해 천식 질환의 관리에서 자가 관리가 중요하다는 것을 확인했다.

❶ 예정되지 않은 진료를 줄인다.

❷ 천식 조절을 개선한다.

❸ 다양한 인구 및 문화 집단에 효과적으로 전달할 수 있다.

❹ 광범위한 임상 환경에 적용 가능하다.

❺ 총 의료 비용을 크게 증가시키지 않는다.

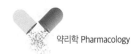

모니터링, 비약리학적 관리 및 약리학적 관리뿐만 아니라 김 씨의 천식 관리에는 다른 주요한 주제들도 있다. 앞서 언급한 자가 관리를 포함하여 이러한 각 주요 주제는 아래 BTS/SIGN(2019) 및 NICE(2017b) 지침에 따라 처리된다. NICE, BTS와 SIGN은 협력을 통해 최근 만성 천식 공동 가이드라인을 만들었다.

📍 자가 관리 지원

- 환자는 개인 맞춤형 천식 행동 계획(PAAP)을 포함한 자가 관리 교육을 받아야 한다. 무료 PAAP 자료들은 www.asthma.org.uk/advice/manage-your-asthma/action-plan 을 통해 제공되며 천식 환자의 정기적인 치료, 악화되고 있음을 모니터링하고 인식하는 방법, 악화 시 개인 최고 PEFR 및 PEFR을 포함하여 취해야 하는 조치를 알아 두어야 한다.
- 환자는 정기적인 전문의의 검진을 받아야 한다. 그러나 바쁜 생활 방식을 고려해서 지역 병원 방문, 전화 또는 이메일과 같은 다양한 상담 수단을 활용하여 후속 조치를 위해 보다 유연하게 준비할 필요가 있다.

📍 모니터링

- PAAP의 사용과 함께 PEFR을 모니터링하기 위한 최상의 수단을 사용할 수 있도록 지원을 받아야 하며, 기준선과 악화 기간 모두에서 정기적으로 PEFR 수치를 일기로 기록하도록 해야 한다.

📍 비약물 관리

- 천식을 악화시킬 수 있는 모든 유발 요인을 식별하고 피해야 한다.
- 흡연: 흡연 및 간접흡연 노출의 위험성에 대해 상담을 받아야 한다. 의료 전문가는 환자와 접촉할 때마다 금연에 관한 조언을 제공해야 한다.
- 예방 접종: 천식은 인플루엔자 감염의 심각한 합병증으로 고통받을 위험이 있는 겨울철에 악화하는 경향이 있다. 천식 환자는 폐렴구균 감염으로 인해 심각한 합병증을 일으킬 가능성도 있다. 미국 질병통제예방센터(2019)는 천식 환자에게 인플루엔자와 폐렴 구균에 대한 예방 접종을 권장하고 있다.

📍 약리학적 관리

- 새로운 약리학적 치료를 시작하기 전에 의사는 기존 치료법의 순응도를 확인하고 흡입기 사용을 점검하여 유발 요인을 제거해야 한다.
- 천식 관리는 항상 단계별 절차를 따라야 한다.(〈그림 10-6〉 참조)

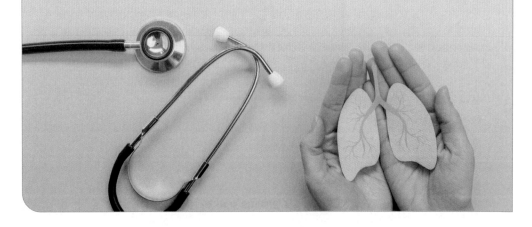

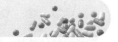

⑤ 결 론

임상에서 흔히 접하는 호흡기 질환은 중증도와 급만성 여부에 따라서 매우 복잡한 질병 과정을 거치게 되며, 환자의 일상 활동에 해로운 영향을 미칠 가능성이 있다. 호흡기 질환의 발병률은 계속 증가하고 있지만 이는 부분적으로 진단 기술의 개선 때문일 수 있다. 따라서 관련된 의료 전문가는 안전하고 효과적인 치료의 촉진을 뒷받침하는 병태 생리학적, 약리학적 및 근거 기반에 대해 제대로 이해하는 것이 중요하다.

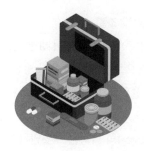

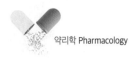

연습문제

01. 다음 중 천식의 특징이 아닌 것은 무엇인가?

① 기도 평활근 이완 감소

② 기도 저항 증가

③ 면역 활성 물질이 기도로 침투

④ 점액 생성 증가

02. 기관(trachea)의 골격을 형성하고 유지하는 데 도움이 되는 U 자형 고리는 무엇으로 구성되는가?

① 골격근   ② 뼈

③ 연골   ④ 섬유 탄성 조직

03. 다음 중 호흡기의 전도 영역이 아닌 것은?

① 기관   ② 폐포

③ 기관지   ④ 3차 기관지

04. 내인성 글루코코르티코이드에 대한 설명은 무엇인가?

① 염분과 물의 항상성 조절(삼투압 조절)

② 스트레스 요인에 반응하여 부신의 수질에서 방출된다.

③ 스트레스 요인에 대한 반응으로 부신 피질에서 방출된다.

④ 시상하부, 뇌하수체 및 부신을 포함하는 긍정적 피드백 루프의 일부

05. 다음 중 몬테루카스트(Montelukast)의 작용은 무엇인가?

① 시스테닐-류코트리엔 수용체 결합 부위(CysLT1)

② β_1 수용체 결합 부위

③ 뮤신 가교

④ 세포질 글루코코르티코이드 수용체

06. 크로모글리케이트 나트륨(Sodium cromoglicate)은 어떤 종류의 호흡기 약물에 속하는가?

① 지속성 β_2 작용제(LABA)   ② 크산틴

③ 비만 세포 안정제   ④ 류코트리엔 수용체 길항제

07. 다음 중 COPD에 대한 NICE 진단 기준이 아닌 것은 무엇인가?

① 만성 기침 등의 대표적인 증상

② 운동성 호흡 곤란 등의 대표적인 증상

③ 위험 요소(예 흡연 이력)의 존재

④ 35세 미만

08. 다음 중 낮은 혈중 산소 함량에 사용되는 용어는 무엇인가?

① 과산소증   ② 저산소증

③ 하이퍼카비아   ④ 저산소혈증

09. 맥박 산소 측정법은 다음 중 무엇을 나타내는가?

① 호흡수, 일회 호흡량 및 동맥 이산화탄소 측면에서 호흡 환기

② 혈액 내 포화 헤모글로빈의 백분율

③ 혈액의 동맥 함량 내에 용해된 산소의 양

④ 일산화탄소 중독

10. 크산틴 계열의 약물에 속하는 테오필린의 기관지 확장 유발 기전은?

① β_2-아드레날린 수용체 자극   ② M3 수용체 자극

③ 포스포디에스테라제 억제   ④ 류코트리엔 수용체 자극

11. 제2유형 호흡 부전은 동맥혈 가스에서 다음과 같이 나타난다.

① 동맥혈 이산화탄소 함량이 높고 동맥혈 산소 함량이 낮음

② 동맥의 이산화탄소 함량이 낮고 동맥혈 산소 함량이 높음

③ 동맥혈 이산화탄소 함량이 높고 동맥혈 산소 함량이 높음

④ 동맥혈 이산화탄소 함량이 낮고 동맥혈 산소 함량이 낮음

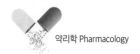

12. 적절한 산소 포화도 목표를 가진 올바른 산소 장치는 어느 것인가?

① 비강 캐뉼러 2~4L, 산소 포화도 목표 98~100%

② 단순 안면 마스크 5~10L, 산소 포화도 목표 88~92%

③ 비재호흡 마스크 15L, 산소 포화도 목표 85~87%

④ 벤츄리 마스크 24~28%, 산소 포화도 목표 88~92%

13. 다음 중 산소 요법이 필요하지 않은 것은?

① 포화도가 89%인 패혈증 환자

② 포화도가 82%인 COPD 환자

③ 급성 뇌졸중으로 포화도가 93%인 환자

④ 포화도가 91%인 생후 몇 시간 이내의 신생아

14. 기관지 확장제는 특정 수용체에 작용하여 다음과 같은 효과를 나타낸다.

① 기관지 수축을 일으키는 β_1-아드레날린 수용체와 기관지 확장을 일으키는 M3 수용체

② 기관지 수축을 일으키는 β_2-아드레날린 수용체와 기관지 확장을 일으키는 M2 수용체

③ 기관지 확장을 유발하는 β_2-아드레날린 수용체 및 기관지 확장을 유발하는 M3 수용체

④ 기관지 확장을 일으키는 β_1-아드레날린 수용체와 기관지 확장을 일으키는 M2 수용체

15. MDI 또는 DPI를 통한 흡입 요법과 관련하여 다음 기술 중 옳은 것은?

① MDI는 빠르고 깊고, DPI는 느리고 안정적이다.

② MDI 느리고 깊고, DPI는 빠르고 안정적이다.

③ MDI 느리고 꾸준하고, DPI는 빠르고 깊이가 있다.

④ MDI 빠르고 안정적이며, DPI는 느리고 깊다.

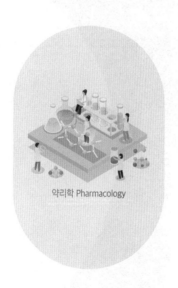

약리학 Pharmacology

Chapter

11

약물과
위장관계

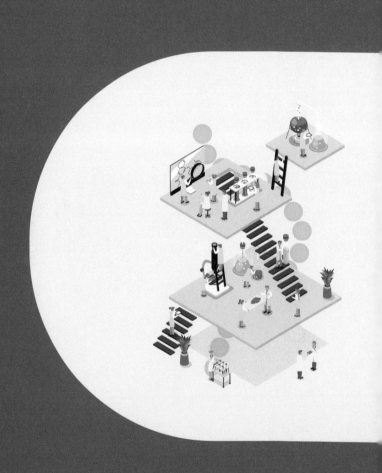

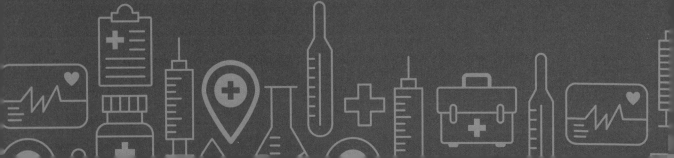

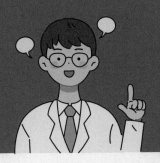

이 장에서는
일반적인 위장관계의 기능과
그 관리에 사용되는
약리학적 개입을 설명한다.

🎯 학습 목표

1. 일반적인 위장 질환 및 장애에 대해 이해할 수 있다.

2. 일반적인 위장 상태의 징후 및 증상을 근본적인 병태 생리와 연관시킬 수 있다.

3. 일반적인 위장 질환 및 장애에 대한 약리학적 치료를 이해할 수 있다.

4. 위장관 관련 약물 투여와 관련한 광범위한 관리 고려 사항을 인식할 수 있다.

⏰ 지식 테스트

1. 소화관의 구성 요소와 주요 기능을 설명해보자.

2. 임상에서 흔히 접하게 되는 소화기 질환을 나열해보자.

3. 위장약 투여의 일반적인 경로는 무엇인가?

4. 변비의 일반적인 원인과 중재를 알아보자.

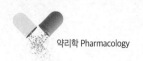

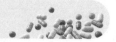

1 서 론

신체의 정상적인 생리 기능은 음식의 섭취, 흡수 및 대사에 의존한다. 소화관은 이러한 모든 과정에서 필수적인 역할을 한다. 위장관의 정상적인 기능에 영향을 줄 수 있는 수많은 장애에는 소화성 궤양 질환, 소화 불량, 대변의 운동성과 관련된 변비 또는 설사, 그리고 염증성 장질환(IBD) 등이 있다.

인구의 상당한 비율이 특정 시점에서 위장 장애 또는 방해를 경험하며 위장 장애 치료에 사용되는 약물은 영국의 경우 전체 처방의 약 8%를 차지한다.(Ritter et al., 2020)

이 장에서는 가장 흔한 위장 장애, 특히 소화성 궤양 질환, 메스꺼움 및 구토, 변비, 설사 및 염증성 장 질환에 초점을 맞춘다. 이 장에서는 위장 장애와 그 관리에 사용되는 일반적인 약물에 대한 개요를 소개하고 광범위한 약물 투여 고려 사항을 논의한다.

2 위식도 역류 질환

위식도 역류 질환(Gastroesophageal reflux disease, GORD)은 위 내용물이 위에서 식도로 비정상적으로 상향 이동하여 식도 점막에 염증을 발생시키는 비교적 흔한 질환이다. 이러한 상황은 식도 괄약근의 일시적인 이완이 있을 때 발생하며, 이는 과식 후 위 팽창이나 고지방 음식 또는 알코올 섭취로 인한 위 배출 지연으로 인해 발생할 수 있다.(Gladson, 2011) GORD는 종종 상복부 통증 및 불편함, '가슴 쓰림' 감각 및 위역류, 메스꺼움 또는 구토 등의 소화 불량 증상과 관련되며 일반적으로 4주 이상 지속된다.[National Institute for Health and Care Excellence(NICE), 2014] 소화 불량 증상의 초기 관리는 대부분 환자 스스로 관리할 수 있는데, 약사와 상담하여 제산제와 같은 일반의약품을 구입하여 복용하는 것이다. 증상이 지속되면 일반의 또는 전문의의 진료를 받는 것이 좋다.

임상 고려 사항

📍 **소화 불량 초기의 비약물적 관리**

환자는 GORD 또는 소화 불량 증상에 대한 약물 치료를 시작하기 전에 건강한 식생활, 금연 및 체중 감량에 관한 조언을 듣고 생활 습관을 변화시켜야 한다.(NICE, 2014) 또한 소화 불량 증상을 자극하는 것으로 알려진 알코올, 초콜릿, 커피, 흡연 또는 일반적인 고지방 음식을 피해야 한다. 소화 불량에 대한 추가적인 비약물적 중재에는 베개를 여러 개 받쳐 머리를 높게 하여 자는 것, 잠자리에 들기 몇 시간 전에 저녁 식사를 마치는 것 등이 있다.(NICE, 2014)

소화 불량 증상을 치료하는 데 사용되는 일반적인 약물에는 H_2 수용체 길항제와 양성자 펌프 억제제(PPI)가 있다. H_2 수용체 길항제는 히스타민과 가스트린에 의한 위산 분비를 직접적으로 억제하는 약물군을 말한다. 일반적으로 사용되는 H_2 수용체 길항제는 라니티딘(Ranitidine), 시메티딘(Cimetidine), 파모티딘(Famotidine)과 니자티딘(Nizatidine)이 있다. 이 약물은 기저 및 식사에 의한 위산 분비를 90% 이상 감소시켜서(Ritter et al., 2020) 소화성 궤양을 치유한다. 그러나 H_2 수용체 길항제를 중단하거나 사용자 순응도가 불량한 경우 소화성 궤양 질환의 재발이 관찰되었다. NSAIDs 관련 위궤양의 경우에도 이 약물들을 사용하면 치유를 촉진하는 것으로 나타났다.(Joint Formulary Committee, 2019) 이 약물군은 기능성 소화 불량을 나타내는 환자와 불길한 병리학적 소견을 암시하는 '경고 징후'(예 상부 위장 출혈, 급격한 체중 감소, 연하곤란 또는 구토)가 없고 정밀 검사를 받지 않은 소화 불량 환자에게 권장한다.(NICE, 2014)

H_2 수용체 길항제는 일반적으로 경구 투여되며 대개 잘 흡수되지만, 일부 약물은 근육 내 또는 정맥 내 제제로 투여할 수도 있다.(Joint Formulary Committee, 2019) 처방된 용량은 상태 및 사용 적응증에 따라 달라질 수 있다. 현재 몇 가지 H_2 수용체 길항제의 저용량 제제는 처방전 없이 단기 사용을 위해 약국에서 일반 의약품으로 구입할 수 있다.(Ritter et al., 2020) 이 약물 그룹의 부작용은 드물지만 변비, 설사, 피로, 현기증, 두통, 근육통, 일시적인 피부 발진, 노인의 착란 및 여성형 유방 등이 보고된 바 있다.(Joint Formulary Committee, 2019)

PPI는 위산 분비를 억제하는 약물이다. 이 약물의 작용 기전은 산을 생성하는 위벽 세포의 수소-칼륨 아데노신 삼인산 효소 시스템(가끔 양성자 펌프라고도 함)의 차단에 의존한다.

일반적인 PPI에는 오메프라졸(Omeprazole), 에스오메프라졸(Esomeprazole), 란소프라졸(Lansoprazole), 판토프라졸(Pantoprazole)과 라베프라졸 나트륨(Rabeprazole sodium)이 있다. PPI는 소화성 궤양의 단기 치료, 항생제와 병용한 헬리코박터균(H. pylori) 박멸, 소화 불량 및 GORD의 일반적인 치료, 비스테로이드성 항염증제에 의한 소화기계 궤양의 예방 및 치료 등 여러 상황에서 활용된다.

또한, 급성 및 중증 출혈성 소화성 궤양 치료와 관련하여 내시경 중재 후 고용량의 정맥 PPI 약물이 흔히 사용된다. PPI는 일반적으로 경구 제제로 투여되나 특정 상황에서는 정맥 주사 옵션이 권장된다. 이 약물 그룹에서 부작용은 드물지만, 복통, 변비, 구토, 두통 및 불면증이 나타날 수 있다.

임상 고려 사항

PPI에 대한 특정 부작용

PPI의 산 억제 작용은 특히 노인, 면역 억제 환자 또는 항생제 치료를 받는 환자와 같은 취약한 환자 그룹에서 클로스트리디움 디피실리균(Clostridium difficile) 설사의 위험을 증가시키기 때문에(Ritter et al., 2020) 이러한 '위험' 그룹에 특히 주의를 기울여야 한다. 새로운 설사 증상이 나타나면 적극적으로 모니터링해야 한다.

3 소화성 궤양

소화성 궤양은 식도, 위 또는 십이지장 하부에 궤양이 발생하는 것을 말한다.(McErlean, 2017) 소화성 궤양은 점막 손상 과정(⑩ 위산 분비)과 점막 보호 기전(중탄산염 및 점액 분비) 사이에 불균형이 있을 때 발생할 수 있다.

점액이 부족하고 위산이 과도하게 분비되면 소화관이 점막 침식에 취약해지고 소화성 궤양의 발병을 초래할 수 있다.(Nair and Peate, 2015)(〈그림 11-1〉 참조)

소화성 궤양의 일반적인 원인은 헬리코박터균(H. pylori)이다. 헬리코박터균 감염은 위암의 위험 인자일 뿐만 아니라 위궤양 및 십이지장 궤양 발병의 원인 인자로 밝혀졌다. 헬리코박터균은 위 점막층 깊숙이에서 발견되는 나선 모양의 그람 음성 막대균이다. 헬리코박터균 감염은 십이지장 궤양의 약 95%, 위궤양의 약 70%에서 나타난다.(Neal, 2016)

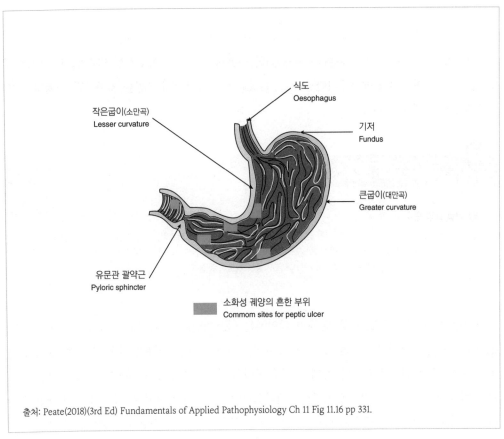

출처: Peate(2018)(3rd Ed) Fundamentals of Applied Pathophysiology Ch 11 Fig 11.16 pp 331.

✎ 그림 11-1_ 소화성 궤양의 흔한 부위

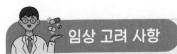 임상 고려 사항

◉ 헬리코박터 파일로리균 검사

GORD 또는 소화 불량과 관련된 증상을 나타내는 환자에게 헬리코박터 파일로리균 검사를 수행하는 것이 좋다.(NICE, 2014) 헬리코박터균 집락을 테스트하는 몇 가지 방법이 있다.

혈액 샘플에서 혈청 분석을 통해 박테리아에 특정한 항체를 검출하는 방법이 있다. 탄소-13 요소 호흡 검사는 탄소 동위원소로 만들어진 요소를 경구 투여하는 것이다. 헬리코박터균이 위에 존재하면 요소가 분해되어 이산화탄소로 바뀐다. 호기 샘플을 수집하여 호기 이산화탄소의 동위원소 탄소를 측정한다.

대변 샘플을 수집하여 헬리코박터 파일리로리균 항체를 선별하는 방법도 있다. 또는 내시경 검사 중에 위장관에서 생검을 수행하여 박테리아의 존재 여부를 분석할 수도 있다.

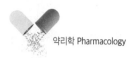

헬리코박터균 검사 결과가 양성이면 아목시실린(Amoxicillin)과 클라리스로마이신(Clarithromycin) 또는 메트로니다졸을 PPI[᳐ 에스오메프라졸(Esomeprazole), 란소프라졸(Lansoprazole), 오메프라졸(Omeprazole), 판토프라졸(Pantoprazole) 또는 라베프라졸(Rabeprazole)]와 병용하거나 또는 페니실린 알레르기가 있는 경우 클라리스로마이신과 메트로니다졸(Metronidazole)을 포함한 3제 요법을 일주일간 시행하면 박멸에 도달할 수 있다.(NICE, 2014)

 임상 고려 사항

◉ 박멸 요법 준수

헬리코박터 파일로리의 박멸은 3제 요법을 받는 환자의 약 90%에서 성공적으로 이루어진다.(Galbraith et al., 2007) 효과적으로 제균하기 위해서는 환자가 처방된 요법을 완전히 준수하는 것이 필수적이다. 환자에게 일주일 내내 약물을 복용하도록 하고 부작용이 발생하면 처방 임상의에게 조언을 구하도록 해야 한다.

소화성 궤양 질환의 또 다른 잠재적 원인에는 아스피린, 나프록센(Naproxen) 및 이부프로펜(Ibuprofen)과 같은 소염진통제(NSAIDs)의 사용이 있다. NSAIDs는 위장관 내 점막 보호 효과가 있는 프로스타글란딘을 억제한다. 소화성 궤양 발병의 다른 위험 요소는 흡연과 알코올이지만, 정확한 원인 메커니즘은 알려져 있지 않다. 헬리코박터 파일로리와 관련이 없는 소화성 궤양의 약리학적 치료는 항생제를 필요로 하지 않으며 대신 일반적으로 H_2 수용체 길항제[᳐ 라니티딘(Ranitidine)]를 사용하는 것이 궤양 치유 촉진에 효과적이다.

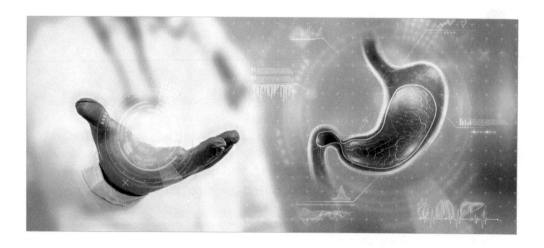

간호 에피소드 – 소화성 궤양

회계 회사의 고위 관리자로 근무하고 있는 32세의 남성은 장시간 근무하며 하루에 10개비의 담배를 피우고 주로 테이크아웃 음식으로 식사를 한다. 이 남성은 최근 심한 '속쓰림'과 복부 불편감 등의 소화 불량 증상을 경험하기 시작했다. 처음에는 약국에서 구입한 제산제를 복용했지만, 일시적인 완화에 불과했다. 남성은 약사의 추천에 따라 소화과 전문의에게 진료를 받았고, 의사는 GORD라는 잠재적 진단을 내렸다.

의사는 소화 불량의 잠재적인 원인을 조사하기 위해 남성의 혈액 샘플을 채취하여 헬리코박터 파일로리균 항체 검출을 의뢰하고 일단 PPI 약물인 오메프라졸(Omeprazole)을 단기간 적용했다. 이후에 헬리코박터 파일로리균 항체 혈액 검사에서 양성이 나왔고, 이에 따라 의사는 오메프라졸 외에도 아목시실린 및 클라리스로마이신 항생제를 일주일간 처방했다.

남성은 헬리코박터 파일로리 제균 치료를 받은 후 복부 불편함 또는 '속쓰림'의 소화 불량 증상이 크게 개선되었다. 소화 불량이 계속 잘 조절되는지 확인하기 위해 의사는 오메프라졸 처방을 계속했고 3개월 후에 후속 진료를 하기로 했다.

4 메스꺼움 및 구토

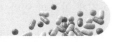

메스꺼움(오심)과 구토(Nause and vomiting)의 원인으로는 약물(⑩ 아편 유사제, 마취제 및 화학 요법제), 편두통, 임신 및 격렬한 운동(⑩ 배멀미) 등 여러 가지가 있다. 결과적으로 대부분의 환자는 직접적인 병태 생리학적 영향의 결과이거나 그들이 받고 있는 치료로 인해 투병 기간 동안 메스꺼움 및 구토를 경험하게 된다. 구토는 입을 통해 위 내용물을 강제로 배출하는 방어 반응이다.(Peate, 2013)

임상 고려 사항

📍 항구토제 처방

항구토제는 투여하면 증상이 가려지고 진단이 지연될 수 있으므로 구토의 원인이 알려진 경우에만 처방되어야 한다. (Joint Formulary Committee, 2019) 구토/메스꺼움의 원인을 쉽게 교정할 수 있는 경우, 특히 당뇨병성 케톤산증의 경우와 같이 구토/메스꺼움의 원인을 쉽게 교정할 수 있는 경우에는 항구토제가 불필요할 수 있으며 환자에게 잠재적으로 해로울 수 있다.

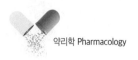

메스꺼움을 관리하는 데 사용할 수 있는 많은 약물이 있다. 적절한 항구토제 선택은 무엇보다 메스꺼움이나 구토의 원인을 파악하는 것이다. H_1 수용체 길항제 또는 항히스타민제는 가장 일반적으로 사용되는 항구토제로, 오피오이드의 사용 또는 임신과 관련된 입덧 등 다양한 원인으로 인한 메스꺼움 및 구토 치료에 효과적이다. H_1 수용체 길항제 또는 항히스타민제에는 시클리진(Cyclizine), 신나리진(Cinnarizine)과 프로메타진(Promethazine) 등이 있다. 또 다른 항구토제 그룹은 중추신경계와 위장관에 위치한 세로토닌 수용체를 차단하는 $5-HT_3$ 수용체 길항제이다. 이것은 대개 수술 후와 방사선 요법 또는 화학 요법 후 환자에게서 발생하는 메스꺼움과 구토에 사용된다.(Ritter et al., 2020) $5-HT_3$ 수용체 길항제에는 온단세트론(Ondansetron), 그라니세트론(Granisetron), 팔로노세트론(Palonosetron) 등이 있다. $5-HT_3$ 수용체 길항제는 경구 투여할 수 있으나 메스꺼움 또는 구토가 있는 경우 정맥 내 또는 근육 내 투여가 바람직할 수도 있다. 이 약물들과 관련된 일반적인 부작용으로는 변비, 두통 및 설사가 있다.

D_2 또는 도파민 수용체 길항제에는 클로르프로마진(Chlorpromazine), 페르페나진(Perphenazine), 프로클로르페라진(Prochlorperazine) 및 트리플루오페라진(Trifluoperazine)과 같은 항정신병제 페노티아진계 약물이 있다. 이러한 약물은 효과적인 항구토제이며 일반적으로 암과 관련된 화학 요법, 아편 유사제 또는 마취제 사용으로 인한 메스꺼움 및 구토 관리에 사용된다. 이 약물들은 경구 투여될 수 있지만 정맥 내 또는 근육 내 주사 또는 좌약으로도 투여될 수 있다. 페노티아진계 약물군과 밀접하게 관련된 D_2 수용체 길항제로는 메토클로프라미드(Metoclopramide)가 있으며, 항정신병 효과 외에도 위장관 운동성을 증가시킨다.

 5 장 운동성 및 배변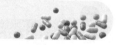

대장은 5개의 주요 부분으로 구성된다.

- 상행 결장
- 하행 결장
- 직장
- 횡행 결장
- S자 결장
- 항문

〈그림 11-2〉를 참조한다. 대장을 구성하는 부분은 모두 대변을 형성하거나 배변 전에 대변을 유지/저장하는 역할을 한다. 대장 자체 내에는 3~4일분의 음식물이 들어 있다. 상행 결장에는 영양분 흡수의 90%가 이미 일어난 대변이 맹장에서 이동해 온다. 횡행 결장은 대변을 처리하는 데 큰 역할을 하고 하행 결장은 최대 24시간 동안 대변을 보관하는 역할을 한다. S자 결장과 직장은 또한 배변 전에 대변의 저장고 역할을 한다.

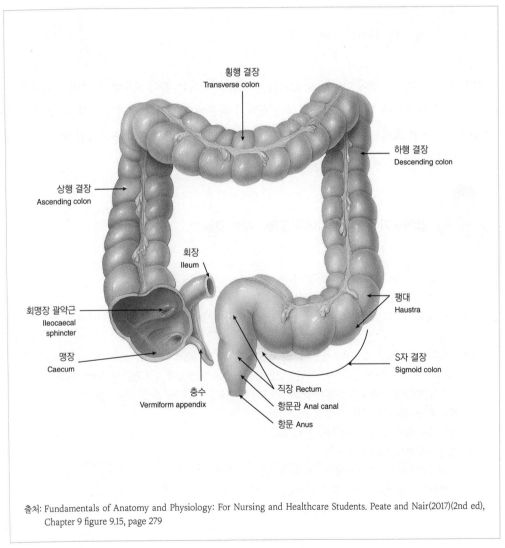

출처: Fundamentals of Anatomy and Physiology: For Nursing and Healthcare Students. Peate and Nair(2017)(2nd ed), Chapter 9 figure 9.15, page 279

🖋 그림 11-2_ 대장

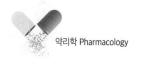

① 변비

변비(Constipation)는 주당 3회 미만의 배변을 하거나 딱딱한 배변 또는 불완전한 배변감이 전체 시간의 25% 이상인 것으로 정의된다.(NHS, 2019)

변비와 관련될 수 있는 증상은 다음과 같다.(NICE 2019)

- 복부 불편, 통증 및 팽만감
- 무기력과 권태감
- 변비가 심한 고령 환자의 '가짜 설사'

변비는 그 자체로 질병이 아니라 증상이라는 것을 기억하는 것이 중요하다. 변비는 환자가 자신의 배변 습관과 그에 대한 주요 변화를 인식하기 때문에 환자마다 정의가 다를 수 있다. 성인의 정상적인 배변 범위는 주당 3회에서 12회까지 다양하다. 따라서 환자를 치료할 때 변비의 객관적인 정의와 함께 정상적인 배변 습관의 변화에 주목해야 한다.

 알아두기 – 변비 평가에 포함해야 하는 것들

- 사람들이 말하는 '변비'의 의미와 정상적인 배변 양상
- 정상적인 배변 습관에 대한 사람의 인식
- 변비 지속 기간과 딱딱한/작은(자갈 같은) 변 또는 큰 변(예 변기를 막는지)과 같은 변의 빈도와 일관성(야간 증상)
- 환자의 대변 형태에 대한 객관적인 기록을 제공하기 위해 브리스톨 대변 차트(Bristol Stool Chart) 사용
- 직장의 불편함, 과도한 긴장, 배변이 불완전한 느낌 또는 직장 출혈과 같은 관련 증상(복통 또는 팽창)
- 긴장과 불완전한 배변감으로 인해 골반저 협동 운동 이상증이 나타날 수 있다는 점 참고
- 발열, 메스꺼움, 구토, 식욕 부진 및 체중 감소
- 관련 소변 증상, 요실금 또는 잔뇨감, 성교통
- 결장 직장암 또는 IBD의 가족력
- 증상이 개인에게 미치는 영향과 삶의 질 및 일상 기능에 미치는 영향
- 처방전 없이 구입할 수 있는 약물 및 증상 반응 시 시도한 모든 자기 조치

출처: NICE 2019.

다른 적응증에 일반적으로 처방되는 약물도 변비를 유발할 수 있는데, 아편류 진통제(예 모르핀 및 코데인), 항콜린성 약물(예 항우울제 및 항불안제) 및 기타 약물 종류(예 황산제일철)가 있다. 변비로 고통받는 환자를 치료할 때 의료팀은 이러한 약물 사용 여부를 검토해야 한다.

(1) 변비에 사용되는 약물

변비 완화에 사용되는 약물은 다음과 같이 분류할 수 있다.

- 팽창성 완하제
- 대변 연화제
- 자극성 완하제
- 삼투성 완하제
- 식염수 완하제
- 말초성 오피오이드 길항제

약물 선택은 효능에 대한 가장 유용한 증거, 변비의 의심되는 기전, 환자 선택 및 생활 방식 평가를 기반으로 해야 한다.

❶ 팽창성 완하제

팽창성 완하제(Bulk laxatives)는 점성 용액이나 젤에 물을 흡수시켜 대변의 부피를 증가시키는 작용을 한다. 그 결과 부피가 증가하면 연동 운동이 촉진되고 흡수된 물은 변을 부드럽게 한다. 이와 동시에 팽창성 완화제는 박테리아의 성장과 대변의 무게를 증가시켜 장벽을 더욱 자극하여 연동 운동을 유발한다. 팽창성 완하제는 작용하는 데 최대 72시간이 소요될 수 있으며 다른 완하제 계열과 함께 사용할 수 있다. 이 방법은 섬유질 섭취를 더 이상 늘릴 수 없을 때 유용하다. 팽창성 완하제는 정제 형태 또는 경구 용액용 분말 형태로 경구 투여된다.

팽창성 완하제로는 다음과 같은 것들이 있다.

- 차전자피(ispaghula husk), 경구 용액 – Fybogel®, 아기오과립, 무타실산®
- 메틸 셀룰로오스(Methylcellulose), 경구 정제 – Celevac®, 렉티셀정®
- 스테큘리아(Sterculia), 경구 용액 – Normacol®
- 폴리카보필 칼슘(Polycarbophil calcium) – 실콘정®

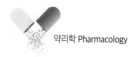

❷ 연화제 및 대변 연화제

이 종류의 약물은 대변의 표면 장력을 감소시켜 장액이 수분을 통과할 수 있게 하고 장벽에 의한 체액과 전해질의 재흡수를 감소시킨다. 경구 또는 좌약 형태로 직장을 통해 투여할 수 있는 도큐세이트 나트륨(변비 치료 완하제)이 있다. 다른 직장 제제에는 대변을 윤활하고 부드럽게 하는 아라키스 오일을 함유한 관장제가 있는데, 이것은 땅콩 기름에서 유래하므로 견과류 알레르기가 있는 사람에게 투여해서는 안 된다.

여기에 속하는 약물은 다음과 같은 것들이 있다.

- 도큐세이트 나트륨(Docusate sodium) – 경구 캡슐약, 액체 또는 직장 좌약
- 땅콩 기름(arachis oil) – 관장
- 유동 파라핀(liquid paraffin) – 경구 액체
- 자극성 완하제(stimulant laxatives)
- 미네랄 오일(mineral oil)

이러한 약물의 상당한 단점은 복부 경련을 유발하고 위장관 폐색에 권장되지 않는다는 것이다. 비사코딜은 좌약으로 경구 또는 직장으로 투여할 수 있으며, 경구로는 10~12시간 내에 작용하고, 직장에서는 60분 이내에 작용한다.

센나(Senna)는 장내 세균에 의해 활성화된 센노사이드를 함유한 안트라퀴논으로 점막 내막을 자극하여 연동 운동을 일으킨다. 센나 자체는 식물 추출물에서 나온다. 그러나 센나의 남용은 약물 의존을 일으켜 장의 결장 내 점막 주름을 손상시켜 장이 연동 운동을 통해 대변을 이동시키는 능력을 떨어뜨릴 수 있다. 코단트라머(Co–danthramer)는 단트론(Dantron, 자극성 완하제)과 플록사머(Poloxamer 188, 대변 연화제)의 조합이며 주로 아편 유사제 사용과 관련된 변비를 완화하기 위한 완화 치료에 사용된다. 잠재적인 발암성에 대한 우려로 인해 다른 유형의 변비에는 권장하지 않는다.

여기에 속하는 약물은 다음과 같다.

- 비사코딜(Bisacodyl) – 경구 캡슐 또는 직장 좌약
- 센나(Senna) – 경구 용액/정제 – Sennakot®
- 코단트라머(Co–danthramer)– 경구 캡슐
- 삼투성 완하제(osmotic laxaives)

이들 약물은 주로 비흡수성 용액으로 장내 수분량을 증가시키는 방식으로 작용한다. 락툴로스는 삼투성 완하제이며, 과당과 갈락토오스의 이당류로 삼투 효과와 낮은 대변 pH를 생성한다. 암모니아 생성 박테리아의 증식을 억제하므로 간성 뇌병증 치료에 유용하다. 락툴로스는 장내 세균에 의해 장 내강에서 대사되는데, 인간의 효소에 의해 분해되지 않고 젖산 및 초산을 포함한 단쇄 지방산으로 분해된다. 대사 산물 또한 연동운동을 증가시키고, 대변이 대장을 빠져나갈 때까지 삼투 효과를 지속시킨다. 일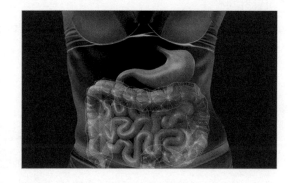부 다이어트 식품에 사용되는 당알코올이자 감미료인 솔비톨도 삼투성 완하제로서 변비를 치료하는 데 사용할 수 있으며 과다 섭취 시 설사를 유발할 수도 있다.

여기에 속하는 약물에는 다음과 같은 것들이 있다.

- 락툴로스(lactulose) – 경구 용액
- 다른 전해질 용액과 조합된 마크로골(macrogol) 3350 – 경구 분말 Movicol® 무비프렙®
- 인산염 – 경구 용액 및 관장제 Fleet®

❸ 식염수 완하제

식염수 완하제(염류성 완하제, Saline laxatives)는 장에서 수분을 끌어당기고 유지한다. 다른 제제로는 마그네슘으로 구성된다. 전해질 불균형을 교정하기 위해 경구로 보충된 마그네슘을 과도하게 섭취하면 동일한 작용을 통해 설사를 유발할 수 있다. 마그네슘(Mg) 기반 식염수 완하제는 콜레시스토키닌(cholecystokinin)의 방출을 자극하여 장의 운동성과 체액 분비를 증가시킨다.

여기에 속하는 약물에는 다음과 같은 것들이 있다.

- 수산화마그네슘($Mg(OH)_2$)
- 황산마그네슘($MgSO_4$)
- 인산나트륨(Na_2HPO_4 and NaH_2PO_4)

❹ 말초성 오피오이드 길항제

말초성 오피오이드 길항제는 아편 유사 약물의 중추 진통 작용을 방해하지 않으면서 오피오

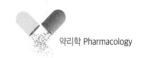

이드 진통제의 변비 효과를 감소시킨다. 다른 완하제가 효과가 없는 것으로 판명된 후 아편 유사 진통제의 사용과 관련된 변비에 대해서만 사용한다. 이러한 약물은 다른 완하제들에 비하여 상당히 비싸다.

여기에 속하는 약물에는 다음과 같은 것들이 있다.

- 날록세갈(Naloxegal)

(2) 변비의 비약물적 치료

많은 약물이 존재하지만 비약물적 옵션을 사용하여 변비 증상을 관리하고 재발을 막는 데 도움을 줄 수 있다. 적절한 수분 섭취는 변비를 예방하고 완하제의 작용을 돕는 데 매우 중요하다. 위장관 통과를 돕기 위해 하루에 1,600~2,000mL의 수분 섭취가 권장된다.(BDA, 2017) 이 보조적 방법은 소장과 대장을 통한 대변 이동을 돕지만, 이뇨성 물질인 카페인을 함유한 커피나 콜라와 같은 이뇨 음료는 결장 자체 내에서 체액을 유지하는 효과가 떨어진다. 적절한 섬유질 섭취는 효과적인 위장관 이동을 유지하는 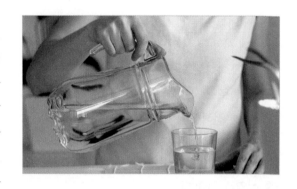 데에 역시 중요하다. 성인은 하루 30g의 식이섬유를 섭취해야 하며, 배부름과 복부 팽만감을 줄이기 위해 천천히 증량한다.(NICE, 2019) 섬유질이 많은 음식과 과일, 밀기울이 포함된 곡물 및 채소와 같은 식품에 식이섬유가 가장 풍부하다.

(3) 대변 욕구의 무시

변비의 원인은 사회적인 이유일 수도 있고 질병이나 수술로 인한 것일 수도 있다. 그 결과 대장은 대변에 의해 팽창하는 데 익숙해지고 수축 능력을 잃게 된다. 단기 변비의 경우 일반적으로 경구 약물 치료로 배변 습관을 회복할 수 있지만, 만성 변비는 고섬유질 식이를 섭취하거나 팽창성 완하제를 처방함으로써 대변의 양을 증가시켜 대장을 재교육해야 한다. 또한 환자가 대변을 보고 싶은 충동이 있을 때 이를 무시하면 기능적 변비를 유발할 수 있다는 점을 이해하는 것도 중요하다.(Bladder and Bowel UK, 2019)

간호 에피소드 - 변비

55세의 통신 회사 모바일 판매원인 남성은 지난 10년 동안 현장에서 일해 왔으며 회사 업무량의 변화로 장거리 운전이 증가했다. 그는 복부 팽만감 증가와 배변 활동의 현저한 감소로 인해 가까운 병원에 갔다.

이 남성은 지난 6개월 동안 자신의 배변 습관에 변화가 있다고 말했다. 일주일에 5~7회의 배변이 '정기적으로' 이루어졌는데, 이제는 일주일에 평균 3회로 줄었고 배변도 힘들어졌다. 그는 대변이 단단하고 때때로 힘을 많이 주어야 한다고 호소했다. 장거리 운전을 할 때 화장실에 갈 수 없는 경우가 많으며 다음 목적지까지 운전하면서 변을 참아야 할 때도 있다고 말했다. 업무 영역이 넓어져 식생활마저 나빠지게 되었고 '패스트푸드'를 많이 먹고 살도 쪘다고 한다. 과거 병력에는 위염, 통풍 및 고혈압이 있으나 어떠한 일반 약물도 복용하지 않고 있다.

신체 검사 결과 과도한 긴장으로 인해 점차 악화되고 있는 치질 형성을 제외하고는 신체 이상을 발견하지 못했다. 출혈이나 복부 종괴와 같은 위험 신호도 없었다. 대장암의 가족력은 없지만, 대장 검진을 받도록 조언했다.

의사는 남성에게 일반 의약품을 복용하거나 생활 방식의 변화를 통해 증상을 스스로 관리하고 있는지를 물었으나 그는 그런 적이 없으며 배변 습관이 변경된 이후로 의료 서비스를 처음 받았다고 말했다. 의사는 이러한 증상이 3개월 이상 지속되었기 때문에 만성 변비로 진단했다. 따라서 의사는 다음과 같이 조언했다.

변비 자체가 고섬유질인 과일, 채소, 콩류가 풍부한 식단을 섭취하는 것과 같은 생활 방식의 변화에 영향을 받을 수 있으므로 아침 식사로는 현재 직장 생활에 맞게 미리 조리된 귀리 같은 식단을 섭취할 것, 그리고 정기적이고 예정된 배변 시간을 가질 것과 배변 활동과 배변 욕구를 무시하지 말 것, 하루에 적어도 1,500mL의 물을 충분히 섭취하고 신체 운동량을 늘릴 것을 권유했다. 또한 증상이 바뀌거나 해결되지 않으면 병원 진료를 받을 것을 권했다. 의사는 변비에 대한 일반 의약품을 복용하거나 추가 조사 및 약물 처방을 위해 방문하기 전에 이 생활 방식에 대한 조언을 따를 것을 주문했다.

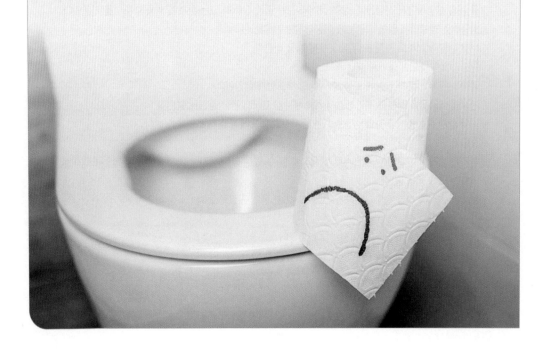

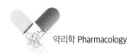

실무 기술 - 인산염 관장을 관리하는 방법

⊙ 준비 및 장비

간호사는 투여 전에 직장의 해부학적 구조를 이해해야 하며 필요한 모든 장비를 준비해야 한다.

- 처방전
- 미지근한 물 한 병
- 윤활 젤
- 밝은 조명

- 처방된 관장제(유효 기한 확인)
- 티슈
- 침대 커버/요실금 시트
- 개인 보호 장비

⊙ 절차

- 복약 기록으로 환자의 신원을 확인하고 환자에게 절차를 설명하고 동의를 얻는다.
- 올바른 자세를 취하기 위해 도움이 필요한지 평가한다.
- 필요한 경우 투여 전에 환자에게 방광을 비우도록 요청한다.
- 환자가 과도하게 노출되지 않도록 하고 따뜻함과 품위를 유지하면서 허리 아래까지 옷을 벗도록 돕는다.
- 환자가 무릎을 가슴 쪽으로 당겨 왼쪽 측면 자세를 취하도록 돕는다.(환자에게 이 자세를 금하는 근골격 장애가 없는지 확인한다.)
- 관장기를 물병에 넣고 데운다.(제조업체의 지침에 따름)
- 손을 씻고 개인 보호 장비를 착용하고 환자 밑에 요실금 시트를 놓는다.
- 환자가 당신에게 등을 보이고 있어서 당신이 하는 일을 볼 수 없다는 것을 기억하면서 당신이 하는 일을 계속 설명하면서 진행한다. 청력 장애와 같은 감각 장애가 있는 환자에게 특히 주의를 기울인다.
- 엉덩이를 부드럽게 열어 회음부에 이상이 없는지 검사한다.
- 보호 캡을 제거하고 관장 노즐 끝에 윤활 젤을 바른다.
- 관장기에서 과도한 공기를 빼낸다.
- 관장 노즐을 항문과 직장에 보통 5cm 정도 부드럽게 삽입한다.
- 관장의 내용물을 천천히 주입하면서 계속해서 환자에게 관장 중임을 알린다.
- 만약 환자가 통증이나 출혈을 경험하면 중지하고 의사에게 추가 조언을 구한다.
- 노즐을 천천히 제거한다.
- 환자가 깨끗한지 확인한다. 스스로 뒤처리를 할 수 있는 경우 휴지를 가지고 있는지 확인하고 이를 처리하는 데 도움을 준다.
- 환자가 변기나 화장실을 사용하기 전에 10~15분 동안 관장을 유지하도록 하면서 환자의 존엄성을 위해 환자를 덮어준다.
- 정책 및 지침에 따라 장비를 안전하게 폐기한다.
- 환자가 호출 벨 또는 도움이 필요한 경우 호출할 수 있는지 확인한다.
- 관장 투여 및 투여 결과를 문서화해두고, 대변 차트를 사용하여 모든 배변을 기록해둔다.

출처: Adapted from Peate(2015)

② 설사

설사(Diarrhoea)는 대변이 느슨하고 고형물이 없으며 묽은 변을 보는 불쾌한 상태이다. 설사에는 다양한 원인이 있으며 또 다른 질환의 증상일 수 있다. 대부분의 사람은 설사를 경험하며 대개 약물 없이 자연적으로 회복된다.(NICE, 2019) 그러나 노인과 아주 어린 아이들과 같은 위험군에서는 이환율과 사망률에 중대한 영향을 미칠 수 있다.(Crombie et al., 2013) 설사는 증상 지속 기간이 4주 미만인 급성 설사와 4주 이상 지속되는 만성 설사로 구분할 수 있다.(NICE, 2018) 환자의 상태는 설사의 원인과 관련하여 아래와 같이 분류할 수 있다.

삼투성 설사	분비성 설사	염증성 설사
• 삼투성 설사는 삼투성 설사제와 같은 비흡수성 물질을 섭취했을 때 삼투에 의해 너무 많은 물이 장으로 유입되어 발생한다. 이것은 또한 복강 질환 및 췌장 기능 부전과 같은 흡수 장애와 관련이 있을 수 있다.	• 분비성 설사는 전해질을 포함하여 장관에서 분비물이 증가할 때 발생한다. 흡수율도 저하될 수 있다. 이것은 세균성 장독소, 담즙염(회장 절제술 후) 및 일부 완하제와 같은 비정상적인 매개체에 의해 발생한다.	• 이것은 장 점막 세포의 손상이 선행된 체액 손실, 혈액 및 체액과 전해질 흡수 장애로 발생한다. 일반적인 원인에는 시겔라균으로 인한 세균성 이질 같은 감염성 질환, 궤양성 대장염, 크론병과 셀리악병(Celiac disease) 같은 염증성 질환이 있다.

출처: Adapted from Crombie et al.(2013)

브리스톨 대변 차트(Bristol stool chart)는 대변 형태를 분류하고, 설사를 평가하고 치료하는 데 사용할 수 있다. NICE는 급성 설사의 사정을 돕기 위해 질문을 개발했다.

유 형	설 명
1	견과류와 비슷하고 통과하기 어려운 단단한 덩어리로 분리된다.
2	소시지 모양이지만 울퉁불퉁하다.
3	소시지와 비슷하지만 표면에 균열이 있다.
4	소시지나 뱀처럼 매끄럽고 부드럽다.
5	가장자리가 깨끗하게 잘린 부드러운 덩어리(통과하기 쉬움)이다.
6	가장자리가 울퉁불퉁한 푹신한 조각을 이루며 묽은 변이다.
7	물, 고체 조각이 없고 완전한 액체이다.

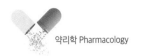
(1) 설사 치료에 사용되는 약물

설사 치료를 위한 약물이 존재하지만 설사의 원인을 먼저 평가해야 한다. 또한 지사약이 회복을 방해할 수 있으므로 감염성 설사는 배제해야 한다는 것과 대부분의 설사 에피소드는 치료 없이 해결된다는 점에 유의해야 한다. 설사의 관리는 체액 및 전해질 고갈을 평가한 다음 이를 회복하는 데 중점을 두어야 하며, 이것은 허약한 노인 및 어린이에게 특히 중요하다. 경구용 재수화 염류들이 널리 이용 가능하며, 나트륨, 칼륨 및 체액을 대체하기 위해 물로 구성된 전해질과 당의 조합으로 이루어진 것들이 있다. 이것들은 체액 성분의 흡수와 조절을 돕기 위해 올바른 농도로 사용 지침에 따라 만들어야 한다.

❶ 로페라미드

널리 사용되는 주요 지사약은 로페라미드(Loperamide)이다. 이 약물은 경구로 복용하며 장의 근육층 신경얼기(myenteric plexus)에 작용하는 오피오이드 수용체 작용제이다. 복용 시에는 연동 운동이 느려져 장이 물을 흡수하는 시간이 길어져 변의 수분이 줄어들고 변이 단단해진다. 장벽의 P-당단백질(glycoprotein)에 의한 유출이 순환계로의 통과를 감소시키고 간에 의한 1차 통과 대사를 더욱 감소시킨다는 점에서 다른 아편제와 다르게 작용한다. P-당단백질에 의한 이러한 감소 및 유출은 순환하는 로페라미드가 혈액-뇌 장벽을 효과적으로 통과하여 다른 아편 유사 계열 약물의 신경학적 효과를 발휘하는 것을 방지한다. 로페라미드를 고용량 또는 과량 투여하는 상황에서 환자는 ECG의 QTc 부분을 연장하여 심정지로 이어지는 토세이드 드 포인트(Torsade's de pointes)를 비롯한 생명을 위협하는 부정맥을 유발할 수 있으므로 주의해야 한다. 그러나 이러한 효과는 다량 또는 과량 복용 시에만 나타나며 권장 복용

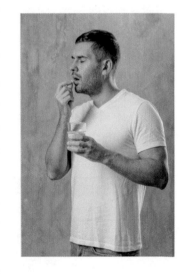

량에서는 일반적으로 발생하지 않는다. 로페라미드를 유흥 목적으로 남용하는 것은 중추신경계에 영향을 미쳐 의존성이 발생할 수 있다. 과량의 로페라미드는 아편 유사제 특성으로 인해 남용 약물이 될 수 있으며, 과량 투여하면 날록손을 사용하여 효과를 되돌릴 수 있다. 그러나 날록손의 반감기(약 1~3시간)가 로페라미드의 반감기보다 짧아 반복적으로 투여해야 할 수도 있고, 과량 투여 후 최대 48시간 동안 중추신경계 우울증에 관해 관찰해야 한다.(MacDonald et al., 2015)

③ 염증성 장 질환(IBD)

염증성 장 질환(IBD)은 궤양성 대장염(ulcerative colitis)과 크론병(Crohn's disease)이라는 두 가지 주요 만성 질환 상태를 포함하는 포괄적인 용어이다. IBD는 주로 이 두 가지 질병을 말하지만, 미세 대장염과 같은 드문 질병도 포함된다. IBD에 대한 대부분의 진단은 15~45세 사이에 발생한다.

(1) 궤양성 대장염

이것은 소장에서 직장까지 영향을 미치는 만성적인 질환이다. 장에 염증이 발생하고 출혈과 고름 같은 삼출물이 나오는 작은 궤양이 나타난다. 이로 인해 대변에 혈액과 점액이 섞인 설사, 체중 감소 및 빈혈 등의 증상이 나타난다. 궤양성 대장염의 원인은 알려져 있지 않다. 궤양성 대장염의 관리는 질병의 정도에 따라 달라지며 약물, 수술 및 식이/생활 습관 변화 등이 있다.

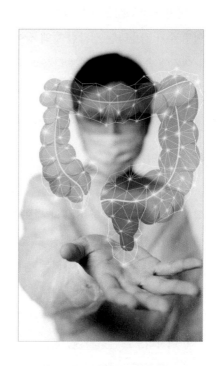

(2) 크론병

크론병(Crohn's disease)은 입에서 항문까지 이어지는 위장관(GI)의 모든 부분에 영향을 미칠 수 있는 만성적인 질환이다. 증상에는 복통, 배변 횟수 증가(하루 최대 20회) 및 설사 등이 있으며, 위장관에 있는 질병의 위치에 따라 변의 농도가 묽거나 죽처럼 될 수 있다.

크론병의 발병 원인은 아직 밝혀지지 않았으나 환경적 요인과 유전적 요인 등 다양한 요인에 의해 발생하는 것으로 보인다. IBD에서 사용되는 주요 약물은 다음과 같다.

(3) 염증성 장 질환에 사용되는 약물

❶ 글루코코르티코이드

글루코코르티코이드(Glucocorticoid) 계열의 약물은 궤양성 대장염이나 크론병 모두에서 염증을 관리하는 데 사용할 수 있다. 이러한 약물은 심한 경우에 경구 또는 정맥으로 투여할 수 있다.

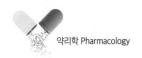

그러나 약물을 장기간 사용하면 체중 증가 및 스테로이드 유발 당뇨병(지속적인 고혈당증)과 같은 심각한 부작용이 있을 수 있다. NICE(2019)는 급성 중증 궤양성 대장염과 관해를 유도하는 크론병 관리에 사용할 것을 권장한다.

❷ 아미노살리실산염

아미노살리실산염(Amonosalicylates)은 아스피린과 구조가 유사한 항염증 특성을 가진 약물이다. 환자가 차도를 보이면 염증 조절에 사용되며 궤양성 대장염 및 결장 크론병에 효과적이다. 백혈구 수가 감소하는 심각한 혈액 장애를 포함한 부작용이 있을 수 있다.

여기에 속하는 약물에는 다음과 같은 것들이 있다.

- 설파살라진(Sulfasalazine)
- 메살라진(Mesalazine)

❸ 면역 억제제

면역 억제제(Immunosuppression)는 IBD에서 염증을 유발하는 면역계의 작용을 감소시킨다. 이 약물은 염증을 유발하는 면역 세포 또는 전염증성 단백질의 생성을 억제한다. 면역력을 저하시켜 환자가 감염에 더 취약해질 수 있는 위험이 있지만, 이것은 중증 질환의 위험보다 덜하다. 스테로이드 약물과 함께 사용되는 경우가 많으며 환자가 질병을 관리하는 데 필요한 스테로이드의 복용량을 줄일 수 있어 고용량 스테로이드 복용의 부작용을 줄일 수 있다.

여기에 속하는 약물에는 다음과 같은 것들이 있다.

- 아자티오프린(Azathioprine)
- 메토트렉세이트(Methotrexate)

❹ 인플릭시맙(Infliximab)과 아달리무맙(adalimumab)

이러한 약물은 단일 클론 항체로, 추가적인 염증성 연쇄 반응의 방출을 알리는 전염증성 사이토카인인 강력한 전염증성 단백질 조직 괴사 인자 알파(TNF-α)를 억제한다. 이 약물은 정맥 주사로 투여되는데, 일반적으로 심각한 면역 반응의 위험이 있으므로 투여가 진행되는 동안 환자를 모니터링할 수 있도록 낮 병동에 입원시키며 심폐 소생 시설을 갖추고 있어야 한다.(Joint Formulary Committee, 2019) 이 약물은 다른 약물에 반응하지 않는 중증 질환에 사용된다.

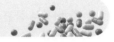

 임상 고려 사항

면역 억제제와 아미노살리실산염을 사용하면 백혈구와 혈소판 수가 억제되어 감염, 출혈 및 멍이 생길 위험이 있다. 만약 환자가 이러한 증상을 경험하면 즉시 의사의 도움을 받아야 한다.

6 결 론

이 장에서는 일반적인 위장 장애 치료에 사용되는 약물에 대한 개요를 제공했다. 각 질환에 대한 간략한 개요, 특정 약물의 사용을 뒷받침하는 근거, 약물 작용, 부작용 및 투여 고려 사항이 제시되었다. 또한 환자 교육, 전문 서비스로의 의뢰 및 기타 치료 옵션을 포함하여 위장관 질환 관리에서 약물 투여와 관련된 광범위한 문제에 대해 알아보았다.

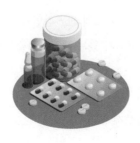

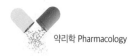

 연습문제

01. 소화 불량의 증상은 무엇인가?

① 변비

② 상복부 통증 및 불쾌감, '속쓰림', 메스꺼움 및 구토

③ 설사

④ 하복부 불편감 및 팽만감 개선

02. H$_2$ 수용체 길항제는 무엇인가?

① 시메티딘(Cimetidine)　　　　② 에소메프라졸(Esomeprazole)

③ 판토프라졸(Pantoprazole)　　④ 오메프라졸(Omeprazole)

03. PPI 사용 시 일어날 수 있는 위험은 무엇인가?

① 심방세동　　　　　　　　　　② 클로스트리디움 디피실리 설사

③ 편두통　　　　　　　　　　　④ 탈모

04. NSAIDs는 소화성 궤양의 발병에 어떻게 기여하는가?

① 벽세포에 의한 산 생성 촉진

② 위장관을 통한 운동성의 촉진

③ 소화성 궤양의 발병과 관련된 헬리코박터균 감염의 위험 증가

④ 위장관의 점막 내층에 보호 효과가 있는 프로스타글란딘 억제

05. 헬리코박터 제균 요법의 과정은 어떻게 구성되는가?

① H$_2$ 수용체 길항제, PPI 및 항생제

② PPI와 항생제 1종

③ PPI 1개와 항생제 2종

④ 두 가지 항생제만

06. 헬리코박터 제균 요법의 과정은 얼마나 오래 동안 권장되는가?

① 한 달 ② 일주일

③ 2주 ④ 6개월

07. H_1 수용체 길항 항구토제는 무엇인가?

① 클로르프로마진(Chlorpromazine) ② 온다네스트론(Ondanestron)

③ 메타클로프라미드(Metaclopramide) ④ 사이클리진(Cyclizine)

08. 위장관 운동성을 증가시키는 항구토제는 무엇인가?

① 메토클로프라미드(Metoclopramide) ② 프로클로르페라진(Prochlorperazine)

③ 그라니세트론(Granisetron) ④ 사이클리진(Cyclizine)

09. 만성 변비는 얼마나 지속되는 증상으로 분류되는가?

① 2주 ② 3주

③ 한 달 ④ 3개월

10. 시겔라균은 어떤 아형 설사의 원인과 관련 있는가?

① 삼투성 설사 ② 분비성 설사

③ 염증성 설사 ④ 설사가 아니라 변비와 관련이 있다.

11. 로페라미드(Loperamide) 과다 복용 시 일어날 수 있는 합병증은 무엇인가?

① 두드러기 발진 ② 심장 부정맥의 위험을 초래하는 긴 QT 증후군

③ 탈모 ④ 기립성 저혈압

12. 면역 억제제인 인플릭시맙이 결합하여 세포의 수용체에 결합하는 것을 방해하는 사이토카인은?

① TNF-α ② 브래디키닌(Bradykinin)

③ TGF-β1 ④ 인터루킨-1(Interleukin-1)

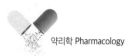

13. 센나(senna)는 완하제로 사용되는 식물 추출물이다. 신체 내에서의 작용을 가장 잘 설명한 것은 무엇인가?

① 대량 형성 완하제: 센나는 대변에 부피를 추가하여 장벽을 팽창시킨다.

② 자극성 완하제: 센나의 대사 산물은 장벽을 자극하여 연동 운동을 증가시킨다.

③ 삼투성 완하제: 센나는 장으로 물의 이동을 유발한다.

④ 말초 오피오이드(opioid) 길항제, 센나는 장의 말초 오피오이드 수용체에 결합하여 오피오이드 약물의 변비 효과를 감소시킨다.

14. 락툴로스(Lactulose)는 변비 치료에 사용되는 삼투성 완하제이다. 이것을 사용할 수 있는 다른 적응증은 무엇인가? .

① 락툴로스(Lactulose)는 설탕이므로 저혈당증에 표시된다.

② 락툴로스는 또한 항생제 특성을 가지고 있다.

③ 락툴로스는 센나와 함께 사용할 때 항고혈압 특성이 있다.

④ 락툴로스 대사 산물은 암모니아 흡수를 감소시켜 간성 뇌병증을 치료하는 데 사용할 수 있다.

15. 변비는 총체적인 평가가 필요하며 생활 습관 개선으로 치료할 수 있는 흔한 증상이다. 변비와 관련된 건강 증진 조언은 무엇인가?

① 적절한 구강액 섭취(1일 1,600~2,000mL)

② 과일, 채소 및 기타 식이섬유 공급원이 풍부한 식단

③ 대변을 참지 않는다.

④ 위의 모든 것

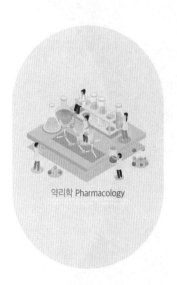

약리학 Pharmacology

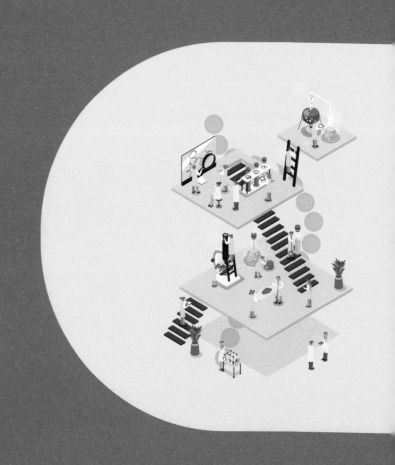

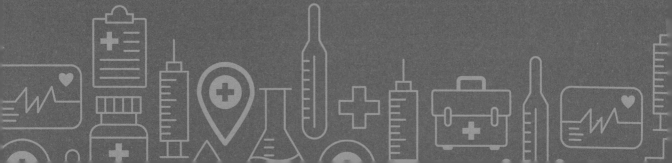

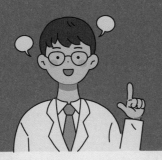

이 장에서는 암 치료에서 일반적으로 사용되는 약물에 관한 주요 약리 기전 및 약물 치료 원칙에 대해 알아본다.

🎯 학습 목표

1. 세포 주기와 관련하여 암이 어떻게 발생하는지 설명할 수 있다.

2. 암 치료에서 화학 요법 사용에 대해 설명할 수 있다.

3. 암 치료에서 면역 요법의 역할을 이해할 수 있다.

4. 암 치료에서 코르티코스테로이드(corticosteroids)가 어떻게 사용되는지 인식할 수 있다.

⏰ 지식 테스트

1. 일반 세포와 암세포의 차이점을 말해보자.

2. 암 치료에는 어떤 약물이 사용되는가?

3. 화학 요법을 처방하고 투약할 때 관련된 고려 사항에는 어떤 것이 있는가?

4. 암 치료에서 면역 체계는 어떻게 사용되는가?

5. 암 치료에서 코르티코스테로이드(corticosteroids)를 사용하는 이유는 무엇인가?

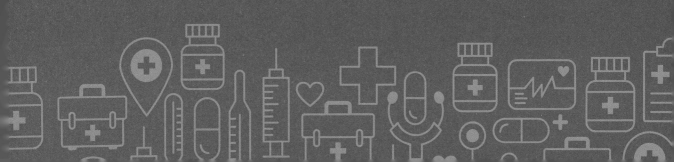

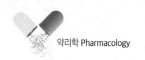

1 서 론

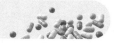

　최근 몇 년간 국가보건의료서비스(National Health Service, NHS)에서 발표한 암 진단 건수는 매년 증가하는 반면, 암으로 사망하는 사람의 수는 매년 감소하고 있다.[Office for National Statistics(ONS), 2019] 통계 결과에 따르면 여성보다 남성의 암 발생률이 더 높고, 우리나라의 경우 유방암, 전립선암, 췌장암은 발생률이 증가하는 추세이다.(암등록통계, 2022)

　암 치료의 목표는 환자의 체내 모든 암세포의 근절을 통해 환자의 암을 치료하는 것이다.(Cancer Research UK, 2017) 이것이 불가능한 상황에서는 증상 관리를 통해 수명을 연장하거나 환자의 삶의 질 증진에 초점을 둔 치료가 이루어진다. 암의 치료 방법은 약물에 국한되지 않으며 수술, 방사선 치료, 골수 또는 줄기세포 이식, 유전자 치료 등이 있다. 이 장에서는 암 치료에 사용되는 여러 가지 약물에 대해 살펴본다.

　우선, 암에 사용되는 약물의 작용과 기전을 이해하기 전에 암이 무엇인지와 정상적인 세포 주기 과정에 대한 기본적인 이해가 필요하다.

2 암

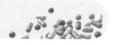

　암(Cancer)은 신체 특정 부위의 세포가 통제할 수 없이 성장하고 분열할 때 발생하는 질환이다. 이 세포들이 비정상적으로 자라면 종양(tumor)이라고 불리는 덩어리를 형성하지만, 모든 종양이 암은 아니다. 종양은 양성(benign, 암이 아님)과 악성(malignant, 암)으로 분류하며, 양성 종양은 신체의 다른 부위로 전이되지 않지만 악성 종양은 다른 조직과 기관으로 전이될 수 있다는 것이 큰 차이점이다. 혈액암의 경우 혈액이나 골수에 축적되기 때문에 종양을 형성하지 않는다.

　〈그림 12-1〉은 정상 세포와 구분되는 암세포의 특징이다.(Hanahan & Weinberg, 2011) 이러한 특성을 이해하면 암세포와 정상 세포 사이의 차이를 더 잘 이해할 수 있고 제공되는 치료의 질을 향상시킬 수 있다.

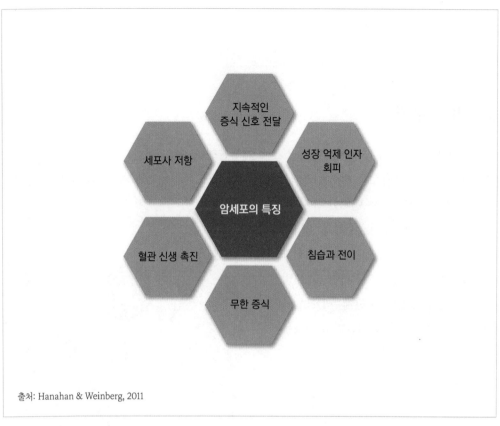

출처: Hanahan & Weinberg, 2011

✎ 그림 12-1_ 암세포의 특징

❶ **지속적인 증식 신호 전달:** 암세포가 성장을 통제하기 위해 신호를 무시하는 방법이다. 정상 세포의 경우 성장 촉진 신호를 통해 성장을 신중하게 조절하는 반면, 암세포는 외부 세포의 신호가 없어도 자체 성장 신호를 제공하여 성장한다.

❷ **성장 억제 인자 회피 및 무한 증식:** 성장 억제 신호에 내성을 갖게 되어 계속적으로 증식한다.

❸ **침습과 전이:** 암세포가 정상 세포처럼 정해진 경계에 머물지 않고 주변 조직과 장기로 침입해 확산해가는 능력이다.

❹ **혈관 신생 촉진:** 혈관 신생을 통해 암세포가 혈액 세포를 종양으로 유입하여 성장을 지속한다.

❺ **세포사 저항:** 정상 세포는 DNA가 손상되었을 때 세포 사멸(자멸) 과정이 진행되나 암세포는 사멸의 신호를 무시하여 이 과정을 피한다.

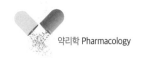

다시 말해 정상 세포는 세포 성장, 억제, 세포사의 과정을 통해 사멸하는 반면, 암세포는 통제 불가능한 세포 분열, 증식, 성장, 침범 및 혈관 신생을 통해 세포 사멸에 저항한다.

1 세포 주기

세포 주기(Cell cycle)의 목적은 세포가 스스로 재생산하여 사멸하거나 손상된 세포를 대체하고 조직의 성장을 위해 새로운 세포를 추가하는 것이다. 세포 주기는 세포가 분열하지 않는 단계인 간기와 세포가 분열하는 단계인 유사 분열기(M)로 구성되어 있다.(그림 12-2) 간기는 세포가 DNA(deoxyribonucleic acid)를 복제하는 빠른 성장기이다. 이 기간에는 G_1, S 및 G_2의 세 단계가 있다. G 단계는 DNA 복제 공백 또는 중단을 의미하며 S 단계는 DNA 복제가 일어난다.

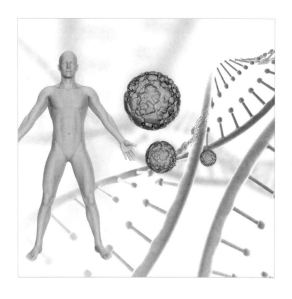

G_1 단계는, 세포가 리보핵산(ribonucleic acid, RNA)과 단백질의 합성을 지시하는 유전자를 통해 DNA 합성을 준비하는 유사 분열 단계와 S 단계 사이의 간격이다. 이 단계는 8~10시간 동안 지속될 수 있지만, 일부 세포는 더 오랜 시간 동안 이 단계에 머물러 있고, 이런 경우 G_0 또는 휴식기에 있는 것으로 간주한다.

S 단계는 G_1과 G_2 사이에서 약 8시간 동안 지속되며, 이 기간 동안 유전자 DNA를 포함하는 46개의 염색체가 모두 복제되므로, 새로 형성된 두 개의 새로운 세포 모두 일치하는 DNA를 갖게 된다. 일단 세포는 이 단계에 들어가면 세포 분열을 진행하는 방향으로 나아간다. G_2 단계는 S 단계와 유사 분열 사이의 간극으로, 이 단계는 4~6시간 동안 지속될 수 있으며, 이 기간 동안 세포 성장이 지속되고 효소와 다른 단백질이 세포 분열을 위해 합성된다.

M 단계 또는 유사 분열은, 염색체가 두 개의 유전적으로 동일한 세포를 형성하기 위해 세포질 분열이 일어나는 것이 특징이다. 유사 분열은 염색체가 염색체라고 불리는 동일한 쌍을 형성하

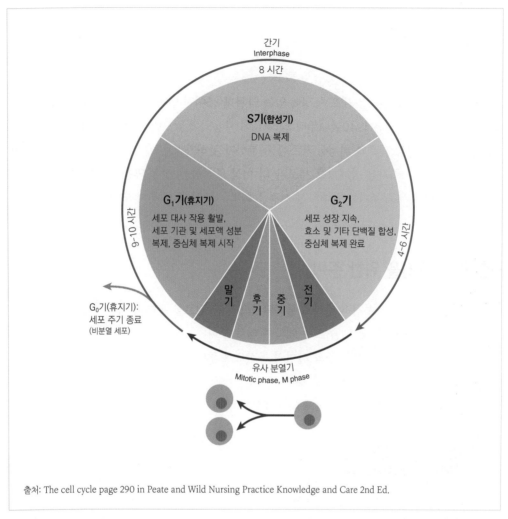

출처: The cell cycle page 290 in Peate and Wild Nursing Practice Knowledge and Care 2nd Ed.

🖋 그림 12-2_ 세포 주기

는 단계인 전기, 방추사(spindle fibers)가 염색체와 염색체에 달라붙어 분리되기 시작하는 중기, 새
로운 단일 가닥 염색체 두 세트가 세포의 반대쪽 끝으로 이동하는 후기, 각 염색체 세트 주위에
핵막이 형성되어 세포를 둘로 나누는 말기로 분류된다.

　암 치료에 사용되는 특정 약물은 세포 주기의 특정 지점에 영향을 미치기 때문에 세포 주기
의 과정을 이해하는 것이 중요하다. 일부 항암제는 암이 더 이상 자라는 것을 막거나 암세포를
완전히 죽이기 위해 세포 주기의 과정을 방해한다.

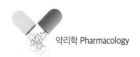

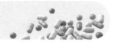

③ 화학 요법

화학 요법(Chemotherapies)은 세포 독성이 있는 약물에 붙여진 명칭으로, 세포에 독성 작용이 있다는 뜻이다. 화학 요법은 1940년대부터 암 치료에 사용되어 왔으며 그 종류는 100가지가 넘는다. 화학 요법은 정상 세포와 비정상 세포를 구분하지 못하기 때문에 건강한 세포도 영향을 받을 수 있지만, 세포 주기를 방해하고 세포가 더 이상 증식하는 것을 막음으로써 암세포를 파괴한다. 화학 요법이 세포 주기를 방해하는 시점은 화학 요법의 종류에 따라 다르다.

① 화학 요법을 위한 준비

화학 요법은 일반적으로 정맥 주사로 투여되지만 다음 경로를 통해 투여될 수도 있다.

- 경구(Orally) – 알약, 정제, 캡슐 또는 액체 형태로 투여
- 피하(Subcutaneous) – 피부와 근육 사이의 공간으로 투여
- 근육 내(Intramuscular) – 근육 내로 투여
- 척수강 내(Intrathecal) – 척수액(spinal fluid) 내부로 투여

 임상 고려 사항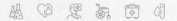

- 화학 요법의 종류는 화학 구조, 작용 방법, 그리고 다른 약제와의 관계에 따라 분류된다. 일부 화학 요법은 하나 이상의 방법으로 작용하기 때문에 둘 이상의 분류에 속할 수 있다. 세포 주기 내의 다른 시점을 방해하기 위해 서로 다른 분류의 약제를 결합하여 투여하는 경우가 많다.
- 〈표 12-1〉～〈표 12-4〉는 일반적으로 사용되는 화학 요법제의 분류표이다.

- 복강 내(Intraperitoneal) – 복강으로 투여
- 방광 내(Intravesicular) – 방광(bladder) 내 투여
- 흉강 내(Intrapleural) – 폐와 폐의 내벽 사이의 공간으로 투여
- 동맥 내(Intra-arterial) – 종양에 혈액을 공급하는 동맥으로 투여
- 국소 도포(Topical application) – 피부에 투여

2 화학 요법의 종류

① 알킬화제(alkylating drugs)

② 대사 길항제(antimetabolites)

③ 안트라사이클린(Anthracyclines) 및 기타 항생제

④ 빈카 알칼로이드(vinca alkaloids)

(1) 알킬화제

알킬화제(Alkylating drugs) 또는 알킬화 약물은 최초의 화학 요법제이다. 암을 치료하기 위해 알킬화제를 사용하는 것은 유황 겨자[sulphur mustard(mustard gas)]가 화학 무기로 사용되었던 제1차 세계 대전에서 처음 발견되었다. 그러므로 알킬화제는 암 치료에 사용되는 약물 중 가장 많이 연구된 약제 중 하나이며, 널리 사용되는 약물이다.(Almeida et al., 2005)

알킬화제는 세포 주기에서 하나의 특정 시점으로 활성이 제한되지 않기 때문에 일반적으로 세포 주기가 비특이적(non-cell specific)인 것으로 간주한다.(Pires et al., 2018) 이러한 약물은 광범위한 생물학적 분자에 알킬 탄소 그룹을 전달하여 DNA 내의 단백질이 서로 결합하는 것을 방지하고 결국 DNA의 가닥을 끊어서 세포가 계속 증식하는 것을 막아 세포를 죽이는 작용을 한다.(Fu et al., 2012)

세포 주기의 모든 측면은 DNA의 복제와 관련이 있기 때문에 알킬화제는 세포 주기의 모든 시점에 영향을 미칠 수 있지만, 가장 큰 영향은 46개의 염색체가 모두 복제되는 S단계 내에 있는 것으로 보인다.(Bignold, 2006) 〈표 12-1〉은 암 치료에서 일반적으로 사용되는 알킬화제이다.

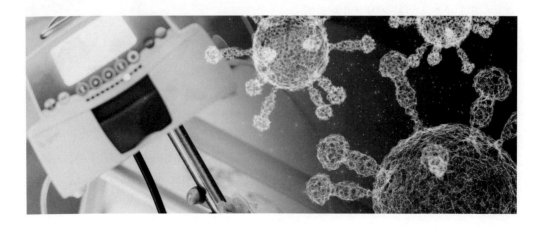

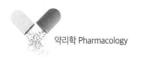

🌿 표 12-1_ 일반적으로 사용되는 알킬화제 약물

약 물	투약법	해당 약물을 통한 치료 허가를 받은 질병
사이클로포스파미드 (Cyclophosphamide)	경구 또는 정맥 주사	• 백혈병, 림프종 및 고형 종양을 포함한 광범위한 악성 종양
이포스파미드 [Ifosfamide, 사이클로포스파미드 관련 (cyclophosphamide)]	정맥 주사	• 악성 질환
멜파란(Melphalan)	정맥 주사	• 다발성 골수종, 진성 적혈구 증가증, 소아 신경아세포종, 진행성 난소선암 및 진행성 유방암
로무스틴(Lomustine)	경구	• 전통적인 치료법, 악성 흑색종 및 특정 고형 종양에 저항하 는 호지킨병
카무스틴(Carmustine)	정맥 주사	• 다발성 골수종, 비호지킨 림프종 및 뇌종양
에스트라무스틴 인산염 (Estramustine phosphate)	경구	• 전립샘암

(2) 대사 길항제

대사 길항제(Antimetabolites)는 구조적으로 세포 내의 정상적인 생물학적 분자와 유사하며, 정상적인 생물학적 분자의 사용을 필요로 하는 과정을 방해함으로써 작용한다.(Gmeiner, 2002) 즉,

대사 길항제는 필수 분자와 구조적으로 유사하기 때문에 효소는 항대사 물질을 다른 필수 분자로 오인하여 결합하게 되고, 그 결과 필수 분자가 정상적인 역할에서 배제되어 해당 분자의 결핍을 가져온다.(Woolley, 1959)

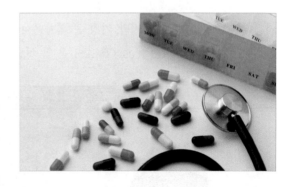

대사 길항제는 세포 주기의 특정 시점에서 세포를 공격하지만, 약리 작용은 항대사물이 어떤 물질을 방해하느냐에 따라 달라진다. 이러한 약물은 억제하는 물질에 따라 디히드로엽산 환원 효소(Dihydrofolate reductase), 테트라하이드로폴레이트(Tetrahydrofolate), 퓨린(Purine) 및 피리미딘(Pyrimidines) 등으로 분류된다.(Gmeiner, 2002) 〈표 12-2〉에서는 암 치료에서 일반적으로 사용되는 대사 길항제이다.

表 12-2_ 일반적으로 사용되는 대사 길항제

약 물	투약법	해당 약물의 사용 허가를 받은 질병
메토트렉세이트 (Methotrexate)	정맥 내, 피하, 근육 내, 경구, 척수강 내	· 신생물 질환
6-메르캅토푸린 (6-mercaptopurine)	경구	· 급성 백혈병 및 만성 골수성 백혈병
6-티오구아닌 (6-thioguanine)	경구	· 급성 백혈병 및 만성 골수성 백혈병
플루다라빈 인산염 (Fludarabine phosphate)	경구 또는 정맥 주사	· 진행성 B 세포 만성 림프구성 백혈병(CLL)
펜토스타틴(Pentostatin)	정맥 주사	· 유모 세포 백혈병
클라드리빈(Cladribine)	피하, 정맥 또는 경구 투여	· 유모 세포 백혈병 및 만성 림프구성 백혈병
5-플루오로우라실 (5-fluorouracil)	정맥 또는 동맥 내 투여	· 소화관암과 유방암을 포함한 일부 고형 종양 및 진행성 대장암에서 엽산과 결합
시타라빈(Cytarabine)	정맥 또는 피하 투여	· 급성 골수성 백혈병
젬시타빈(Gemcitabine)	정맥 주사	· 국소 진행성 또는 전이성 비소세포 폐암, 국소 진행성 또 는 전이성 췌장암 및 진행성 또는 전이성 방광암

출처: Joint Formulary Committee(2019)

(3) 안트라사이클린 및 기타 항생제

안트라사이클린(Anthracyclines)은 50년 이상 암 치료에 널리 사용되어 왔으며 항생제로부터 유래한 약물이다. 안트라사이클린은 많은 세포 내 효과를 유발하지만, 주요 메커니즘은 토포이소머라아제Ⅱ(Topoisomerase II)의 억제이다.(Neilsen et al., 1996) 토포이소머라아제 II는 DNA 복제 과정을 조절하기 위해 DNA 가닥의 꼬임을 풀어주기 위한 균열을 생성하는 효소이다.(McClendon and Osheroff, 2007) 안트라사이클린은 인접한 DNA의 염기쌍 사이에 분자 삽입을 통해 토포이소머라아제 II를 억제함으로써 DNA를 손상시키고, 궁극적으로 세포 사멸을 유도한다.(Hortobágyi, 1997) 〈표 12-3〉은 암 치료에서 일반적으로 사용되는 안트라사이클린 및 기타 항생제이다.

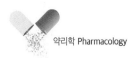

☞표 12-3_ 일반적으로 사용되는 안트라사이클린 및 기타 항생제

약 물	투약법	해당 약물을 통한 치료 허가를 받은 질병
다우노루비신(Daunorubicin)	정맥 주사	• 급성 골수성 백혈병 및 급성 림프구성 백혈병
독소루비신 염산염 (Doxorubicin hydrochloride)	정맥 또는 방광 내	• 급성 백혈병, 호지킨 및 비호지킨 림프종, 소아 악성 종양 및 유방암을 포함한 일부 고형 종양
에피루비신 염산염 (Epirubicin hydrochloride)	정맥 또는 방광 내	• 유방암
이다루비신 염산염 (Idarubicin hydrochloride)	경구 또는 정맥 주사	• 혈액학적 악성 종양
미톡산트론 (Mitoxantrone)	정맥 주사	• 전이성 유방암, 비호지킨 림프종, 성인 급성 비림프구성 백혈병 및 절제 불가능한 원발성 간 세포 암종
픽산트론(Pixantrone)	정맥 주사	• 난치성 또는 증식 재발 공격성 비호지킨 B세포 림프종
블레오마이신(Bleomycin)	근육 내, 정맥 내 또는 동맥 내 투여	• 전이성 생식 세포암 및 비호지킨 림프종
닥티노마이신(Dactinomycin)	정맥 주사	• 소아암
미토마이신(Mitomycin)	정맥 또는 방광 내	• 위장관암 및 유방암, 표재성 방광 종양에 대한 방광 점적 요법

출처: Joint Formulary Committee(2019)

(4) 빈카 알카로이드

빈카 알칼로이드(Vinca alkaloids)는 특정 유형의 식물에서 추출되며 미세소관의 구성물인 튜불린(tubulin)을 억제한다.(Zhou and Rahmani, 1992) 미세소관은 세포의 구조와 형태를 만들기 위해 필요하며, 빈카 알칼로이드가 튜불린과 결합하면 튜불린이 미세소관에 결합하여 중합을 할 수 없게 된다.(Moudi et al., 2013) 이러한 과정은 궁극적으로 세포의 분열 능력을 차단하고 세포 자멸을 유발한다.(Moudi et al., 2013) 〈표 12-4〉는 암 치료에서 일반적으로 사용되는 빈카 알칼로이드이다.

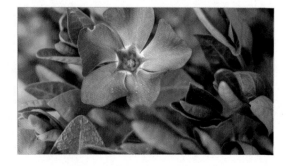

표 12-4_ 일반적으로 사용되는 빈카 알카로이드

약 물	투약법	해당 약물의 사용 허가를 받은 질병
빈블라스틴 황산염 (Vinblastine sulphate)	정맥 주사	
빈크리스틴 황산염 (Vincristine sulphate)	정맥 주사	• 백혈병, 림프종 및 일부 고형 종양을 포함한 다양한 암(예 유방암, 폐암)
빈데신 황산염 (Vindesine sulphate)	정맥 주사	
비노렐빈 (Vinorelbine)	경구 또는정맥 주사	• 진행성 유방암 및 진행성 비소세포 폐암

출처: Joint Formulary Committee(2019)

③ 화학 요법의 부작용

화학 요법의 효과는 암세포에만 국한되지 않고 건강한 세포에도 영향을 미친다. 화학 요법은 인체에서 가장 빠르게 분열하는 세포에 가장 큰 영향을 미치기 때문에 부작용은 세포가 빠르게 분열하는 신체 부위에서 발생할 가능성이 더 높다. 각각의 화학 요법은 다른 부작용을 가지고 있지만, 일반적인 부작용은 다음과 같다.

- 메스꺼움(구역)과 구토
- 탈모
- 골수 억제의 결과:
  - 빈혈(적혈구 수치가 낮음)
  - 혈소판 감소증(혈소판 수치가 낮음)
  - 백혈구 감소증(백혈구 수치가 낮음)
- 점막염
- 피부의 변화

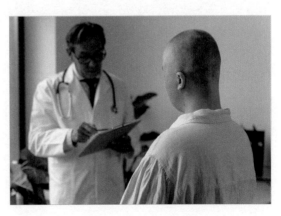

화학 요법은 보통 주기나 정해진 표준 요법에 의해 시행되기 때문에 환자들은 부작용을 관리할 수 있는지 확인하기 위해 모든 요법을 시작하기 전에 임상적으로 사정한다. 이러한 사정은 치

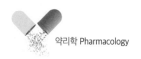

료 시점에 따라 다르지만 대개 혈액 검사와 전체 임상 검사를 실시한다. 의료 전문가는 환자가 경험한 부작용의 영향이 화학 요법의 이점을 초과하지 않도록 환자를 사정해야 한다. 메스꺼움과 구토와 같은 일부 부작용은 관리할 수 있지만 점막염과 같은 다른 부작용은 환자가 회복할 시간을 주어야 한다.

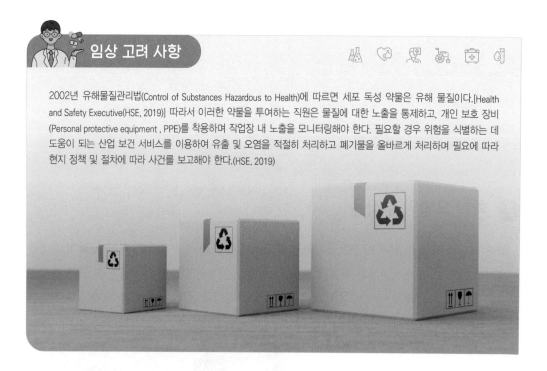

임상 고려 사항

2002년 유해물질관리법(Control of Substances Hazardous to Health)에 따르면 세포 독성 약물은 유해 물질이다.[Health and Safety Executive(HSE, 2019)] 따라서 이러한 약물을 투여하는 직원은 물질에 대한 노출을 통제하고, 개인 보호 장비(Personal protective equipment , PPE)를 착용하며 작업장 내 노출을 모니터링해야 한다. 필요할 경우 위험을 식별하는 데 도움이 되는 산업 보건 서비스를 이용하여 유출 및 오염을 적절히 처리하고 폐기물을 올바르게 처리하며 필요에 따라 현지 정책 및 절차에 따라 사건를 보고해야 한다.(HSE, 2019)

(1) 약제 내성

암세포가 화학 요법 치료에 내성이 있거나 내성이 생길 수 있다. 암이 화학 요법 치료에 반응하지 않는 경우를 '불응(refractory)'이라고 한다. 일부 암세포는 처음에는 화학 요법에 반응하지만, 나중에는 화학 요법 약물이 세포에 들어가는 것을 막거나 세포 내로 유입되는 약물의 양을 제한한다.

(2) 시클로포스파미드

〈표 12-5〉는 시클로포스파미드(Cyclophosphamide)의 특성을 설명한다.

🥣 표 12-5_ 시클로포스파미드(Cyclophosphamide)의 특성

구 분	내 용
사용	• 일부 백혈병, 림프종 및 고형 종양을 포함한 광범위한 악성 종양 치료에 사용할 수 있다.(Joint Formulary Committee, 2019)
용량	• 투여량, 치료 기간 및 치료 간격은 화학 요법 환자 체계의 치료 지표에 따라 반드시 개인에 맞게 조정한다.(EMC: Electronic Medicines Compendium, 2017)
투여	• 경구 또는 정맥 주사(IV)로 약물이나 수액으로 투여한다.
약력학	• 세포 주기의 S 또는 G_2 단계에서 세포에 영향을 미치는 알킬화제이다.(EMC, 2017)
약동학	• 시클로포스파미드는 투여 시 비활성화되지만 간에서 활성화된다. • 흡수 - 빠르고 거의 완전히 흡수되며 구강으로 잘 흡수된다. • 분포 - 몸 전체에 널리 분포하며 혈액-뇌 장벽(blood-brain Barrier), 태반 장벽을 통과할 수 있으며, 복수에서 발견된다. 모화합물은 혈장 단백질과 잘 결합하지 않지만 활성 대사물은 단백질 결합이 현저하다. • 대사 - 간에서 활성화된다. 투여 후 2~4시간 후 활성 대사물의 혈장 농도가 최대가 되고, 이후 혈장 농도가 급격히 감소한다. • 배설 - 혈장 반감기는 성인과 어린이의 경우 약 4~8시간이다. • 시클로포스파미드와 그 대사물은 주로 신장으로 배설된다.(EMC, 2016, 2017)
부작용	• 골수 억제 및 이와 관련된 혈구 감소, 탈모증, 신체 허약 또는 에너지 부족, 방광염, 용혈 요독 증후군, 간 질환, 점막 이상, 정자 이상 및 진행성 다병소성 백질뇌증(progressive multifocal leukoencephalopathy, PML)(Joint Formulary Committee, 2019)

 4 암 치료에서의 면역 요법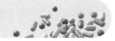

1 면역 체계

면역 체계는 암의 발생과 진행에 중요한 역할을 한다.(Coosemans et al., 2019; Hanahan and Weinberg, 2011) 면역 체계 내에서 자연적으로 형성된 항체는 우리 몸이 바이러스나 박테리아와 같은 해로운 것을 인식하여 이들과 싸우는 단백질이다. 우리 몸은 이러한 유해한 세포에 반응하여 면역 체계에 의해 신호를 보내 성장을 방해하고 침입한 세포를 죽인다.(그림 12-3)

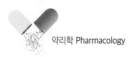

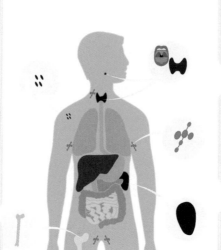

백혈구
White Blood Cells
감염성 식세포와 림프구로부터 신체를 보호하는
두 가지 유형의 백혈구

림프구(Lymphocytes)
• 침입자를 탐지해 표적으로 삼는다.
• 항체를 생성한다.
• 포식 세포가 침입자를 파괴하도록 돕는다.

포식 세포(Phagocytes)
• 박테리아를 퇴치하고 지원을 요청한다.
• 혈액 검사에서 감염 여부를 나타내는 지표이다.

골수
Bone Marrow
• 적혈구와 백혈구를 생성한다.
• 혈소판을 생성한다.

편도와 흉선
Tonsils & Thymus
• 몸을 보호하기 위한 항체를 생성한다.
• 사람들이 더 빨리 회복할 수 있도록 돕는다.

림프절
Lymph Nodes
• 박테리아와 바이러스를 가두기 위해 체내 조직과 혈류 사이에 림프액, 영양소, 노폐물을 전달한다.

비장
Spleen
• 혈액을 여과한다.
• 박테리아를 파괴하는 데 도움이 된다.

그림 12-3_ 면역 체계

신체의 일부 손상된 세포는 면역 체계 반응에 의해 파괴되지만, 대부분의 암은 침입 세포가 아닌 신체 자체 구조의 일부로 작용하기 때문에 이러한 파괴 과정을 피할 수 있다.

비록 면역 체계가 암세포를 초기에 파괴하지 못할 때도 있지만, 면역 요법은 암의 관리와 치료에 유용하다. 면역 요법은 신체에서 자연적으로 만들어지거나 실험실에서 합성하여 만든 물질을 사용하여 면역 반응을 유도하거나 증폭시키기 위해 면역 체계를 개선하거나 회복시킨다.

2 면역 요법

면역 요법(Immunotherapy)은 비교적 새로운 형태의 암 치료법이다. 1800년대에 윌리엄 콜리(William Coley) 박사에 의해 최초로 소개되어 1990년에 암 치료의 일부로 첫 승인을 얻었다. 이는 결핵 치료를 위한 암 기반 백신(Cancer Institute, 2019)의 형태였으며, 이후 암 치료에서 면역 요법의 연구와 사용이 기하급수적으로 발전했다.

면역 요법은 면역 세포가 특정 암세포를 인식하여 파괴하거나 암세포 내에서 성장을 멈추게 하거나 늦추도록 하는 데 도움을 주는 치료법이다.(Schreiber and Smyth, 2011)

면역 요법은 암세포가 면역 반응을 피하기 위해 자주 사용하는 경로를 차단하고 면역 체계가 특정 유형의 암에 대해 기억 세포를 형성하도록 유도하는 역할을 한다. 어떤 암에서는 면역 요법이 면역 체계를 재활성화시켜 면역 기억에 남아 재발하는 암세포를 공격할 수 있는 암 특이적 항체(cancer specific antibodies)를 생성한다. 현재 면역 요법은 암세포에 대한 특이적 세포 침착성 때문에 특정 암에만 적합하다. 암 면역 요법은 암과 싸우기 위해 면역 체계와 인위적으로 상호 작용하는 것이다.

❸ 면역 요법의 사용

면역 요법은 단독 또는 치료 요법의 일부(화학 요법 및 수술과 함께)로서 활성 경로와 보조 경로 모두에서 사용될 수 있다.(아래 참조) 면역 요법은 신체 자체의 면역 반응을 사용하여 암세포에만 반응하므로 암세포의 성장을 막고 건강한 세포를 침입으로부터 보호해 화학 요법에서 흔히 볼 수 있는 심각한 부작용을 줄일 수 있다.

- 능동 면역 요법(Active immunotherapy)은 암세포를 이물질(foreign)로 인식하도록 하여 암과 싸우기 위한 항체 또는 세포 독성 T 세포의 생산을 장려하며, 암 세포 내에서의 성장을 중단시키는 것을 목표로 한다.(Yao et al., 2018)
- 지지 면역 요법(Supportive immunotherapy)은 선천 면역 체계를 비특이적으로 강화하는 것으로, 암 성장을 늦추는 2차 치료제로 작용한다.(Vansteenkiste, 2012)

면역 요법은 내성이 강한 암에 대한 공격적인 치료 계획의 일환으로 화학 요법과 방사선 요법과 함께 고려되고 있으며, 이러한 치료 요법의 효과는 계속 연구 중이다.(Coosemans et al., 2019)

면역 요법은 다음과 같은 다양한 치료 방법으로 사용된다.

- 표적 항체(targeted antibodies)
- 면역 관문 억제제(immune checkpoint inhibitors)
- 골수/줄기세포 이식(bone marrow/stem cell transplant)
- 면역 세포 이식(adoptive cell transfer)
- 사이토카인(cytokines)

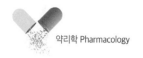

(1) 표적 항체

기술이 발전함에 따라 종양 세포 내에서 독특하게 발현되는 단백질의 식별이 가능해졌다. 표적 항체는 여러 종류가 있으며, 각각 다른 단백질에 작용한다. 단클론 항체(Monoclonal antibodies)는

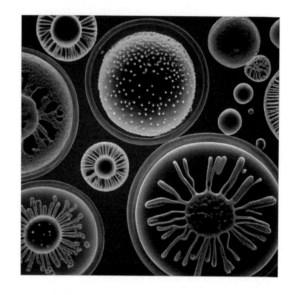

특정 단백질을 표적으로 하여 면역 체계가 이러한 비정상적인 단백질을 파괴할 수 있도록 만들어진 항체이다. 그것은 세포 성장, 분화 및 증식을 건강한 상태로 되돌리는 것이 목적이다. 단클론 항체는 하나의 단백질 유형으로 구성되어 있으며 세포 내에서 특정 항원 결정 부위(epitope)에 결합한다.(그림 12-4) 일부 단클론 항체는 자연 면역 조절이 암 단백질을 자신의 일부로 인식해 지속적으로 항원을 공격하는 것을 막는 대신 면역 체계를 자극하여 암에 반응하고 공격한다.

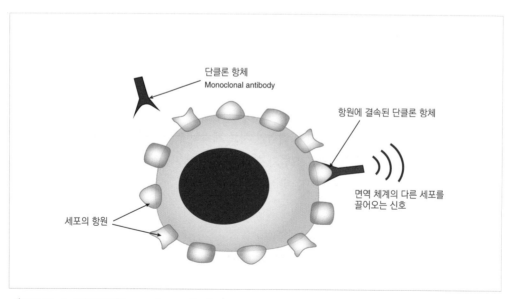

🖋그림 12-4_ 단핵 항체(Mononuclear antibodies)

단클론 항체는 면역 체계가 유해한 항원과의 싸움에서 활성을 유지하도록 유도하는 것으로 암세포를 표적으로 삼는다.(National Center for Biotechnology Information, NCBI, 2019) 〈표 12-6〉은 암 치료에서 일반적으로 사용되는 일부 단클론 항체이다.

표 12-6_ 단클론 항체 예시

약물 및 경로	투약법	적 용	약력학
트라스투주맙 [Trastuzumab, 허셉틴(Herceptin)]	정맥 주입	• HER2를 과도하게 발현하는 유방암	• 성장 신호를 차단하기 위해 HER2 세포에 부착한다.
리툭시맙(Rituximab)	정맥 주입	• 만성 림프구성 백혈병(CLL) • 비호지킨 림프종	• CD20을 B세포의 면역 반응으로 표적화한 후 CD20을 부착하여 제거한다. (골수의 어린 세포에는 CD20이 없다.)

출처: Joint Formulary Committee(2019)

(2) 면역관문 억제제

면역관문 억제제(Checkpoint inhibitors) 또한 단클론 항체의 한 형태이다. 면역 체계에는 암세포가 면역 반응을 회피하고 계속 성장하는 것을 막는 주요한 경로가 있다. 이러한 경로에는 일반적으로 침입하는 유기체(암과 같은)를 인식하고 차단하며 면역 반응을 통해 유해한 세포를 식별해 파괴하는 면역 관문이 있다.

일부 암은 면역 체계를 속이고 이러한 경로 또는 면역관문(PD-1/PD-L1, CTLA-4)을 통해 증식, 이동할 수 있기 때문에 면역관문 억제제가 유용할 수 있다. 면역관문 억제제는 암세포의 성장을 멈추거나 늦추는 것을 목표로 면역관문을 차단하도록 면역 체계를 자극하여 면역 인식과 반응이 일어나도록 유도하는 항체이다.(Johnson et al., 2019)

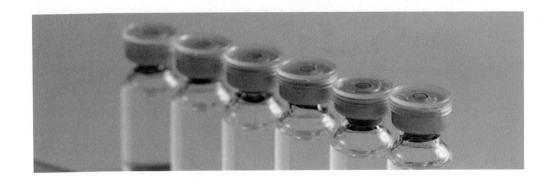

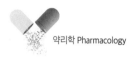

표 12-7_ 단클론 항체: 리툭시맙의 특성

구 분	내 용
사용	• 소포 림프종, B세포 비호지킨 림프종, 만성 림프구성 백혈병(CLL) 등의 암
복용량	• 성인 375mg/m^2 체표 면적(body surface area, BSA) • 아동은 체중 및 임상 증상에 따라 개별 프로토콜을 적용한다.
투여	• 정맥 또는 피하로 주입한다. • 보건 의료인의 면밀한 모니터링이 필요하며 CPR이 가능한 환경에서 해야 한다. 해열제 및 항히스타민제의 사전 투여와 수분 공급이 필요하다.
약력학	• 리툭시맙은 B세포의 막 통과 항원 CD20에 결합하는 단클론 항체이다. CD20은 정상 및 악성 B세포에는 존재하지만 줄기세포에는 존재하지 않는다.
약동학	• 흡수: 순환하는 B세포는 3주 이내에 리툭시맙에 의해 무력화되고, 효과는 최대 6개월까지 지속될 수 있다. • 분포: 흉선, 비장, 말초 혈액 및 림프절의 림프 세포에서 B세포에 결합하는 것이 관찰된다. • 배설: 반감기는 질병에 따라 다르지만 평균 22일이다. 종양이 큰 환자에게서 반감기는 증가하며, CLL은 최대 32일 가량이다. 4회 투여 후 혈청 농축액은 3~6개월 후에 검출할 수 있다.
부작용	• 식욕 저하 • 골수 장애 • 불안 • 심근경색 • 결막염 • 불면증 • 귀 통증 • 어지러움 • 편두통 • 패혈증 • 다발성 장기 부전

출처: Joint Formulary Committee(2019), EMC(2019), Drugs.com(2019)

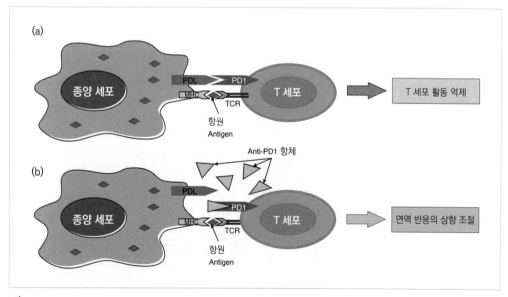

✏️ 그림 12-5_ 면역관문 억제제와 세포 활동

〈그림 12-5〉는 Anti-PD1과 같은 면역관문 억제제의 세포 내 작용을 보여준다. 〈표 12-7〉은 암 치료에서 일반적으로 사용되는 면역관문 억제제인 리툭시맙(Rituximab)에 관한 설명이다. 면역관문 억제제의 예는 〈표 12-8〉을 참조한다.

표 12-8_ 기타 면역관문 억제제

약 물	투약법	적 용	약력학
이필리무맙(Ipilimumab)	정맥 주입	흑색종	T 세포 활성화를 자극하여 암세포를 파괴한다.
아벨루맙(Avelumab)	정맥 주입	메르켈 세포암	면역관문에서 PD1(프로그램화된 죽음) 수용체에 결합하여 면역 반응을 자극한다.

출처: Joint Formulary Committee(2019); Kirkwood et al.(2011)

(3) 골수 및 줄기세포 이식

줄기세포 이식이라고도 불리는 골수 이식(Bone marrow transplants, BMT)은 병든 골수를 새로운 건강한 세포로 대체하는 데 사용된다. 이것은 면역 요법의 한 형태인데, 이식된 골수가 면역 체계를 재평가하고 재가동하도록 유도하여 암과 같은 질병으로부터 상당한 공격을 받은 유해 세포에 더 잘 반응할 수 있게 하기 때문이다. 또한 BMT는 화학 요법과 같은 암 치료에 의해 영구적으로 파괴된 면역 체계 내의 세포를 대체하는 데 사용된다.

골수 또는 줄기세포는 일치하는 공여자가 기증하거나 또는 환자 본인의 골수를 채집, 세척 및 저장한 후 추후 자신에게 다시 제공하는 자가 이식으로 시행된다.(그림 12-6)

BMT 및 줄기세포 이식은 강력한 약제 요법과 함께 사용된다. 손상된 면역 체계를 파괴하는 치료는 BMT 이전에 이루어지며, 새로운 세포가 형성되도록 지원하고 신체의 원래 면역 체계에 대한 거부 반응을 최소화하는 BMT 이후 치료법과 함께 이루어진다. 〈표 12-9〉는 암 치료에서 줄기세포 이식 또는 골수 이식에 대한 적응증을 나타낸다.

표 12-9_ 이식 적응증

방 식	적응증
· 골수/줄기세포 · 정맥 주사	· 백혈병 · 림프종 · 다발성 골수종

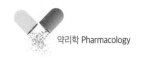

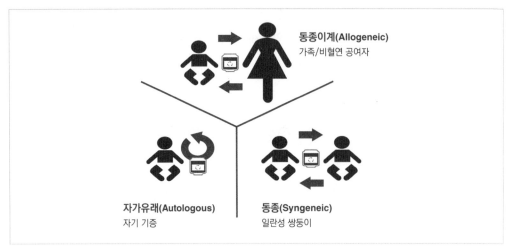

동종이계(Allogeneic)
가족/비혈연 공여자

자가유래(Autologous)
자기 기증

동종(Syngeneic)
일란성 쌍둥이

✏️그림 12-6_ 골수 또는 줄기세포 이식의 유형

(4) 입양 세포 이식(ACT)

ACT(Adoptive cell transfer)는 T 세포가 암세포의 특정 단백질을 인식하고 표적화하도록 자극함으로써 T 세포의 활동을 활성화하는 데 도움을 주기 위해 유전자 변형 자가 T 세포를 사용하는 것이다. ACT를 시행하기 전에 대체된 T 세포를 수용하는 면역 시스템의 능력을 지원하기 위해 가지고 있는 림프구를 없애야 한다.(Rosenberg et al., 2008) 이것은 림프구를 파괴하는 화학 요법제를 통해 이루어진다.

종양 활성이 없는 T 세포는 암 환자의(자체)혈액을 통해 채취하여 혈액 내의 다른 성분과 분리한 다음 체외에서 유전적으로 변형하여 증식시킨다. 그런 다음 종양 활성을 가진 더 강한 T 세포 집단을 암 환자에게 다시 주입한다. 이렇게 조작된 T 세포는 암세포의 단백질을 공격하는 향상된 능력을 가지고 있다.(Restifo et al., 2012) 〈표 12-10〉은 암 치료에서 일반적으로 사용되는 ACT 약물이다.

👆표 12-10_ 입양 세포 이식(ACT) 약물

ACT 형태	적응증
티사젠렉류셀(Tisagenlecleucel)	• 25세 이하 급성 림프구성 백혈병 환자에 한함
악시캅타진(Axicabtagene)	• 기존 치료에서 두 번 이상 실패한 환자를 위한 T 세포 림프종 치료제

출처: National Institute for Health and Care Excellence, NICE(2018a, b)

(5) 사이토카인

사이토카인(Cytokines)은 세포 간 활동의 매개체 역할을 하는 기억 결합 단백질이다. 사이토카인은 세포 간의 신호 전달과 면역 체계의 균형을 유지하는 역할을 하며, 면역 체계 내에서 표적 항원에 대한 반응을 전달하고 조정하는 메신저로 작용한다.(Lee and Margoln, 2011)

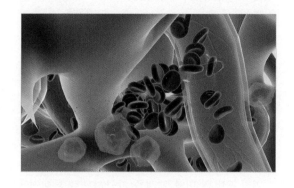

변형된 사이토카인 약물은 면역 체계를 자극해 T 세포 활동을 촉진하고, 암 세포가 면역 체계 내에서 해로운 것으로 쉽게 인식하는 화학 물질을 생산하도록 유도해 T 세포의 공격을 자극함으로써 암세포를 방해할 수 있다. 사이토카인은 또한 암세포가 증식하는 것을 방해하여 성장을 감소시킨다.(Castro et al., 2018) 〈표 12-11〉은 암 치료에서 일반적으로 사용되는 사이토카인이다.

표 12-11_ 사이토카인의 예

약물 및 경로	투약법	적응증	약력학
인터페론 알파 (Interferon alpha)	피하 주사 또는 정맥 주사	• 유모 세포 백혈병 • 비호지킨 림프종 • 골수종 • 카르티노이드 종양의 간 또는 림프 전이	• 성장에 영향을 미치는 단백질의 작용을 방해하여 면역 시스템 반응을 높이고 암의 성장을 줄인다.
인터루킨2 (Interleukin 2)/ 프로루킨(proleukin)	피하 주사 또는 정맥 주입	• 전이성 신장암	• 세포 성장을 억제하여 종양 수축을 목표로 한다.

출처: Joint Formulary Committee(2019)

④ 면역 요법의 부작용

면역 요법과 관련된 부작용은 사람마다 다르며 치료제마다 다르다. 〈표 12-12〉는 면역 요법으로 인한 부작용이다. 면역 요법으로 인한 대부분의 부작용은 경미한데, 이는 암세포를 표적으로 하는 면역 요법이 체내의 건강한 세포를 보호하는 역할을 하기 때문이다. 그러나 일부 환자에게서는 심각하고 생명을 위협하는 부작용이 발생하는 경우도 있다.

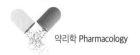

🥣 표 12-12_ 면역 요법의 부작용

가벼운 부작용	심각한 부작용	
· 경미한 염증	· 자가 면역 반응	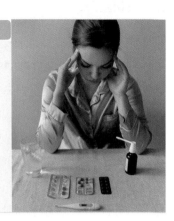
· 감기 유사 증상(flu-like symptoms)	· 피부 파괴	
· 메스꺼움(구역)	· 점막염	
· 두통	· 혈압 이상	
· 몸살	· 구토	
· 피로	· 대장염	
· 가려움증(몸의 10% 미만 부위에 발진)	· 마비	
	· 심근염	
	· 신경학적 장애	

출처: Haanen et al.(2017), Kirkwood et al.(2001), Joint National Formulary(2019)

면역 요법은 면역 체계를 자극하므로 특이적 반응을 예상해야 한다.(Kirkwood et al., 2001; Joint Formula Committee, 2019)

면역 요법(특히 면역관문 억제제)은 면역 체계의 소절에 제동을 걸 수 있으므로 시작 전 환자를 면밀히 모니터링하는 것이 중요하다. 면역 체계가 흔들리면 신체의 건강한 기능 부위에까지 면역 체계의 공격을 유도할 수 있고, 조기 식별과 치료가 이루어지지 않을 경우 생명을 위협하는 예측할 수 없는 부작용을 일으킬 수 있기 때문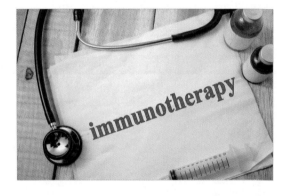이다.(Potter et al., 2014) 의료 전문가는 치료 중 또는 치료 직후에 발생할 수 있는 알레르기 반응 또는 감기 유사 증상을 인지해야 한다.

 임상 고려 사항

면역 요법은 암 치료에서 대중화되고 있으며, 전통적인 접근법보다 독성이 덜하다는 것이 특징이다. 면역 요법 사용 지침은 환자의 진단, 나이, 예후 등에 따라 달라진다. 모든 암과 환자들이 면역 요법에 반응하는 것은 아니다. 항상 그렇듯이 치료의 위험과 이점은 면역 요법을 고려할 때 우선 순위이다.(Haanen et al., 2017)

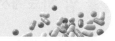

5 암 치료에서 코르티코스테로이드 사용

1 스테로이드

스테로이드(Steroids)는 신체 내에서 자연적으로 생성되는 호르몬으로 생리적 스트레스나 감정적인 스트레스 상황에서 소량 생산된다. 우리 몸에 가해지는 스트레스는 뇌하수체에서 부신

피질 자극 호르몬(adrenocorticotropic hormone, ACTH)을 분비하도록 신호를 보내고, ACTH는 내인성 스테로이드인 코티솔(Cortisol)을 분비하도록 부신에 신호를 보낸다. 일단 방출된 코티솔은 체내 특정 스트레스 자극에 반응하기 위해 세포 수용체에 결합한다.(Ly and Wen, 2017) 코티솔은 염증을 줄이고, 혈당, 신진대사, 염분과 물의

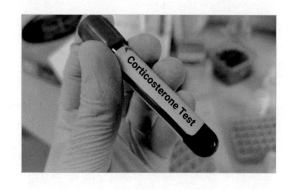

균형을 조절하며, 혈압을 유지하고 기억 기능을 보조하는 여러 가지 기능을 한다. 코티솔 수용체는 대부분의 체세포에 존재하며, 각각의 수용체는 다른 방식으로 코티솔을 사용한다.

현재 스테로이드의 약리 작용은 명확하지 않지만, 코르티코스테로이드(Corticosteroids)가 세포 활성 내에서 전사 및 단백질 합성을 변화시킴으로써(Wooldridge et al., 2001) 아라키돈산과 같은 특정 염증 매개체의 방출을 억제하는 것으로 보고되고 있다.(Wooldridge 등, 2001)

코르티코스테로이드는 인간이 만든 내인성 코티솔 호르몬의 복제품이다. 코르티코스테로이드는 코티솔이 자극하는 것과 동일한 효과를 신체 세포 내에서 촉진하고 생성하기 위해 증가된 스테로이드 공급원을 신체에 공급하는 수단으로 사용된다.(Twycross, 1994) 코르티코스테로이드는 유전체 및 비유전체 메커니즘을 통해 작용한다. 유전체 효과는 유전자 번역이나 전사를 통해 발생한다. 여기에는 항염증성 사이토카인의 배설에 의한 항염증 및 면역 억제와 시상하부-뇌하수체-부신 축의 억제를 통한 대사 효과가 포함된다.(Czock et al., 2005) 비유전체적 효과는 세포막 내에서 글루코코르티코이드와 같은 특정 수용체와의 상호 작용을 통해 발생한다.(Yu et al., 1981; Ly and Wen, 2017)

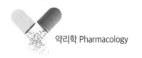

2 암 치료에서 코르티코스테로이드의 사용

코르티코스테로이드는 다양한 방식으로 작용하는데, 암에서는 두 가지 주요 기능에 사용된다. 즉 세포 내 유체막과 신호 전달 분자를 변경하는 중요한 세포 구성물을 제공하는 데 사용된다. 이러한 기능은 다음과 같은 스테로이드 활동에 의해 시작되는 면역 체계 내 반응을 재생산하는 것이 목표이다.

- 염증 감소
- 면역력 억제
- 알레르기 반응 감소
- 식욕 자극(대사 효과)
- 체내 수분과 염분의 균형 조절
- 혈압 조절
- 기분과 행동 조절(Walsh et al., 2000; Zhou and Cidlowski, 2005)

암에서 코르티코스테로이드의 사용은 잘 확립된 치료 프로토콜의 일부이다. 암의 종류와 단계에 따라 암 치료 계획 안에서 어떻게 코르티코스테로이드를 사용할지 결정하는 경우가 많다.(표 12-13) 코르티코스테로이드는 염증 감소, 면역 반응 억제, 암 치료(세포를 공격함), 질병 완화 및 식욕 개선과 같은 다양한 효과가 있어 암의 진단, 치료 또는 완화 목적으로 처방된다.(Ryken et al., 2010; Cancer Network, 2019) 항염증 및 면역 억제는 암 환자에게 코르티코스테로이드를 사용하는 주요 기능이다. 종양 주변의 염증을 줄이면 종양으로 인한 신경 말단, 뇌, 척추 또는 뼈에 대한 압력을 줄이는 데 도움이 될 수 있다. 코르티코스테로이드가 정상적인 면역 반응을 변화시켜 면역 체계를 억제하는 능력은 환자를 감염에 더 취약하게 만들지만, 면역 체계를 다시 프로그래밍하여 다른 치료제들이 암세포와 싸울 수 있게 해준다. 또한 코르티코스테로이드는 특정 세포 내에서 세포 자살을 유도하여 암과 싸우는 데 도움을 줄 수 있다.(Joint Formulary Committee, 2019) 암 치료에는 프레드니솔론, 메틸프레드니솔론, 덱사메타손 및 히드로코르티손의 네 가지 주요 코르티코스테로이드가 사용된다.(표 12-14)

코르티코스테로이드는 경구, 국소, 정맥 및 안약을 통해 투여될 수 있으며, 경구 섭취나 액상 및 정맥 주사법은 가장 흔한 경로이다. 각 코르티코스테로이드는 고유한 반감기와 중간 작용 특성을 가지고 있어 사용 적응증을 다르게 정의하고 있다.(NICE, 2017)

表 12-13_ 암에서 코르티코스테로이드의 사용

치료 계획	기대 효과
화학 요법과 함께 진행	• 염증 반응 억제, 알레르기 반응 감소, 질병 감소, 식욕 증가 유도 • 혈압 유지 • 체내 수분과 염분의 균형 조절
수술 전후	• 염증 반응 감소
골수 이식 후	• 면역 체계 억제 및 거부 반응 위험 감소
자율적으로(진행성 암)	• 증상 완화의 일환으로 염증 반응 감소 • 식욕 증가

表 12-14_ 코르티코스테로이드의 예시

방 법	코르티코스테로이드의 예시	적응증
경구	• 프레드니솔론(Prednisolone) • 메틸프레드니솔론(Methylprednisolone) • 덱사메타손(Dexamethasone)	• 급성 림프구성 백혈병 • 만성 림프구성 백혈병 • 호지킨 림프종 • 비호지킨 림프종 • 진균성 림프종 • 재생불량성 빈혈
정맥	• 히드로코르티손(Hydrocortisone) • 메틸프레드니솔론(Methylprednisolone) • 덱사메타손(Dexamethasone)	• 뇌종양 • 척추 종양 • 종양으로 인한 뇌수종
국소	• 덱사메타손(Dexamethasone) • 히드로코르티손(Hydrocortisone)	• 기저 세포 및 편평 세포 피부암
점안액	• 덱사메타손(Dexamethasone)	• 백혈병 및 림프종 환자의 눈 염증 예방

덱사메타손은 가장 강력한 코르티코스테로이드 중 하나이다. 덱사메타손은 프레드니솔론 및 히드로코르티손에 비해 7.5배 더 큰 효과를 가지고 있다. 암에서 덱사메타손을 사용하는 것은 초기 치료 프로토콜에서 널리 사용되며, 장기 사용은 주로 완화 치료로 제한된다.(EMC, 2019) 〈표 12-15〉에는 경구용 덱사메타존의 특성이 요약되어 있다.

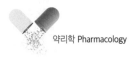

🥣표 12-15_ 덱사메타손(Dexamethasone)

구 분	내 용
사용	· 덱사메타손은 대부분의 암에서 항염증, 면역 억제 및 막 안정화에 사용할 수 있는 코르티코스테로이드이다. · 또한 항암 치료를 받는 환자의 메스꺼움과 구토를 줄이기 위해 종종 사용된다.(EMC, 2019)
복용량	· 성인 복용량은 질병의 심각도에 따라 0.5~10mg/day이다. 메스꺼움과 구토를 치료하는 데 사용할 경우, 복용량은 8~16mg/day이다.(Joint Formulary Committee, 2019) · 소아의 경우 체중과 암의 진행 단계에 따라 결정한다.
투여	· 정맥 주입 또는 알약과 액상 형태로 경구 투여할 수 있다. 경구 투여는 매일 아침 음식과 함께 또는 식후 1회 복용한다. 고용량은 하루에 2회 이상 투여해야 할 수 있다.(EMC, 2019; Joint Formulary Committee, 2019)
약력학	· 덱사메타손은 코르티코스테로이드 민감 유전자의 전사를 활성화한다. · 항염증, 면역 억제, 세포 증식의 효과는 염증 매개체의 형성, 방출 및 활성의 감소로 인해 염증 세포의 특정 기능과 이동을 저해한다.
약동학	· 흡수 – 경구 덱사메타손은 위와 소장에서 빠르게 흡수된다. 80~90%의 생체 이용률을 가진다. · 분포 – 혈장 알부민에 결합하고, 고용량에서는 혈액 내에서 순환하는 약물의 가장 큰 부분을 차지한다. · 대사 – 부분적으로 신장에서 대사된다. 반감기는 최대 36시간이다. · 배설 – 대사물은 글루콘산염 또는 황산염으로 신장으로 배설된다.(EMC, 2019)
부작용	· 부신 억제　　　　　· 불안 · 식욕 증가　　　　　· 이상 행동 · 백내장　　　　　　· 쿠싱 증후군 · 전해질 불균형　　　· 체액 저류 · 두통　　　　　　　· 감염 위험 증가 · 골다공증

출처: Joint Formulary Committee, 2019)

③ 코르티코스테로이드의 부작용

코르티코스테로이드는 몇 가지 경미하거나 심각한 부작용이 있다. 코르티코스테로이드가 감염 증상을 가리고 면역력을 떨어뜨릴 수 있다는 것은 잘 알려진 사실이기 때문에 암 환자에게 안전한 사용을 보장하기 위한 엄격한 절차가 마련되어야 한다. 저용량의 코르티코스테로이드를 단기적으로 사용하면 덜 복잡하고 즉각적인 단기 부작용이 더 자주 나타난다. 코르티코스테로이드를 다량 장기간 사용하면 심각한 부작용이 나타날 수 있으며, 치료가 중단되어도 해결하는 데 오랜 시간이 걸릴 수 있다.

특정 부작용은 심각한 유해 반응과 함께 비가역적 손상을 일으킬 수 있다.(Yasir and Sonthalia, 2019) 〈표 12-16〉에는 코르티코스테로이드의 장기 및 단기 사용에 따른 일반적인 부작용이 일부 제시되어 있다. 코르티코스테로이드를 투여할 때는 각 환자의 상태 및 건강 상태와 함께 용량, 기간, 경로와 같은 요소들을 면밀히 살펴보고, 부작용 및 부작용의 잠재적 위험에 대해 고려해야 한다.

임상 고려 사항

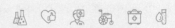

코르티코스테로이드의 고용량 및 장기 복용에 따른 일반적인 부작용뿐만 아니라 개인의 신체적, 정신적 건강에 미치는 다양한 요인을 주의 깊게 살펴야 한다. 노인은 골다공증의 위험이 증가하고 소아의 경우 성장 지연에 더 취약해지며, 조산아들은 인지 장애와 같은 추가적인 합병증을 겪을 수 있다.(EMC, 2019) 또한, 당뇨병, 고혈압 및 간 장애 질환자에게 투여할 때는 주의하면서 면밀하게 모니터링해야 한다.(NICE, 2017)

표 12-16_ 코르티코스테로이드의 부작용

단기 사용 시 부작용 (흔히 낮은 복용량)	장기 및 고용량 복용에 따른 부작용
· 불면증 · 위장 궤양 · 구강 및 질 칸디다증 · 불안 · 포도당 불내성(Glucose intolerance)	· 체중 증가 · 피부 얇아짐 · 쿠싱 외형 · 골다공증(영구적일 수 있음) · 근위 근육병증 · 감염 · 상처 치유 손상 · 위장 출혈 · 심장 부정맥(영구적일 수 있음) · 백내장(영구적일 수 있음) · 여드름 · 골절 위험 증가 · 우울증, 자살 충동 · 아동의 성장 둔화

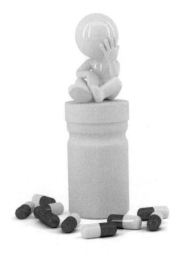

출처: Yasir and Sonthalia(2019), Schäcke et al.(2002)

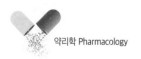

6 결 론

암 치료에는 다양한 치료 요법이 사용된다. 암세포와 정상 세포의 차이를 이해하면 이러한 치료 요법의 약력학을 더 잘 이해할 수 있다. 암 환자를 돌볼 때 간호사는 각 치료 요법이 어떻게 작용하는지와 이들의 부작용을 이해하는 것이 중요하다. 또한 암 치료를 받는 사람들과 치료적 관계를 형성하고 환자 중심 간호를 제공해야 한다.

암마다 특성이 다르고 세포의 성장과 증식 과정에서 다른 부작용을 초래한다. 모든 치료법이 모든 암에 적합한 것이 아니기에 치료는 개별 환자의 암에 맞는 맞춤형 치료가 필요하다. 어떤 환자는 치료에 대한 단일 접근 방식을 사용할 수 있지만, 다른 환자는 여러 가지 다른 형태의 치료를 조합해야 할 수도 있다. 암 치료는 치료의 이점이 부작용이나 부작용의 위험을 능가하도록 관리해야 한다.

간호 에피소드

3세 어린이가 한 달간의 감기 증상을 보이고 자반성 발진이 생겨 병원에 왔다. 초기 검사 후, 이 어린이는 급성 림프구성 백혈병(ALL) 진단을 받았다.

이 환자는 코르티코스테로이드와 화학 요법을 결합한 UKALL 2011 시험 지침에 따라 치료를 받았다. 이 어린이가 앓고 있는 암은 위험도가 낮아 regimen A가 처방되었다. 처음 4주 동안 격주로 빈크리스틴(vincristine) 정맥 주입(격주)과 고용량의 덱사메타손을 경구 투여(매주)했다. 초기 유도 기간(6주)에 이어 백혈병을 완치하기 위해 3년에 걸쳐 빈크리스틴 정맥 주입과 덱사메타손 경구 투약을 병행 요법으로 시행했다.

치료 내내 이 어린이는 다음과 같은 다양한 부작용을 경험했다.

· 초기 체중 증가
· 메스꺼움과 구토
· 탈모증
· 점막염
· 체중 감소(치료 후반)
· 둔화된 성장

퇴원하기 전, 간호사는 이 환자의 가족이 치료의 부작용을 인식하고 의료적 도움이 언제 필요한지에 대하여 교육을 받았는지 확인했다. 이 어린이는 장기 추적 검사를 통해 의료진이 계속 추적 관찰하게 된다. 의료진들은 치료의 부작용에 대해 모니터링하고 암이 재발하지 않도록 지속적으로 심리적, 신체적 지원을 제공해야 한다.

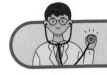

연습문제

01. '암세포의 특징'은 무엇인가?

① 혈관 신생 촉진　　　　　　　② 세포 자연사

③ 성장 억제 인자 활성화　　　　④ 제한된 증식

02. 세포 주기에서 세포가 완전히 분열하는 단계는?

① M　　　　　　　　　　　　② G_1

③ G_2　　　　　　　　　　　④ S

03. 세포 독성이란 무엇인가?

① 세포에 영양을 공급한다.　　　② 세포가 메시지 수신을 중단한다.

③ 세포가 자라도록 자극한다.　　④ 세포 내 독성이 있다.

04. 화학 요법이 시행될 수 있는 경로가 아닌 것은?

① 경구　　　　　　　　　　　② 정맥 주사

③ 여포 내(intrafollicular)　　　④ 척수강 내

05. 대사 길항 물질의 작용 기전은?

① 토포이소머라아제(topoisomerase) II를 억제한다.

② 필수 분자의 결핍을 발생시킨다.

③ 알킬 탄소 분자를 이동시킨다.

④ 튜브린에 결합한다.

06. 빈카 알칼로이드는 무엇으로부터 추출되었는가?

① 식물　　　　　　　　　　　② 호르몬

③ 말 오줌　　　　　　　　　　④ 합성 화합물

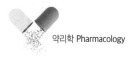
07. 화학 요법의 일반적인 부작용은 무엇인가?

① 안구 색깔의 변화　　　　② 죽음

③ 탈모　　　　　　　　　　④ 고막 천공

08. 면역 체계의 두 가지 주요 기능은 무엇인가?

① 뼈의 강도를 높이고 감염과 싸운다.

② 감염과 싸우고 염증을 줄인다.

③ 성장을 촉진하고 염증을 줄인다.

④ 발모를 조절하고 시각을 지원한다.

09. 면역 체계의 일부가 아닌 것은?

① 백혈구　　　　　　　　　② 비장

③ 림프절　　　　　　　　　④ 간

10. 면역 요법은 어떻게 직용하는가?

① 암세포만을 대상으로 한 단백질이다.

② 면역 체계를 억제한다.

③ 암세포를 끌어들인다.

④ 암세포에서 면역 관문을 개방한다.

11. 지지 면역 요법의 역할은 무엇인가?

① 면역 체계를 활성화하기 위해 사용된다.

② 암세포 내에서 성장을 멈추기 위해 사용된다.

③ 암세포의 성장을 줄이기 위해 사용된다.

④ 염증을 줄이기 위해 사용된다.

12. 자가 골수 이식을 위한 공여자는?

① 일란성 쌍둥이　　　　　② 관련 없음

③ 가족　　　　　　　　　　④ 본인

13. 스테로이드가 체내에서 생성되는 곳은 어디인가?

① 부신   ② 림프구

③ 골수   ④ 고환

14. 코르티코스테로이드가 암 치료에 사용되는 이유는 무엇인가?

① 심장과 신장 기능을 조절하기 위해 사용된다.

② 면역력 및 염증 반응을 증가시키기 위해 사용된다.

③ 염증 및 알레르기 반응을 줄이기 위해 사용된다.

④ 뼈의 힘과 성장을 지지하기 위해 사용된다.

Chapter
13

약물과
신경계

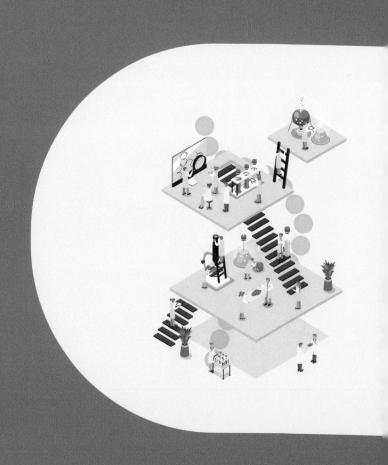

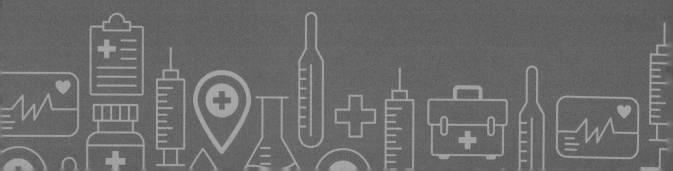

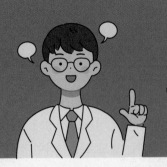

이 장에서는
일반적인 신경계 질환과
관련된 약리학의 기초를
제공한다.

 학습 목표

1. 신경학의 복잡성과 일부 주요 신경계 질환의 치료에서 약물의 중요성에 대해 논의할 수 있다.

2. 뇌졸중, 뇌전증, 파킨슨병 및 다발성 경화증 관리에 사용되는 주요 약물의 적용, 부작용 및 금기 사항 등을 설명할 수 있다.

3. 신경계 질환을 효과적으로 관리하는 데 있어 환자 교육과 복약 순응(medication concordance)의 중요성을 인식할 수 있다.

4. 주요 신경계 질환의 관리에 있어 약물 치료를 보강하기 위한 다른 치료 방법을 인정할 수 있다.

지식 테스트

1. 국소 발작 시 우선적으로 사용되는 항뇌전증제는 무엇인가?

2. 급성 발작의 관리에는 어떤 항뇌전증제가 권장되는가?

3. 파킨슨병을 앓고 있는 사람들이 약을 정확한 시간에 복용하는 것이 왜 중요한가?

4. 레보도파(Levodopa)는 파킨슨병 치료에 어떤 작용을 하는가?

5. 급성 허혈성 뇌졸중의 치료에서 정맥 혈전 용해 요법의 목적은 무엇인가?

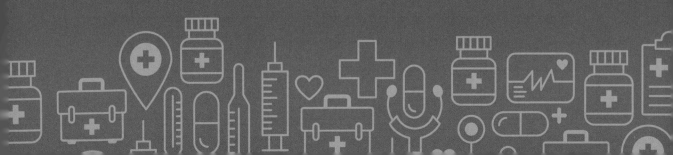

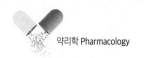
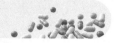

① 서 론

신경계 질환은 신체의 행동을 통제하고 조정하는 시스템인 뇌, 척수, 그리고 이들을 연결하는 신경을 포함한 말초신경계와 중추신경계에 영향을 미친다. 신경학은 신경계와 그것에 영향을 미치는 질환을 조사, 진단, 치료하는 의학 분야이다. 일부 정신 건강 상태는 신경계 질환으로 분류되어 신경계에 영향을 미칠 수 있지만, 일부 정신 건강 상태는 별도로 분류하여 정신과에서 관리하므로 본 장에서는 다루지 않는다. 신경계 질환은 600개가 넘으며 신경계의 복잡성과 정교함으로 인해 치료가 제한되는 경우가 많다.

신경계 질환의 치료에서 약물 치료는 관리 계획의 중요한 부분이다. 따라서 이 장은 간호사가 안전하고 효과적인 간호를 제공하는 데 필수적인 신경계 질환 관리에 사용되는 약리학을 이해하는 데 도움을 줄 것이다.

간호사는 환자 및 가족에게 약물 투여 방법, 약물의 작용, 잠재적인 부작용 및 금기 사항 등을 설명해야 한다. 또한 다른 치료 옵션, 생활 방식 문제 및 환자와 가족 모두에게 영향을 미치는 신경계 질환의 신체 심리적 영향 등 약물 최적화와 관련된 더 광범위한 문제를 살펴보는 것도 중요하다. 이 장에서는 가장 일반적인 뇌전증, 파킨슨병, 뇌졸중, 다발성 경화증에 초점을 맞추고, 각 신경계 질환에 대한 개요와 약물의 작용에 대해 설명한다.

② 신경계 질환과 약물

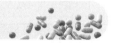

① 뇌전증

뇌전증(Epilepsy)은 가장 흔한 만성 신경계 질환 중 하나이며(WHO, 2017), 과다하고 비정상적인 신경 흥분에 의한 기능 장애로 인해 뇌에서 반복적이고 이유 없는 발작이 일어나는 것이 특징이다.(Hickey, 2017) 뇌전증의 원인에는 신생아의 선천적 기형이나 분만 시 합병증, 뇌 외상 병력, 약물 독성 등이 있다. 그러나 많은 경우 뇌전증의 원인은 확인하기 어려워 알 수 없거나 특발성(id-iopathic)이라고 한다. 뇌전증의 치료는 매우 다양하지만, 발작의 종류에 따른 임상적 징후에 따라 결정한다. 발작의 유형은 국소성 또는 전신성 두 가지 주요 범주로 나눈다.(〈표 13-1〉의 추가 항목 참조)

표 13-1_ 발작의 분류

국소 발작(부분 발작)	전신 발작
· 의식의 소실 없이 발생하는 부분 발작 · 의식이 손상된 부분 발작	· 소발작(결신 발작, Absence seizures) · 근간대 발작(Myoclonic seizures) · 간대 발작(Clonic seizures) · 강직 발작(Tonic seizures) · 강직-간대 발작(Tonic-clonic seizures) · 무긴장 발작(Atonic seizures)

출처: Modified from Epilepsy Action(2017)

뇌전증에 대한 치료의 주안점은 약물 치료를 통한 발작 관리에 있다.(Karch, 2017) 발작을 관리하기 위해 사용되는 약물은 항경련제(anticonvulsants) 또는 더 일반적으로 항뇌전증제(antiepileptic drugs, AED)라고 한다. 이러한 약물은 다음 세 가지 작용 중 하나로 뇌전증을 통제한다.(Greenstein, 2009)

- 억제성 신경 전달 물질인 가바(gamma-aminobutyric acid, GABA)의 활성을 향상시킨다.
- 흥분성 뇌 신경 전달 물질인 글루타메이트(glutamate)의 활성을 향상시킨다.
- 신경 세포막의 나트륨 및/또는 칼슘 통로를 직접적으로 차단한다.

뇌전증에 처방되는 약물은 발작과 뇌전증의 유형, 생활 방식, 연령, 동반 질병, 직업 등에 따라 달라진다.(NICE, 2018) 효과적인 관리는 발작 발생을 예방하고 부작용이 가장 적은 단일 또는 복합 약물 요법을 사용하며 정기적인 모니터링을 위한 최적의 약물 용량이나 빈도를 선택하는 것이다. 히키(Hickey, 2017)에 따르면 뇌전증 환자의 75%는 약물에 의해 발작을 줄이거나 효과적으로 조절할 수 있다고 한다. 현재 뇌전증의 치료에 사용되는 많은 약물이 있지만, 발작이 조절되거나 부작용이 나타날 때까지 한 가지 약물을 저용량으로 처방하고 점진적으로 용량을 증가하는 것이 가장 좋다. 단일 약물로 발작을 조절하지 못하면 최적의 관리가 이루어질 때까지 다른 약물을 추가한다.(Epilepsy Society, 2018) 〈표 13-2〉에서는 발작 유형에 따른 5개의 주요 AED와 그 작용 기전, 치료적 사용 및 잠재적인 부작용에 대해 자세히 기술하고 있다.

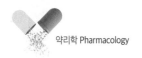

🍶 표 13-2_ 발작 유형에 따른 AED

발작 유형	1차 사용 AED	2차 사용 AED
국소 (단순 또는 복합, 이차적 전신)	• 카르바마제핀(Carbamazepine) • 라모트리진(Lamotrigine) • 레베티라세탐(Levetiracetam) • 옥스카르바제핀(Oxcarbazepine) • 가바펜틴(Gabapentin) • 발프로산 나트륨(Sodium valproate)	• 레베티라세탐(Levetiracetam) • 클로바잠(Clobazam)(및 기타 여러 AED)
전신 강직-간대성	• 카르바마제핀(Carbamazepine) • 라모트리진(Lamotrigine) • 옥스카르바제핀(Oxcarbazepine) • 발프로산 나트륨(Sodium valproate)	• 클로바잠(Clobazam) • 라모트리진(Lamotrigine) • 레베티라세탐(Levetiracetam) • 발프로산 나트륨(Sodium valproate) • 토피라메이트(Topiramate)
결신	• 에토석시미드(Ethosuximide) • 라모트리진(Lamotrigine) • 발프로산 나트륨(Sodium valproate)	• 에토숙시미드(Ethosuximide) • 라모트리진(Lamotrigine) • 발프로산 나트륨(Sodium valproate) • 벤조디아제핀(Benzodiazepines) • 레베티라세탐(Levetiracetam) • 토피라메이트(Topiramate)
근간대성	• 레베티라세탐(Levetiracetam) • 발프로산 나트륨(Sodium valproate) • 토피라메이트(Topiramate)	• 레베티라세탐(Levetiracetam) • 발프로산 나트륨(Sodium valproate) • 토피라메이트(Topiramate) • 레베티라세탐(Levetiracetam) • 클로나제팜 토피라메이트(Clonazepam topiramate)

출처: NICE(2018)

(1) 주요 AED

❶ 카르바마제핀

카르바마제핀(Carbamazepine)은 오래된 AED 중 하나이지만 여전히 전신 강직-간대성 발작 및 국소 발작을 치료하는 데 대개 단일 요법으로 널리 사용된다. 이것은 신경막의 나트륨 통로를 차단하여 전도 신경을 비활성 상태로 만든다. 대부분 경구로 투여하고 위장관(GI)에서 흡수되며 간에서 대사된다. 처음에는 저용량으로 시작하여 최적의 효과를 얻을 때까지 점차적으로 용량을 증가시킨다.(Greenstein, 2009)

부작용으로는 졸음, 발진, 어지럼증, 구강 건조증, 피로, 위장 장애 등이 있다.(Joint Formulary Committee, 2019) 약물 상호 작용은 다양하며 경증, 중등도, 중증으로 분류된다. 하지만 그린스타인(Greenstein, 2009)은 카르바마제핀을 복용하는 환자의 5%는 상호 작용이나 부작용으로 치료를 중단할 필요가 있다고 주장했다.

❷ 발프로산 나트륨

발프로산 나트륨(Sodium valporate)는 모든 유형의 발작 치료에 허가된 오래된 AED 중 하나이지만, 강직–간대성 발작, 결신 발작, 근간대성 발작에 특히 효과적이라고 한다.(Crouch and Chapelhow, 2008) 발프로산 나트륨은 신경 전달 물질 GABA의 활성을 증가시켜 뉴런의 방출을 감소시키므로 발작 활동을 억제시킨다. 초기에는 정맥 주사로 투여할 수 있지만, 대부분 경구로 투여되며 간에서 대사된다. 발프로산 나트륨은 상대적으로 부작용이 없지만, 위장 장애, 공격적 탈모, 혈소판 감소증과 간 기능 부전을 비롯한 더 심각

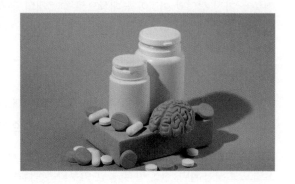

한 증상을 동반한 빈혈이 올 수 있다.(Joint Formulary Committee, 2019) 이 약은 가임기의 여성과 여아에게는 금기이다.(NICE, 2018)

❸ 라모트리진

라모트리진(Lamotrigine)은 흥분성 신경 전달 물질인 글루타메이트(Glutamate)와 아스파르테이트(Aspartate)가 뇌에서 방출되는 것을 억제하여 발작 활동을 예방하며 국소 발작과 강직–간대성 발작의 관리에 가장 효과적이다.(Joint Formulary Committee, 2019) 카르바마제핀의 대안으로 일반적으로 사용된다. 이 약은 부작용이 거의 없고 잘 견딜 수 있기 때문에 새로 뇌전증을 진단받은 환자들에게 단일 요법으로 사용된다. 라모트리진은 다른 AED 요법에 실패한 경우나 다른 AED의 보조제로 처방될 수 있으며, 이러한 경우 초기 복용량을 조정할 필요가 있다.(Greenstein, 2009) 부작용으로는 불안 초조, 졸음, 무기력, 두통, 메스꺼움, 발진 등이 있다. 심각한 피부 반응은 특히 어린이에게 위험하며, 과민증을 유발하는 '스티븐슨 존스(Stevens Johnson) 증후군'이 올 수도 있는데, 이러한 증상이 발생할 경우 라모트리진의 사용을 중지해야 한다.(Joint Formulary Committee, 2019)

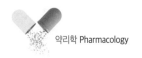
❹ 레비티라세탐

레비티라세탐(Levetiracetam)은 전신 발작의 동반 여부와 상관없이 국소 발작 치료를 위해 만 16세 이상의 경우에는 단일 요법으로, 연령이 1개월 이상인 환자에게는 다른 AED의 보조제로 승인된 새로운 AED 중 하나이다.(Joint Formulary Committee, 2019) 레비티라세탐의 작용 기전은 상대적으로 알려져 있지 않지만, 시냅스에서 신경 전달 물질 방출을 방해하여 발작 활동을 감소시키는 것으로 보고 있다.(Lewis, 2014) 부작용으로는 피부 발진, 메스꺼움, 어지럼증, 졸음, 두통, 식욕 부진이 있다. 우울증이 있는 환자와 임신 중이거나 모유 수유 중인 환자는 증상을 악화시킬 수 있기 때문에 특별히 주의를 기울여야 한다.(Greenstein, 2009) 한편 루이스(Lewis, 2014)는 국소 발작 뇌전증을 가진 성인과 어린이를 대상으로 한 5개의 무작위 대조 실험에서 레비티라세탐의 복용으로 환자의 50%에서 발작 활동 빈도가 감소했음을 입증했다.

❺ 가바펜틴

가바펜틴(Gabapentin)은 작용 기전이 불분명한 새로운 AED이지만, 억제성 신경 전달 물질인 GABA의 작용을 모방하거나 칼슘 채널을 차단함으로써 작동하는 것으로 보인다.(두 방식 모두 신경 손상과 발작 활동을 감소시키는 것으로 알려져 있다.)(Greenstein, 2009) 이것은 단일 요법 및 다른 AED의 보조 요법으로 사용되며, 전신 발작 동반 여부와 상관없이 국소 발작 치료에 사용된다. 만 6세 미만의 어린이에게는 사용하지 않으며, 만 6세 이상의 어린이에게는 고용량으로 사용 시 주의해야 한다. 부작용으로는 졸음, 피로, 운동 실조증, 혼동, 식욕 감퇴 등이 있다. 가바펜틴은 드물게 호흡 기계 억제의 위험이 있으므로 기존의 호흡기계 질환이나 중추신경계 장애가 있는 환자 및 노인에게는 주의하여 사용해야 한다. 가바펜틴의 의존성과 남용에 대한 우려로 인해 이 약물은 현재 C등급 약물이며, 프레가발린과 마찬가지로 의사의 정확한 평가에 따라 적정 환자에게만 처방되고 있다.(Joint Formulary Committee, 2019)

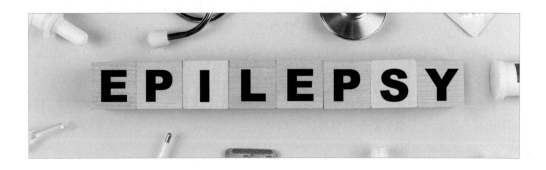

임상 고려 사항

📍 **상품명**(branded drugs) **및 복제 약물**(제네릭 의약품, generic drugs)
AED는 약물의 생물학적 동등성에 영향을 미치고 결과적으로 치료 효과를 감소시켜 발작을 일으키거나 효과를 강화하여 독성을 유발할 수 있는 복제약보다는 약품의 일관성을 보장하기 위해 항상 상품명(brand name)으로 처방해야 한다.

📍 **복약 순응**(medication concordance)
뇌전증 환자들이 약을 잘 복용하게 하여 그들의 발작을 예방하기 위해서는 환자 교육이 필수적이다.
- 환자들은 매일 같은 시간에 약을 복용하도록 하며 갑자기 약물 복용을 중단하는 일이 없어야 한다.
- 만약 약물로 인해 부작용이 발생했다면 의료 전문가와 상의해야 한다.
- 일반 의약품과 알코올은 현재 복용 중인 의약품과 상호 작용할 수 있으므로 의료 전문가의 상의 없이 함부로 복용하지 말아야 한다.
- 발작의 양상, 시간 등과 유발 요인을 기록해야 한다.
- 약물 치료 효과를 모니터링하기 위해 혈액 검사를 포함한 정기적인 의료 후속 조치가 있어야 한다.

(2) 뇌전증 지속 상태

뇌전증 지속 상태(Status epilepticus)는 사망률이 약 10%에 달하므로 즉각적인 치료가 필요한 의학적 응급 상황이다. 이것의 원인은 약물 금단 또는 처방에 따른 복용량을 준수하지 않았거나 약물 복용의 갑작스러운 중단, 건강 악화, 감염 등이 있다. 주로 전신 강직–간대성 발작이 발생하며, 30분 이상 회복되지 않고 장기간 반복되는 발작이 특징이다.(Queally and Lailey, 2007) 대부분의 발작은 5분 미만으로 지속되나 개인의 발작 증상에 따라 치료 기간은 달라질 수 있다. 그러므로 의료진은 발작을 신속하게 통제하기 위해 30분이 지나기 전에 치료를 시작한다. 병원 내에서 권장되는 약물은 디아제팜(Diazepam) 또는 로라제팜(Lorazepam)이며, 정맥 내 투여 시 10분 이내에 발작을 제어할 수 있다.(Greenstein, 2009) NICE(2018)는 의료 장비가 없는 병원 밖에서는 디아제팜의 직장 내 주입이나 미다졸람(Midazolam)의 경구 주입을 대안적으로 제시하고 있다. 또한 페니토인(Phenytoin)은 발작 재발을 줄이기 위해 병원 내에서는 정맥 주사를 통해 투여될 수 있으나 이는 심장에 영향을 미치기 때문에 주의하여 사용해야 하며, 이때는 심장 모니터링이 필요하다. 뇌전증 지속 상태 중 추가적인 간호 중재는 안전을 유지하는 데 초점을 맞춰야 한다. 또한 환자의 기도를 유지하고 부상을 예방하며 환자가 완전히 회복되거나 신경과 또는 중환자실로 이송될 때까지 침착하고 안심할 수 있는 간호를 하는 것이다.(NMC, 2015)

성인 뇌전증 환자는 복용 중인 약물, 선호하는 치료 방법, 생활 습관 문제에 대한 세부 사항이

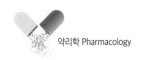

포함된 서면 뇌전증 치료 계획을 가지고 있어야 하는데, 이것은 환자와 의료팀 간에 합의가 있어야 한다.(NICE, 2012) 뇌전증은 보이지 않는 장애이지만 환자의 일상생활과 건강에 상당한 영향을 미칠 수 있는 만성 장기 질환이므로 지속적인 지원이 필요하며, 간질 전문 간호사의 주기적인 치료 효과에 대한 평가가 이뤄져야 한다.(NICE, 2018) 뇌전증 환자의 예후는 다양하지만, 뇌전증 환자의 70~80%는 효과적인 약물 치료로 인해 어느 순간 발작이 더 이상 발생하지 않게 된다.(Greenstein, 2009)

임상 고려 사항

◎ 뇌전증과 운전

의식을 잃는 발작이 있었던 뇌전증 환자가 운전할 경우 다른 사람을 위험에 빠뜨릴 수 있다. 발작 자체가 사고를 일으킬 수 있을 뿐만 아니라 AED는 졸음 등의 부작용이 있기 때문이다. 뇌전증은 현행 도로교통법상 운전 면허 결격 사유에 해당한다.(도로교통법 시행령 제42조 제1항)

간호 에피소드

만 20세의 여자가 최근 측두엽 뇌전증(단순 부분 발작, 복합 부분 발작, 이차적 전신 발작)을 진단받았다. 카르바마제핀과 라모트리진은 모두 부분 뇌전증에서 쓰이는 일차적인 치료 약물이다. 이 여성은 복합 호르몬 피임약을 사용하고 있는데, 이것은 카르바마제핀과 같은 효소 유도 약물(enzyme-inducing drugs)에 의해 영향을 받을 수 있으므로 라모트리진이 처방되었다. 앞으로 임신을 고려한다면 임신 중 신경관 결손(neural tube defects)의 위험을 줄이기 위해 고용량의 엽산(folic acid) 치료가 필요하다는 안내를 받았다. 또한 1년 동안 발작이 사라질 때까지 운전을 할 수 없다는 권고를 받았다. 서면 치료 계획이 제공되었고, 뇌전증 진단, 약물 관리 및 뇌전증으로 인해 영향을 받을 수 있는 생활 방식 문제의 다양한 측면에 대한 교육 자료를 받았다.

출처: NICE(2018)

2 파킨슨병

파킨슨병(Parkinson's disease, PD)은 60세 이상에게 주로 영향을 미치지만, 알 수 없는 원인으로 빠르면 40~50대부터 나타날 수 있는 흔한 진행성 신경 퇴행성 질환이다. 노화, 유전, 환경이 파킨슨병 발병의 위험 요인으로 밝혀졌다.(Ashelford et al., 2016) 이 질환은 뇌의 기저 신경절에 위치한 흑질의 도파민 생성 세포가 점진적으로 퇴화하는 것이 특징이다.(Donizak and McCabe, 2017) 도파민은 운동 반응의 조정에 관여하는 신경 전달 물질(neurotransmitter)이며 또다른 신경 전달 물질인 아세틸콜린의 작용과 상반된다. 운동 능력 저하와 질병 진행에 대한 많은 치료법이 두 신경 전달 물질 사이의 불균형을 해결하는 것을 목표로 하기 때문에 이것은 파킨슨 질환의 치료에서 중요하다.(〈그림 13-1〉 참조) 파킨슨병의 주요 증상으로는 휴식 중에 발생하며 알약이 구르는 듯한 떨림, 근긴장이 증가하여 관절의 경직을 호소하는 강직, 움직임의 시작이 느려지고 어려워지는 운동완서증(bradykinesia) 등으로 나타난다.(Ashelford et al., 2016) 또 다른 증상으로는 침 흘림, 불분명한 발음, 연하 곤란과 도파민 생성 세포의 심각한 사멸로 인해 나타나는 가면 같은 표정 등이 있다.(그림 13-2) 실무자들은 운동 능력의 변화를 설명하기 위해 종종 'on'과 'off' 기간이라는 용어를 사용한다. 'on' 기간은 증상이 조절되는 시기이고 'off' 기간은 약물이 잘 작용하지 않아 증상이 악화되는 시기이다.(Parkinson's UK, 2019) 신경 전달 물질의 불균형은 〈그림 13-1〉에서 확인할 수 있다.

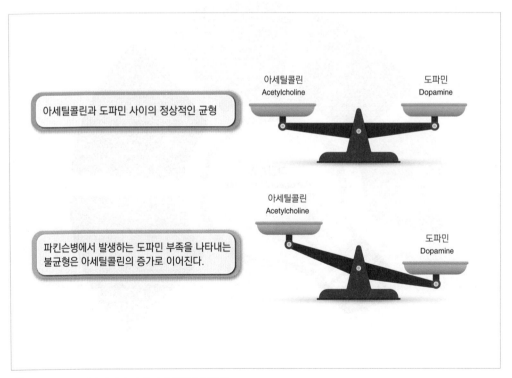

아세틸콜린과 도파민 사이의 정상적인 균형

아세틸콜린
Acetylcholine

도파민
Dopamine

파킨슨병에서 발생하는 도파민 부족을 나타내는 불균형은 아세틸콜린의 증가로 이어진다.

아세틸콜린
Acetylcholine

도파민
Dopamine

✏ 그림 13-1_ 파킨슨병에서 신경 전달 물질의 불균형

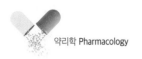

파킨슨 질환에서 신경 세포의 퇴화를 막는 치료법이나 치료제가 없기 때문에 약물 치료는 대부분의 환자에게서 삶의 질을 향상시키고 증상을 감소시키기 위한 일차적인 치료법이다. 약물 선택은 환자의 병력, 경제 상황, 개인적 선호 양상 및 잠재적 부작용을 포함한 여러 요인에 의해 달라지므로 약물 선택은 개별 사정을 참작하고 논의를 거쳐 이루어져야 한다.(SIGN, 2010) 주요 약물은 〈그림 13-2〉에 요약되어 있다. 대부분의 파킨슨 질환의 치료 약물은 다음 중 하나 이상의 작용 기전에 의해 효과가 나타난다.

- 뇌의 도파민 양을 증가시킴(도파민 대체물)
- 도파민이 작용하는 뇌의 부분을 자극함으로써 도파민(도파민 작용제)의 대체물로 작용한다.
- 모노아민 산화 효소 억제제(MAOI) B 억제제, 카테콜-O-메틸트랜스퍼라제(COMT) 억제제 및 항콜린제 등 도파민을 분해하는 다른 인자(효소)의 작용을 차단한다.

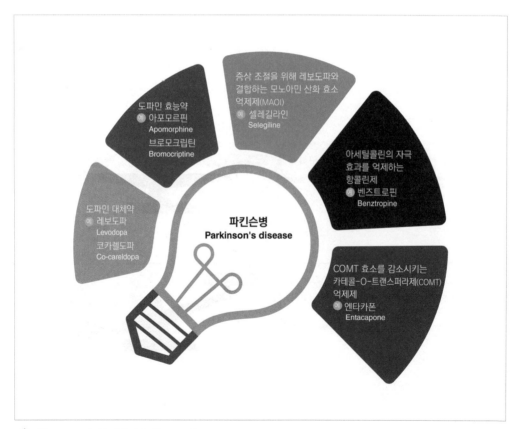

✏️그림 13-2_ 파킨슨병에 사용되는 주요 약물

(1) 파킨슨 질환의 치료 약물

❶ 도파민 대체 약물

뇌에서 도파민을 증가시키는 확실한 방법은 도파민을 투여하는 것이지만, 도파민 단독으로는 혈액–뇌 장벽을 통과하여 필요한 뇌로 들어갈 수 없다.(Ashelford et al., 2016) 대신 도파민은 레보도파라는 약물로 대체되는데, 이 약물은 도파 데카르복실화(dopa decarboxylase) 효소에 의해 뇌에서 도파민으로 전환된다. 레보도파는 파킨슨 질환 관리에 사용되는 주요 약물로 질환의 운동 증상을 조절하는 데 도움을 준다. 그러나 레보도파는 신체의 나머지 부분에서도 도파민으로 전환되어 메스꺼움, 구토, 심혈관 문제를 일으키므로 이러한 부작용을 방지하기 위해 2차 약물과 병용 투여한다. PD를 치료하기 위해 가장 널리 사용되는 혼합 약물은 코–카렐도파[Co-careldopa, 시네메트(Sinemet)]와 코–베넬도파[Co-beneldopa, 마도파(madopar)]로, 초기에는 천천히 주입하다가 점차 증량하여 원하는 효과를 내면서도 부작용이 많지 않도록 한다.(SIGN, 2010) 이들의 부작용으로는 메스꺼움과 구토, 체위성 저혈압, 불안정, 무의식적인 얼굴 움직임, 손 떨림 증가 및 변비 등이 있다.(Greenstein, 2009) 약물의 복용 간격은 앞서 언급한 부작용들의 심각성에 따라 결정되므로 개별적으로 약물에 대한 반응을 평가해야 한다.

❷ 도파민 작용제

도파민 작용제(dopamine agonist) 약물군은 도파민 수용체를 자극하고 도파민의 효과를 모방하지만, 운동 증상을 감소시키는 데는 레보도파보다 효과가 떨어진다. 따라서 도파민 작용제는 레보도파가 효과가 없거나 파킨슨병 환자가 부작용을 경험한 경우에만 처방된다.(Ashelford et al., 2016) 또한 이것들은 레보도파와 함께 사용할 수 있으며, 이러한 경우 레보도파 용량을 감량해야 한다. 도파민 작용제는 그들이 유도된 균(fungus)의 이름을 딴 맥각(ergot) 유도체[로피니롤(ropinirole), 프라미펙솔(pramipexole), 로티고틴(rotigotine)]와 비 맥각(non–ergot) 유도체[브로모크립틴(bromocriptine), 페르골리드(pergolide), 카베르골린(cabergoline)]로 나눌 수 있으며, 기저 신경절 세포에서 각각의 도파민 수용체에 작용한다. 맥각(Ergot) 유도 도파민 작용제는 섬유증, 특히 심장 섬유증(cardiac fibrosis)의 위험 때문에 파킨슨 질환의 일차 치료제로 사용되어서는 안 된다.(NICE, 2017) 아포모르핀(Apomorphine)은 또 다른 도파민 작용제로, 진행성 파킨슨병 환자의 'off' 기간(근육 경직, 근육 조절력 상실)을 치료하는 데 사용되는 강력한 약물이다. 이 약물은 피하 주사로 투여되는 경우가 많다. 모든 도파민 작용제의 부작용은 매우 유사하며 메스꺼움, 구토, 체위성 저혈압, 낮 시간의 졸음, 환각,

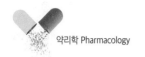
약리학 Pharmacology

혼동 등이 있다. 또 다른 부작용은 폭식, 도박, 성욕 과다 등을 일으키는 충동 조절 장애(impulse disorders)가 있다.(SIGN, 2010; NICE, 2017)

❸ 모노아민 산화 효소 억제제(MAOI)

모노아민 산화 효소(Monoamine-oxidase)는 모노아민 신경 전달 물질, 도파민, 세로토닌(serotonin), 노르아드레날린(noradrenaline)을 분해하는 효소이다. MAOI B 억제제는 도파민의 분해를 지연시켜 도파민 생산을 증가시키고 운동 기능을 향상시킨다.(Ashelford et al., 2016) MAOI B 억제제의 예로는 셀레길린(selegiline) 및 라사길린(rasagiline)이 있으며, 부작용으로는 부정맥, 메스꺼움, 비정상적인 움직임, 환각, 식욕 저하 및 혼동이 있다.(Joint Formulary Committee, 2019)

MAOI 약물은 기분, 수면, 식욕, 성에 영향을 미치는 신경 전달 물질인 세로토닌(serotonin)의 분해를 늦추기 때문에 우울증이 있는 사람들에게도 투여된다.

❹ 항콜린제

항콜린제(Anticholinergics)는 흑질의 수용체 부위에서 흥분성 신경 전달 물질인 아세틸콜린의 작용을 차단하여 도파민-아세틸콜린 균형을 회복시키는 약물이다.(Karch, 2017) 파킨슨 질환 치료에 사용되는 항콜린제에는 벤자트로핀(Benzatropine), 트리헥시페니딜(Trihexyphenidyl), 오르페나드린(Orphenadrine) 등이 있다. 이 약물은 떨림과 침 흘림을 줄이는 데는 유용하나 파킨슨 질환자에게 더 문제가 되는 경직을 해결하는 데는 그다지 효과적이지 않다.(Greenstein, 2009) 항콜린제는 메스꺼움, 변비, 어지럼증, 구강건조증, 비뇨기 문제, 흐릿한 시야 등의 부작용이 있으며, 이것들 때문에 파킨슨 질환의 보조 치료제로 처방되는 경우가 더 많다.(Joint Formulary Committee, 2019)

❺ 카테콜-O-메틸 트랜스퍼라제(COMT) 억제제

COMT 억제제는 도파민을 포함한 카테콜아민을 제거하는 체내 효소인 COMT를 차단한다.(Karch, 2017) 엔타카폰(Entacapone)과 톨카폰(tolcapone)은 초기 파킨슨 질환에 단독으로 사용되거나 레보도파 사용 시 종종 발생하는 운동 기능 증상의 악화와 완화 변화를 경험하고 있는 환자를 위한 레보도파 보조 치료제로 더 일반적으로 사용되고 있다.(Greenstein, 2009) 부작용으로는 메스꺼움, 구토, 소변색 변화, 어지럼증, 구강 건조 등이 있다. COMT 억제제는 간 손상을 유발할 수 있으므로 간 질환이 있는 사람들에게는 금지된다.(Joint Formulary Committee, 2019)

❻ 아만타딘

아만타딘(Amantadine)은 신경 말단에서 도파민의 방출을 자극하여 도파민 방출을 증가시키는 항바이러스 치료제로서, 일반적으로 PD 초기에 단일 치료법으로 사용하고 필요하다면 1주일 후에 증량한다.(Greenstein, 2009)

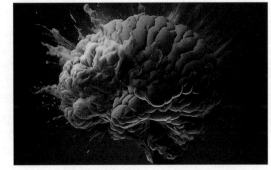

하지만 일반적으로 아만타딘은 다른 항 파킨슨 약물과의 병용 요법으로 사용된다. 부작용으로는 메스꺼움, 식욕 저하, 피부 변색, 흐릿한 시야, 어지럼증, 구강 건조 등이 있다.

약물은 파킨슨 질환 환자에게 중요한 치료법이기는 하나, 증상만 완화시킬 뿐 병의 진행을 막지 못해 약물을 사용하지 않는 환자가 많다. 약 75%의 환자가 약물에 반응하며 파킨슨 질환의 일반적인 증상인 경직이 개선되었다고 한다. 하지만 일부 파킨슨 질환 치료 약물은 장기간 사용할수록 효과가 감소할 수 있다.(Greenstein, 2009) 따라서 파킨슨 질환 환자가 최상의 치료를 받고 있는지 확인하기 위해 정기적으로 임상 관찰 및 약물 사용의 평가가 필요하다.

 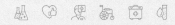

임상 고려 사항

◉ 파킨슨 질환 약물과 충동 조절 장애

도파민 대체 약물과 도파민 작용제를 이용한 치료는 병적인 도박, 폭식, 성욕 과다 등 충동 조절 장애를 가져올 수 있다. 그러므로 환자와 보호자에게 충동 조절 장애의 위험에 대해 알려야 한다. 맥각(Ergot)과 비-맥각(non-ergot) 유도 도파민 작용제가 충동 조절 장애를 일으키는 기전이 다르다는 증거가 없으므로 이러한 부작용을 조절하기 위해 도파민 작용제 내에서의 변경은 권장하지 않는다. 환자가 충동 조절 장애를 일으키면 증상이 해소될 때까지 도파민 작용제를 사용하지 않거나 복용량을 줄여야 한다.(NICE, 2017)

◉ 뇌심부 자극술

뇌심부 자극술(Deep brain stimulation)은 1997년 파킨슨 질환자의 떨림을 멈추는 치료법으로 도입된 비교적 최신 시술이다. 이 시술은 현재 다른 증상이 대체 치료법으로 적절하게 조절되지 않는 진행성 파킨슨 질환에서도 사용된다. 시술 방법은 운동 증상을 조절하기 위해 파킨슨 질환의 영향을 받는 뇌 부위에 전극을 삽입하는 것이다. 전극은 심장 박동기(pacemaker) 장치와 유사하게 가슴 피부 아래에 이식된 자극 발생기에 연결되며 환자가 떨림을 스스로 조절할 수 있다.

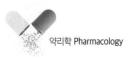

간호 에피소드

　　12년 동안 파킨슨 질환을 앓고 있는 75세 남성 환자는 진단받은 초기에는 약물을 일체 복용하지 않기로 결정했으나 증상이 심각해짐에 따라 셀레길린(Selegiline)을 처방받아 이후로는 잘 조절하고 있었다. 5년 정도 지날 무렵 경직과 떨림이 다시 나타나서 코-베넬도파[Co-beneldopa(Sinemet)]를 추가했다. 복용량은 점진적으로 1일 4회로 증가했고 증상은 조절되었다.

　　최근 이 남성은 흉부 감염으로 지역 병원에 입원했으나 24시간 동안 파킨슨 질환 치료약을 투약 받지 못했다. 이로 인해 아침에 일어나는 것이 더 느려졌고 팔에 힘이 빠지는 등 거동 능력에 상당한 영향을 받았다. 환자와 그의 아내는 간호사들에게 약을 제때 복용하는 것이 얼마나 중요한지를 설명했지만, 간호사는 병동의 정해진 회진 시간에 약물이 제공될 것이라고 했다. 의료진들은 파킨슨 질환자가 제시간에 약물을 복용하는 것의 중요성을 이해하지 못했다. 그들은 환자의 신체적 증상이 약물 복용을 놓친 결과라고 생각하지 않았다. 환자가 약을 받긴 했지만 잘못된 약물이었다.

　　환자의 아내는 신경계 전문 간호사에게 연락했고, 신경계 전문 간호사는 병동을 방문해 파킨슨 질환의 치료 약물을 정확한 시간에 복용하는 것의 중요성과 그러지 않았을 경우 환자에게 미치는 영향에 대해 설명했다. 또한 파킨슨 질환자의 경우 잘못된 약물을 투여하면 증상이 악화될 수 있기 때문에 환자가 복용하던 동일한 약물을 제공하는 것이 중요하다고 강조했다.

임상 고려 사항

📍 정확한 시간에 약물 복용하기

파킨슨병학회(Parkinson's Disease Society, U.K., 2006)는 병원과 요양원에 있는 파킨슨 질환자들이 매번 제시간에 약을 받을 수 있도록 하기 위해 '제시간에 약 먹기' 캠페인을 시작했다. 이것은 환자들이 처방받은 약을 제때 받지 못한 사건 때문에 시작되었다. 파킨슨 질환자들은 약을 제때 복용하지 못하면 체내 화학 물질의 균형이 깨져 증상이 통제 불능의 상태가 될 수 있다. 이러한 화학적 불균형은 환자를 움직이지 못하게 하거나 침대에서 일어날 수 없게 만들고, 다시 안정화하는 데 몇 시간, 며칠 또는 몇 주가 걸리도록 한다. 따라서 의료진들은 정확한 시간에 약물을 투여하는 것의 중요성을 인식해야 한다.

3　뇌졸중

　　뇌졸중(Strokes)은 혈관에서 기원하는 것으로 추정되는 임상 증후군으로, 24시간 이상 지속되거나 사망에 이르게 하는 뇌 기능의 국소적 또는 전반적 장애 징후가 빠르게 발생하는 전형적인 증후군이다.(World Health Organization, 1978)

　　뇌졸중 관리에 있어 의학적 치료는 신경학적 장애를 줄이고 기능을 개선하며, 지속적인 치료의 필요성을 줄이고, 뇌졸중 재발 위험을 예방하기 위해 필수적이다.(Chapman and Bogle, 2014) 지난 20년 동안 뇌졸중 치료는 주로 재활과 사회 적응 등에 초점을 맞춘 치료가 주를 이루었고, '초급성기' 입원 단계에서의 응급 치료에는 관심이 덜했다.(Fitzpatrick, 2013) 그러나 의료 및 기술의 발전을 통해 첨단 영상으로 정확한 진단이 가능해졌고, 응급실에서 뇌졸중 치료 프로토콜을 도입해 초급성기에 치료를 시작하는 등 뇌졸중 치료에도 변화를 가져왔다.(Royal College of Physicians, 2016) 이제 뇌졸중은 의학적 응급 상황으로 인식되고 있으며, 최상의 치료 결과를 가져오기 위해서는 진단 및 치료에 시간이 지연되지 않아야 한다는 것을 인식하게 되었다. 이로 인해 뇌졸중을 신속하게 인식하기 위한 방법을 대중에게 교육하기 위한 FAST 도구가 도입되었다.

 임상 고려 사항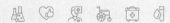

⊙ **FAST**

FAST(Face-얼굴/Arms-팔/Speech-언어/Time-시간)는 뇌졸중 또는 일과성 허혈 발작(TIA) 진단을 위해 신경학적 증상이 갑자기 나타난 사람을 선별하기 위한, 병원 밖에서 사용할 수 있는 검증된 도구이다. 이 캠페인은 뇌졸중에 대한 대중들의 경각심을 일깨워 치료 시기를 앞당길 수 있도록 유도했다.

뇌졸중은 허혈성과 출혈성의 두 가지 주요 유형이 있다. 허혈성 뇌졸중은 모든 뇌졸중의 85%를 차지하며, 이것은 혈전으로 인한 동맥 폐색으로, 뇌로 가는 혈액 공급이 감소하는 것과 관련이 있다. 허혈성 뇌졸중은 흡연, 비만, 고콜레스테롤, 당뇨병 등 추가적인 위험 요인과 함께 노화로 인한 혈관벽의 죽종(atheroma)에 의해 자주 발생한다. 출혈성 뇌졸중은 뇌졸중의 15%를 차지하며, 고혈압이나 비정상적인 혈액 응고에 의해 뇌내 혈종(intracerebral hematoma)이 발생하거나 지주막하 출혈(subarachnoid hemorrhage)을 일으키는 동맥류(aneurysm)와 같은 약한 동맥 부위에서 자발적 파열을 초래한다. 두 가지 유형의 뇌졸중은 모두 유사한 신경학적 징후와 증상을 가지고

있으므로, 뇌졸중이 의심되는 증상과 징후의 급성 신경학적 이상이 발생한 사람은 누구나 긴급 진단 평가(CT Scan)를 받아야 한다. 이것은 뇌졸중의 유형을 구별하여 효과적인 치료를 신속히 시작할 수 있도록 하기 위해 반드시 필요하다.(RCP, 2016; Birns, 2017)

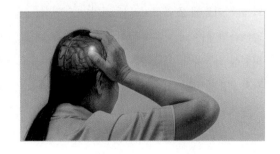

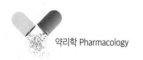

임상 고려 사항

📍 일과성 허혈 발작(TIA)

TIA(Trans-Ischaemic Attack)는 뇌로 가는 혈액의 공급이 일시적으로 중단되어 발생하는 '미니 뇌졸중'이라고도 한다. TIA는 허혈성 뇌졸중과 유사한 신경학적 결함을 보이며, 종종 몇 분 또는 몇 시간 동안 지속되었다가 24시간 내에 증상이 완전히 사라진다. TIA가 의심되거나 확진되면 초기 치료로 아스피린 300mg이 권장되며, 더 심각한 결과를 초래할 수 있는 재발성 뇌졸중의 위험이 높기 때문에 전문 의료진의 치료 및 추후 관리가 필요하다.(NICE, 2019a)

의학적 치료는 혈류를 회복하고 뇌 기능을 향상시키는 것을 목표로 하고 있으며, 특히 급성 허혈성 뇌졸중은 손상을 줄이고 치료 효과를 증진하기 위해 가능한 한 빨리 약물을 사용해야 한다.(Birns, 2017) 출혈성 뇌졸중의 치료는 항응고제를 투여하거나 가능하다면 출혈의 원인을 제거하고 약물로 혈압을 낮추며, 임상적으로 필요하다면 수술을 시행한다.(RCP, 2016)

뇌졸중 임상 지침에서 언급된 약물의 대부분은 급성 허혈성 뇌졸중의 관리에 필요한 것으로 혈전 용해 요법, 항응고제, 항혈소판 치료제 등이 있다. 또한 장기적인 합병증과 뇌졸중 재발 위험을 줄이기 위해 콜레스테롤을 낮추는 약물과 항고혈압 약물을 사용한다.

(1) 혈전 용해 요법

허혈성 뇌졸중에 사용되는 급성 혈전 용해 요법[thrombolytic(clot busting) therapy]의 목적은 혈전(clot, thrombus)을 분해하여 관류를 회복시켜 뇌 조직의 손상을 감소시키는 것이다.(Birns, 2017) 혈전 용해제는 플라스민(plasmin)의 작용을 촉진하는 플라스미노겐 활성 인자(plasminogen activators)이며, 플라스민은 혈전 내 섬유소 그물망을 파괴하고 축적된 혈소판을 분산시켜 정상적인 혈류를 회복시킨다.(Crouch and Chapelhow, 2008) 허혈성 뇌졸중 치료에 권장되는 플라스미노겐 활성 인자는 1996년에 사용이 승인된 알테플라제(Alteplase)가 있다. 최근 연구에서도 알테플라제가 허혈성 뇌졸중 치료에 효과적이라는 결과가 있었다.(Medicines and Healthcare Products Regulatory Agency(MHRA) 알테플라제는 뇌졸중 증상이 발생한 지 4.5시간 이내에 영상 진단에서 뇌내 출혈이 없는 성인의 허혈성 뇌졸중의 치료에 사용된다.(NICE, 2019a) 알테플라제는 현재 영국에서 급성 허혈성 뇌졸중 환자 9명 중 1명에게 투여되고 있다.(Intercollegiate Stroke Working Party, 2016)

알테플라제는 반감기가 짧기 때문에 1시간 이상 정맥 주사로 투여한다. 초기 용량의 10%는 단회 투여(bolus IV)되고, 나머지는 주입 펌프를 이용한다. 투여량은 체중을 기준으로 계산되며 최대 투여량은 90mg이다.(Joint Formulary Committee, 2019) 알테플라제는 다른 혈전 용해제보다 이상 반응이나 알레르기 반응의 위험이 적다.(Crouch and Chapelhow, 2008) 알테플라제의 주요 부작용은 잠재적 출혈이 있으므로 이전의 출혈성 뇌졸중, 위장관 출혈, 최근의 수술, 통제되지 않은 고혈압 및 응고 장애 환자에게는 사용이 금지된다.

증상 발생으로부터 최대 24시간 이내에 큰 혈관 폐색에 대한 효과적인 치료 전략으로 정맥 혈전 용해 요법과 혈전 제거술(thrombectomy)을 함께 적용하고 있다.(NICE, 2019a)

(2) 항혈소판제

항혈소판제(Antiplatelets)는 허혈성 뇌졸중의 예방에 2차적으로 사용되는 핵심 약물이며, 혈전의 형성과 관련된 혈소판 '점착성(stickness)'을 줄여 응집이 발생할 가능성을 낮춘다.(Greenstein, 2009) 허혈성 뇌졸중 관리에 사용되는 항혈소판제에는 아스피린(Aspirin), 디피라미다몰(Dipyridamole), 클로피도그렐(Clopidogrel) 등이 있으며, 이들 약물은 모두 작용 메커니즘이 다르다.(Birns, 2017) 아스피린은 혈소판에서 방출되어 혈소판이 서로 응집하도록 하는 화학 물질인 트롬복산(thromboxane)의 형성을 방해하는데, 트롬복산이 없

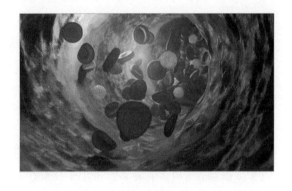

으면 혈소판이 서로 달라붙으라는 신호를 보낼 수 없어 혈전 형성을 방지할 수 있다.(Ashelford et al., 2016) 연하 장애가 없다면 24시간 이내에 가능한 한 빨리 아스피린 300mg을 경구로 투여하고, 연하 장애가 있다면 직장이나 장관 튜브로 아스피린 300mg을 투여해야 한다.(NICE, 2019a) 또한 아스피린을 투여하기 전에 뇌 영상 촬영을 통해 뇌출혈 환자는 제외해야 한다. 뇌졸중 증상이 시작된 후 2주 동안 아스피린 300mg을 매일 투여한 이후에는 경구 항혈전제를 장기간 복용해야 한다.(NICE, 2019a) 허혈성 뇌졸중 후 아스피린을 복용한 환자는 뇌졸중 추가 발생 위험이 13% 감소했다.(Birns, 2017) 아스피린의 부작용은 적으나 출혈과 소화 불량이 있을 수 있으며, 소화성 궤양이나 응고 장애가 있는 사람, 16세 미만의 어린이에게는 사용이 금지된다.

디피라미돌(Dipyridamole)은 일반적으로 경구용 약물로 처방되며 하루에 2회(200mg) 사용된다. 이것은 심방세동과 관련이 없는 허혈성 뇌졸중의 예방에 이차적으로 사용되거나 일과성 허혈 발작(TIA) 치료를 위하여 단독으로 사용되기도 하지만 아스피린과 함께 사용될 경우 더 효과

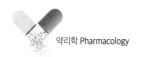

적이다.(Greenstein, 2009) 일부 부작용으로는 협심증, 어지럼증, 설사, 메스꺼움, 두드러기 등이 있다.(Joint Formulary Committee, 2019) 아스피린과 유사하게 디피라미돌도 응고 장애를 가지고 있거나 부정맥이 있는 환자에게는 금지이다.

클로피도그렐(Clopidogrel)은 아스피린 과민증 또는 불내성증 환자의 TIA와 급성 허혈성 뇌졸중 모두에 사용되는 세 번째 항혈소판 약물이다. 클로피도그렐은 아스피린의 작용 기전과 다르게 혈소판이 서로 응집하는 것을 막기 위해 혈소판에서 방출되는 화학 물질인 아데노신 삼인산(adenosine triphosphate, ATP)의 결합을 차단한다.(Aschelford et al., 2016) 현재 일부 연구에서는 클로피도그렐(아스피린이 아닌)을 단독으로 항혈소판제 치료를 위해 일차적으로 사용하거나 클로피도그렐을 복용할 수 없는 사람은 아스피린과 디피라미돌(Dipyridamole)을 병용해야 한다고 제안한다.(RCP, 2016) 클로피도그렐은 15~20분 이내에 효과가 나타나는 아스피린과 달리 최대 효과에 도달하는데 3~7일이 걸릴 수 있다.(Ashelford et al., 2016) 크롤피도그렐의 부작용으로는 출혈, 멍, 설사, 메스꺼움, 구토, 두드러기 등이 있다. 활동성 출혈(active bleeding)이 발생하면 금기이고, 간이나 콩팥에 문제가 있는 환자에게는 권장되지 않는다. 비스테로이드성 항염제(NSAIDs) 등 다른 약물과의 일부 상호 작용이 있을 수 있다.(Joint Formula Committee, 2019)

(3) 경구용 항응고제

비타민 K 길항제(Vitamin K antagonists)는 가장 흔히 사용되는 항응고제로서 특히 심방세동의 병력이 있는 뇌졸중의 1차 및 2차 예방에 사용된다. 가장 잘 알려진 비타민 길항제는 와파린(warfarin)으로 VII, IX, X, XI 인자를 포함한 비타민 K 의존성 응고 인자의 작용을 방해하여 항응고 효과를 발휘한다.(Greenstein, 2009) 와파린은 경구 투여로 작용 발현이 지연되므로 저분자량 헤파린(heparin)과 같은 항응고 요법을 실시한다. 와파린을 복용하는 환자들은 약물에 대한 반응을 정기적으로 모니터링해야 하는데, 이는 정상적인 프로트롬빈 시간(PT)과 대비하여 환자의 프로트롬빈 수치를 평가하는 국제표준화비율(International Normalized Ratio, INR)로 알려진 혈액 검사를 통해 모니터링된다. 와파린 투여량은 효과적인 응고와 출혈 위험성을 낮추기 위해 INR을 2~3 사이로 유지하도록 조절한다.(Greenstein, 2009) INR 수준이 안정화되면 저분자량 헤파린의 사용은 멈춘다. 와파린과 같은 비타민 K 길항제는 특정 음식이나 약물과의 상호 작용이 나타날 수 있고, 자주 혈액 검사(INR)가 필요해 이를 준수하기가 어렵다. 따라서 환자가 적절한 시간에 정확한 용량을 복용하도록 하는 것과 멍/출혈 같은 부작용은 의료진에게 알리고, 음식, 알코올 또는 기타 약물과의 잠재적 상호 작용, 정기적인 INR 검사 및 와파린 사용자를 위한 위험 경고 카드를 소지하는 것 등을 확실하게 이해하도록 환자를 교육하는 것이 필수적이다.(Stroke Association, 2015)

최근 경구 항응고제인 비-비타민 K 경구 길항제(non-vitamin K oral antagonists)가 새로 도입되었다. 이러한 약물의 장점은 일정한 경구 투여량을 사용하고 INR 모니터링이 필요 없다는 것이다. 여기에는 다비가트란(dabigatran), 리바록사반(rivaroxaban), 아픽사반(apixaban)이 있는데, 이 약들은 정맥혈전색전증(venous thromboembolism, VTE)의 예방 및 치료에 가장 일반적으로 사용되지만, 과거 뇌졸중 또는 TIA 병력을 포함하여 다른 위험 인자가 있는 비판막성 심방세동 환자의 뇌졸중 예방에도 사용될 수 있다.(Joint Formulary Committee, 2019)

(4) 항고혈압제

급성 허혈성 뇌졸중 환자의 고혈압 치료는 고혈압성 뇌병증, 고혈압성 신장병증, 심부전/심근경색, 대동맥 박리 또는 전자간증(pre-eclampsia)이 있는 경우에만 권장된다.(NICE, 2019a) 그러나 정맥 혈전 용해를 고려할 경우 혈압은 185/110mmHg보다 낮아야 한다. 원발성 뇌내 출혈이 있는 환자 중 발병 후 6시간 이내에 수축기 혈압이 150mmHg 이상인 환자는 최소한 7일 동안 수축기 혈압이 140mmHg 이하로 유지되도록 조절해야 한다. 글래스고 코마 점수(Glasgow Coma Score)가 5점 이하, 거대 혈종에 의해 생명이 위협 받는 상황, 혈종의 구조적인 원인을 발견하거나 혈종을 제거하기 위한 응급 수술이 필요한 경우는 예외로 한다.(RCP, 2016)

(5) 스타틴계

혈중 콜레스테롤 수치가 높으면, 특히 저밀도 지단백질(LDL) 형태가 높으면 죽종 및 잠재적 뇌졸중 위험이 증가하기 때문에 즉각적인 스타틴 치료는 콜레스테롤을 낮추는 것을 목표로 한다.(Greenstein, 2009) 따라서 콜레스테롤 농도를 낮추는 약물이 추가적 뇌졸중의 위험을 줄일 수 있을 것으로 보인다. 그러나 NICE(2019a)는 이미 스타틴을 복용하고 있는 경우를 제외하고는 급성 뇌졸중 환자에게 스타틴을 권장하지는 않는다고 명시했다. 상대적으로 부작용이 없고 환자의 식단에서 포화 지방을 줄이는 것과 함

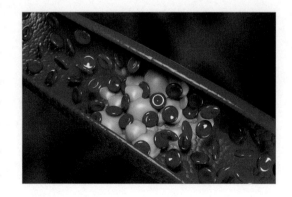

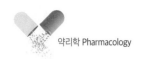
께 적용하면 추가 뇌졸중의 위험을 감소시키는 데 도움이 되기 때문에 스타틴은 뇌졸중 재활 과정에서 처방되는 경우가 많다.(Stroke Association, 2015)

뇌졸중 관리에 사용되는 다른 약물들은 처음 24시간 동안의 초기 진단 시기부터 회복될 때까지 뇌졸중 이후 환자가 겪는 일반적인 문제를 해결하는 것에 초점을 맞추고 있다.(RCP, 2016) 환자들은 발작, 통증 및 사지 경련과 같은 신체적인 문제와 우울증을 포함한 심리적인 문제에 직면할 수 있으며, 이는 모두 재활 과정에 영향을 미칠 수 있다. 그러나 약물 치료는 급성 뇌졸중 관리의 한 측면일 뿐이므로 증상을 개선하고 장기적인 합병증을 줄이기 위한 고품질의 치료를 제공하기 위해서는 간호사와 기타 의료 전문가의 중재가 필요하다.(Birns, 2017) 또한 뇌졸중 재발을 예방하기 위해서는 생활 습관을 개선하는 데 초점을 맞춘 건강 증진 전략이 중요하며, 이것은 특별히 뇌졸중 전문 병동 내 간호사의 업무인 경우가 많다.

간호 에피소드

62세의 남성이 누통, 언어 장애, 얼굴 처짐, 왼팔 쇠약 등의 증상이 2시간 동안 지속되어 입원했다. 구급대원들이 FAST 도구를 사용하여 진단하고 병원으로 응급 이송했다. CT상에 허혈성 뇌졸중이 진단되어 뇌내 출혈은 아닌 것으로 확인되었다. 환자는 응급실에서 뇌졸중 전문 간호사에게 즉시 진료를 받았으며 아스피린 300mg을 처방받고 2시간 동안 증상이 지속되어 혈전 용해 치료를 받을 수 있었다. 그의 혈압은 150/90mmHg로 알테플라제 90mg을 투여 받았고 48시간 이내에 대부분의 증상이 가라앉은 상태로 회복되고 있었지만, 지속적인 치료와 재활을 위해 초급성 뇌졸중 병동에 입원했다. 환자는 뇌졸중과 관련이 있을 수 있는 생활 방식의 위험 요소들과 재발 예방을 위한 조언과 정보를 제공받았다. 금연과 재발성 뇌졸중의 위험을 줄이기 위한 건강한 식단 및 신체 활동의 중요성에 대해서도 교육 받았다. 향후 수술(경동맥내막절제술, carotid endarterectomy)을 고려하고 있으며, 경동맥 협착 정도를 파악하기 위한 검사에 대한 설명을 들었다.

4 다발성 경화증

다발성 경화증(multiple scleosis)은 보통 15~50세 사이의 젊은 성인에게 발생하는 만성적이고 점진적인 장애이다. 3:1의 비율로 남성보다 여성에게서 더 흔하며, 온대 기후에서 더 많이 발생한다.(Murray, 2005; Scolding and Wilkins, 2012) 이 질환은 신경을 덮고 있는 수초가 손상된 중추신경계의 유수 신경(myelinated nerves)에만 영향을 미친다.

수초(Myelin)가 손상되거나 신경의 축삭에서 벗겨지면 신경 전달이 지연되거나 차단된다. 이것

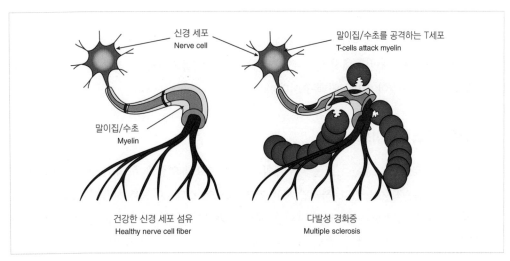

신경 세포
Nerve cell

말이집/수초를 공격하는 T세포
T-cells attack myelin

말이집/수초
Myelin

건강한 신경 세포 섬유
Healthy nerve cell fiber

다발성 경화증
Multiple sclerosis

✏️그림 13-3_ 다발성 경화증

은 면역 체계의 반응을 변화시키고 다발성 경화증이 일어나도록 하는 도화선이 될 수 있다. 면역 체계 내에서 활성화된 T 세포는 수초를 이물질로 간주한다.(《그림 13-3》 참조) 이러한 면역 반응은 염증과 탈수초화로 이어지며, 자가 면역 체계의 이상을 가져온다. 수초는 일부 재생 가능하지만 반복적으로 손상이 반복되면 재생 능력이 감소하여 흉터/플라크가 형성되고 신경 퇴화가 발생한다. 환자가 경험하는 증상은 중추신경계의 어떤 부분이 영향을 받았는지와 손상된 신경의 기능에 따라 달라진다. 일부 증상에는 시력 문제, 근육 약화, 감각 상실 및 조정력(coordination) 문제 등이 있다.(MS Society, 2019) 다발성 경화증의 진단을 위한 특이 검사는 없으며 임상 증상, 신경학적 검사, MRI 결과에 기초한다.(Burgess, 2013)

다발성 경화증에는 다음의 4가지 유형이 있다.

- **재발-완화형 다발성 경화증**(Relapsing remitting MS, RRMS) – 전체 환자의 85%가 보이는 유형이며, 호전과 악화가 반복된다.
- **2차 진행성 다발성 경화증**(Secondary progressive MS, SPMS) – RRMS로 진단받은 사람의 약 50%가 10년 이내에 SPMS로 진행되며, 호전되지 않고 지속적인 악화를 보이게 된다.
- **1차 진행성 다발성 경화증**(Primary progressive MS, PPMS) – 최초 발병 환자의 10~15%가 PPMS를 보이며, 처음부터 호전-악화 없이 점진적으로 질환이 진행된다.
- **양성 다발성 경화증**(Benign MS) – MS를 가진 환자의 10%가 보이는 유형으로 한두 번의 경미한 증상 발현 이후 장기간 동안 악화되지 않으며 영구적인 장애로 진행되지 않는다.

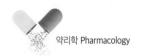

다발성 경화증에 대한 치료법은 없으나 생명을 위협하는 질환은 아니며, 약물 치료는 재발 관리, 재발 횟수 감소 및 증상 관리에 효과적이다. 약물은 다발성 경화증의 유형, 환자의 장애 정도, 질병의 심각도 및 개인의 내성 정도에 따라 달라지며, 약물의 사용은 기능적 능력을 높이고 삶의 질을 유지하는 것이 전반적인 목표이다.(NICE, 2019b)

(1) 코르티코스테로이드

코르티코스테로이드(Corticosteroid)는 MS 재발 치료에 주요한 역할을 하며, 염증을 줄여 MS의 증상을 완화시키는 작용을 한다. 하지만 모든 재발 치료에 스테로이드를 사용한 치료법이 필요한 것은 아니다. NICE(2019b)는 MS의 재발을 새로운 증상이 나타나거나 기존 증상이 악화되는 것으로 정의한다. 이러한 증상은 감염이나 다른 특별한 원인 없이 24시간 이상 지속되어야 하며, 시신경염, 운동 장애, 급성 운동 실조증(ataxia) 등이 있다.(Pandit and Murthy, 2011) 이 약물은 1960년 대부터 사용되었지만 여전히 급성 재발 치료에 매우 효과적이다. MS 재발 치료에 사용되는 주요 코르티코스테로이드는 5일간 경구용 메틸프레드니솔론(Methylprednisolone) 500mg을 투약하거나 일반적으로 3~5일간 매일 1g을 정맥(IV) 주입하는 것으로 처방된다.(Joint Formulary Committee, 2019)

고용량 스테로이드 요법의 유익성과 위해성은 환자에게 설명해야 한다.(NICE, 2019b) 코르티코스테로이드는 질환의 진행이 아닌 재발 기간을 단축하기 위해 사용되며, 이것은 질병 경과 변경 약물(disease-modifying drugs)의 초점이다.

(2) 질병 경과 변경 약물

질병 경과 변경 약물(Disease Modifying Drug)은 활동기의 RRMS 치료에 권장되며, 추가적인 기능 저하를 방지하고 기능 상태를 유지하기 위해 MS의 염증 과정을 표적 치료하여 재발 횟수를 줄일 수 있다. 인터페론(Interferon) β[베타페론(Betaferon), 코팍손(Copaxone), 레비프(Rebif)] 및 글라티라머 아세테이트(Glatiramer Acetate)와 같은 1세대 약물은 모두 주사로 투여되며, 안전성이 임상에서 확인되어 대부분의 환자에게 선호되는 약물이다.(NICE, 2019b) 인터페론 β 역시 SPMS에서 사용이 허가되어 재발 위험을 줄이지만, 장기적으로 장애가 진행되는 것을 막지 못해 사용이 제한적이다. 글라티라머 아세테이트[코팍손(Copaxone)]는 현재 RRMS에 가장 많이 처방되는 단일 약물이다.

나탈리주맙(Natalizumab)[티사브리(tysabri)]은 2004년 RRMS 치료에 승인되었으며, 2세대 질병 경과 변경 약물로 분류되어 빠르게 진행되는 중증 RRMS 치료에만 사용된다.(NICE, 2019b) 이 약물은 4주마다 정맥 주사로 투여하며, 6개월이 지나도 반응이 없으면 치료를 중단해야 한다. 최근

JC 바이러스에 의한 진행성 다초점 백질뇌병증(progressive multifocal-leukoencephalopathy, PML)의 위험이 증가함에 따라 그 사용이 제한되고 있으며, 진단을 받으면 치료를 중단해야 한다.(Joint Formulary Committee, 2019) 다른 부작용으로는 불안, 피로, 부비동 충혈(sinus congestion) 등이 있다.(Weiner and Stankiewicz, 2012)

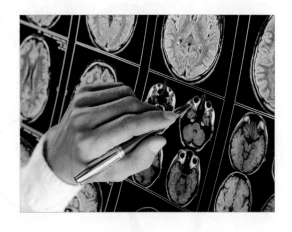

MS에 허가된 최초의 경구약은 2010년 승인된 핑골리모드[Fingolimod(Gilenya)]로, 재발률을 50% 줄이고 병의 진행을 늦출 수 있었다. 이 약은 반드시 전문의의 지도하에 시작해야 하며 매일 1회 처방되지만, 특히 첫 투여 후 부작용으로 서맥이 발생할 수 있으므로 심혈관 문제가 있는 환자에게는 권장되지 않는다.(NICE, 2019b) 따라서 핑골리모드를 시작하는 환자는 첫 번째 투여 후 6시간 동안 모니터링해야 한다.(Weiner and Stankiewicz, 2012) 이들 약물 외에도 MS의 관리에 사용되는 많은 질병 경과 변경 약물들이 있으며, 연구자들은 수초의 손상을 늦추거나 멈추거나 복구함으로써 질병의 근본적인 원인을 바꿀 수 있는 치료법을 계속해서 찾고 있다.(MS Society, 2019)

(3) 증상 관리

MS 관리에 사용되는 다른 의료 처치로는 약리학적 및 비약리학적 중재가 요구되는 피로, 경직, 우울증 및 시각 장애와 같이 많은 환자가 경험하는 만성적인 증상 조절에 초점을 맞추고 있다.(Weiner and Stankiewicz, 2012) 예를 들어, 물리 치료는 능동적 및 수동적 스트레칭을 통해 경직(spasticity)을 감소시키는 데 중요한 역할을 할 수 있고, 여기에 MS의 치료에 권장되는 바클로펜(Baclofen)과 같은 약물을 더하면 환자의 기능 회복과 편안함을 향상시키는 데 도움이 될 수 있다. 사티벡스(Sativex)는 허가를 받은 대마초 유래 치료제로, 설하 스프레이로 투여되고 다른 치료법이 실패했을 때 경직 치료에 이차적으로 사용되지만, 비용 효율면에서 권장되지는 않는다.(NICE, 2019b) 그러나 MS 학회(2019)의 2014년 연구를 보면 MS 환자 5명 중 1명은 대마초가 근육 경련이나 경직, 통증 경감에 도움이 된다고 밝히고 있다. 규칙적인 운동은 MS 환자의 움직임과 피로 경감에 긍정적인 영향을 미칠 수 있는데, 여기에는 인지 행동 기법과 같은 심리 치료가 뒷받침되어야 한다.(NICE, 2019b) 또한, 아만타딘(Amantadine)과 같은 약물은 MS의 피로 감소에 도움을 주는

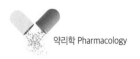
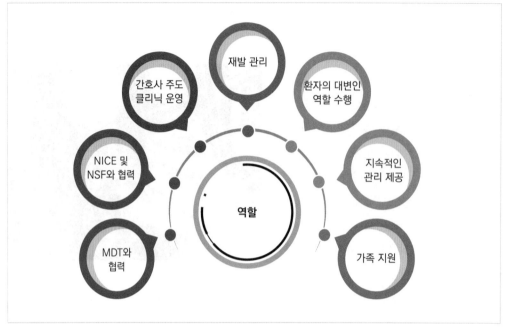

🖋 그림 13-4_ 다발성 경화증 전문 간호사의 역할

것으로 알려져 있다.(Weiner and Stankiewicz, 2012)

약물의 효능은 약물을 정확하게 복용해야 최대로 발현되므로 환자와 의료진 간의 협력적 의사 결정이 요구된다. MS 전문 간호사는 다양한 접근을 통해 환자와 가족이 질병과 치료 방향, 치료 지침을 잘 이해할 수 있도록 도와야 한다.(《그림 13-4》 참조)

간호 에피소드

42세의 한 기혼 여성이 5년 전 MS의 초기 진단을 받은 후 RRMS 진단을 받았다. 최근 MRI 검사에서 척수에 두 개의 병변이 보였고, 요추 천자로 올리고클론 띠(oligoclonal bands)(둘 다 MS의 지표)의 존재를 확인했다. 최근 양쪽 하지의 허약과 요실금 증상으로 입원했다. 환자는 이전에 두 번의 재발에서 메틸프레드니솔론(Methylprednisolone) 치료를 받고 회복이 잘 되었으며, 현재 글라티라머 아세테이트[Glatiramer Acetate, 코팍손(Copaxone)]를 처방받았다. 이번 입원에서 환자는 메틸프레드니솔론(Methylprednisolone)을 정맥 주사로 투여받으며, 한 달에 한 번 정맥 주사로 질병 경과 변경 약물인 나탈리주맙(Natalizumab)[성분명: 티사브리(Tysabri)]의 사용에 대한 검토가 진행되고 있다. 또한 물리 치료사에게 의뢰해 퇴원 시 필요한 지원을 위해 MS 간호 전문가와 가족이 함께 면담할 예정이다.

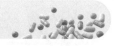

③ 결 론

이번 장에서는 간호사가 신경 질환 치료에 있어 약리학과 약물 관리의 중요성을 이해할 수 있도록 네 가지 주요 신경 질환 치료에 사용되는 약물에 대한 개요를 제공했다. 각 신경 질환에 대한 간략한 개요가 제시되고, 이어서 특정 약물의 사용을 뒷받침하는 근거, 약물의 작용 및 부작용, 금기 사항 등도 살펴보았다. 환자 교육, 전문가 지원, 기타 치료 방법 및 환자와 가족 모두에 대한 신경 질환의 심리적 영향을 포함하여 약물 최적화와 관련된 광범위한 문제도 설명했다.

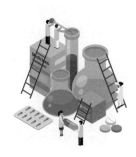

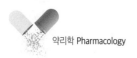

연습문제

01. 다음 중 전신 발작의 유형이 아닌 것은 무엇인가?

① 소발작(Petit mal)　　　　　② 복합체(Complex)

③ 강직-간대성　　　　　　　④ 국소

02. 어떤 AED가 모든 종류의 발작에 처방될 수 있는가?

① 토피라메이트(Topiramate)

② 발프로산 나트륨(Sodium valproate)

③ 가바펜틴(Gabapentin)

④ 카르바마제핀(Carbamazepine)

03. 뇌전승 환사의 몇 %가 약물 치료를 동해 조질될 수 있는가?

① 10%　　　　　　　　　　② 25%

③ 50%　　　　　　　　　　④ 75%

04. PD의 치료 약물은 어떤 신경 전달 물질을 증가시키는 작용을 하는가?

① 도파민(Dopamine)　　　　② 세로토닌(Serotonin)

③ 아세틸콜린(Acetylcholine)　④ 글루타메이트(Glutamate)

05. PD 약물의 일반적인 부작용인 메스꺼움의 원인은 무엇인가?

① 위장관의 자극　　　　　　② 뇌의 도파민 증가

③ 뇌의 구토 중추 자극　　　④ 뇌의 화학 수용체 자극

06. 도파민이 경구로 투여되지 않는 이유는 무엇인가?

① 허가된 약물이 아니다.　　② 위 효소에 의해 파괴된다.

③ 혈액-뇌 장벽을 통과하지 못한다.　④ 주사약으로 투여되어야 한다.

07. PD 환자가 약물을 자가 투여할 경우의 장점은 무엇인가?

① 직원들은 다른 업무에 더 많은 시간을 할애할 것이다.

② 환자는 자기 통제력이 높아지고 제시간에 약을 먹을 것이다.

③ 약물 오류가 감소할 것이다.

④ 감염의 위험이 적어질 것이다.

08. 허혈성 뇌졸중 후 환자가 혈전 용해를 받을 수 있는 권장 기간은?

① 진단 후 24시간 이내

② 증상 발생 후 12시간 이내

③ 증상 발생 후 4.5시간 이내

④ 진단 후 1시간 이내

09. 허혈/혈전성 뇌졸중 진단 후 환자가 혈전 용해를 받을 수 있는 권장 기간은?

① 진단 후 24시간 이내

② 증상 발생 후 12시간 이내

③ 증상 발생 후 4.5시간 이내

④ 진단 후 1시간 이내

10. 혈전 용해제를 받는 환자의 장점은 무엇인가?

① 입원할 필요가 없다.

② 의료 전문가라면 누구나 제공할 수 있다.

③ 혈전을 녹이고, 회복을 돕고, 장기적인 합병증을 줄일 수 있다.

④ 처방받을 필요가 없다.

11. 모든 뇌졸중 환자에게 입원 시 사용하는 권장 약물은 무엇인가?

① 틴자파린(Tinzaparin)

② 클로피도그렐(Clopidogrel)

③ 아스피린(Aspirin)

④ 알테플라제(Alteplase)

12. 다발성 경화증의 가장 흔한 유형은 무엇인가?

① 양성 다발성 경화증

② 재발성 다발성 경화증 재발

③ 2차 진행성 다발성 경화증

④ 특발 다발성 경화증

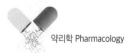

13. MS를 치료하기 위해 최초로 도입된 경구용 질병 경과 변경 약물은 무엇인가?

① 메틸프레드니솔론(Methylprednisolone)

② 바클로펜(Baclofen)

③ 글라티라머 아세테이트(Glatiramer Acetate)

④ 핑골리모드(Fingolimod)

14. MS의 경직을 치료하기 위해 주로 사용하는 약물은 무엇인가?

① 바클로펜(Baclofen)

② 모르핀(Morphine)

③ 파라세타몰(Paracetamol)

④ 메틸프레드니솔론(Methylprednisolone)

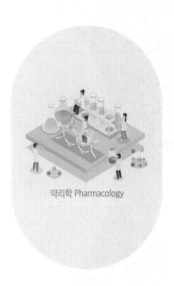

약리학 Pharmacology

Chapter

14

정신 건강에
사용되는
약물

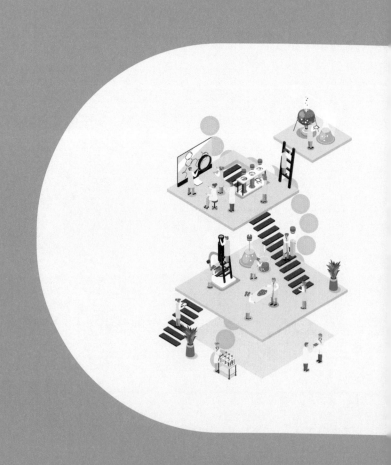

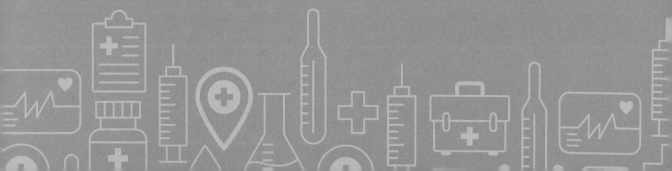

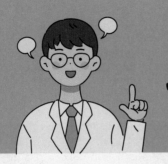

이장에서는 일반적인
정신 건강 상태를 치료하는 데
사용되는 향정신성 약물에 대한
기본적인 이해를 증진하고자 한다.

🎯 학습 목표

1. 정신 질환, 기분 장애, 불안 장애, 치매에 사용되는 다양한 약물군을 분류하고 평가할 수 있다.

2. 확인된 약물 종류와 관련된 위험을 이해할 수 있다.

3. 각 약물 종류와 관련된 약동학에 대해 이해할 수 있다.

4. 확인된 약물 종류에 필요한 신체 건강 모니터링과 이것이 필요한 이유를 파악할 수 있다.

⏰ 지식 테스트

1. 우울증에 일차적으로 사용되는 약물을 말해보자.

2. 모노아민 산화 효소 억제제의 복용 중단 후 휴약 기간이 필요한 이유를 설명해보자.

3. 항우울제 복용 시 뇌전증 같은 발작 장애가 있는 환자에게 주의를 기울여야 하는 이유는 무엇인가?

4. 항정신병 약물 중 비경구 제제를 사용하는 목적을 말해보자.

5. 기분 안정제에 사용하는 리튬 복용 시 특별히 모니터링해야 하는 신체 기능은 무엇인가?

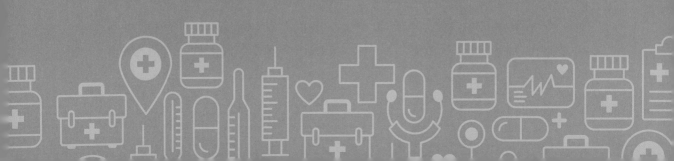

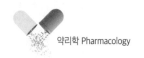

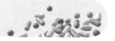

1 서 론

우울증은 다양한 방식으로 나타나는 정서적 장애이지만 일반적으로 질병 발현은 우울한 기분과 함께 대부분의 활동에서 즐거움의 상실을 나타낸다.(NICE, 2009) 현재의 연구 근거들을 살펴

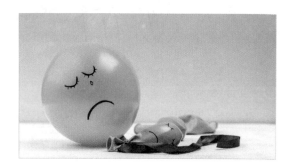

보면 항우울제의 사용이 우울증이 경미한 경우에는 효과가 낮다는 결과가 있으므로 중등도 또는 중증의 환자에게 항우울제를 사용할 것을 권장한다.(NICE, 2009) 우울증의 치료에는 심리 치료도 좋은 효과를 보이므로 약리학적 치료와 함께 고려되어야 한다.

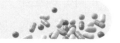

2 항우울제

1 선택적 세로토닌 재흡수 억제제(SSRIs)

현재의 연구 근거들을 살펴보면 선택적 세로토닌 재흡수 억제제(Selective serotonin reuptake inhibitors, SSRIs)가 침체된 기분을 치료하는 데 효과적이고 상대적으로 양호한 내성 및 부작용을 나타내기 때문에 이를 일차적인 약물 치료제로 권장하고 있다.(Clear et al., 2015; Joint Formulary Committee, 2019; NICE, 2009) 그 예로는 설트랄린(Sertraline), 시탈로프람(Citalopram), 플루옥세틴(Fluoxetine) 등이 있다. SSRIs는 신경 전달 물질인 세로토닌(serotonin)의 시냅스 말단에서의 재흡수를 차단하기 위해 뇌에 직접 작용하며(그림 14-1), 대부분은 노르아드레날린과 도파민을 포함한 다른 신경 전달 물질 시스템에도 약간의 영향을 미친다.(Smart et al., 2016) 일반적으로 SSRIs는 하루에 한 번 경구로 투여되며, 대부분은 고체 형태의 경구약(정제 및 캡슐)으로 제공되지만, 일부는 액체 형태[예 시

탈로프람 경구 드롭제(citalopram oral drops)]로 시판되고 있다. SSRIs는 일반적으로 두통, 위장(GI) 장애(특히 메스꺼움)와 관련이 있으며, 약물 종류에 따라 다르지만 일부는 성욕 감퇴를 포함한 성기능 장애와 관련이 있다.(Gartlehner et al., 2011) SSRIs는 경구 투여 후 위장관에서 잘 흡수되며 단백질 결합력이 높다. 이들은 간에서 대사되지만, 플루옥세틴은 활성 대사물을 가지고 있다. 대부분의 SSRIs는 플루옥세틴을 제외하고 24~36시간의 반감기를 가지며, 플루옥세틴의 경우는 반감기가 상당히 길다(4~5일).(ABPI, 2018a; 2019a, b)

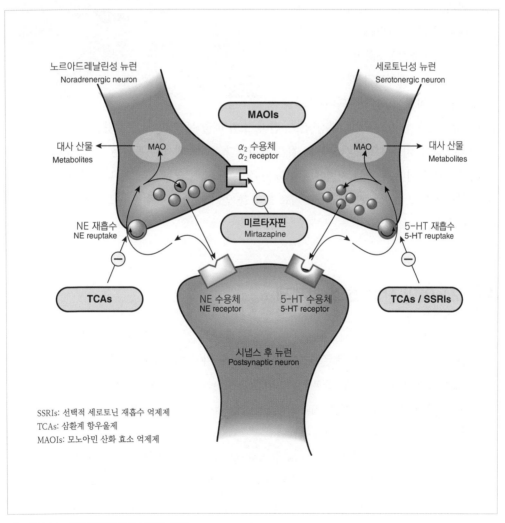

✏️ 그림 14-1_ 항우울제의 작용 부위와 기전

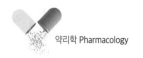

② 삼환계 항우울제(TCAs)

삼환계 항우울제(Tricyclic antidepressants, TCAs)는 세로토닌 및 노르아드레날린의 재흡수를 억제하지만, 도파민의 효과는 입증되지 않았다.(그림 14-1) 이들은 $5HT_{2A}$, $5HT_{2C}$, 히스타민(histamine, H1), α_1 및 무스카린 수용체의 길항제이나 수용체 친화력은 약물마다 크게 다르다.(Bazire, 2018; Smart et al., 2016) TCAs의 예로는 아미트립틸린(Amitriptyline), 도술레핀(Dosulepin), 클로미프라민(Clomipramine)이 있다. TCAs는 현대적인 SSRIs에 비해 일반적으로 내약성이 떨어지기 때문에 일반적으로 우울증 치료에 덜 사용되며(Cleare et

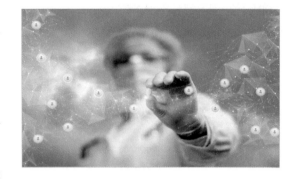

al., 2015; Taylor et al., 2014), 환자가 구강 건조, 변비, 소변 배출 문제 및 시야 흐릿함 등을 견딜 수 없기 때문에 대개 치료적으로 사용하는 것은 제한된다. TCAs에서 주목되는 가장 일반적인 효과 중 하나는 졸음이며, 환자는 저녁에 투여하는 경우 다음날 '숙취 효과'가 나타날 수 있다. 부작용은 일반적으로 용량과 관련되므로 치료 효과를 얻기 위해서는 점진적으로 용량을 증가시켜 나가야 한다.

③ 모노아민 산화 효소 억제제(Monoamine oxidase inhibitors, MAOIs)

모노아민 산화 효소(Monoamine oxidase, MAO)는 신체 조직 전체에 존재하며, 위장관(GIT)과 중추신경계(CNS)에 특히 높은 농도로 존재한다. 여기에는 두 가지 하위 유형이 있다.

- 노르아드레날린, 세로토닌, 도파민, 티라민(tyramine)을 대사하는 MAO-A
- 티라민, 도파민, 페닐에틸아민(phenylethylamine)을 대사하는 MAO-B

페넬진(Phenelzine), 트라닐시프로민(Tranylcypromine), 이소카르복사지드(Isocarboxazid)와 같은 전통적인 MAOIs 항우울제는 MAO-A와 MAO-B를 비가역적으로 억제하여 세로토닌과 노르아드레날린의 재흡수를 억제한다.(그림 14-1) 일반적인 부작용으로는 어지럼증, 졸음, 말초 부종, 위장장애(메스꺼움, 구토, 구강 건조증, 변비), 불면증, 시야 흐림, 떨림, 체위성 저혈압 등이 있다. MAOIs는 현재 우울증 치료에 거의 사용되지 않는데, 이는 부분적으로 아래의 임상 고려 사항에 설명된 대로 복용하는 동안 식이 제한이 필요하기 때문이다.

 임상 고려 사항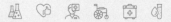

📍 MAOI 섭취 시 식사 제한

티라민(tyramine)이 함유된 식이는 치명적인 고혈압 위기를 가져올 수 있기 때문에 MAOI를 복용하는 환자는 피해야 한다. 티라민이 함유된 음식에는 숙성된 치즈, 살라미, 절인 청어, 육류 또는 보브릴과 마마이트(Bovril®과 Marmite®)와 같은 고기, 효모 추출물, 발효된 콩 추출물, 일부 맥주, 라거, 그리고 와인이 있다. 또한 도파민이 함유된 식품도 피해야 한다. 이러한 것들은 MAOIs를 사용한 치료 기간과 중단 후 2~3주 동안은 제한해야 한다.

📍 TACs 과다 복용

TCAs는 특히 과다 복용 시 독성이 있고, 섭취 직후 발생할 수 있는 심장 부정맥으로 인해(SSRIs와 새로운 항우울제에 비해) 사망을 유발할 가능성이 높다.(Taylor et al., 2014) 따라서 TCAs는 과다 복용의 위험이 있는 환자에게는 피해야 한다. 과다 복용의 증상으로는 동공 확장, 혼수 상태, 저혈압, 저체온증, 발작, 호흡 부전 및 심장 부정맥 등이 있다.(Joint Formulary Committee, 2019) 로페프라민(Lofepramine)은 과다 복용으로 인한 사망 위험이 가장 낮다.(Cleare et al., 2015; Taylor et al., 2014) TCAs 과다 복용으로 의심되는 환자는 반드시 응급적인 중재를 해야 한다.(NPIS, 2017)

모클로베미드(Moclobemide)는 MAOIs 항우울제이며, 기존 제제와는 달리 가역적 억제제로 작용하고 MAO-A에 선택적으로 작용한다. MAO-A(RIMA)의 가역적 억제제로도 불리며 티라민과의 상호 작용 가능성을 상당히 감소시킨다.

MAOIs 약물의 약동학은 잘 알려져 있지 않으며 경구 투여 후 잘 흡수되고 단백질 결합(모클로베미드의 경우 약 50%만 결합됨) 가능성이 높다. 이들은 빠른 간 대사로 인해 반감기가 매우 짧다(약 2시간).(ABPI, 2017a)

MAOIs는 특히 효과가 오래 지속되고 다른 항우울제와 동시에 사용하면 때때로 치명적인 독성 반응(예 세로토닌 증후군)이 나타날 수 있으므로 복용을 중단한 후 휴약 기간이 필요하다.(Baxter and Preston, 2019) 특히 세로토닌 작용성 약물을 동시에 사용할 때 위험성을 더욱 증가시키기 때문에 특히 주의해야 한다. MAOIs를 중지하고 다른 항우울제를 시작하려면 최소 2주[클로미프라민(clomipramine) 또는 이미프라민(imipramine)으로 전환한 경우에는 3주]의 휴약 기간이 경과해야 한다.(Bazire, 2018, Joint Formulary Committee, 2019) 다른 항우울제에서 MAOIs로 전환할 때 필요한 휴약 기간은 아래 〈표 14-1〉에 요약되어 있다.

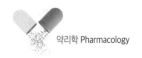

약리학 Pharmacology

표 14-1_ MAOIs로 전환할 때 필요한 휴약 기간

이전 항우울제 단계	휴약 기간
다른 MAOIs에서 전환	• 이전 MAOI를 중지한 후 최소 14일이 지난 뒤에 감소한 용량으로 새로운 MAOI 투약
TCA 또는 관련 약물에서 전환	• 복용을 중단하고 최소 7~14일(클로미프라민 또는 이미프라민 사용 시 3주) 후
SSRI에서 전환	• 복용을 중단하고 최소 7일 이후(반감기가 4~5일로 길기 때문에 플루옥세틴 사용 시 최소 5주 이후)

출처: Joint Formulary Committee(2019)

MAOIs 치료를 중단하는 것은 다소 어렵지만(⑩ 내약성이 없거나 효과가 없는 경우), 장기간에 걸쳐서 서서히 그리고 신중하게 용량을 줄이면(테이퍼링) 중단에 따른 증상을 최소화할 수 있다. 중단 증상에는 동요, 과민성, 운동 실조, 운동 장애, 불면증, 졸음, 생생한 꿈, 인지 장애 및 언어 저하 등이 있다. 드물게는 환각과 편집증적 망상이 발생할 수 있다. 치료 중단 후 5일 이내에 중단 효과가 발생할 수 있으며, 이는 장기간 지속될 수도 있다.(Royal College of Psychiatrists, 2019)

④ 기타 항우울제

(1) 세로토닌-노르아드레날린 재흡수 억제제(SNRIs)

이 분류에 속하는 약물로는 벤라팍신(Venlafaxine), 둘록세틴(Duloxetine), 레복세틴(Reboxetine)(노르아드레날린 재흡수만 억제) 등이 있다. 벤라팍신의 항우울 작용의 정확한 메커니즘은 알려져 있지 않다. 낮은 용량(75~150mg)에서 세로토닌 재흡수에 더 큰 영향을 미치긴 하지만, 세로토닌과 노르아드레날린의 시냅스 전 재흡수를 막는 것으로 보인다.

고용량에서 벤라팍신은 도파민의 재흡수를 억제한다.(Bazire, 2018) 벤라팍신은 위장관에서 잘 흡수되며 반감기가 1~2시간으로 매우 짧다. 간에서 활성 대사물로 대사된다.(ABPI, 2019c)

둘록세틴(Duloxetine)은 도파민 재흡수를 약하게 억제하지만 히스타민성, 도파민성, 콜린성 혹은 아드레날린성 수용체 활성은 보이지 않는다.(Smart et al., 2016) 주요 부작용으로는 메스꺼움, 불면증, 두통, 현기증, 구강 건조, 졸음, 변비, 거식증 등이 있다. CYP1A2와 CYP2D6에 의해 대사되며 CYP2D6의 저해제이다.(ABPI, 2019d)

레복세틴(Reboxetine)은 선택적 노르아드레날린 재흡수 억제제로서 치료용 용량(1일 8~12mg)에서 다른 유의미한 효과는 없다. 이 약물은 특별히 효과적이지는 않지만, 각성/경고 및 불면증과 같은 부작용 발생률이 증가할 수 있어(Clear et al., 2015) 약물을 사용하는 환자의 수용성을 제한한다.(Buckingham, 2019)

SNRIs는 고혈압을 유발하는 것으로 알려져 있기 때문에 심혈관 질환이 진단된 환자에게 주의하여 사용해야 한다. 일반적인 부작용에는 어지럼증, 두통, 식은땀, 성기능 장애, 메스꺼움, 구토 및 비정상적인 꿈 등이 있다.(ABPI, 2015, 2019b,c) 약물 효과 측면에서 SNRI는 SSRI보다 내약성이 약간 떨어지는 경향이 있다.(Cleare et al., 2015)

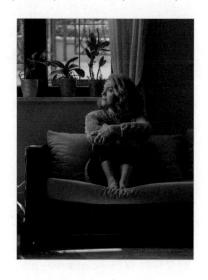

(2) 미르타자핀

미르타자핀(Mirtazapine)은 노르아드레날린성 및 선택적 세로토닌성 항우울제(noradrenergic and specific serotonin anti-depressant, NASSA)로 볼 수 있다. 미르타자핀의 사용량은 15~45mg이며, 최소 유효량은 30mg이다.(Taylor et al., 2019년) 주요 치료 작용은 노르아드레날린과 세로토닌의 활성을 증가시키는 시냅스 전 α_2 수용체의 길항 작용이다.(그림 14-1) 또한 5HT$_{2A}$ 수용체, 5HT$_{2C}$ 수용체 및 5HT$_3$ 수용체의 길항제이며 메스꺼움, 두통, 성기능 장애와 같은 세로토닌성 부작용 발생률이 낮은 것도 이와 관련이 있는 것으로 판단된다.(Smart et al., 2016) 미르타자핀은 또한 히스타민(H1) 수용체 길항제이며, 진정제 부작용을 일으킬 가능성이 높다. 더 높은 용량에서는 노르아드레날린의 활성으로 인한 각성 효과가 중추 히스타민 억제로 인한 진정 효과를 상쇄한다.(Buckingham, 2019) 이러한 부작용이 낙상, 특히 노인의 잠재적인 위험을 증가시킬 수 있다는 점을 항상 고려해야 한다. 미르타자핀은 또한 식욕을 증가시키고 체중 증가를 일으키는 것으로 알려져 있는데, 이것은 우울증 질환의 생물학적 특징으로 식욕 감소 및 체중 감소를 경험하는 환자에게 유용할 수 있다. 드물기는 하지만 미르타자핀은 무과립구증과 관련이 있는 것으로 알려져 있다. 미르타자핀을 복용하는 환자가 인후통, 발열 또는 기타 감염을 암시하는 증상을 보고하는 경우, 혈액 질환을 배제하기 위해 전체 혈액을 검사해야 한다.(Joint Formulary Committee, 2019) 미르타자핀은 완전히 흡수되며 단백질 결합이 강하다. 일부 활성 대사물들과 함께 간에서 대사되며 반감기는 20~40시간이다.(ABPI, 2014; Bazire, 2018)

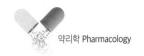
(3) 보티옥세틴

보티옥세틴(Vortioxetine)은 5HT$_3$ 수용체 길항 작용을 하는 광범위하고 새로운 작용 방식을 가지고 있으며, 낮은 용량에서는 5HT$_{1D/7}$, 5HT$_1$ 작용 및 5HT$_{1B}$ 부분 작용뿐만 아니라 세로토닌 재흡수 억제(Smart et al., 2016)를 통해 항우울 및 항불안 효과를 나타낸다.(Joint Formulary Committee, 2019; Montgomery et al., 2014) NICE는 두 가지 항우울제에 반응이 없는 주요 우울증 환자에게 보티옥세틴의 사용을 유보하라고 한다.(NICE, 2015) 일반적인 부작용으로는 어지럼증, 비정상적인 꿈, 변비, 가려움, 구토, 설사가 있다. 보티옥세틴은 다른 많은 항우울제처럼 저나트륨혈증을 유발하지 않으므로 이것이 문제가 되는 환자에게 유용한 대안이 될 수 있다. 저용량에서는 체중 증가나 성적 부작용을 일으키지 않는다.(Joint Formulary Committee, 2019) 위장관에서 보티옥세틴의 흡수는 느리지만, 높은 단백질 결합을 하며 반감기는 66시간이다.(ABPI, 2019e)

(4) 아고멜라틴

아고멜라틴(Agomelatine)은 멜라토닌(melatonin) 수용체 작용제(M1 및 M2) 및 선택적 세로토닌 수용체 길항제(5HT$_{2B}$ 및 5HT$_{2C}$)로서, 세로토닌, 노르아드레날린, 도파민의 신경 세포 재흡수에 영향을 미치지 않으므로 다른 항우울제와 달리 독특한 작용 상태를 갖는다.(Taylor et al, 2014) 저나트륨혈증을 유발하지 않으며 혈압, 체중(Joint Formulary Committee, 2019) 또는 성기능(Clear et al., 2015)에 해로운 영향을 미치지 않는다. 일반적인 부작용으로는 복통, 위장 장애(메스꺼움, 구토, 설사 또는 변비), 불안, 요통, 어지럼증, 졸림, 피로, 두통, 수면 장애 등이 있다. 아고멜라틴으로 인한 간 손상과 간 독성이 보고되었으므로 3주,

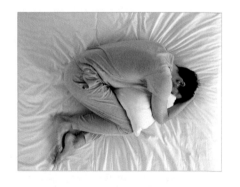

6주, 12주, 24주 후와 그 이후에도 임상적 징후가 있을 때 간 기능에 대한 면밀한 모니터링이 필요하다. 혈청 아미노기 전이 효소가 기준 범위 상한선의 3배 이상이거나 어두운 소변, 연한 색변, 황달, 원인 불명의 멍, 피로, 복통 또는 가려움 등의 간 질환 증상이 있는 경우 치료를 중단해야 한다.(ABPI, 2017a; Joint Formulary Committee, 2019) 아고멜라틴은 투약 중단 금단 증상은 없는 것으로 보이므로(Taylor et al., 2019) 복용량 감량(테이퍼링) 없이 갑작스럽게 중단할 수 있다. 아고멜라틴은 경구 투여 후 흡수가 잘 되고, 빠르게 대사되며, 반감기는 1~2시간에 불과하다.(ABPI, 2017b)

5 항우울제 고려 사항

모든 항우울제는 발작 임계치를 낮추는 것으로 알려져 있으며, 이러한 이유로 뇌전증과 같은 발작 장애가 있는 환자에게는 어느 정도 주의를 기울여 사용해야 한다.

항우울제를 투여 받은 환자는 투여 개시 후 2주 이내에 관련 효과를 보기 시작해야 하며, 3~4주까지 뚜렷한 반응이 나타나지 않으면 용량을 늘리거나 약물을 변경해야 한다.

6 항우울제 부작용

(1) 자살 행동

항우울제 사용은 25세 미만 청소년과 자살 전력이 있는 청소년의 자살 생각과 위험 행동 증가와 관련이 있다.(National Health Service, 2009) 항우울제 치료를 할 때 용량 변경 후, 그리고 위험이 확인된 경우, 환자는 임상적 악화, 자살 충동 및 비정상적인 행동 변화에 대해 면밀히 모니터링 되어야 한다. 자살 행동은 자살을 시도했거나 완료한 것, 자살을 위한 준비 행위 및 자살 생각을 말한다.(National Health Service, 2009)

(2) 저나트륨혈증

저나트륨혈증은 환자의 혈장 나트륨 수치가 고갈된 상태이다. 나트륨 농도는 보통 135~145mmol/L 사이여야 하지만 이 수치는 생화학 실험실마다 다를 수 있으므로 개별 지역

실험실에서 확인해야 한다. 저나트륨혈증은 드물지만 SSRIs 및 TCAs와 관련된 잠재적으로 심각한 부작용이다. 중증 저나트륨혈증은 보통 혈장 수치가 125mmol/L 미만인 상태로 보지만, 환자는 이보다 높은 나트륨 수치에서도 증상을 보일 수 있다. 저나트륨혈증과 관련된 증상은 아래에서 확인할 수 있다.

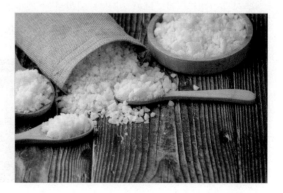

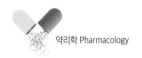

🔖 저나트륨혈증과 연관된 증상

· 불안	· 졸음	· 근육 경련 및 쇠약	· 혼란
· 과민성	· 에너지 부족	· 메스꺼움과 구토	· 발작

출처: Meadows(2019)에서 수정됨.

저나트륨혈증은 대부분의 항우울제와 관련이 있을 수 있지만, 모든 약물군이 조사되지는 않았다. 시탈로프람(Citalopram)의 위험이 가장 높고 미르타자핀(Mirtazapine)과 아고멜라틴(Agomelatine)에서 가장 낮은 것으로 나타났다. 저나트륨혈증의 발병 위험을 증가시킬 수 있는 다른 요인은 다음과 같다.

🔖 항우울제 관련 저나트륨혈증 발병 위험 인자

· 여성	· 저나트륨혈증 병력	· 악성 종양
· 연령 증가(동반 질환 및 병용 약물의 비율이 높아지는 것과 관련 있을 가능성이 있음)	· 항이뇨 호르몬 부적합 분비 증후군(SIADH)	· 순환량 감소
	· 심부전	· 비뇨기계 장애
· 낮은 BMI	· 간경화	

출처: Taylor et al.(2019)에서 수정됨.

(3) 세로토닌 증후군

세로토닌 증후군은 혈류에서 신경 전달 물질인 세로토닌이 과다하게 분비되어 부작용을 일으키는 생리학적 상태이다. 비교적 흔하지 않은 증상이며, 세로토닌을 사용한 결과 나타나는 증상이다. 증상(〈표 14-2〉에 요약됨)은 세로토닌성 약물 사용의 시작, 용량 증가 또는 과다 복용 후 발생하며 몇 시간 또는 심지어 며칠 후에 나타날 수도 있다.

증상은 가벼운 정도부터 생명을 위협하는 정도까지 다양하며 과다 복용의 경우에는 더 심각한 경향이 있다. 세로토닌 증후군을 치료하려면 원인 약물을 중단하고 증상에 따라 필요한 보조 요법을 시행해야 한다. 세로토닌 활성을 가진 여러 약물을 동시에 사용하는 경우 세로토닌 증후군의 발병 위험이 증가하며, 특정 상황에서는 여러 약물의 동시 투여가 적절할 수 있지만 필요한 경우 환자에게 위험을 알리고 주의해야 할 증상을 알려주어야 한다.

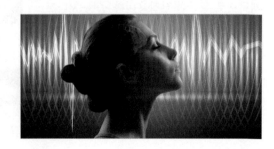

표 14-2_ 세로토닌 증후군의 증상

자율 신경 장애		신경근 활동 과다		정신 상태 변화	
· 심박수 증가	· 떨림	· 진전	· 간헐성 경련	· 초조	· 조증
· 혈압의 변화	· 설사	· 반사 항진	· 경직	· 혼동	
· 고열	· 땀 흘림				

출처: Taylor et al.(2019)에서 각색됨.

⑦ 항우울제 금단 증상

항우울제는 심각한 부작용이 발생했거나 지속 투여와 관련된 심각한 위험이 없는 한 급성 중단 반응을 피하기 위해 점진적으로 중단해야 한다. 현재 권고안에 따르면 최소 4주에 걸쳐 서서히 중단해야 한다고 조언한다.(NICE, 2019)

복용 중단 효과는 사용하는 항우울제에 따라 달라질 수 있는데, 일부 환자는 단 한 번의 복용을 건너뛰거나 또는 규정된 복용량을 모두 복용하지 않은 경우 어느 정도의 증상을 경험할 수도 있다. 증상은 기간, 유형 및 심각도에 따라 달라질 수 있으며, 환자의 최대 3분의 1이 일정 수준의 중단 증상을 경험할 것으로 추정된다.(Taylor et al., 2019) 파록세틴(Paroxetine), 벤라팍신(Venlafaxine), 아미트립틸린(Amitriptyline) 및 모든 MAOIs를 포함하는 일부 항우울제는 중단 증상을 촉진할 가능성이 더 높은 것으로 보인다. 아고멜라틴(Agomelatine)과 보티옥세틴(Vortioxetine)은 중단 증상의 위험이 거의 또는 전혀 없다. 플루옥세틴은 소실 반감기가 길기 때문에 복용을 중단해도 잘 견딜 수 있다는 근거가 있다.(Taylor et al., 2019) 항우울제 중단 증상은 아래에 요약되어 있다.

🩹 항우울제 중단 증상

· 불안	· 땀 흘리기	· 변화된 감각(예 머리의 감전 감각)
· 수면 문제	· 복부 증상	· 변화된 감정(예 짜증, 불안 또는 혼란)
· 불안정성		

현재 장기간에 걸쳐 투여량을 점진적으로 줄여나가더라도 중단 반응이 발생할 수 있다는 증거가 점점 늘어나고 있다. 항우울제 중단은 논쟁의 대상이 될 수 있는데, 과거 증거들은 항우울제 치료를 중단할 때 상당한 어려움을 겪은 환자의 실제 경험과 차이가 있는 경우가 많았다. 이전에는 중단 반응이 1~2주 이상 지속된다는 논란이 있었지만(Davies et al., 2019), 영국왕립정신과학회(Royal College of Psychiatrists, 2019)와 NICE(2019) 같은 기관에서 증상이 훨씬 더 오래 지속될 수 있

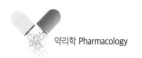
다는 점을 인정하고 있다. 중단 계획을 최소 4주 이상으로 하는 것은 여전히 유효하며, 환자가 중단 증상으로 어려움을 보고하는 경우에는 이를 검토해야 하고, 장기간에 걸쳐 소량으로 감량하는 방법도 적절히 검토해야 한다.

이 섹션의 요점을 다시 한번 강조하자면, 항우울제는 치료의 위험/이익을 따져 보았을 때 중등도나 중증의 우울증에서 사용해야 한다. 어떤 하나의 항우울제 계열의 약물이 더 우수한 효능을 가지고 있지 않지만, 부작용 부담이 크고 식이 제한이 필요한 TCAs와 MAOIs에 비해 부작용이 적은 SSRIs가 일반적으로 1차 약물로 사용된다. 항우울제의 드문 부작용으로는 저나트륨혈증(SSRIs와 벤라팍신에서는 흔한)이 있으며, 이러한 부작용이 없는 미르타자핀(Mirtazapine)과 보티옥세틴(Vortioxetine)이 좋은 대안이다. 임상적 악화 및 자살 행동은 항우 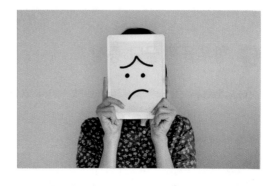 울제 치료의 도입과 관련이 있으며, 투약 시작 기간 동안 환자를 면밀히 모니터링해야 한다. 항우울제 중단 증후군은 대부분의 항우울제와 관련이 있으며, 특히 6주 이상 치료를 받은 경우 일반적으로 몇 주 또는 몇 개월 동안 용량을 서서히 줄이고 환자 반응에 따라 조정해야 한다.

 ## 3 항정신병 약물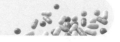

항정신병약 치료의 목적은 정신병적 증상에 이어 환자가 겪는 모든 고통을 완화하고 사회적, 인지적 기능을 향상시키는 것이다. 치료를 중단할 경우 재발률이 높기 때문에 환자는 항정신병 약물로 평생 치료를 받아야 하는 경우가 많다. 항정신병 약물들은 사고 장애, 환각, 망상과 같은 정신 질환 증상들을 치료하는 데 효과적이지만, 무관심과 사회적 금단 같은 부정적인 증상을 관리하는 데는 효과적이지 않다.

대부분의 항정신병 약물들은 도파민 D2 수용체에서 도파민의 효과를 차단한다. 항정신병 반응은 치료 후 첫 주 이내에 나타날 수 있으며, 대개 이어지는 몇 주에 걸쳐 계속 개선된다.

다양한 항정신병 약물 간에는 효능의 차이가 거의 없으므로 NICE(2014)에서는 치료법을 결정할 때 환자 및 전문가와 협력하여 치료 효과와 부작용을 충분히 고려하라고 권고한다.

1세대 항정신병 약물(FGAs)로는 할로페리돌(Haloperidol), 주클로펜틱솔(Zuclopenthixol), 클로르프로마진(Chlorpromazine), 플루펜틱솔(Flupentixol)이 있다. 이들 약물은 뇌에서 도파민 D2 수용체를 차단하는 방식으로 작동하지만, 뇌의 도파민 경로에만 작용하는 것이 아니어서 이로 인해 여러 가지 불쾌한 부작용이 발생한다. 2세대 항정신병 약물(SGAs)로는 리스페리돈(Risperidone), 올란자핀(Olanzapine), 쿠에티아핀(Quetiapine), 클로자핀(Clozapine)이 있다. 이것들은 여러 화학적 경로를 통해 항정신병 효과를 나타내므로 FGAs에 대한 다른 부작용 프로파일을 제공한다.(Cheng et al., 2016)

FGAs보다 SGAs를 사용하는 것이 더 낫다는 것을 뒷받침할 증거는 아직 없다.(Stahl, 2008) FGAs는 일반적으로 추체외로계 부작용(EPSE)을 일으키는 것으로 잘 알려져 있다. SGAs는 대사 부작용과의 연관성 증가로 인해 크게 상쇄되기는 하지만, EPSE 발생률이 훨씬 낮다. 두 그룹의 약물 모두 여러 가지 불쾌한 부작용과 관련이 있지만, 부작용 사례는 약물마다 다르므로 항정신병 치료제를 선택할 때 이 점을 고려해야 한다.

1 항정신병 치료제

(1) 아리피프라졸

아리피프라졸(Aripiprazole)은 다른 항정신병 약물과는 달리 도파민 D2 수용체에서 부분 작동제(길항 작용이 아닌)로 작용한다.(Stahl, 2008) 이것은 다른 항정신병 약물과 마찬가지로 진정, 체중 증가 또는 기타 여러 대사 부작용을 일으키지 않으며 EPSE의 발생률이 낮다. 아리피프라졸은 정신분열증 및 조증 치료에 사용하며, 경구 및 비경구 형태로 모두 사용할 수 있다. 무감각과 불안은 이 약물과 관련된 매우 흔한 부작용이다. 아리피프라졸은 경구 투여 후 최소한의 1차 대사로 잘 흡수된다. 이 약물은 단백질 결합률이 매우 높으며(>99%), 활성 대사물과 함께 광범위하게 간에서 대사된다. CYP2D6를 통한 광범위한 대사 작용에서 제거 반감기는 약 75시간이지만, 대사가 잘 진행되지 않는 경우에는 146시간까지 걸릴 수 있다.(ABPI, 2019f)

부작용의 발생은 항정신병 약물 치료 중단의 가장 일반적인 이유이며, 이는 〈표 14-3〉에 요약되어 있다. 정기적으로 부작용 평가를 수행하여야 하며, 글래스고 항정신병 약물 부작용 척도(Glasgow Antipsychotic Side Effect Scale)와 같은 구조화된 도구를 사용하면 치료 중 부작용 발생을 효과적으로 모니터링할 수 있다.(Waddell and Taylor, 2008)

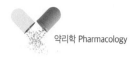

표 14-3_ 항정신병약 관련 부작용

부작용 유형	예
대사	· 체중 증가, 포도당 조절 장애, 제2형 당뇨병
추체외로	· 정좌 불능, 근긴장 이상, 파킨슨증, 지연 운동 이상증
심혈관	· QTc 연장, 정맥 혈전 색전증(VTE), 체위성 저혈압
호르몬	· 프로락틴 증가, 성기능 장애
기타 다양한 영향	· 진정

(2) 비경구 제제

항정신병 약물은 처방대로 복용하지 않는 환자가 최대 50%에 달한다는 증거가 있을 정도로 항정신병 약물의 복약 비순응은 일반적인 일이다.(Barnes et al., 2011) 그에 반해, 데포(Depot) 및 지속적으로 주사 가능한 형태의 항정신병 약물의 비순응률은 훨씬 낮은 약 25%로 보고되므로, 이 문제를 해결하는 데 도움이 될 수 있다.(Barnes et al., 2011) 장기간 작용하는 비경구 제형의 사용은 재발 위험 감소와도 관련이 있다.(Taylor et al., 2019) 데포는 일반적으로 z-트랙 기술을 사용하여 근육 내(IM) 주입을 통해 큰 근육에 투여하며, 환자의 선호도에 따라 둔근 또는 삼각근에 투여한다. 또한 일부 데포는 대퇴부 바깥쪽 근육에 투여할 수 있다. z-트랙 주입 기법은 아래 〈그림 14-2〉에 나와 있다.

FGAs를 도입하기 전에 환자들은 부작용을 평가하기 위해 시범적인 용량을 투여받아야 한다. 이러한 제형은 매우 오래 지속되어 치료 용량으로 투약하면 되돌리기 어렵기 때문이다. 임상 반응과 환자의 기호에 따라 매주에서 4주마다 투여할 수 있다. SGAs는 문제가 되는 EPSE를 유발할 가능성이 낮기 때문에 일반적으로 시범적인 용량 투여는 필요하지 않다. 가장 일반적으로 사용되는 SGAs 디포 주사는 아리피프라졸(Aripiprazole)과 팔리페리돈(Paliperidone)이다. 이 약들은 일반적으로 한 달에 한 번 투여되기 때문에 유용하며, 삼각근에도 투여할 수 있도록 허가되어 환자들이 쉽게 받아들이는 경우가 많다. 또한 팔리페리돈 장기 작용 주사(LAI)는 작용 발현 시간이 매우 빠르다.(Taylor et al., 2018) 매월 투여된 팔리페리돈으로 증상이 잘 조절되는 환자의 경우 3개월마다 투여할 수 있는 지속형 주사가 있으며, 이것은 매월 투여하는 LAI와 유사한 내성과 효능을 보인다.

실무 기술 – Z-track 주사 기법

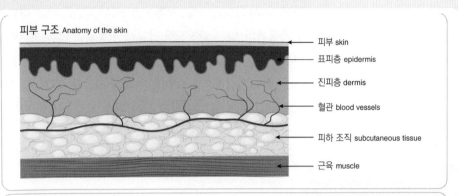

피부 구조 Anatomy of the skin

- 피부 skin
- 표피층 epidermis
- 진피층 dermis
- 혈관 blood vessels
- 피하 조직 subcutaneous tissue
- 근육 muscle

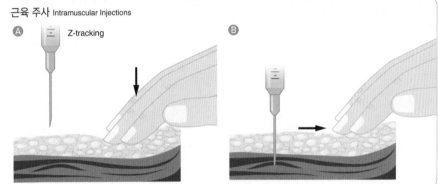

근육 주사 Intramuscular Injections

Ⓐ Z-tracking

Ⓑ

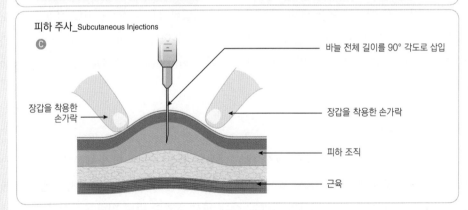

피하 주사_Subcutaneous Injections

Ⓒ

- 바늘 전체 길이를 90° 각도로 삽입
- 장갑을 착용한 손가락
- 장갑을 착용한 손가락
- 피하 조직
- 근육

출처: Midwifery Skills in Practice at a Glance Wiley-Blackwell Lindsay, Bagness and Peate(eds.)(2018) Midwifery Skills 그림 73.1(a) and(b) page 152.

✎ 그림 14-2_ Z-track 주사 기법

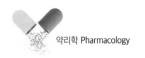

(3) 클로자핀

클로자핀(Clozapine)은 엄밀히 말하면 SGAs이지만, 치료 저항성 정신분열증(TRS)이나 다른 항정신병 약물들이 허용되지 않은 곳에 사용한다. 다른 항정신병 약물에 반응하지 않는 조현병 환자의 3분의 2가 클로자핀에 반응을 보이는 등 클로자핀은 다른 항정신병 약물에 실패한 경우 매우 효과적인 경우가 많았다.(Barnes et al., 2011) 정신병은 6~8주 동안 각각 적절한 용량으로 복용한 최소 두 가지 항정신병 약물(그중 하나는 SGAs여야 함)에 반응하지 않는 경우 치료 내성이 있는 것으로 간주한다.(Joint Formulary Committee, 2019)

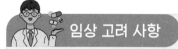

항정신병 약물 치료제가 효과가 없다고 판단하기 전에 환자가 처방 받은 항정신병 약물 치료제를 계속 복용했는지 확인하는 것이 중요하다.(ABPI, 2018c)

❶ 치료 개시

클로자핀은 치료의 시작과 초기 4주 동안 흔하고 심각한 부작용(특히 혈압, 발열, 빈맥의 변화)이 발생할 위험이 있기 때문에 위험을 최소화하기 위해 천천히 투여해야 한다. 초기 용량은 일반적으로 12.5mg이며 이후 매시간 혈압, 맥박 및 체온을 모니터링한다.(ABPI, 2019g) 치료 결과가 만족스럽고 용량 증량이 계속되면 모니터링 빈도는 다음 7~14일 동안 1일 2회로 줄어든다. 용량은 일반적으로 1~2일마다 12.5~25mg 단위로 적정하지만, 이는 환자가 견딜 수 있는 정도를 감안하여 개별 환자 요인에 따라 달리 한다.

❷ 치료 중단 및 반복

복용량을 누락하면 클로자핀의 부작용에 대한 내성을 감소시킬 수 있기 때문에 용량을 안정적으로 고수하는 것이 필요하다. 치료 중단은 48시간 이상 클로자핀을 복용하지 않은 것을 말한다.(Taylor et al., 2019) 이 시간이 지나면 빈맥과 같은 개시 효과의 발생 위험이 클로자핀을 처음 투약했을 때와 비슷한 수준으로 증가하며, 이러한 경우 환자는 12.5mg부터 용량 적정을 다시 시작해야 한다. 신속한 적정이 가능할 수 있지만, 신체 건강 모니터링 및 환자가 견딜 수 있는 정도에 따라 주의하여 수행해야 한다.

❸ 유해 작용

🔎 무과립구증 및 혈액 이상

클로자핀은 드물지만 임상적으로 중요한 호중구 감소 및 잠재적으로 치명적인 무과립구증 발생 위험과 관련이 있다. 환자는 모니터링 서비스에 등록해야 하며 백혈구 및 혈구 수치에 대한 정기적인 혈액 모니터링을 받아야 한다. 무과립구 증의 위험이 가장 높은 때인 18주 동안에는 매주 시행한다. 이후 모니터링은 2주 단위로 줄어들며 이상 발생 없이 1년간 치료를 시행하면 월 단위로 시행한다.

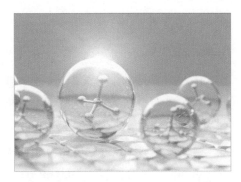

환자들은 특정 상표의 클로자핀을 사용해야 하며 관련 서비스가 적절하게 모니터링되도록 이를 준수해야 한다. 그러나 클로자핀의 모든 브랜드는 생물학적으로 동등하다는 점에 유의해야 한다.

🔎 변비

변비는 클로자핀과 관련된 매우 흔한 부작용으로 복용자의 1/3 이상에 영향을 미치며 치명적인 결과를 초래할 수 있음에도 불구하고 어느 정도 회복되기도 하여 보고가 미흡하다. 치료 후 처음 몇 달 안에 발생 위험이 가장 높지만, 약물 치료 기간 내내 발생할 수 있다. 치료 전에 장 기능에 대한 평가를 문서화해야 하며, 오피오이드 진통제와 같이 변비를 유발하는 모든 약은 가능한 한 중단해야 한다. 장폐색, 분변 매복 및 마비성 장폐색증과 같은 심각하고 잠재적으로 치명적인 결과를 예방하기 위해 매 진료 시 환자에게 변비에 대해 질문하고 가능한 한 빨리 보고하도록 해야 한다.(MHRA, 2017)

🔎 진정 효과

진정 효과의 위험은 치료 후 처음 몇 달 동안 가장 높은 것으로 알려져 있지만 훨씬 더 오래 지속될 수 있다. 하루 최대 900mg의 용량이 허가되며, 일반적으로 낮 동안의 진정 효과를 최소화하기 위해 밤에 더 높은 용량을 투여하는 방식으로 하루 두 번 나누어 복용한다. 일반적으로 진정 효과는 용량에 따라 달라지므로 문제가 있는 경우 용량을 줄이면 진정 효과 문제를 해결하는 데 도움이 될 수 있다.

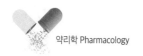

🖊 체중 증가

클로자핀은 항정신병 약물들 중에서 체중 증가를 일으킬 가능성이 가장 높으며, 종종 과도한 수준(10lb/4.5kg 이상)으로 체중이 증가하기도 한다.(Taylor et al., 2019) 이는 일반적으로 환자들이 받아들이기 어려워하여 클로자핀 치료 중단을 요청하는 주요 원인으로 꼽힌다.

🖊 과다 침 분비

과다 침 분비(hypersalivation), 즉 구강 수포증은 일반적으로 클로자핀 사용과 관련이 있으며, 30~80%의 사람들에게서 발생한다.(Bird et al., 2011) 투여 용량과 관련이 있고 밤에 발생할 가능성이 더 높으며 특히 공공 장소에서 환자는 매우 당황스러울 수 있다. 또한 심각한 결과를 초래할수 있는 흡입성 폐렴의 위험을 증가시킬 수 있다. 용량을 줄이는 것이 과다 침 분비 문제를 해결하기 위한 첫 번째 접근법이 될 수 있지만, 처방자가 검토한 후 고려해야 한다. 용량을 줄이는 것이 효과적이지 않거나 실행 불가능한 경우 여러 치료 방법이 사용될 수 있지만 가장 일반적으로 사용되는 접근법은 하이오신 히드로브로마이드(Hyoscine hydrobromide)이다. 하이오신 히드로브로마이드의 허가된 제제는 300mcg 정제 및 1.5mg/72시간 경피 패치(Joint Formulary Committee, 2019; Owen, 2017)의 형태로 제공되지만, 이러한 적응증에 대한 사용은 아직 허가되지 않았다.

🖊 상호 작용

클로자핀과 가장 중요한 상호 작용을 일으키는 것은 흡연이다. 흡연은 간 효소를 유도하고 체내 클로자핀의 청소율(clearance)을 증가시켜 비흡연자에 비해 클로자핀을 20% 이상 더 많이 복용해야 한다.(Qurashi et al., 2019) 이는 조현병을 진단받은 환자가 일반인보다 흡연자일 가능성이 훨씬 높다는 점을 고려할 때 상당히 우려되는 부분이다.(Lohr and Flynn, 1992)

클로자핀과 관련된 약물의 상호 작용은 여러 가지가 있지만(Baxter and Preston, 2019), 가장 임상적으로 중요한 것은 플루복사민(Fluvoxamine), 카르바마제핀(Carbamazepine), 페니토인(Phenytoin)과의 상호 작용이다. 플루복사민은 클로자핀의 농도를 크게 증가시킨다. 클로자핀은 QT 간격 연장과 관련이 있으며 플루복사민과 동일한 효과를 갖는 것으로 보고 있다. 따라서 플루복사민과 클로자핀의 동시 사용은 가능한 한 피해야 한다.

카르바마제핀은 클로자핀의 농도를 감소시키고 혈액 이상을 유발할 수 있는 개별적인 위험을 가지고 있다. 이와 관련된 위험 증가로 인해 클로자핀은 카르바마제핀과 동시 사용을 금지한다.

2 고용량 항정신병 약물 치료

고용량 항정신병 치료 요법(High-dose antipsychotic therapy, HDAT)은 '환자의 연령 및 치료 적응증에 대해 SPC 또는 BNF에 명시된 상한을 초과하는 단일 항정신병제의 일일 총 용량 및 백분율을 사용하면 SPC 또는 BNF 최대값을 초과하는 2개 이상의 항정신병제의 일일 총 용량'(RCPs)으로 정의한다.(RCPsych, 2014a) HDAT의 사용은 단일 요법에 비해 효과적인 치료 전략임을 입증할 증거가 거의 없으므로(Taylor et al., 2019, p.17) 일상적인 사용은 피해야 한다. 항정신병 약물 관련 부작용은 대부분 용량과 연관이 있으며 HDAT는 부작용의 위험 증가와 관련이 있다. HDAT로 치료받은 환자에게는 추가적인 신체 건강 모니터링이 필요한데, 여기에는 정기적인 심전도 및 생화학적 검사가 포함된다.

HDAT가 필요하다고 판단되는 경우 일단 클로자핀을 포함한 다른 치료 방법을 모색한 후에만 시도해야 한다. 또한 강력한 치료 목표를 세우고 정기적으로 이것을 검토해야 한다.

3 신체 상태 모니터링

중증 정신 질환(SMI) 환자는 기대 수명이 감소하는 것으로 알려져 있으며, 조현병 환자는 일반인 대비 기대 수명이 20% 짧아져 평균 15~20년 일찍 사망하는 것으로 알려져 있다.(RCPsych, 2014b) 심혈관 질환은 비만, 이상지질혈증, 당뇨병, 흡연과 같은 많은 교정이 가능한 위험 요소들로 악화할 위험이 있기 때문에 이러한 환자들은 신체 상태를 모니터링하여 가능한 한 위험 요인을 해결한 다음 최선의 항정신병 약물을 선택하도록 안내해야 한다.

정신병과 정신분열증에 대한 NICE 지침에는 항정신병 약물 치료를 시작하기 전에 수행해야 하는 신체 모니터링의 개요가 나와 있으며, 그 내용은 다음과 같다.

🔖 항정신병 약물 치료 전 모니터링

· 체중 및 허리둘레 · 공복 혈당 및 HbA1c(당화혈색소) · 프로락틴	· 지질 프로파일 · 운동 장애 평가 · 영양 상태, 식사 및 활동 수준 평가	· 심전도(환자가 심혈관 질환의 개인 병력이 있는 경우, 신체 검사에서 심혈관 질환의 주요 위험 요인을 확인했거나 입원 중인 경우)

출처: NICE(2014)

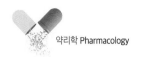

체중 증가는 일반적으로 다수의 항정신병 약물들과 관련이 있기 때문에 치료 후 첫 6주 동안 매주, 그리고 그 이후에는 3개월마다 체중을 측정해야 한다. 혈압과 맥박뿐만 아니라 지질, 프로락틴, 혈당 조절에 대한 혈액 검사는 3개월 후에 시행해야 하며, 그 이후에 매년 반복해야 한다. 또한 전체 신체 건강 모니터링 검사에는 유효성, 내성/부작용 위험 및 복약 순응도 측면에서 약물 요법에 대한 평가가 포함된다.(NICE, 2014)

요약하면, 모든 항정신병 약물의 효능은 비슷하며 동반한 신체적 건강 문제, 부작용 프로파일 및 환자 선호도에 기초하여 전문가와 환자가 협력하여 치료 약물을 선택해야 한다.

정신 질환 환자의 기대 수명이 짧고 당뇨병과 같은 대사성 질환을 포함하여 항정신병 약물 사용과 관련된 위험이 있으므로 특정 시점에 신체 검사를 실시해야 한다. 고용량 항정신병 치료는 위험이 증가할 수 있고 효과에 대한 근거가 부족하므로 가능하다면 피해야 한다. 클로자핀은 효과적인 항정신병 약물이므로 임상 시험 후 최소 두 가지 이상의 항정신병 약물을 각각 치료 용량과 적절한 기간 동안 투여한 후 실패 시 고려해야 한다.

클로자핀은 약간의 무과립구증 위험 때문에 정기적인 혈액 모니터링이 필요하다. 클로자핀과 관련된 여러 가지 중요한 부작용이 있지만, 변비는 매우 흔하면서도 잘 보고되지 않으며 치명적인 결과를 초래할 수 있다. 항정신병 약물에는 좌불안석증, 근육 긴장 이상, 체중 증가, 성기능 장애, 과다 침 분비 등 여러 가지 불쾌한 부작용이 있으므로 부작용 검진을 정기적으로 실시해야 하며, GASS와 같은 검진 설문지가 도움이 될 수 있다.

 4 기분 안정제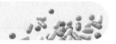

1 리튬

리튬(Lithium)은 자연 발생 원소로 정확한 작용 방식은 잘 알려져 있지 않지만 여러 가지 적응증에 허가되었다. 주로 양극성 정서 장애(BPAD)와 우울증을 포함한 정서 장애를 치료하고, 특히 재발 방지를 위해 사용된다. 대부분 필요한 고용량을 신속하게 설정하기 어렵기 때문에 급성 조증 증상의 관리에는 유용하지 않다.

불행히도 BPAD 환자의 약 15%가 자살로 사망하는 것으로 추정된다. 리튬을 이용한 치료는 BPAD 환자의 자살 시도 및 자살 위험을 80%까지 감소시키는 것으로 나타났다.(Taylor et al., 2019)

(1) 단극성 우울증

우울증 치료를 받은 환자의 절반 이상은 항우울제를 사용한 전통적인 1차 및 2차 치료에 불완전한 반응을 보인다. 리튬은 기존 항우울제 치료를 보강하기 위한 1차 옵션 중 하나로 권장되며 혈장 리튬 농도가 0.6~1.0mmol/L 범위일 때 최고의 효능이 나타난다.(Goodwin et al., 2016) 리튬은 우울증 재발 방지에도 효과적이며, 이러한 적응증에서 항우울제보다 우수하다.(Taylor et al., 2019)

(2) 제형

리튬은 졸음을 유발할 수 있기 때문에 보통 밤에 1일 1회 경구로 섭취한다. 환자가 문제가 되는 부작용을 겪는다면 1일 2회 투여를 고려할 수 있지만, 이것은 복약 순응도 및 약물 모니터링(TDM)을 더 어렵게 할 수 있으며, 신장 관련 부작용의 위험을 높일 수 있다.(Goodwin et al., 2016) 리튬은 정제와 액상으로 모두 제공되지만, 제형에 따라 서로 다른 리튬염을 사용하기 때문에 생물학적으로 동등하지 않으며 서로 바꿔서 사용할 수 없다는 점에 유의해야 한다. 즉 환자는 동일한 브랜드의 리튬을 계속 복용해야 하며 브랜드나 제형을 바꿀 때는 용량까지 환산해서 변경해야 한다. 리튬은 항상 브랜드별로 처방되어야 하는데, 영국에서 가장 일반적으로 처방되는 브랜드는 프리아델(Priadel)과 캠보릿(Cambolit)이다. 용량 전환 비율은 BNF의 최신판에서 확인할 수 있다.

(3) 약물 치료 모니터링(TDM)

리튬은 치료 범위가 좁기 때문에 보조 치료 용량, 치료 용량, 독성 용량 간에 차이가 거의 없다. 독성의 위험을 최소화하기 위해 리튬을 복용하는 사람들은 혈액 속의 리튬의 수치를 확인하기 위해 정기적으로 모니터링할 필요가 있다. 혈액 샘플은 연녹색 뚜껑이 있는 진공 용기에 채취해야 한다.

측정된 혈중 농도는 최저 농도라고 하는데, 이것은 다음 복용량을 투여하기 전 혈액 내 최저 농도를 반영한다는 의미이다. 따라서 임상적 관련성을 갖기 위해서는 마지막 리튬 투여 후

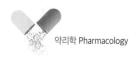

12~14시간 후에 혈액 샘플을 채취해야 한다. 이 범위 밖에서 채취한 검체 역시 리튬 수치를 제공하긴 하지만 이 수치로 치료에 유용한 결론을 도출할 수는 없다.

리튬 최저치는 일반적으로 0.4~1.0mmol/L이어야 한다. 목표 수준은 리튬에 대한 임상 적응증과 임상 반응에 따라 환자마다 크게 달라진다. 리튬은 많은 상황에서 처방된 용량이 독성 반응을 초래하지 않도록 하기 위해 사용한다. 혈액 내 리튬 수준에 영향을 미칠 수 있는 요인은 여러 가지가 있으므로 환자마다 용량 범위에 상당한 차이가 있을 수 있다.

(4) 부작용

부작용으로는 미세한 떨림, 다뇨증, 체중 증가, 인지 장애, 졸음, 금속 맛, 협응력 저하 및 위장 장애(예 메스꺼움) 등이 있다. 이러한 증상은 대개 용량에 따라 다르며 가능하다면 용량을 줄여서 어느 정도 완화시킬 수 있다. 리튬을 10년 이상 복용하는 사람의 5분의 1은 어느 정도 신장 장애가 발생한다. 리튬은 갑상선 기능 저하증을 유발하는 것으로 알려져 있으며 남성보다 여성이 더 흔하게 영향을 받는다.(Author unknown, 2002) 종종 레보타이록신(Levothyroxine)을 활용한 치료가 필요하다. 리튬 치료 시 부갑상선 기능 항진증도 흔히 발생하며, 장기 치료 시에는 칼슘 모니터링을 권장한다.

(5) 독성

리튬은 혈장 농도가 1.0mmol/L 이상일 때 독성이 있는 것으로 보며 1.5mmol/L 이상에서 독성 효과가 확실하게 나타난다. 리튬 독성의 징후로는 구토, 설사, 거친 떨림, 흐릿한 시야, 다뇨증, 근육 약화, 혼란 등이 있다. 혈장 리튬 농도가 2.0mmol/L를 초과하면 방향 감각 상실 및 발작이 증가하여 혼수 상태에 빠질 수 있으며 궁극적으로 치명적일 수 있다.(Goodwin et al., 2016; MHRA, 2018a; Taylor et al., 2019) 리튬 독성이 의심되면 응급 상황으로 병원 진단을 받아야 한다. 특정한 해독제는 없지만, 리튬 치료를 즉시 중단하고 리튬 중독이 의심되는 경우 전해질 및 체액 균형 교정 등의 보조 요법을 실시해야 한다. 더 심각한 경우에는 독성의 영향을 최소화하기 위해 투석이 필요할 수도 있다.(NPIS, 2016)

리튬 혈중 농도는 체액 균형에 의해 크게 영향을 받을 수 있다. 이는 리튬을 복용하는 사람들이 신체적으로 불편해져서 구토 및/또는 설사를 일으키는 경우에 특히 중요하다. 이러한 경우 총 체액량이 감소하여 리튬 수치가 증가하게 된다. 그러므로 리튬을 복용하는 환자 중 이러한 증상이 나타나면 가능한 한 빨리 리튬 수치를 측정해야 한다. 탈수로 이어지는 다른 모든 상황(예 과도한 땀 흘림, 수분 섭취 감소)도 혈액 내 리튬에 동일한 영향을 미친다. 반대로 환자가 수분 섭취량을 급격히 증가시키면 리튬 수치가 감소할 가능성이 높다.

미국 환자안전협회(National Patient Safety Association, NPSA)는 환자가 리튬을 복용하는 동안 알아야 할 모든 중요한 정보를 담은 리튬 치료 정보 패키지를 제공한다.(NPSA, 2009) 환자에게 리튬 투여를 시작하기 전에, 그리고 치료 내내 관련 의료 기관에서 이러한 정보 패키지를 제공해야 한다.

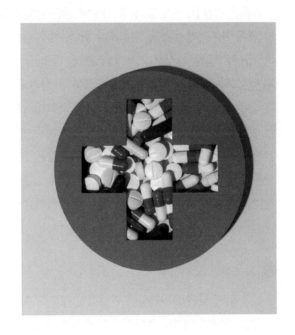

(6) 약물 상호 작용

리튬을 복용하는 사람들은 특별히 주의해야 하는 약물이 있는데, 특히 신장에서 나트륨을 조절하는 과정에 영향을 미치는 약물이 그렇다.

- 리지노프릴(Lisinopril), 에날라프릴(Enalapril), 라미프릴(Ramipril), 페린도프릴(Perindopril)과 같은 안지오텐신 변환 효소(ACEs) 억제제, 안지오텐신 II 수용체 길항제[예 이르베살탄(Irbesartan), 칸데살탄(Candesartan), 로살탄(Losartan)]도 유사한 위험이 있을 수 있다.
- 이부프로펜(Ibuprofen), 나프록센(Naproxen), 디클로페낙(Diclofenac)과 같은 비스테로이드성 소염진통제(NSAIDs)를 복용할 수 없다.
- 벤드로플루메티아지드(Bendroflumethiazide), 인다파미드(Indapamide), 클로르탈리돈(Chlortalidone)과 같은 티아지드(Thiazide)형(또는 관련) 이뇨제

NSAIDs와의 상호 작용은 환자들이 처방전 없이 일반 의약품을 구입할 수 있기 때문에 특히 발생하기 쉽다. 모든 NSAIDs를 피하고 다른 통증 완화제(예 파라세타몰)를 사용하도록 조언해야 한다. 가능하다면 약사가 리튬과 동시에 사용해도 되는 안전한 의약품을 제공할 수 있는 약국에서 약을 처방받거나 구입해야 한다.

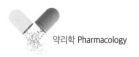

(7) 신체 건강 모니터링

❶ 기본 모니터링

리튬은 갑상선, 신장 및 심장 기능에 많은 악영향을 미칠 수 있기 때문에 리튬 투약을 시작하기 전에 기본적인 기능을 점검해야 한다. 여기에는 일반적으로 eGFR(추정 사구체 여과율)이 포함되며, 갑상선 및 부갑상선 기능 테스트[에 TSH(갑상선 자극 호르몬) 및 칼슘]가 최소한으로 필요하다. 심전도는 심장 질환 발병 위험이 높거나 심장 질환이 있는 환자에게 권장된다. 리튬은 일반적으로 체중 증가를 유발하므로 이에 대한 기본값의 측정은 부작용의 심각성을 평가하는 데 도움이 된다. 리튬은 기형을 유발할 수 있으므로 임신은 피해야 한다.(Goodwin et al., 2016; NICE, 2018a; Taylor et al., 2019)

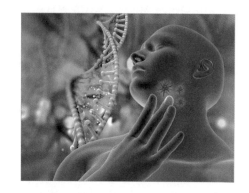

❷ 지속적인 모니터링

신장 및 갑상선 모니터링은 안정적인 것으로 확인된 경우 최소 6개월마다 확인해야 한다. 어느 정도 장애가 있거나 추가적인 문제(에 만성 신장 질환, 연령 증가)가 있는 환자는 더 자주 모니터링해야 할 수 있다.

리튬 혈장 농도는 약물 치료 시작 시와 3~6개월마다 치료 범위 내에서 면밀하게 모니터링해야 한다. 용량을 변경할 때도 혈장 모니터링이 도움이 되는데, 새로운 용량이 안정적인 상태에 도달할 수 있도록 용량 변경 후 최소 5일이 지나서 혈액 샘플을 채취해야 한다.(Goodwin et al., 2016; Taylor et al., 2019) 리튬은 체중 증가를 유도하는 경향이 있으므로 체중도 모니터링해야 한다.

NPSA 리튬 정보 팩에는 신체 건강 모니터링의 모든 결과를 기록하기 위한 기록부가 들어 있으며, 이것은 병원 방문 시에 가져가야 한다.

(8) 투약 중단

리튬 치료를 갑자기 중단하면 처음 몇 달 동안 조증 재발의 위험이 높아지므로 리튬 치료는 점진적으로 줄여나가야 한다. 복용량도 서서히 줄여야 하며 즉시 중단해야 하는 과다 복용이나 독성 발생의 경우와 같은 급박한 위험이 없는 한 4~8주에 걸쳐 서서히 줄이고 중단해야 한다.

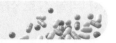

⑤ 항경련제

1 발프로에이트

발프로에이트 나트륨(Sodium valproate)은 기분 안정제보다는 항간질약으로 더 잘 알려져 있다. 기분을 안정시키는 작용 방식은 잘 알려져 있지 않지만, 여러 생화학적 경로에 영향을 미치는 것으로 보고 있다. 발프로에이트는 급성 조증, 급성 양극성 우울증(항우울제와 병용) 및 재발 예방에 권장된다.(NICE, 2018a)

(1) 제형

발프로에이트는 발프로산 나트륨(sodium valproate), 발프로산 세미소디움(semisodium valproate), 발프로산(valproic acid)의 세 가지 형태로 공급된다. 발프로산 세미소디움이 유일하게 조증 치료용으로 허가되어 있지만(Joint Formary Committee, 2019), 발프로산 나트륨이 가장 일반적으로 사용되고 있다.

(2) 부작용

발프로에이트는 일반적으로 체중 증가, 설사, 졸음, 환각, 두통 및 간 장애를 일으킬 수 있다.
(Joint Formulary Committee, 2019; ABPI, 2018b)

(3) 약동학

발프로산 나트륨은 경구 투여 후 위장관에서 신속하고 완전하게 흡수되지만 식품에 의해 그 흡수 속도가 지연될 수 있다. 단백질 결합의 비율이 낮기 때문에 치료 효과는 자유 약물 수준을 반영하지 못할 수 있다. 그러나 발프로산은 단백질 결합이 강하다. 발프로에이트는 광범위한 간 대사를 거치며, 발프로산 나트륨의 반감기는 13~19시간이다.(ABPI, 2018a; Buckingham, 2019)

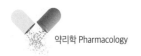

(4) 약물 상호 작용

발프로에이트는 효소 억제제로서 일부 간 효소의 작용 속도를 늦추기 때문에 특정 약물이 평소보다 훨씬 느리게 체내에서 제거되어 독성 수준에 도달할 가능성이 있다. 이러한 약물에는 클로미프라민(Clomipramine), 와파린(Warfarin), 쿠에티아핀(Quetiapine), 라모트리진(Lamotrigine)이 있다.(Baxter and Preston, 2019)

(5) 기형 발생

임신 중에 발프로에이트를 복용하는 여성에게서 태어난 아이는 선천적 기형 및 발달 장애를 일으킬 위험이 상당히 높다. 현재 근거 기반에서는 모든 적응증(뇌전증 포함)에 대해 가능한 한 55세 미만의 가임 여성은 사용을 피해야 하는데, 특히 임신 전 철저한 예방 계획이 필요한 경우에는 사용을 피하라고 권고한다.(MHRA, 2018b)

(6) 중단

발프로에이트를 갑자기 중단하면 양극성 장애의 재발을 일으킬 수 있지만, 이와 관련한 근거는 부족하다. 발프로에이트는 투약을 중단하기 전에 최소 한 달에 걸쳐 복용량을 줄이는 것이 좋다.(Taylor et al., 2019)

2 기타 항경련제

(1) 카르바마제핀

카르바마제핀(carbamazepine)은 전압 개폐 나트륨 채널을 차단하여 반복적인 신경 발화를 줄이고 글루타메이트(glutamate) 방출을 감소시켜 노르아드레날린과 도파민의 회전율을 감소시킨다. 카르바마제핀은 리튬보다 유지 치료에 덜 효과적이지만 리튬 치료가 효과가 없고 조증 재발에 효과가 있는 것으로 보이는 경우 단일 요법으로 사용되기도 한다.(NICE, 2018a)

카르바마제핀의 위장관 흡수는 느리고 불규칙하지만 거의 완전하게 흡수된다. 체내에서 광범위하게 분포되며 단백질 결합률은 70~80%이다. 반감기는 1회 투여 후 36시간이지만 반복 투여 후에는 약 12~24시간이다.(ABPI, 2019i; Buckingham, 2019) 카르바마제핀은 CYP3A4의 강력한 유도체이며 아미트립틸린(amitriptyline), 클로자핀(clozapine), 시탈로프람(citalopram), 경구 피임약, 타크로리무스(tacrolimus), 와파린 및 테오필린을 포함한 의약품의 청소율을 증가시키기 때문에 카르바마제핀은 많은 약물과 중요한 약동학적 상호 작용이 있다.(Baxter and Preston, 2019)

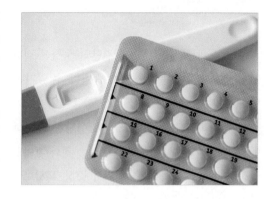

카르바마제핀의 가장 흔한 부작용은 복시, 두통, 현기증, 졸음, 메스꺼움, 구토이다. 저나트륨혈증 또한 카르바마제핀과 연관된 것으로 보고되고 있다.(ABPI, 2019h)

(2) 라모트리진

라모트리진(Lamotrigine)은 양극성 우울증의 치료 및 재발 방지를 위해 사용할 수 있으며, 시탈로프람과 유사한 효능을 가지고 있다.(Taylor et al., 2019) 그러나 그 효과는 미미하며, 양극성 장애에는 권장되지 않는다.

임상 고려 사항

라모트리진은 심각한 피부 반응을 일으킬 수 있으므로 복용량을 천천히 적정해야 한다. 이러한 부작용의 발생 위험을 최소화하기 위해서는 복용 2주가 넘기 전에는 증량해서는 안 된다.

핵심 내용을 요약하면 리튬은 조증과 양극성 우울증에 효과적인 기분 안정제이지만, 치료 범위가 좁고 신장과 갑상선 기능에 악영향을 미칠 수 있기 때문에 면밀한 모니터링이 필요하다. 발프로에이트 역시 양극성 장애에서 효과적인 기분 안정제이지만, 기형 유발 가능성이 매우 높기 때문에 일반적으로 모든 가임기 여성(뇌전증 포함)에게는 약물 사용을 피해야 한다. 카르바마제핀은 특히 리튬에 반응하지 않는 환자의 경우에 유용할 수 있지만, 효소 유도 효과로 인해 많은 약물 상호 작용을 하기 때문에 사용에 있어서 바람직하지 않다. 라모트리진은 양극성 우울증에 효과적일 수 있지만, 현재 NICE 지침에서는 권장하지 않는다.

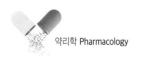

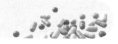

6 항불안제 및 수면제

불안 장애는 가장 흔하게 진단되는 정신 질환이다. 성인의 약 25%가 인생의 어느 시점에 불안 장애를 경험하며 언제든지 발병할 수 있지만 진단은 35~55세 성인에게서 가장 흔하게 나타난다. 불안 장애의 진단 기준을 충족시키기 위해서는 특정 증상이 일정 기간 이상 지속되어야 하며, 일상적인 기능 장애와 함께 상당한 개인적 고통이 있어야 한다.(Baldwin et al., 2014) 범불안장애(GAD), 공황 장애, 외상후 스트레스 장애(PTSD), 강박 장애(OCD) 등 다양한 불안 장애가 있다.

불안 증상은 대개 다른 심리적 증상, 특히 우울한 증상과 심한 불안 증상을 가진 사람들에서 같이 나타난다. 증상은 종종 통제할 수 없고 불균형적이며 광범위하게 걱정한다. 또한 다양한 신체적, 정신적, 행동적 증상으로 구성되며 그 정도는 다양하다. 증상은 대부분 명백한 경고 없이 발생할 수 있으며, 어떤 경우에는 큰 완화 없이 평생 지속될 수도 있다. 불안 장애의 발생 원인은 복잡한데, 환경적 스트레스 요인, 유전적 요인, 만성 질환 및 물질 오남용과 같은 여러 요인이 있다.

많은 환자가 불안 장애에 대한 약물 치료에 대해 의구심을 가질 수 있는데, 특히 이것들과 연관될 수 있는 잠재적인 부작용과 벤조디아제핀(Benzodiazepine)과 같은 약물에 대한 의존 가능성 때문이다. 의료 전문가들은 환자가 약물 치료와 관련된 이점을 이해하고 관련 위험과 균형을 맞출 수 있도록 지원하는 역할을 해야 한다.

SSRIs는 이 장의 앞부분에서 설명했듯이 작용이 빠르고 장기적으로 효과가 지속되며 내약성이 우수해 현재 대부분의 불안 장애의 1차 치료법으로 사용되고 있다.(Baldwin et al., 2014) 약물 치료가 효과가 있다면 보통 최소 12개월 동안 지속해야 한다.(Bazire, 2018)

1 벤조디아제핀

벤조디아제핀(benzodiazepine)은 단기적으로 불안 증상을 관리하는 데 효과적이다. 벤조디아제핀은 가장 일반적으로 사용되는 항불안제 및 수면제이며, 가바[γ-aminobutyric(GABA)] 수용체와 관련된 벤조디아제핀 수용체에 작용한다. 예로는 디아제팜(diazepam)과 로라제팜(lorazepam)이 있다.

벤조디아제핀은 널리 처방되고 있지만, 의존성 및 내성의 위험이 있어 장기간 사용할 경우 위험이 증가한다. 생리적 의존성은 체내에서 벤조디아제핀 표적 수용체의 적응을 수반하여 동일한 치료 효과를 얻기 위해 더 많은 용량을 필요로 하게 만든다. 일단 내성이 생기면 벤조디아제핀 치료를 중단해야 하는데, 중단하는 것이 매우 어렵지만 불가능한 것은 아니다.

(1) 투약 중단

벤조디아제핀에 대한 내성이 생겼다면 투약을 중단하기 위해 기존 치료제와 같은 용량의 디아제팜으로 바꾸는 것부터 시작한다. 디아제팜은 반감기가 약 1~2일 정도로 비교적 장시간 작용하기 때문에 하루에 한두 번 투여할 수 있으며 또한 용량을 줄일 수도 있다. 애쉬튼 매뉴얼(Ashton Manual, 2013)은 벤조디아제핀의 감량 설계 및 투약 중단 일정을 계획하는 데 유용한 자료이다.

(2) 치료의 실행

벤조디아제핀의 사용과 관련된 알려진 위험성 때문에 일반적으로 사용을 고려할 때는 특정 징후가 있는지 살펴야 한다.(Joint Formulary Committee, 2019)

벤조디아제핀은 심각한 불안의 단기적인 완화(2~4주만)에 사용된다. 심각한 불안은 단독으로 발생하거나 불면증 또는 단기적인 심신, 기질적, 정신병적 질병과 연관되어 환자를 무력화시키거나 환자에게 받아들이기 힘든 고통을 일으킨다. 벤조디아제핀은 불면증이 심하거나 장애를 일으키거나 환자에게 극심한 고통을 줄 때만 사용해야 한다. 단기적인 '경미한' 불안을 치료하기 위해 벤조디아제핀을 사용하는 것은 부적절한데, 대신 심리 치료와 같은 대안적 접근법을 사용해야 한다.

약동학적 특성 때문에 다양한 벤조디아제핀이 사용될 수 있으며, 일부는 로라제팜과 같이 작용 시작 시간과 지속 시간이 짧아 급성 불안 증상에 유용하게 쓰인다. 디아제팜의 치료 효과는 투여 후 장기간 지속되며(ABPI, 2018d) 반감기는 1~2일이지만, 대사물은 약리학적으로 활성이며 2~5일의 반감기를 갖는다.(ABPI, 2019i)

2 프레가발린

프레가발린(Pregabalin)은 글루타메이트과 노르아드레날린의 분비를 억제하는 신경 전달 물질인 GABA 유사체이다. 발작, 신경병적 통증 및 범불안장애(GAD) 관리를 위해 허가되었다. 일반적인 유지 용량은 150~600mg으로 2~3회 나누어 투여하며, 고령 환자와 신장 장애 환자에게는

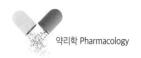
초기 용량 및 최대 용량을 낮춰서 사용해야 한다.(ABPI, 2019j; Joint Formulary Committee, 2019) 프레가발린은 일반적으로 항우울제가 적합하지 않거나 작용하지 않는 경우에 고려되며(NICE, 2017), 불안 증상에 대해 벤조디아제핀과 유사한 효능을 보이며 불안 장애에 대해 처방된 여러 항우울제보다 더 잘 작용하는 경우가 많다.

(1) 부작용

프레가발린의 일반적인 부작용은 어지럼증과 졸음이 있으므로 운전 중이거나 기계를 조작하는 경우 주의해야 한다. 이러한 부작용은 약물 투여 시작과 적정 시에 가장 두드러지게 나타나며, 몇 주 후에 감소한다. 장기간 치료 시에는 체중 증가가 나타날 수 있는데, 프레가발린 치료를 받은 환자의 최대 20%에서 관찰된다.(Baldwin et al., 2014) 또한 프레가발린의 사용은 자살 생각 및 자살 행동의 위험 증가와 관련이 있으므로 전문가는 프레가발린의 약물 투여 시작과 용량을 적정하는 동안 이러한 위험을 주의 깊게 사정하고 면밀하게 모니터링해야 한다.(NICE, 2017) 프레가발린 의존성과 관련된 주요 위험은 과다 복용, 자살 충동 및 운전 장애로 나타난다.(Expert Committee on Drug Dependence, 2018)

(2) 상호 작용

프레가발린은 다른 약물과의 약동학적 상호 작용이 거의 없으며, 임상적으로 유의미한 상호 작용은 거의 없는 것으로 보인다. 그러나 프레가발린이 알코올 또는 오피오이드와 같은 중추신경계 억제제와 동시에 사용될 경우 심각한 위험이 존재하며, 사망에 이를 수 있다.

프레가발린의 제거 반감기는 6.3시간이며 배설은 크레아티닌 청소율에 정비례하므로 신장애의 경우 용량을 줄여야 한다.(ABPI, 2019j)

(3) 오용 및 의존성 위험

2008년 이후 프레가발린 오남용 사례가 상당수 보고되었다. 프레가발린은 전통적인 약물 남용과 같은 방식으로 작용하지 않는 것으로 알려져 있다. 그러나 시판 전 임상 실험의 증거에 따르면 프레가발린이 특히 고용량에서 일반적으로 행복감을 유발할 수 있는 것으로 나타났다. 지난 10년간 영국에서는 프레가발린 처방이 11배 이상 증가해 2016년에는 550만 건이 넘게 발행됐다.(Expert Committee on Drug Dependence, 2018) 2019년 4월, 오남용에 대한 우려가 커지면서 프레가발린과 가바펜틴(gabapentin)은 모두 1971년 약물 오남용법에 따라 C등급 물질로 재분류되었고, 2001년 약물 오남용 규정에 따라 Schedule 3 통제 약물로 지정되었다.(MHRA, 2019)

현재 또는 이전의 약물 오용, 정신의학적 병적 상태, 오피오이드 의존성을 가진 환자의 경우 의존성과 오용의 위험은 훨씬 더 높다.(Expert Committee on Drug Dependence, 2018) 전문가들은 프레가발린으로 치료하기 전에 잠재적인 오용과 의존성에 대한 환자의 위험을 신중하게 평가해야 할 책임이 있다. 프레가발린을 복용하는 환자는 용량 증가, 약물 갈망 행동 및 내성 발달과 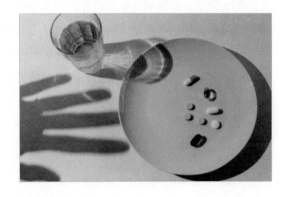 같은 오용 및 의존성의 징후가 있는지 관찰해야 한다.(MHRA, 2019)

요약하자면, 불안 장애는 유병률이 높으며 에피소드 간 유의미한 완화 없이 장기간 지속될 수 있다. SSRIs는 보통 불안 장애 치료에 효과적이며 1차적으로 사용된다. 벤조디아제핀은 효과적이지만 부작용 프로파일, 의존성 위험이 있고, 치료가 진행되면 중단하기 어려우므로 불안을 치료하기 위해 일상적으로 사용해서는 안 된다. 프레가발린은 불안 치료를 위한 SSRIs의 대용으로 효과적인 대안이지만, 점점 더 오남용이 증가하고 있어 최근 이를 반영하여 법률적으로 재분류되었다.

③ 수면제

수면 장애는 일반인들에게 다소 흔하지만, 전문가들은 상대적으로 잘 이해하지 못한다. 불면증은 일반적으로 수면을 시작하거나 유지하는 데 어려움을 겪는 것으로 볼 수 있으며 하나 이상의 요인으로 발생하는 경우가 많다. 정신 질환과 불면증 사이에는 높은 상관관계가 있으며, 이는 주요 우울증 환자에게서 가장 많이 보고된다. 불면증은 삶의 질에 해로운 영향을 주는 것뿐만 아니라 많은 심각한 결과를 가져올 수 있다. 또한 우울증, 자살, 신체 건강 상태(예 제2형 당뇨병 및 고혈압) 및 교통사고 발생률 증가와 관련이 있다.(Wilson et al., 2019) 그러므로 효과적이고 적절한 치료가 필수적이다.

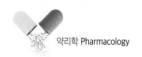

약물 치료의 적절성 여부와 상관없이 항상 비약리학적 접근을 먼저 고려해야 한다. 현명한 치료의 첫 번째 단계는 통증과 같은 잠재적 원인이 될 수 있는 요인을 파악하고 가능하다면 이를 해결하는 것이다. 수면 위생을 장려하는 것도 도움이 되는데, 이것은 현재 문헌과 지침에서도 널리 지지하고 있지만, 실제로 그러한 접근법이 효과적이라는 근거는 없다. 또한 심리 치료도 불면증 치료에 효과적인 것으로 나타났기 때문에 일반적으로 약물 치료 전에 첫 번째 치료법으로 고려되어야 한다. 수면 위생의 원칙은 아래에 요약되어 있다.

🖊 수면 위생의 원칙

- 매일 같은 시간에 잠자리에 들고 일어나는 규칙적인 취침 시간 루틴을 정하라.
- 종일 잠을 자거나 장기간 활동하지 않는 것을 피한다.
- 백라이트가 방출하는 청색광은 멜라토닌의 분비를 억제하는 것으로 알려져 있으므로 잠자리에 들기 전 최소 1시간 동안은 백라이트 화면을 사용하지 않는다.
- 잠자리에 들기 몇 시간 전에 하는 따뜻한 목욕이나 운동은 잠을 더 잘 오게 하지만, 잠자리에 들기 직전에 하는 격렬한 운동은 반대 효과를 가져올 수 있으므로 피한다.
- 잠자리에 들기 전 6시간 동안 카페인, 니코틴, 알코올 섭취는 피한다.
- 어둡고 조용하며 주변 온도가 유지되는 편안한 수면 환경을 유지한다.
- 깨어 있는 동안에는 침대에 누워 있지 말고 자극적인 활동을 피하며 피로감이 올 때까지 다른 방으로 이동한다.

출처: Childress et al., 2002; Amin et al., 2012

수면제는 최면제, 진정제, 신경안정제를 포함한 여러 용어로 불린다. 수면제는 비약리학적 접근법이 실패한 경우, 주간 기능에 상당한 고통이나 장애가 있는 경우, 또는 위험이 증가할 수 있는 경우(⑩ 조증 증상)에 사용할 수 있다. 수면제의 사용은 일반적으로 내성과 부작용의 발생을 피하기 위해 가능한 한 최단 기간 동안 최소 유효 용량을 '필요에 따라' 사용해야 하며, 치료 기간은 일반적으로 최대 2~4주로 제한해야 한다.

(1) 벤조디아제핀

벤조디아제핀(Benzodiazepines)은 불안 증상을 치료하는 역할 외에도 적어도 단기적으로는 수면 지연 시간과 지속 시간을 개선하는 수면제로도 효과적일 수 있다. 그러나 다음 날까지 지속되는 어지럼증과 졸음, 이른바 '숙취 효과'를 포함한 부작용이 흔하다.(ABPI, 2017c) 테마제팜(Temazepam), 로프라졸람(Loprazolam), 로레메타제팜(Loremetazepam)은 벤조디아제핀 계열의 약물로 작용 시간이 비교적 짧아 잠에서 깬 후에도 졸음이 남을 위험이 적기 때문에 불면증 치료에 권장된다. 그러나 이 약들은 복용 중단 시 부작용이 더 흔하게 발생한다.(Joint Formulary Committee, 2019)

(2) Z-약물

이것은 이 계열의 약제인 조피클론(Zopiclone)과 졸피뎀(Zolpidem) 때문에 이러한 이름이 붙었다. 세 번째 약제인 잘레플론(Zaleplon)은 현재 영국에서 판매 중지된 상태이다. 벤조디아제핀 수용체에 작용하지만 벤조디아제핀에 비해 의존성 발생률이 감소하는 등 많은 이점이 있다. 두 약물 모두 작용 시간이 비교적 짧기 때문에 '숙취 효과'를 유발할 가능성이 낮다. 조피클론은 작용 시간이 약간 더 길지만 졸피뎀은 대개 15분 이내에 빠르게 작용한다.

(3) 멜라토닌

멜라토닌은 뇌의 송과선에서 생성되는 자연 발생 호르몬으로 수면-각성 주기를 조절하는 데 중요한 역할을 한다. 불면증이 있는 노인은 정상적인 수면을 취하는 사람보다 내인성 멜라토닌 분비가 적은 것으로 알려져 있으므로 55세 이상 환자의 불면증에 대해 외인성 멜라토닌이 최대 13주까지 허가되어 있다.(Joint Formulary Committee, 2019) 이는 정상적인 내인성 멜라토닌 프로파일을 반영하기 위해 몇 시간에 걸쳐 점진적으로 방출되도록 변형된 방출 형태로 2mg의 용량으로 사용된다.(Bazire, 2018; Wilson et al., 2019) 반감기는 3.5~4시간이다.(ABPI, 2019k)

(4) 주의 사항

수면제는 진정 작용으로 인해 낙상 위험을 증가시키는 것으로 알려져 있다. 특히 골절 위험이 높은 노인의 경우 수면제 사용을 고려할 때 위험성을 충분히 평가해야 한다.

수면제를 사용하는 환자에게 숙취 효과의 위험성에 대해 경고해야 하며, 숙취에 영향을 받는 경우 운전이나 숙련된 작업 수행을 피하도록 조언해야 한다. 운전에 지장을 줄 수 있는 특정 수준의 처방약을 복용한 상태에서 운전을 하는 것은 피해야 한다. 이러한 약물 목록에는 벤조

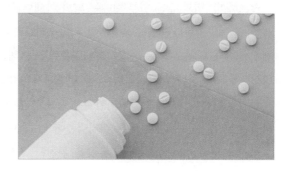

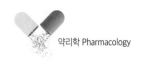

디아제핀이 포함되며, 멜라토닌과 Z-약물은 목록에 없지만 약물 복용으로 인해 운전 능력이 저하된 경우 운전을 피하도록 환자에게 조언해야 한다.

요약하면, 수면제 사용에 앞서 가능한 한 불면증의 근본적인 원인을 우선하여 파악하고 다루어야 한다. 수면제를 사용하는 경우 의존성 위험(특히 벤조디아제핀의 경우) 때문에 대부분의 경우 수면제의 사용은 최대 2~4주로 제한해야 한다. 수면 위생 관행을 시행하면 효능을 뒷받침할 증거가 부족함에도 불구하고 불면증에 도움이 될 수 있다. 멜라토닌은 55세 이상의 환자에 대해 고려할 수 있지만 치료 과정은 최대 13주 동안만 허용된다.

7 치매 치료제

치매는 정상적인 노화와 관련된 인지 기능의 저하를 특징으로 하는 만성 진행성 질환이다. 기억력, 사고력, 방향 감각, 이해력, 계산력, 학습 능력, 언어 및 판단력에는 영향을 미치지만 의식에는 영향을 미치지 않는다.(WHO, 2019) 치매 치료법은 없지만, 인지 장애의 진행을 늦추고 기능적 능력을 보존하는 것을 목표로 하는 약물이 있으며, 이는 두 그룹으로 나뉜다.

1 아세틸콜린에스터라제 억제제

알츠하이머병과 같은 일부 치매는 뇌의 아세틸콜린(acetylcholine)의 감소와 관련이 있다. 도네페질(Donepezil), 갈란타민(Galantamine) 및 리바스티그민(Rivastigmin)과 같은 아세틸콜린에스터라제 억제제(Acetylcholinesterase inhibitor)는 아세틸콜린을 분해하는 효소를 차단하여 추가 손실을 줄이는 방식으로 작용한다. 아세틸콜린은 몸 전체에서 발견되며 이 약들은 뇌에서 발견되는 유형에만 특정되지 않는다. 그 결과 일반적인 부작용으로 메스꺼움, 구토, 설사 등이 나타날 수 있다. 다른 부작용으로는 서맥, 피로, 두통, 어지럼증이 있고, 드물게 공격성이 나타나기도 한다.(ABPI, 2016)
부작용 위험(특히 위장관 질환)은 용량을 천천히 조절하여 맞춤으로써 최소화할 수 있으며, 용량은 일반적으로 4주가 되기 전에는 증량해서는 안 된다.(Joint Formulary Committee, 2019) 도네페질, 갈란타민, 리바스티그민은 모두 유사한 효능을 가지고 있으며, 모두 경증-중등도 알츠하이머병에 사용하도록 허가를 받았다. 리바스티그민은 파킨슨병 치매에도 사용할 수 있다. 허가되지는 않았지만, NICE는 루이소체[Lewy body(DLB)] 치매 환자에게 아세틸콜린에스터라제 억제제를 권장하고 있다.(NICE, 2018b) 환자가 경구용 리바스티그민을 견디지 못한다면 약물이 전신 순환으로 유입되는 것을 방지하고 위장관 장애의 가능성을 줄이기 위해 경피 패치를 사용할 수 있다.

아세틸콜린에스터라제 억제제는 서맥을 유발할 수 있는데, 이미 이런 증상이 있어 추가적 위험이 예상되는 환자군에는 낙상 위험이 더 커질 수 있으므로 투여 전에 맥박 모니터링을 수행해야 한다.(ABPI, 2018e)

② 글루타메이트 억제제

메만틴(memantine)은 중등도부터 중증 알츠하이머 환자의 치료를 위해 허가되었다. NICE(2018b)는 아세틸콜린에스터라제 억제제에 반응하지 않는 루이소체 치매(DLB) 환자를 위해 메만틴을 고려할 수 있다고 제안했다. 메만틴은 보통 5mg의 용량으로 시작하여 매주 20mg, 또는 환자가 견딜 수 있는 최대 용량으로 증량한다. 메만틴과 관련된 일반적인 부작용으로는 어지럼증, 졸음, 불안정한 걸음걸이/낙상 및 피로감 등이 있다. 드물게는 발작과 극심한 동요를 일으킬 수 있다. 메만틴은 신장으로 배설되

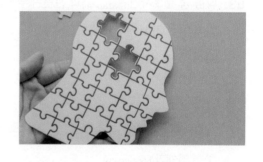

며 추정 사구체 여과율(eGFR)이 29 미만일 경우 최대 일일 투여량은 10mg으로 줄여야 한다.(AB-PI 2019l; Joint Formulary Committee, 2019)

이 분야의 새로운 증거에 따라 NICE는 이미 아세틸콜린에스터라제 억제제를 사용하여 치료받고 있는 진행성 알츠하이머병 환자에게 메만틴 치료를 추가하도록 하고 있다.(ABPI, 2019l)

경증-중등도 알츠하이머병, 루이소체 치매 및 혼합 알츠하이머 치매 증후군 치료에 아세틸콜린에스터라제 억제제가 권장된다. 메만틴은 중등도-중증 질환의 치료용으로만 사용해야 한다. 약물 치료의 목적은 인지적 증상의 진행을 늦추는 것이지 질병의 완치는 아니다. 치매가 진행됨에 따라 기존의 아세틸콜린에스터라제 억제제 치료에 메만틴을 첨가하는 것을 고려할 수 있다.

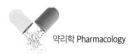

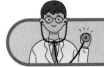

연습문제

01. 이 약들 중 SSRI 항우울제가 아닌 것은 무엇인가?

① 플루옥세틴(Fluoxetine)　　　② 설트랄린(Sertraline)

③ 미르타자핀(Mirtazapine)　　　④ 시탈로프람(Citalopram)

⑤ 파록세틴(Paroxetine)

02. 마지막 투약 후 얼마 후에 리튬 최저치에 대한 혈액 샘플을 채취해야 하는가?

① 2시간　　　② 4시간

③ 8시간　　　④ 12시간

⑤ 18시간

03. 다음 중 클로자핀(Clozapine)과 관련된 부작용이 아닌 것은?

① 갑상선 기능 저하증　　　② 진정

③ 변비　　　④ 과다 침 분비

⑤ 체중 증가

04. 다음 벤조디아제핀(Benzodiazepine) 중 작용 지속 시간이 가장 긴 것은 무엇인가?

① 로라제팜(Lorazepam)　　　② 테마제팜(Temazepam)

③ 클로나제팜(Clonazepam)　　　④ 로르메타제팜(Lormetazepam)

⑤ 디아제팜(Diazepam)

05. 다음 중 추체외로 부작용으로 볼 수 없는 것은 무엇인가?

① 동창　　　② 좌불안석증

③ 지연성 이상운동증　　　④ 파킨슨병

⑤ 근육 긴장 이상

06. 다음 중 항정신병 약물 관련 부작용을 평가하는 데 사용되는 등급 척도는 무엇인가?

① ACE-III   ② PHQ-9

③ Cornell   ④ GASS

⑤ HAM-D

07. 클로자핀(clozapine)의 하루 최대 허가량은 얼마인가?

① 50mg   ② 250mg

③ 375mg   ④ 750mg

⑤ 900mg

08. MAOIs를 복용할 때 피해야 할 것은 무엇이 풍부한 음식인가?

① 티라민(Tyramine)   ② 크레아틴(Creatine)

③ 티로신(Tyrosine)   ④ 페닐알라닌(Phenylalanine)

⑤ 트립토판(Tryptophan)

09. 다음 중 권장되는 수면 위생 조치가 아닌 것은?

① 매일 침대 커버 교체하기

② 매일 같은 시간에 잠자리에 들고 일어나기

③ 하루 종일 잠을 자거나 장시간 활동하지 않는 것을 피하기

④ 잠자리에 들기 전 6시간 동안 카페인, 니코틴, 알코올 피하기

⑤ 깨어 있는 동안 장시간 침대에 있지 않기

10. 불안 장애를 경험하는 사람의 비율은 대략 어느 정도인가?

① 4%   ② 10%

③ 25%   ④ 41%

⑤ 68%

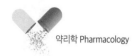

11. 클로자핀을 처음 투여한 후 맥박, 혈압, 체온에 대한 시간당 모니터링은 몇 시간 동안 실시
해야 하는가?

① 1시간 　　　　　　　　　② 2시간

③ 4시간 　　　　　　　　　④ 6시간

⑤ 12시간

12. 2019년 프레가발린(pregabalin)의 제한 약물 기준은 무엇으로 재분류되었는가?

① 스케줄 5 　　　　　　　　② 스케줄 4

③ 스케줄 3 　　　　　　　　④ 스케줄 2

⑤ 프레가발린은 규제 대상 약물이 아니다.

13. 다음 약물류 중 임상적으로 리튬과 유의미한 상호 작용이 있는 것으로 알려진 것은?

① 오피오이드 진통제 　　　　② 구강 저혈당제

③ 경구 피임약 　　　　　　　④ 비스테로이드성 소염진통제

⑤ 마크로라이드(Macrolide)계 항생제

14. 다음 중 알츠하이머 치매 치료제로 허가를 받은 약은 무엇인가?

① 갈란타민(Galantamine) 　　② 팔리페리돈(Paliperidone)

③ 라모트리진(Lamotrigine) 　　④ 알로푸리놀(Allopurinol)

⑤ 옥시부티닌(Oxybutynin)

15. 리튬 치료 최저 약물량은?

① 1.0~4.0mmol/L 　　　　　② 6~10mg/L

③ 0.1~0.5mg/L 　　　　　　④ 0.4~1.0mmol/L

⑤ 10~20mmol/L

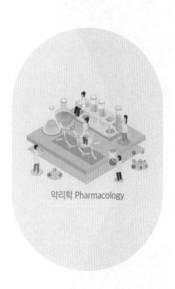

약리학 Pharmacology

예방 접종

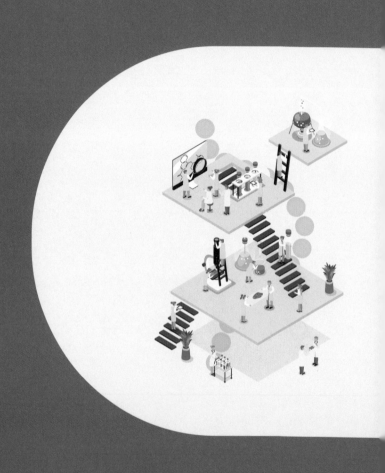
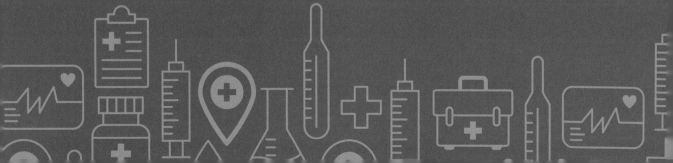

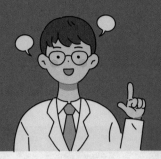

이 장에서는 예방 접종 개요,
백신의 약리학 및
예방 접종 일정을 제공한다.

학습 목표

1. 면역과 백신의 작동 방식을 이해할 수 있다.

2. 국가 예방 접종 프로그램 및 질병을 이해할 수 있다.

3. 백신 접종을 둘러싼 동의, 법적 및 윤리적 문제를 이해할 수 있다.

4. 백신의 투여 및 보관을 이해할 수 있다.

지식 테스트

1. 면역에는 어떤 종류가 있는가?

2. 백신은 어떻게 접종하는가?

3. 백신으로 예방할 수 있는 질병은 무엇이 있는가?

4. 전 세계 백신 접종률을 개선하는 데 가장 큰 과제는 무엇인가?

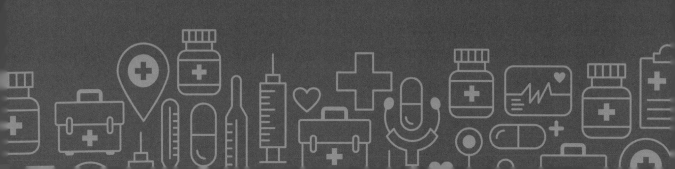

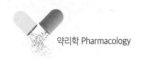

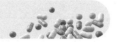

1 서 론

    백신 접종 또는 예방 접종은 깨끗한 물과 함께 가장 중요한 단일 건강 증진 및 건강 분야의 중재이다.(Who.int., 2019) 그러나 새로운 백신 개발을 위한 초기 실험부터 글로벌 면역 프로그램 확대, 백신 가용성 및 최근 언론의 헤드라인에 이르기까지 백신에 대한 논란이 없는 것은 아니다. 백신은 개인의 자율성과 선택권, 전 인류에 대한 위험 사이에서 윤리적 딜레마에 놓여 있다.

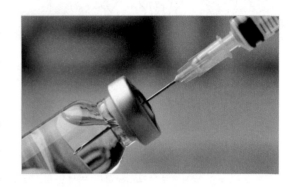

    백신 개발에 대한 최초의 기록은 1797년 에드워드 제너(Edward Jenner)에 의해 작성되었다. 제너는 우두(소로부터 오는 비교적 무해한 질병)에 걸린 사람은 천연두(수두 바이러스가 일으키는 전염병으로 발진, 발열 등의 증상이 나타나고, 실명, 흉터의 부작용, 그리고 10명 중 3명 정도의 사망자가 나타남)에 걸리지 않는다는 사실을 발견한 후 우두가 천연두를 예방한다는 사실과 한 사람에서 다른 사람으로 전염되는 메커니즘이 있다는 결론을 내렸다. 이 이론을 확인하기 위한 첫 번째 실험에서 제너는 우유 짜는 여자의 손에서 우두를 채취하여 천연두에 걸린 적이 없는 어린 소년(제임스 핍스)에게 접종했다. 접종 몇 달 후 소년은 천연두 바이러스에 노출되었지만 병에 걸리지 않았다. 제너의 이러한 발견은 공중 보건의 전환점이 되었고, 국가 예방 접종 프로그램의 시작이 되었다. 그리하여 1980년 세계보건기구(WHO)는 전 세계 천연두 퇴치를 선언하게 된다.(WHO.int, 2010)

    21세기 백신 접종 성공과 백신 접종 캠페인에 따라 볼거리, 소아마비, 백일해와 같이 몇 세대 전에 흔했던 질병의 발병률이 수많은 지역에서 크게 감소했다.(《표 15-1》 백신으로 예방 가능한 질병 참조) 백신 접종률이 충분히 높아 집단 면역(대부분의 인구가 면역이 되었을 때 감염성 질환으로부터 간접적으로 보호받음)을 유도할 수 있는 수준이면 해당 국가에서 감염병을 퇴치할 수 있다. 그러나 이런 예방 정책이 유지되지 않으면 질병이 재발할 가능성이 있다. 현재 WHO는 나이지리아, 아프가니스탄, 파키스탄에서 여전히 중요한 풍토병인 소아마비 근절을 위해 노력하고 있다.(WHO, 2019a) 국가 예방 접종 프로그램에도 불구하고 감염병의 발생은 오늘날에도 여전히 존재한다. 예를 들어, 2018년 영국 내 홍역 발생은 유럽 전역으로 확산되었다.(GOV.UK, 2018b)

표 15-1_ 백신으로 예방 가능한 질병

B형 간염(Hepatitis B)

• 간을 공격하여 급성 및 만성 질환을 유발할 수 있는 바이러스 감염

유병률	• 0.1~0.5%의 전파율. 지역 사회마다 다를 수 있음.
전파	• 혈액 또는 기타 체액과의 접촉을 통해 전염됨. • 바이러스는 몸 밖에서 최소 7일 동안 생존할 수 있음.
합병증	• 간경변 • 간암
징후 및 증상	• 합병증과 관련된 증상

HPV

• Human papillomavirus(인유두종 바이러스)

유병률	• 2012년 바이러스로 인한 사망자는 266,000명, 신규 환자는 528,000명으로 추산 • 전 세계 여성 암의 12%를 차지
전파	• 성적으로 전염됨
합병증	• 자궁경부암 • 항문 생식기암 • 두경부암
징후 및 증상	• 다수 – 무증상 • 합병증에 따른 특유의 증상

인플루엔자(Influenza)

• 독감이라고도 함.
• 상기도, 코, 인후, 기관지 및 폐를 공격하는 급성 바이러스 감염

유병률	• 다른 균주의 출현과 함께 전 세계적으로 발생 • 북반구에서는 매년 가을과 겨울에 전염병이 발생하여 약 200만 명에 영향을 미침. 인구의 약 5~15%
전파	• 공기 중 물방울 • 오염된 손과 표면
합병증	• 심한 경우 치명적일 수 있음 • 심각한 합병증의 위험이 있는 사람 　– 임산부　　　　　　　　　– 노인 　– 어린이　　　　　　　　　– 면역력이 떨어진 사람들 　– 장기 만성 질환자　　　　– 비장이 없거나 기능하지 않는 사람 　– 2차 세균 감염
징후 및 증상	• 발열　　　　　　　　　　　• 기침 • 두통　　　　　　　　　　　• 근육 및 관절 통증 • 권태감　　　　　　　　　　• 콧물

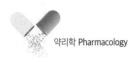

홍역(Measles)

· 전염성이 높은 바이러스성 질환

유병률	· 2018년 글로벌백신행동(Global Vaccine Action) 기준 영국에서 991건의 확진자 확인
	· 2020년까지 5개의 WHO 지역에서 홍역 퇴치를 위한 목표를 계획함
	· 전 세계 홍역 사망자는 최근 몇 년간 84% 감소. 그러나 홍역은 개발도상국에서 여전히 흔함
전파	· 감염자의 코, 입 또는 목에서 나오는 비말을 통해 전염됨
	· 바이러스는 표면에서 몇 시간 동안 생존함

합병증   · 심각한 합병증은 치명적임
- 시각 상실 　　　　　　　 -뇌염(뇌의 부종을 일으키는 감염) 　　 - 설사
- 탈수 관련 증상 　　　　　 - 폐렴 　　　　　　　　　　　　　 - 기타 중증 호흡기 감염

징후 및 증상   · 감염 10~12일 후
- 발열 　　　　　　　　　 - 감기와 유사한 증상
- 입 안쪽의 하얀 반점 　　 - 얼굴에서 시작하여 아래로 퍼지는 발진

수막염(Meningities)

· 나이세리아 수막염(수막구균)
· 12N 수막염 혈청군 중 A, B, C, X, W, Y를 식별

유병률   · 세계 일부 지역의 감시가 불충분하여 전 세계 수막구균 질환 부담에 대한 신뢰할 수 있는 추정치가 없음

진파   · 사람이 직접 접촉히거나 공기 중에 떠다니는 비말 또는 분비물

합병증   · 심각한 합병증은 치명적일 수 있음
- 패혈증 　　　　　　　　　　　　　 - 뇌손상

징후 및 증상   · 평균 잠복기는 4일이지만 범위는 2~10일
- 발열 　　　　　 - 메스꺼움 　　　 - 구토 　　　　 - 혼란
- 두통 　　　　　 - 빛에 대한 민감도 　 - 발작 　　　 - 졸음 또는 무반응

폐렴구균병(Pneumococal disease)

· 연쇄상구균 폐렴균(streptococcus pneumoniae bacterium)
· 90가지 이상의 혈청형 중 극소수만이 질병을 유발

유병률	· 영국에서 매년 5000건 이상의 침습성 폐렴구균 질환이 진단됨. 12월과 1월의 발병률이 최고치
	· 사망률은 개발 도상국에서 더 높음

전파   · 공기 중 - 호흡기 비말

합병증   · 가장 취약한 요소
- 신생아, 유아 등의 어린이 　　　　　　 - 노인
- 비장이 없거나 기능하지 않는 사람 　　 - 면역력이 떨어진 사람들
· 심각한 합병증은 치명적일 수 있음
- 폐렴 　　　　　　　　　　　　　　 - 수막염
- 패혈증

징후 및 증상   합병증 특유의 증상

풍진(Rubella)

- 독일 홍역(German measles), 토가(Toga) 바이러스라고도 알려짐

유병률	· 2018년 영국에서 3건의 사건이 보고됨	· 2020년까지 5개 WHO 지역에서 퇴치하는 것이 목표
전파	· 공기 중-기침과 재채기	· 물방울이 침전된 표면과의 접촉
합병증	· 경증 바이러스성 질환 · 가장 취약한 대상은 어린이와 청소년 · 임신 직전이나 임신 초기에 질병에 감염되면 유산, 태아 사망 또는 선천적 결함(선천 풍진 증후군)이 발생할 수 있음	
징후 및 증상	· 감염 14~21일 후 　– 황반성 발진(돌기가 있는 발진)　– 감기와 유사한 증상　　– 복통 　– 관절통　　　　　　　　　　– 발열　　　　　　　　　– 무기력 　– 림프선병(림프절의 확대)　　– 식욕 부진	

파상풍(Tetanus)

- 클로스트리듐 테타니 포자에 노출되어 감염되는 비감염성 질환
- 클로스트리듐 테타니는 전 세계적으로 동물의 장과 토양에 존재

유병률	· 2018년 영국에서 총 7건이 보고됨	· 백신 접종으로 인해 드물게 발병
전파	· 상처가 오염된 흙에 노출되었을 때	· 오염된 약물 주사
합병증	· 모든 연령대의 사람들에서 감염 가능 · 신생아의 경우 특히 심각(탯줄 그루터기가 감염되는 비위생적인 상태의 신생아에서 발생) · 가임기 여성이나 임신 중에 예방 접종을 통해 예방 가능	
징후 및 증상	· 감염 4~21일 후 　– 턱의 근육 경련(입벌림 장애)　　　　– 삼킴과 근육, 목, 등 또는 어깨의 뻣뻣함 또는 통증 　– 복부, 상완, 허벅지로 근육 경련 확산　– 발열 　– 빈맥	

결핵(Tuberculosis, TB)

- 결핵균(Mycobacterium tuberculosis)

유병률	· 2016년에는 1,040만 건의 신규 사례가 발생하고 170만 명이 사망한 것으로 추정됨 · 사례의 90%는 저소득 또는 중간 소득 국가에서 발생		
전파	· 공기 중 비말 　– 기침, 재채기, 침 뱉기		
합병증	· 중증의 경우 치명적일 수 있음 　– 수막염　　　　　– 심장마비 또는 뇌졸중의 위험 증가 　– 폐렴　　　　　　– 시력 장애　　　　　– 뼈와 관절의 약화		
징후 및 증상	· 전 세계 인구의 약 1/3이 보균자지만 무증상(잠재 감염) 　– 독감과 유사한 증상　　– 홍통　　　　– 지속성 기침 　– 식욕 부진　　　　　　– 목감기　　　　– 야간 발한 　– 체중 감소		

출처: WHO(2019b)에서 각색됨

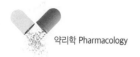
예방 접종 논란은 특정 질병을 퇴치하는 데 성공한 예방 접종 프로그램의 성공적인 결과일 수 있다.(《표 15-2》 국가 예방접종 프로그램의 개요 참조) 특정 질병이 근절된 후 다음 세대는 이러한 질병이 신체적 건강과 개인, 집단 및 공동체의 장기적 안녕에 미치는 위험에 대한 개념이 없을 수 있다. 백신 부작용에 대해 근거 없이 공포를 조장하는 이야기가 계속 유포되고 있으며 백신이 안전하지 않다는 인식도 여전하다. 소셜 미디어 플랫폼에서는 백신의 위험성에 대한 '백신 접종 반대 운동(anti-Vax)' 참여자들의 증언이 쏟아지면서 논쟁이 가열되고 있다.

표 15-2_ 국가 면역 프로그램

해당 연령	예방되는 질병	백 신	접종 부위
8주	디프테리아, 파상풍, 백일해, 소아마비, Hib, B형 간염	DTap/IPV/Hib/HepB	허벅지
	폐렴구균(13종 혈청형)	폐렴구균 결합 백신(PCV)	허벅지
	뇌막구균균 B(MenB)	MenB	왼쪽 허벅지
	로타(Rota) 바이러스	로타 바이러스	경구
12주	디프테리아, 파상풍, 백일해, 소아마비, Hib, B형 간염	DTap/IPV/Hib/HepB	허벅지
	로타 바이러스	로타 바이러스	경구
16주	디프테리아, 파상풍, 백일해, 소아마비, Hib, B형 간염	DTap/IPV/Hib/Hep	허벅지
	폐렴구균(13종 혈청형)	폐렴구균 결합 백신(PCV)	허벅지
	MenB	MenB	왼쪽 허벅지
1세(혹은 첫 생일 이후)	Hib와 MenC	Hib/MenC	위팔/허벅지
	폐렴구균	PCV	위팔/허벅지
	홍역, 볼거리 및 풍진(독일 홍역)	MMR	위팔/허벅지
	MenB	MenB 부스터	왼쪽 허벅지
보행이 가능한 연령대	인플루엔자(매년 9월부터)	생약독화 인플루엔자 백신	양쪽 콧구멍
	디프테리아, 파상풍, 백일해, 소아마비	DTap/IPV	위팔
	홍역, 볼거리, 풍진	MMR(최초 투여량 확인)	위팔
40개월 전후	디프테리아, 파상풍, 백일해, 소아마비	DTap/IPV	위팔
	홍역, 볼거리, 풍진	MMR(최초 투여량 확인)	위팔
12~13세 남녀 청소년	인간 유두종 바이러스(HPV) 16형과 18형에 의한 암(및 6형과 11형에 의한 생식기 사마귀)	HPV(6~24개월 간격으로 2회 접종)	위팔

해당 연령	예방되는 질병	백신	접종 부위
14세	파상풍, 디프테리아, 소아마비	Td/IPV(MMR 상태 확인)	위팔
	수막구균군 A, C, W, Y 질환	MenACWY	위팔
65세	폐렴구균(23종 혈청형)	폐렴구균 다당류 백신(PPV)	위팔
65세 이상	인플루엔자(매년 9월부터)	불활성화 인플루엔자 백신	위팔
70세	대상포진	대상포진	위팔

출처: GOV.UK(2019b)

'웨이크필드(Wakefield) 연구'(Wakefield et al., 1998)는 위법 행위와 비윤리적 행동으로 해당 논문이 란셋(Lancet)에서 철회되고 의료 등록부에서 삭제되었음에도 불구하고 여전히 전 세계에 영향을 미치고 있다. 이 연구는 MMR(홍역, 볼거리, 풍진) 백신과 자폐증 사이의 연관성을 확인했다고 주장했다. 하지만 이후 발표된 조사 결과 이 연구는 사기성임이 밝혀졌고, 13개 이상의 잘 설계된 연구들에서 MMR 백신과 자폐증 사이의 연관성이 없음이 입증되었다.(Amin et al., 2012) 그럼에도 불균형한 언론 보도로 인해 공중 보건에 대한 피해는 계속되고 있다. 2008년에는 14년 만에 처음으로 홍역이 잉글랜드와 웨일스에서 풍토병으로 선언되었다. 2019년에 WHO는 몇 가지 기준에서 영국이 홍역 퇴치국 지위를 상실했다고 선언했는데, 가장 중요한 것은 백신 접종률이 현재 최저 수준이고 그 수치가 95%(WHO 권고 보장률)에서 87%로 감소했다는 것이다.(Gov.UK, 2019a) 일부 지역에서는 2017/2018년 백신 접종률이 66.7%로 매우 낮았다.(Screening & Immunisation Team, NHS Digital, 2018) 백신에 대한 부모들의 신뢰를 회복하기 위한 싸움은 계속되고 있다.

언론도 일정 부분 책임이 있지만, 종종 보건 분야에서 사용하는 언어도 어느 정도 책임이 있다. 백신 논란은 MMR 백신을 넘어서 1970년대와 1980년대에는 백일해 백신과 신경학적 합병증을 둘러싼 일반 대중의 큰 공포가 있었다. 백신 반대 운동은 HPV 백신의 부작용에 초점을 맞추었고, 최근의 타블로이드 보도는 자폐증과 다발성 경화증과 관련된 우려를 전했다. 현재 영국 전역의 독감 백신 보급률은 WHO의 목표치인 75% 이상에 미치지 못하고 있으며 영국은 고위험군의 독감 백신 접종률이 가장 낮다.(Royal Society for Public Health, 2019) 조사 결과에 따르면 독감 백신 접종이 부진한 주요 원인은 부작용에 대한 우려, 백신 효과 및 독감 발생 위험에 대한 인식 때문인 것으로 나타났다.(RSPH, 2018) 백신 관련 다른 문제로는, 특히 근로 연령대 성인의 경우 접종 시기, 접종 가능 여부, 접종 장소, 접종 약속 등을 잊어버리는 것이 주요 원인으로 꼽혔다.(RSPH, 2018)

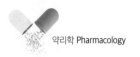

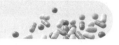

2 윤리

영국에서는 1800년대 후반 천연두에 대한 의무적인 백신 접종이 시도되었으나 특정 지역 사회의 적개심과 상당한 저항에 부딪혀 실패하고 말았다. 오늘날까지 영국에서는 의무적 소아 백신 접종의 도입이 이루어지지 않고 있다. 세계의 다른 국가들은 의무적인 백신 접종에 대해 다양한 접근 방식을 시도해왔다. 이탈리아 정부는 2017년부터 홍역이 발생하고 백신 접종률이 80% 이하로 떨어지자 의무 예방 접종에 관한 법률을 변경했다. 호주와 같은 다른 나라들은 사회 복지 수당과 연계하여 예방 접종을 장려하고 있으며, 미국의 일부 주에서는 의무 예방 접종을 학교 및 어린이집 입학을 위한 필수 조건으로 하고 있다. 문제는 백신 접종을 의무화해야 하는가, 그리고 이것이 어떤 의미를 지니는가에 대한 것이다. 지난 20년 동안 공중 보건과 관련된 윤리적 원칙을 정의하기 위해 많은 고민을 해왔다. 가장 관련성이 높은 원칙(윤리적 고려 사항)은 다음과 같다.

🔖 윤리적 고려 사항

- 이익 창출
- 피해의 방지, 예방 및 제거
- 피해와 비용에 대한 이익의 최대 균형 산출
- 혜택과 부담의 공정한 배분 및 국민 참여 보장
- 자율적 선택 및 행동의 존중
- 개인 정보 보호 및 기밀 유지
- 약속을 지킴
- 투명성, 정보 공개, 정직성
- 신뢰 구축 및 유지

출처: Childress et al., 2002; Amin et al., 2012

아민(Amin) 등(2012)은 백신 접종률을 개선하기 위한 실질적인 접근법의 변화가 필요하다고 주장한다. '백신 친화적 환경'에 기여하기 위해 의료 전문가들은 특허/보호 백신 안전성 문제를 해결하고, 백신으로 예방 가능한 질병 위험에 대한 대중의 인식을 제고하며 집단 면역에 대한 더 나은 대중의 이해 증진에 초점을 맞춰야 한다. 항생제 내성에 대한 우려가 높아짐에 따라 백신 접종률을 높이고 전염병 확산을 막기 위한 건강 증진 및 환자 교육은 유해 감염자 수를 줄이고 항생제 내성의 확산을 막을 수 있다.

예방 접종 프로그램이 경제적으로도 긍정적인 영향을 미친다는 것은 잘 알려진 사실이다.(RSPH, 2018) 예방 접종은 경제적 불평등 감소, 학교 출석률 개선, 출산율 저하를 포함하여 보건 분야와 노동력 전반에 걸쳐 장기적인 사회적 비용을 절감할 수 있다.(RSPH, 2018)

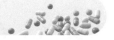

3 면 역

면역(Innunity)은 전염병으로부터 자신을 보호하는 신체의 능력이다. 면역에는 크게 세 가지 유형이 있다.

❶ 선천적 또는 비특이적 면역
❷ 획득(후천) 면역
❸ 능동 면역, 수동 면역

선천적 또는 비특이적 면역은 태어날 때 가지고 오는 것이다. 선천 면역은 감염에 대한 초기 반응을 제공하는 정상적 피부, 침샘 효소, 호중구 등과 같이 병원체와 항원에 대한 신체의 선천적 저항력이다. 후천 면역은 시간이 지남에 따라 신체가 획득한 면역으로 출생 시 태반을 통과한 감염 후나 예방 접종을 통해 항체가 생성되는 것이다. 능동 면역과 수동 면역은 면역력을 획득하는 두 가지 기본 메커니즘이다.(《그림 15-1》 면역 유형 참고)

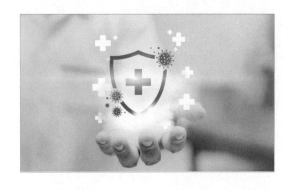

능동 면역은 항원에 노출되었을 때 개인의 면역 체계에 의해 생성되는 보호 기능으로, 일반적으로 오래 지속되며 자연 질환이나 예방 접종을 통해 얻을 수 있다. 예를 들어, A형 간염 바이러스에 감염된 후 회복되면 자연적으로 능동 면역 반응이 나타나고 이것은 평생 보호 기능을 제공한다. 따라서 예방 접종의 목적은 자연 감염과 유사한 면역력을 제공하는 것이다.

수동 면역은 면역력이 있는 사람으로부터 항체가 전달되는 것으로 일반적으로는 태반을 통해 전달되거나 드물게는 면역 글로불린을 포함한 혈액 또는 혈액 제제의 수혈을 통해서 전달되기도 한다. 어머니에게서 아이로 항체가 태반을 통해 전달되어 자궁에서 발생하는 보호는 다른 감염(예 소아마비 및 백일해)보다 특정 감염(예 파상풍 및 홍역)에 더 효과적이다. 이러한 보호 효과는 일시적이며 항체가 저하되어 소실될 때까지 몇 주 또는 몇 달 동안만 지속된다.

예방 접종의 주된 목적은 예방 접종을 받은 사람의 면역력을 증진시키는 것이다. 이를 통해 백신을 접종하지 않은 사람이나 백신을 접종할 수 없는 사람이 감염에 노출될 위험을 줄일 수

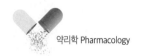

약리학 Pharmacology

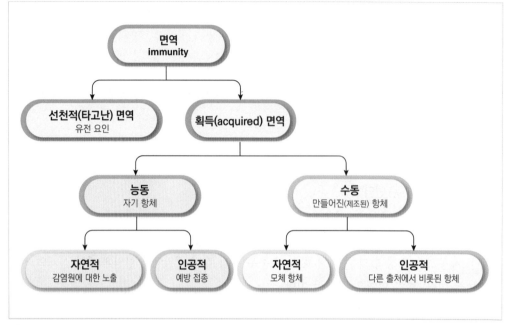

✏️ 그림 15-1_ 면역의 유형

있다. 이것을 집단(또는 '무리') 면역이라고 한다. 집단 면역을 달성하는 데 필요한 백신 접종 수준은 질병에 따라 다르다.

① 백신의 작동 원리

백신은 능동 면역을 유도하고, 향후 자연 감염에 노출되었을 때 면역 체계가 이를 인지하고 신속하게 대응할 수 있도록 면역학적 기억을 제공한다. 백신은 불활성화(죽은) 또는 약독화된 유기체, 분비된 물질, 재조합 구성 요소 또는 세포벽의 구성 요소로 만들어진다. 백신이 심각한 감염에 대한 감수성을 증가시킨다는 근거는 없으며, 백신을 접종한 아동은 감염률이 일반적으로 낮다.(GOV.UK, 2018a)

이전에 질병에 노출된 적이 없는 사람에게 접종하는 불활성화 백신은 1차 항체 반응을 유도한다.(이러한 반응을 유도하기 위해 유아에게 2회 이상의 주사가 필요할 수 있다.) 이것을 1차 과정이라고 한다. 백신 접종 시기와 효능에 따라 추가 주사를 맞으면 반응이 가속화되는데, 이를 2차 반응이라고 한다. 비록 검출 가능한 항체의 수치가 떨어지더라도 면역 체계는 준비된 상태이므로 개인은 여전히 보호받을 수 있다. 예를 들어 독감 백신과 같은 백신의 추가적인 보강은 면역력을 높이고 장기적인 예방 효과를 가져다 준다. 백신에 대한 일반적인 오해는 백신이 예방하고자 하는 질병/바이러스를 유발한다는 것이다. 그러나 백신에 사용된 질병/바이러스 성분은 사멸되어 질병 병원균을 생성할 수 없으므로 근거가 없는 것이다.

MMR과 같은 생백신은 보통 1~2회 접종 후 완전하고 오래 지속되는 항체 반응을 유도한다. 면역 반응을 촉진하려면 살아 있는 유기체가 며칠 또는 몇 주에 걸쳐 백신이 접종된 숙주에서 복제(성장)해야 한다. 살아 있는 백신은 자연 감염과 동일한 반응을 몸에서 촉진하지만, 실제 질병을 일으키지는 않는다. 그러나 일부 반응은 매우 드물지만 국소성 발진과 같은 가벼운 형태의 질병을 유발할 수 있다.(《표 15-3》 백신의 약력학과 약동학 참고)

하지만 백신은 100% 보호 효과를 제공하지 않으며, 백신 접종에도 불구하고 소수의 사람들은 감염된다.(Who.int., 2019) 백신 실패는 크게 두 가지 방법으로 발생할 수 있다. 일차적인 실패는 개인이 백신에 대한 초기 면역 반응을 일으키지 못할 때 발생한다. 예를 들어, 첫 번째 MMR 접종의 홍역 성분에 반응하지 않는 어린이의 5~10%는 감염에 취약한 상태로 남게 된다.(GOV.UK, 2018a) 그러나 아이가 학교에 입학하기 전에 추가 접종을 하면 홍역의 위험을 줄일 수 있다. 2차적인 실패는 백신에 대한 초기 반응은 좋지만 시간이 지남에 따라 예방 효과가 약해지는 경우를 말한다. 결과적으로 시간이 지남에 따라 실패 발생률이 증가한다. 예방 접종에도 불구하고 감염에 걸린 사람들은 예방 접종을 전혀 하지 않은 사람들에 비해 가벼운 형태의 질병을 앓을 수 있고, 입원이나 사망과 같은 심각한 합병증을 경험할 가능성이 적다. 예를 들어, 백일해 백신은 3회 접종 후 높은 예방 효과를 보이지만 아이가 나이가 들수록 예방 효과는 감소한다. 그래서 학령기 동안 예방 효과를 높이기 위해 네 번째 추가 접종을 한다. 전체 정기 예방 접종 일정은 정기적으로 업데이트되며, 예방 접종을 실시하기 전에 온라인을 통해 반드시 확인해야 한다.

2 그린북

영국에서 백신에 대한 최신 정보 및 백신 사전 접종 절차에 대한 최신 정보는 온라인 그린북(https://www.gov.uk/government/collections/immunization)에서 확인할 수 있다. 지침이 변경되면 정기적으로 검토되고 업데이트되기 때문에 그린북을 인쇄할 필요는 없다. 국내의 경우 질병관리청의 예방 접종 도우미 사이트(https://nip.kdca.go.kr/irhp)에서 예방 접종 절차에 대한 최신 정보를 확인할 수 있다.

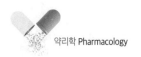

③ 백신의 보관

예방 접종을 안전하고 효과적으로 하기 위해서는 백신을 올바르게 보관하는 것이 중요하다. 백신은 언제든지 너무 뜨겁거나 차가워지면 그 효과가 떨어질 수 있다. 백신은 시간이 지남에 따라 손상되며, 운송 중을 포함하여 권장 보관 온도를 벗어나면 돌이킬 수 없는 효능 손실을 가속화할 수 있다. 이로 인해 면역 반응에 실패하고 예방 효과가 떨어질 수 있다. 또한 부적절한 보관으로 인해 의료 경제의 낭비와 불필요한 비용을 발생시킬 수 있다. 백신 보관 시 유의 사항은 다음과 같다.

- 냉장고에 백신이나 기타 약물만 보관한다.
- 오류를 줄이기 위해 다른 백신을 다른 선반에 배치한다.(냉장고 문 바깥에 목록을 부착하면 좋다.)
- 냉장고의 온도는 매일 기록해야 한다
- 재고 회전이 이루어지도록 한다.(가장 오래된 것을 앞에 두기)
- 백신을 기존의 포장 용기에 보관된다.(많은 백신은 빛에 민감하므로 상자 밖에 장기간 방치할 경우 효능이 저하될 수 있다.)
- 정확한 수량을 주문한다.(과다 주문 방지)

 임상 고려 사항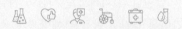

📍 **예방 접종의 동의**

예방 접종에 대한 동의는 백신 접종 관련 정보를 적절히 설명한 후 질문할 수 있는 기회를 주어 자유롭게 결정하도록 해야 한다. 간호사를 포함한 의료 전문가는 예방 접종의 이점과 위험성, 예방 접종 관련 데이터가 데이터 보호 및 칼데곳 지침(환자 정보 보호 원칙)에 따라 어떻게 저장되는지 설명해야 한다. 개인에게 제공하는 정보는 서면 또는 구두 형식으로 제공되며 일반인이 이해하기 쉬워야 한다. 동의는 동의하는 사람이 합리적으로 결정을 내릴 수 있도록 가능한 한 많은 정보를 제공하는 경우에만 유효하다. 동의 없이 예방 접종을 하면 법적 조치를 당할 수도 있다. 다른 의료 전문가의 조언이나 지침에 관계없이 모든 행동과 동의 누락에 대한 책임은 항상 간호사에게 있다.(NMC, 2018)

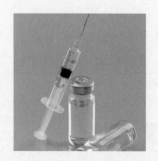

📍 **백신 보관 방법**
- 제조업체의 지침에 따라 배치 번호 및 만료 날짜가 기록되어 있는 오리지널 포장에 담겨 있어야 한다.
- 대부분의 경우 2~8°C에서 보관한다.
- 빛으로부터 보호되는 장소에 보관한다.

(1) 콜드 체인

'콜드 체인(cold chain)'은 제조사가 권장하는 온도 범위에 따라 보관 및 운송하는 과정에서 백신을 저온 상태로 유지하는 것을 말한다.(《그림 15-2》 콜드 체인 시스템의 예 참고)

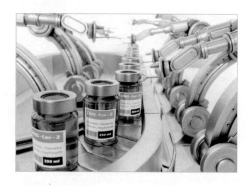

유통 기한이 지난 백신은 냉장고에서 꺼내 현지 정책에 따라 폐기해야 한다. 백신은 유통 기한이 지나면 절대 사용해서는 안 된다. 만료된 백신을 투여한 경우 지역의 사고 보고 절차에 따라 보고해야 하며, 추가 조언을 구해야 한다. 종종 백신을 다시 투여해야 하기도 한다.

백신이 들어 있는 바이알이나 주사기가 손상된 경우 백신을 사용해서는 안 된다. 이러한 백신은 손상된 것으로 표시하고 현지 정책에 따라 폐기하거나 결함으로 보고해야 한다.

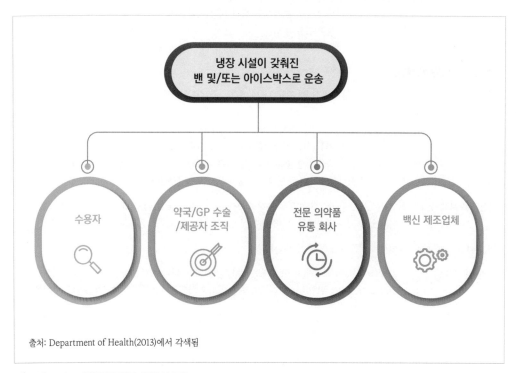

출처: Department of Health(2013)에서 각색됨

✏️ 그림 15-2_ 일반적인 콜드 체인 시스템

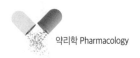

표 15-3_ 백신의 약력학과 약동학

<table>
<tr><td colspan="2">인플루엔자 백신</td></tr>
<tr><td>백신 종류</td><td>·주사형 백신에는 불활성화(바이러스 사멸 성분) 백신이 들어 있다. 살아있는 약독성 비강 백신인 LAIV는 살아있는 바이러스(바이러스 중 약화된 성분으로 비감염성으로 변경됨)가 들어 있다. 살아있는 약독 백신은 면역 효과가 오래 지속되지만 모든 사람들에게 적합한 것은 아니다.</td></tr>
<tr><td>백신이 흡수되는 방법</td><td>·근육 내 주사는 90도 각도로 근육에 직접 투여한다. 주사액에서 나온 액체는 근육 조직에 남아서 서서히 근육 모세혈관으로 흡수된다.</td></tr>
<tr><td>백신에 대한 신체 반응</td><td>·백신 접종 후 최대 2주 동안 신체는 항체를 생성한다. 이것들을 B세포와 T세포라고 한다. 이 세포들은 감염과 싸우고 백신 접종을 기억한다. 면역학적 기억은 면역 체계가 자연 감염을 인식하고 반응할 수 있게 한다. 개인이 바이러스와 다시 접촉할 때 B세포와 T세포는 면역 반응을 일으킨다.</td></tr>
<tr><td>주의 사항/부작용</td><td>·백신 또는 백신 성분에 대해 생명에 위협적인 알레르기 반응을 보이는 사람은 백신을 접종해서는 안 된다.
·급성 및 만성 백혈병, 림프종, 고활성 항레트로 바이러스 요법(HAART)을 받지 않는 HIV 감염, 세포 면역 결핍, 고용량 코스티코스테로이드와 같은 조건 또는 면역 억제 요법으로 인해 임상적으로 심각한 면역 손상을 입은 어린이 또는 청소년에게는 LAIV를 투여해서는 안 된다.
·부작용: 주사 부위의 통증, 부기 또는 발적, 미열, 나른함, 떨림, 피로, 두통, 근육통 및 관절통, 주사 부위의 작은 무통 결절(경결)</td></tr>
<tr><td colspan="2">뉴모백스(Pneumovax)</td></tr>
<tr><td>백신 종류</td><td>·폐렴구균 다당류 백신 PSV23(23종의 폐렴 구균으로부터 보호)과 폐렴 구균 결합 백신 PCV13 또는
·프리브나(Prevnar) 13(13종 폐렴 등 심각한 감염을 일으키는 폐렴구균으로부터 보호)
·다당류는 특정 박테리아의 표면처럼 보이도록 만들어져 신체가 그 세균에 대한 방어력을 키울 수 있도록 돕는 백신의 한 종류이다. 접합체는 박테리아의 일부에 단백질을 결합하여 백신의 보호 기능을 향상시키고 더 큰 면역 반응을 유도하는 백신의 일종이다.</td></tr>
<tr><td>백신이 흡수되는 방법</td><td>·이 백신은 근육(IM) 또는 피하 주사로 투여될 수 있다. IM 백신은 국소 반응이 적은 것으로 알려져 있다. 피하 백신에서 주사액은 피부 아래의 지방층을 통해 체내로 천천히 흡수된다.</td></tr>
<tr><td>백신에 대한 신체 반응</td><td>·백신에 대한 대응은 위 참조</td></tr>
<tr><td>주의 사항/부작용</td><td>·코막힘/비루, 식욕 저하, 허약, 두통은 LAIV 투여 후 나타나는 일반적인 부작용이다.
·위와 같이 생명을 위협하는 알레르기 반응 여부를 확인한다.(주의 사항: 개인의 몸 상태가 심각하게 좋지 않을 경우)
부작용
·6~5세 아동 – 발열, 과민성, 식욕 감소, 수면 증가 및/또는 감소
·성인 – 주사 부위의 가벼운 통증과 경직은 1~3일 정도 지속되며, 드물게 미열이 발생할 수 있다.</td></tr>
</table>

임상 고려 사항

콜드 체인의 혼란(붕괴)에 대한 지침은 '냉장고 고장 또는 콜드 체인 혼란' 그린북을 참조하라. 잘못된 백신 보관, 위반, 잘못된 희석제 사용 등에 대한 지침은 www.hpa.org.uk/webc/HPAwebfile/HPAweb_C/12675511395890에서 확인할 수 있다.

4 예방 접종 금기 사항

거의 모든 사람이 안전하게 예방 접종을 받을 수 있지만, 예방 접종을 금지하거나 연기해야 하는 다음과 같은 몇 가지 예외가 있다. GOV.UK(2018a)에 따르면 다음과 같은 경우 특정 백신 접종을 피해야 한다고 제안한다.

- 백신 구성 요소 또는 이전 백신에 대한 아나필락시스 반응이 확인된 이력이 있는 경우
- 일차적 또는 후천적 면역 결핍을 가지고 있으며, 현재 또는 최근에 면역 억제 또는 면역 억제 생물학적 요법 치료를 받은 경우
- 임신 중 면역 억제 생물학적 치료를 받은 산모에게서 태어난 아기
- 임신 중인 여성

이전 백신 접종에 대한 아나필락시스 반응이 확인된 경우는 극히 드물다.(Gov.UK, 2013a) 예방 접종 또는 예방 접종의 구성 성분에 대해 아나필락시스 반응이 확인된 사람은 대체 백신을 접종해야 한다. 달걀에 대한 아나필락시스 반응이 확인된 사람은 달걀이 없거나 달걀 단백질 함량이 매우 낮은 백신(예 플루셀락스 또는 플루아드)을 접종해야 한다.(Gov.UK, 2013a) 최근의 데이터에 따르면 MMR 백신과 달걀 항원에 대한 과민성 사이에 연관성이 없는 것으로 나타났다.

(1) 아나필락시스

아나필락시스는 생명을 위협하는 심각한 전신성 알레르기 반응이다.(NICE, 2011) 아나필락시스는 여러 가지 징후와 급격한 증상 악화가 특징이다.

- 삼킴 곤란 및 호흡 곤란

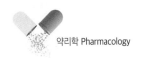
- 입, 목구멍 또는 혀의 부종
- 빠른 호흡 속도(빈호흡)
- 빠른 심박수(빈맥)
- 두드러기(발진과 가려움증)
- 혈압 저하(저혈압)

아나필락시스 반응의 치료는 생명 유지 원칙에 기초해야 한다.

🩹 아나필락시스 치료

- 기도 유지, 호흡, 순환, 장애, 노출(Airway, Breathing, Circulation, Disability, Exposure, ABCDE)을 사용하여 문제를 인식하고 치료한다.
- 빨리 전화해서 도움을 요청한다.
- 생명에 대한 가장 큰 위협을 먼저 치료한다.

출처: Resuscitation(2016)

5 환자 그룹 지도/환자 상세 지도

예방 접종을 시행하고 있는 간호사들은 의사가 개별적으로 백신을 처방하지 않은 경우 백신을 접종하지 말아야 한다. 의약품법은 자격이 없는 간호사나 의료 종사자가 처방 전용 의약품(Prescription Only Medicines, POMS)을 투여하는 것을 허용하지 않으며, POMS는 아래의 세 가지 사항이 기록되어야 한다.

- 서명된 처방전
- 서명된 환자별 상세 지시서(PSD)
- 환자 그룹 지시서(PGD)

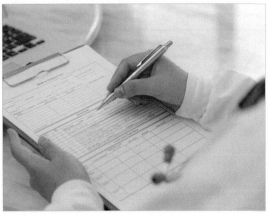

환자별 상세 지시서(PSD)는 의사나 독립적인 처방자가 약물을 지정된 환자에게 공급하거나 투여하라는 서면 지시 사항이다.

환자 그룹 지시서(PGD)는 치료를 받기 전에 개별적으로 확인되지 않은 환자 그룹에 의약품을 공급하고 투여하기 위한 서면 합의서이다. 환자 그룹 지시서(PGD)를 사용하면 다양한 의료 전문가들이 처방자를 보지 않고도 임상적 상태가 확인된 환자에게 직접 약을 공급하거나 투여할 수 있다. 환자가 환자 그룹 지시서에 명시된 기준에 부합하는지 평가하는 것은 환자 그룹 지시서와 협력하는 의료 전문가의 책임이다. 환자 그룹 지시서에 다음과 같은 세부 사항이 들어 있어야 한다.

※ 간호사/의료 전문가가 백신 투여 시 작성 완료해야 한다.

백신명	Zostavax
배치 번호	12345678
만기 일자	09/9/2024
백신 강도	19 400 PFU
투여량	0.65 Ml
투여 위치/방식	IM 우측 삼각근
백신 허가 날짜	12/11/2023
기록 사항	환자에게 예방 접종 설명. 사전 동의서 획득

간호사 서명 :

이름 :

자격 :

날짜 :

🖊 환자별 상세 지시서(PSD) 필수 세부 사항

- 지시가 유효한 기간
- POM(처방전용 의약품)의 등급 또는 설명
- 약의 용량에 대한 제한
- 해당 설명의 POMS가 치료할 수 있는 임상적 상황
- 치료 받을 자격이 있는 개인의 임상적 기준
- 특정 사용자의 제외 여부
- 추가 조언을 구해야 할 상황이 있는지 여부
- 적용 가능한 용량 및 최대 용량
- 투여 경로
- 투여 빈도
- 유의해야 할 모든 관련 경고
- 어떤 상황에서든 취해야 할 후속 조치가 있는지 여부
- 지침에 따라 의약품의 공급 또는 관리에 대해 보관해야 하는 기록의 세부 사항

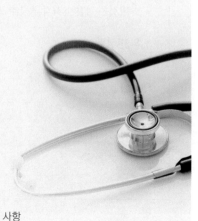

출처: Gov.UK(2018a)

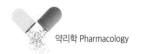
자세한 내용은 National Prescribing Centre https://www.guidelinesinpractice.co.uk/searchresults?qkeyword=pGD에서 PSD 사용에 대한 실용적인 가이드와 역량 프레임워크를 확인할 수 있다.

PSD 예시

환자 상세 지시서(PSD)

환자명 :

주소 :

위에 명시된 환자가 아래의 백신을 투여 받을 수 있도록 허가함.

백신명	Zostavax
백신 강도	19,400 PFU
투여량	0.65 mL
횟수	1회
투여 위치/방법	IM 또는 SC, 팔뚝 삼각근 부위

이것은 적절한 자격을 갖추고 고용된 간호사/건강 관리 전문가가 관리합니다.

의사 서명 :

이름 :

자격 :

날짜 :

해당 PSD 만료일 :

✏️그림 15-3_ 환자 상세 지시서 예시

실무 기술

📍 예방 접종 절차

예방 접종을 시행하는 간호사는 자신의 행동과 절차 누락에 대해 전문적으로 책임을 진다.(NMC, 2018) 예방 접종 또는 백신 투여에 대해 조언하는 모든 의료 전문가는 백신 준비 및 보관, 콜드체인, 접종 전, 접종 중, 접종 후, 아나필락시스 인식 및 치료와 관련하여 전문적 능력이 있는 사람이어야 한다.

백신을 투여하는 간호사는 아나필락시스 관리에 대한 교육을 받아야 하며 에피네프린(아드레날린)을 즉시 사용할 수 있어야 한다.

📍 예방 접종을 시행하는 방법

접종 전에 다음 사항을 확인한다.
- 동의서 받기
- 백신 접종과 관련한 약물 투여 금기가 있는지 여부
- 개인 또는 보호자가 백신에 대해 완전히 알고 있으며 절차를 이해하고 있는지 여부
- 개인/돌봄 제공자가 발생할 수 있는 부작용과 부작용 대처법을 알고 있는지 여부

대부분의 백신은 근육 내 주사(IM)로 접종하는데, 피하(SC)가 아닌 IM을 투여하면 국소 반응을 일으킬 가능성이 낮은 것으로 나타났다.(Diggle et al., 2006) Bacillus Calmetter-Guerin(BCG) 백신은 피내(ID) 주사, 수두 백신은 SC로 접종한다. 백신은 정맥 주사로 투여하지 않는다. 접종 전에 환자의 주요 신경과 혈관을 모두 피하는 부위를 찾아야 한다.

IM 및 SC 예방 접종을 위해 선호하는 부위는 대퇴부의 앞쪽 측면과 상부 팔의 삼각근이다.(《그림 15-4 및 15-5》 참고)

두 개 이상의 주사를 동시에 맞아야 할 경우 다른 사지에 투여해야 한다. 다만 한쪽 사지(⑩ 림프 부종의 경우)만 사용할 수 있다면 2.5cm 간격으로 같은 사지에 백신을 투여할 수 있다. 모든 접종 부위는 문서화되어야 하며, 간호사는 좌골 신경 손상 위험을 피하기 위해 엉덩이에 예방 접종을 하지 말아야 한다.(Piggot, 1988; Villarejo and Pascaul, 1993)

다음과 같은 표준 정책을 따라야 한다.
- 만료일이 경과되지 않았는지 확인한다.
- 적절한 콜드 체인 조건에서 백신을 보관한다.
- 손을 씻는다.
- 감염 위험이 있는 경우 보호복을 착용하고 일반적인 예방 조치를 따라야 한다.
- 바이알에서 꺼낼 때는 멸균 주사기와 바늘을 사용한다.
- 백신을 접종할 준비가 되었을 때만 백신을 접종한다.

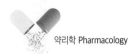

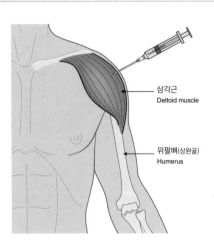

삼각근
Deltoid muscle

위팔뼈(상완골)
Humerus

출처: Peate and Wild 2nd Ed Nursing Practice Knowledge and Care Fig 19.13 page 391.

✏️그림 15-4_ 삼각근의 위치

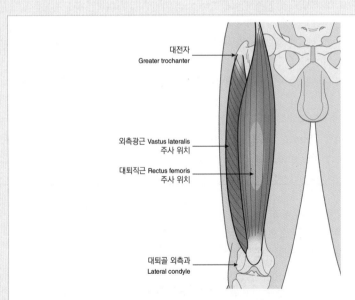

대전자
Greater trochanter

외측광근 Vastus lateralis
주사 위치

대퇴직근 Rectus femoris
주사 위치

대퇴골 외측과
Lateral condyle

출처: Peate and Wild 2nd Ed Nursing Practice Knowledge and Care Fig 19.12 page 391.

✏️그림 15-5_ 대퇴직근과 허벅지 외측부 근육의 위치

- 주삿바늘을 바이알에 꽂은 채 주사액을 여러 번 빼내서는 안 된다.
- 바이알에는 다음 내용이 표기된다.
  - 재사용 또는 최초 사용 일시
  - 바이알을 재사용하거나 처음 사용한 사람의 이니셜
  - 백신을 사용할 수 있는 기간
- 항상 환자의 존엄성을 보장한다.
- 투여 전에 다시 손을 씻는다

IM 주사는 뭉쳐 있지 않고 신축성 있는 근육에 90° 각도로 주사해야 한다.(Gov.UK, 2013b)

다음 정보는 정확하게 기록해야 한다.

백신 접종자는 즉각적인 부작용에 대해 관찰해야 한다. 바이알, 앰플 등 백신 접종에 사용되는 장비는 날카로운 것을 보관하는 박스에 폐기하고 현지 정책과 절차를 준수해야 한다. 다음 정보를 정확하게 기록해야 한다.

- 백신 이름, 제품, 배치 번호, 만료 날짜
- 투여된 선량
- 투여 부위
- 투여 날짜
- 예방 접종자의 이름과 서명

 4 결 론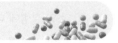

이번 장에서는 면역, 백신의 작용 원리, 질병 및 백신 접종 일정에 대해 논의했다. 또한 백신 접종을 둘러싼 논란과 윤리적 원칙에 대한 고려 사항, 아울러 예방 접종 절차와 예방 접종에 대한 간호사의 역할을 간략히 설명했다. 예방 접종을 실시하는 간호사는 국가 및 지역 정책에 대한 정보를 최신 상태로 유지하고 어디에서 정보를 찾을 수 있는지 알고 있어야 한다. 또한 환자에게 의사 결정에 도움이 되는 올바른 정보를 제공하고, 특정 대상 그룹에 속하거나 예방 접종 상태가 불확실하거나 불완전한 환자와 예방 접종 상태에 대해 논의할 책임이 있다.

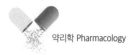

연습문제

01. 주로 5세 미만의 어린이에게 영향을 미치고 아직도 2개국에서 풍토병으로 남아 있는 질병은 무엇인가?

① 홍역　　　　　　　　　　　② TB

③ 소아마비　　　　　　　　　④ 천연두

02. 공기를 통해 전염되는 예방 가능한 질병은 무엇인가?

① 디프테리아　　　　　　　　② 인플루엔자

③ 백일해　　　　　　　　　　④ 위의 모든 것

03. 약독화 백신이란 무엇인가?

① 질병을 일으키는 약해진 형태의 박테리아

② 질병을 일으키는 박테리아의 죽은 형태

③ 질병을 일으키는 박테리아의 복제 형태

④ 위의 모든 것

04. 집단 면역이란 무엇인가?

① 소의 질병에 대한 면역력

② 예방 접종 후 단기 면역

③ 충분히 높은 비율의 개인들이 면역성을 가지고 있는 경우 전염성 질환의 확산에 대한 내성

④ 항원에 반응하는 면역 체계에 의해 생성된 항체로 인한 면역

05. 백신을 어떻게 투여할 수 있는가?

① IM, SC 또는 경구로　　　　② SC 또는 IV

③ IV 또는 IM　　　　　　　　④ 구강 또는 SC

06. 어떤 사람의 예방 접종 이력을 확신하지 못한다면 어떻게 할 것인가?

 ① 그들이 어떤 백신을 맞았는지 확인할 수 있을 때까지 놔둔다.

 ② 그들이 백신을 모두 맞았다고 가정한다.

 ③ PHE 알고리즘을 확인한다.

 ④ 예방 접종을 받지 않았다고 가정하고 전체 예방 접종 과정을 제공한다.

07. 백신 접종 금지 사유에 해당하는 것은?

 ① 개인이 백신 구성 요소 또는 이전 백신 접종에 대한 아나필락시스 반응 이력이 있는 경우

 ② 1차적 또는 후천적 면역 결핍을 가지고 있으며, 현재 또는 최근에 면역 억제 또는 면역 억제 생물학적 요법을 받고 있는 경우

 ③ 임신 중 면역 억제 생물학적 치료를 받은 산모에게서 아기가 태어난 경우

 ④ 위의 모든 것

08. 아나필락시스 반응의 징후는 무엇인가?

 ① 주사 부위의 통증   ② 가려운 발진

 ③ 체온 상승   ④ 입술의 부종

09. 백신은 몇 도에 보관해야 하는가?

 ① 4~6℃   ② 2~6℃

 ③ 2~8℃   ④ 1~5℃

10. 사전 동의란 무엇인가?

 ① 시술에 대한 환자의 동의

 ② 환자가 시술 전에 전체 정보를 수신하고 이해한 후에 이루어지는 동의

 ③ 자식에 대한 부모의 동의

 ④ 목격자 입회 동의서

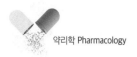

11. 환자 상세 지시서(PSD)는 언제 사용할 수 있는가?

    ① 명명된 환자의 경우

    ② 환자 그룹의 경우

    ③ 임상적 상태가 확인된 환자 그룹의 경우

    ④ 위의 모든 것

12. 백신 접종에 따른 일반적인 국소 반응은 무엇인가?

    ① 주사 부위의 통증   ② 주사 시 압통 및 부기

    ③ 두드러기   ④ 혈압 강하

13. 만약 환자가 예방 접종을 거부한다면 어떻게 해야 하는가?

    ① 선택의 여지가 없으며 법적 요구 사항임을 말한다

    ② 가능한 모든 정보를 제공하고 환자가 정보에 입각한 결정을 내릴 수 있도록 지원한다

    ③ 환자가 거부한 사실을 노트에 기록한다

    ④ 다른 날에 다시 오라고 조언한다

14. 예방 접종 후 환자 노트에 기록해야 할 사항은 무엇인가?

    ① 백신명, 제품, 배치 번호, 유효 기간

    ② 투여된 선량 및 부위

    ③ 지정된 날짜, 백신 접종자의 이름 및 서명

    ④ 위의 모든 것

14. ④

정답 01. ③ 02. ④ 03. ① 04. ③ 05. ① 06. ③ 07. ④ 08. ② 09. ③ 10. ② 11. ③ 12. ① 13. ②

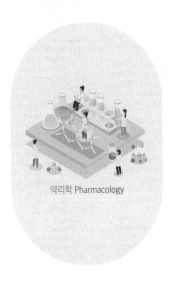

약리학 Pharmacology

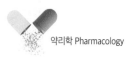

약리학 Pharmacology

참고문헌

ABCD DTN UK(2019). *Freestyle Libre Education Forum*. https://abcd. care/dtn/education(accessed 19 June 2019).

Abdelhafiz, A., Rodriguez-Manas, L., Morley, J., and Sinclair, A.(2015). Hypoglycaemia in older people –a less well recognized risk factor for frailty. *Aging and Disease* 6(2): 156–167. https://doi.org/10.14336/AD.2014.0330.

Abortion Act(1967). Abortion Act. www.legislation.gov.uk/ukp-ga/1967/87/contents(accessed 19 September 2019).

ABPI Medicines Compendium(2014). *Summary of product characteristics for mirtazapine 15mg tablets(Arrow)*. https://www.medicines.org.uk/emc/product/3192/smpc(accessed 20 October 2019).

ABPI Medicines Compendium(2015). *Summary of product characteristics for Edronax 4mg tablets*. https://www.medicines.org.uk/emc/product/1578(accessed 31 October 2019).

ABPI Medicines Compendium(2016). *Summary of product characteristics for Nimvastid 1.5 mg hard capsules*. https://www.medicines.org.uk/emc/product/4911/smpc(accessed 29 October 2019).

ABPI Medicines Compendium(2017a). *Summary of product characteristics for Nardil tablets*. https://www.medicines.org.uk/emc/product/228Ltd(accessed 21 August 2019).

ABPI Medicines Compendium(2017b). *Summary of product characteristics for Agomelatine Accord 25mg Film-coated tablets*. https://www.medicines.org.uk/emc/product/9887/smpc(accessed 30 September 2019).

ABPI Medicines Compendium(2017c). *Summary of product characteristics for Temazepam 10 mg tablets*. https://www.medicines.org.uk/emc/product/8792/smpc(accessed 23 October 2019).

ABPI Medicines Compendium(2018a). *Summary of product characteristics for Paroxetine 10 mg tablets*. https://www.medicines.org.uk/emc/product/9582/smpc(accessed 21 August 2019).

ABPI Medicines Compendium(2018b). *Summary of product characteristics for Epilim 100mg crushable tablets*. https://www.medicines.org.uk/emc/product/518/smpc(accessed 26 October 2019).

ABPI Medicines Compendium(2018c). *Summary of product characteristics for Lamictal tablets*. https://www.medicines.org.uk/emc/product/8052/smpc(accessed 26 October 2019).

ABPI Medicines Compendium(2018d). *Summary of product characteristics for Lorazepam 1mg tablets*. https://www.medicines.org.uk/emc/product/6137/smpc(accessed 23 October 2019).

ABPI Medicines Compendium(2018e). *Summary of product characteristics for Aricept tablets*. https://www.medicines.org.uk/emc/product/3776/smpc(accessed 29 October 2019).

ABPI Medicines Compendium(2019a). *Summary of product characteristics for Lustral 50mg tablets*. https://www.medicines.org.uk/emc/product/1070/smpc(accessed 20 October 2019).

ABPI Medicines Compendium(2019b). *Summary of product characteristics for fluoxetine 20mg capsules*. https://www.medicines.org.uk/emc/product/6013/smpc(accessed 22 October 2019).

ABPI Medicines Compendium(2019c). *Summary of product characteristics for venlafaxine 37.5mg tablets*. https://www.medicines.org.uk/emc/product/773/smpc(accessed 20 October 2019).

ABPI Medicines Compendium(2019d). *Summary of product characteristics for Cymbalta 30mg hard gastroresistant capsules*. https://www.medicines.org.uk/emc/product/3880/smpc(accessed 30 October2019).

ABPI Medicines Compendium(2019e). *Summary of product characteristics for Brintellix 10 mg film-coated tablets*. https://www.medicines.org.uk/emc/product/10441/smpc(accessed 20 October

2019).

ABPI Medicines Compendium(2019f). *Summary of product characteristics for Denzapine 100mg tablets*. https://www.medicines.org.uk/emc/product/6120/smpc(accessed 25 October 2019).

ABPI Medicines Compendium(2019g). *Summary of product characteristics for Quetiapine 100 mg filmcoated tablets*. https://www.medicines.org.uk/emc/product/8233/smpc(accessed 20 October 2019).

ABPI Medicines Compendium(2019h). *Summary of product characteristics for Tegretol 100mg tablets*. https://www.medicines.org.uk/emc/product/1040/smpc(accessed 27 October 2019).

ABPI Medicines Compendium(2019i) *Summary of product characteristics for Diazepam tablets BP 2mg*. https://www.medicines.org.uk/emc/product/4523/smpc(accessed 30 September 2019).

ABPI Medicines Compendium(2019j). *Summary of product characteristics for Alzain 100 mg capsules, hard*. https://www.medicines.org.uk/emc/product/1761/smpc(accessed 24 October 2019).

ABPI Medicines Compendium(2019k). *Summary of product characteristics for Circadin 2 mg prolongedrelease tablets*. https://www.medicines.org.uk/emc/product/2809/smpc(accessed 20 October 2019).

ABPI Medicines Compendium(2019l). *Summary of product characteristics for Ebixa 20 mg film-coated tablets*. https://www.medicines.org.uk/emc/product/8220/smpc(accessed 01 October 2019).

Adam, M.P., Polifka, J.E., and Friedman, J.M.(2011). Evolving knowledge of the teratogenicity of medications in human pregnancy. *American Journal of Medical Genetics* 157: 175–182.

Adamczak, M., Masajtis-Zagajewska, A., Mazanowska, O. et al.(2018). *Diagnosis and treatment of metabolic acidosis in patients with chronic kidney disease – position statement of the Working Group of the Polish Society of Nephrology*. https://www.karger.com/Article/Pdf/490475(accessed September 2019).

Adams, M. and Koch, R.(2010). *Pharmacology Connections to Nursing Practice*. New Jersey: Pearson.

Agwuh, K.N. and MacGowan, A.(2006). Pharmacokinetics and pharmacodynamics of the tetracyclines including glycylcyclines. *Journal of Antimicrobial Chemotherapy* 59(2): 256–265. doi: 10.1093/jac/dkl224(accessed 8 August 2019).

Akbari, P. and Khorasani-Zadeh, A.(2019). *Stat Pearls. Thiazide diuretics*. https://www.ncbi.nlm.nih.gov/books/NBK532918(-accessed September 2019).

Alder, J., Astles, A., Bentley, A. et al.(2016). Essential pharmacology: therapeutics and medicines management for non-medical prescribers. In: *The Textbook of Non-Medical Prescribing*, 2ee(eds. D. Nuttall and J. Rutt-Howard), 148–182. Chichester: Wiley-Blackwell.

Aldridge, M.(2010). Miscellaneous routes of medication administration. In: Jevon, P., Payne, L., Higgins, D. & Endecott, R.(eds) *Medicines Management: A Guide for Nurses*. Hoboken, NJ: John Wiley & Sons, pp. 239–261.

Allan, J.(2012). Bladder Outflow obstruction. In: *ABC of Urology*, 3e(eds. C. Dawson and J. Nethercliffe), 9–13. West Sussex: Wiley Blackwell.

Almeida, V.L., Leitao, A., Reina, L.C.B., Montanari, CA., Donnici, CL. and Lopes MTP.(2005). Cancer and nonspecific cycle-cell and nonspecific cycle-cell antineoplastic agents interacting with DNA: an introduction. *New Chemistry* 28(1): 118–129.

Alomar, A.J.(2014). Factors affecting the development of adverse drug reactions. *Saudi Pharmaceutical Journal* 22(2): 83–94.

American Heart Association(AHA)(2019). Classes of heart failure. http://www.heart.org/HEARTORG/Conditions/HeartFailure/AboutHeartFailure/Classes-of-Heat-Failure_UCM_306328_Article.jsp#.XbBCmC2ZNsM(accessed July 2020).

Amin, A., Parra, M., Kim-Farley, R., and Fielding, J.(2012). Ethical issues concerning vaccination requirements. *Public Health Reviews* 34(1): 1–20.

Andrews, S.(2006). Pharmacology. In: *Ophthalmic Care*(ed. J. Marsden), 45–70. Chichester: Whurr Publishers.

Angelos, M.G.(2010). The role of oxygen in cardiac arrest resuscitation. *Signa Vitae* 5(S1): 28–31. doi: 10.22514/SV51.092010.6.

Anisman, S., Erickson, S., and Morden, N.(2019). *How to prescribe loop diuretics in oedema*. https://www.bmj.com/content/364/bmj.l359?hwoasp=authn%3A1569172103%3A4058629%3A1467218820%3A0%3A0%3ABxWwOYLM8njIrRWgakDdKQ%3D%3D(accessed September 2019).

Arbyn, M., Simoens, C., Xu, L., and Martin-Hirsch, P.(2018). Prophylactic vaccination against human papillomaviruses to prevent cervical cancer and its precursors. *Cochrane Database of Systematic Reviews*(5).

Aronson, J.K. and Ferner, R.E.(2005). Clarification of terminology in drug safety. *Drug Safety* 28: 851–870.

Ashelford, S., Raynsford, J. and Taylor, V.(2016). *Pathophysiology and Pharmacology for Nursing Students*. London: Sage.

Ashelford, S., Raynsford, J., and Taylor, V.(2016). *Pathophysiology & Pharmacology for Nursing Students*. UK: Sage Publications Ltd.

Ashelford, S., Raynsford, J., and Taylor, V.(2016). *Pathophysiology and Pharmacology for Nursing Students*. London: SAGE.

Ashton, H.(2013). *Benzodiazepines: How they work and how to withdraw*. https://www.benzo.org.uk/manual(accessed on 29 September 2019).

ASSIGN. http://www.assign-score.com/about/beginners/(accessed October 2020)

Asthma UK(2018). *Stop asthma attacks. Cure asthma. Asthma UK Annual Report*. www.asthma.org.uk/about/annual-report-accounts(accessed September 2019).

Aulton, M.(ed.)(1988). *Pharmaceutics. The Science of Dosage from Design*. Edinburgh: Churchill-Livingstone.

Aulton, M.E.(2008). *Aulton's Pharmaceutics; The Design and Manufacture of Medicines*, 3e, 99–102. Philadelphia, USA: Churchill Livingstone Elsevier.

Australian Pharmaceutical Advisory Council(APAC)(2006). *Guidelines for Medication Management in Residential Aged Care Facilities*. https://www2.health.vic.gov.au/about/publications/policiesandguidelines/apac-medication-management-residential-aged-care-facilities-resource-kit(accessed September 2020).

Author unknown(2002). The Complex Interrelationship of Lithium and the Thyroid. *Psychiatric Times* 19(1) https://www.psychiatrictimes.com/bipolar-disorder/complex-interrelationship-lithium-and-thyroid(accessed 27 September 2019).

Ayalasomayajula, S., Langenickel, T., Pal, P. et al.(2017). Clinical pharmacokinetics of Sacubitril/valsartan(LCZ696): a novel angiotensin receptor-neprilysin inhibitor. *Journal of Clinical Pharmacokinetics* 56(12): 1461–1478.

Badu-Boateng, C. and Hammersley, D.(2018). The therapeutic role of ivabradine in heart failure. *Journal of Therapeutic Advances in Chronic Diseases* 9(11): 199–207.

Baerlocher, M.O., Asch, M., and Myers, A.(2013). Metformin and intravenous contrast. *Canadian Medical Association Journal* 185(1): E78. doi: 0.1503/cmaj.090550.

Baillie, L. and Black, S.(2015). *Professional Values in Nursing*. Florida, USA: Taylor & Francis Group.

Bakris, G., Waleed, A., and Parati, G.(2019). ACC/AHA versus ESC/ESH on hypertension guidelines *JACC* guideline comparison. *Journal of the American College of Cardiology(JACC)* 73(23). doi: 10.1016/j.jacc.2019.03.507.

Bakris, G.L.(2008). Slowing nephropathy progression: focus on proteinuria reduction. *Clinical Journal of American Society of Nephrologists* 3(suppl 1): S3–S10. doi: 10.2215/CJN.03250807.

Baldwin, D.S., Anderson, I.M., Nutt, D.J. et al.(2014). Evidence-based pharmacological treatment of anxiety disorders, post-traumatic stress disorder and obsessive-compulsive disorder: A revision of the 2005guidelines from the British Association for Psychopharmacology. *Journal of Psychopharmacology*: 28(5): 403–439. https://doi.org/10.1177/0269881114525674.

Ballantyne, H.(2015). Developing nursing care plans. *Nursing Standard* 30(26): 51–57.

Bannister, K.(2019). Descending pain modulation: influence and impact. *Current Opinion in Physiology* 11(1): 62–66.

Barber, P. and Robertson, D.(2012). *Essentials of Pharmacology for Nurses*, 2e. New York: McGraw-Hill Education.

Barber, P. and Robertson, D.(2020). *Essential Pharmacology for Nurses*, Fourthe. Berkshire, UK: Open University Press.

Barber, P., Parkes, J., and Blundell, D.(2012). *Further Essentials of Pharmacology for Nurses*, 1e. New York: McGraw-Hill Education.

Barker, W.L.(2016). Treating arrhythmias with adjunctive magnesium: identifying future research directions.*European Heart Journal – ardiovascular Pharmacotherapy* 3(2): 108–117. https://

doi.org/10.1093/ehjcvp/pvw028.

Barnes, T.R.E. and Schizophrenia Consensus Group of the British Association for Psychopharmacology(2011). Evidence-based guidelines for the pharmacological treatment of schizophrenia: recommendations from the British Association for Psychopharmacology. *Journal of Psychopharmacology*: 1–54. doi: 10.1177/0269881110391123.

Barrott, L., Foreman, E., Harchowal, J., et al.(2020). Medicines optimization: ensuring quality and safety in Lister,S., Hofland,J., and Grafton H.,(eds). The Royal Marsden Manual of Clinical Nursing Procedures. Chicester, UK. Wiley Blackwell pp. 820–939.

Barthelmes, J., Matthias, P., Nagele, V.L. et al.(2017). Endothelial dysfunction in cardiovascular disease and Flammer syndrome—similarities and differences. *The EPMA Journal* 8(2): 99–109. doi: 10.1007/s13167-017-0099-1.

Bartle, J.(2017). How to use a corticosteroid nasal spray. *Nursing Standard* 31(52): 41–43.

Bastin, AJ., Starling, L., Ahmed, R., et al.(2010). *High prevalence of undiagnosed and severe chronic obstructive pulmonary disease at first hospital admission with acute exacerbation*. https://doi.org/10.1177/1479972310364587(accessed September 2019).

Baxter, K. and Preston, C.L.(eds.)(2019). *Stockley's Drug Interactions*, 12e. London: Pharmaceutical Press http://www.new.medicinescomplete.com(accessed 22 September 2019).

Bazire, S.(2018). *Psychotropic Drug Directory 2018*. Dorsington: Lloyd-Reinhold Communications LLP.

Beakley, B., Kaye, A., and Kaye, A.(2015). Tramadol, pharmacology, side effects and serotonin syndrome: a review. *Pain Physician* 18(1): 195–400. Bendall, J.C., Simpson, P.M., and Middleton, P.M.(2011). Prehospital vital signs can predict pain severity: analysis using ordinal logistic regression. *European Journal of Emergency Medicine* 18(6): 334–339.

Beard, K. and Lee, A.(2006). Introduction. In: *Adverse Drug Reactions*, 2e(ed. A. Lee), 1–22. London: Pharmaceutical Press.

Beauchamp & Childress(2009). *Principles of Biomedical Ethics*, 6e. Oxford: Oxford University Press.

Begg, A.(2016). Top tips: hypertension. Guidelines in practice. Supporting implementation of best practice.www.guidelinesinpractice.co.uk(accessed July 2020).

Bello, A.K., Alrukhaimi, M., Ashuntantang, G.E. et al.(2017). Complications of chronic kidney disease: current state, knowledge gaps, and strategy for action. *Kidney International Supplement* 7(2): 122–129.

Bellomo, R., Ronco, C., Kellum, J.A. et al.(2004). *Acute renal failure – definition, outcome measures, animal models, fluid therapy and information technology needs: the Second International Consensus Conference of the Acute Dialysis Quality Initiative(ADQI) Group*. https://ccforum.biomedcentral.com/articles/10.1186/cc2872(-accessed September 2019).

Bergheanu, S.C., Bodde, M.C., and Jukeman, J.W.(2017). Pathophysiology and treatment of atherosclerosis. Current view and future perspective on lipoprotein modification treatment. *Netherlands Heart Journal* 25(4): 231–242.

Beyaz, S., Sonbahar, T., Bayar, F., and Erdem, A.(2016). Seizures associated with low-dose tramadol for chronic pain treatment. *Anaesthesia Essays and Researchers* 10(2): 376–378.

Bickly, L.(2017). *Bates' Guide to History Taking and Physical Examination*, 12e. Walters Kluwer.

Bignold, L.P.(2006). Alkylating agents and DNA polymerases. *Anticancer Research* 26: 327–1336.

Biondi, B., Kahaly, G., and Robertson, R.(2019). Thyroid dysfunction and diabetes mellitus: two closely associated disorders. *Endocrine Reviews* 40(3): 789–824. https://doi.org/10.1210/er.2018-00163.

Bird, A.M., Smith, T.L. and Walton, A.E.(2011). Current treatment strategies for clozapine-induced sialorrhea. *Annals of Pharmacotherapy* 45(5): 667–675.

Birns, J.(2017). Anti-thrombotic treatment for ischaemic stroke. *British Journal of Neurosciences Nursing* 13(supp 5): 526–533.

Bladder and Bowel UK(2019). *Constipation in adults*. www.bbuk.org.uk(accessed 16 October 2019).

BNF(2019). *BNF 78*. https://www.bnf.org/.

BNF and NICE(2019a). Amitriptyline. https://bnf.nice.org.uk/drug/

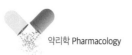
amitriptyline-hydrochloride.html(accessed 8 October 2019).

BNF and NICE(2019b). Phenelzine. https://bnf.nice.org.uk/drug/phenelzine.html(accessed 8 October 2019).

BNF and NICE(2019c). Guidance: prescribing in renal impairment. https://bnf.nice.org.uk/guidance/prescribing-in-renal-impairment.html(accessed 2 October 2019).

BNF NICE(2019a). Bisphosphonates. https://bnf.nice.org.uk/drug-class/bisphosphonates.html(accessed 21 October 2019).

BNF NICE(2019b). Hypnotics and anxiolytics. https://bnf.nice.org.uk/treatment-summary/hypnotics-andanxiolytics.html(accessed 21 October 2019).

BNF: British National Formulary(2019a). *Prescribing in renal impairment*. https://bnf.nice.org.uk/guidance/prescribing-in-renal-impairment.html(accessed September 2019).

Bolam v Friern Hospital Management Committee(1957). 1 WLR 583.

Bolivar, J.(2013). Essential hypertension: an approach to its etiology and neurogenic pathophysiology. *International Journal of Hypertension*. https://doi.org/10.1155/2013/547809(accessed 9 December 2013).

Boore, J., Cook, N., and Shepherd, A.(2016). *Essentials of Anatomy and Physiology for Nursing Practice*. Los Angeles: Sage.

Boyd, C.(2013). *Clinical Skills for Nurses*. West Sussex: Wiley.

Bradshaw, A. and Price, L.(2007). Rectal suppository insertion: the reliability of the evidence as a basis for nursing practice. *Journal of Clinical Nursing* 16(1): 98–103.

British Compressed Gas Association(2018). *Gas cylinder identification label and colour code requirements. Technical information sheet 6*. www.bcga.co.uk/assets/BCGA%20TIS%206%20-%20Rev%203%20-%20For%20Publication.pdf(accessed September 2019).

British Dietetic Association(BDA)(2017). *Food fact sheet: fluids*. www.bda.uk.com/foodfacts/fluid.pdf(accessed 9 November 2019).

Joint Formulary Committee(2019). *British National Formulary*, 78e. BMJ Group and Pharmaceutical Press: London.

British Heart Foundation(BHF)(2019). Statistics. www.bhf.org.uk/statistics(accessed July 2020).

British Lung Foundation(2016). *The battle for breath – the impact of lung disease in the UK*. https://cdn.shopify.com/s/files/1/0221/4446/files/The_Battle_for_Breath_report_48b7e0ee-dc5b-43a0-a25c-2593bf9516f4.pdf?7045701451358472254&_ga=2.36864416.1645006389.1567499245-684242941.1567499245 (accessed September 2019).

British Lung Foundation(2017). *Out in the cold. Lung disease the hidden diver of NHS winter pressure*. https://cdn.shopify.com/s/files/1/0221/4446/files/Out_in_the_cold_Dec_2017.pdf?15282568839826487629&_ga=2.235455873.1645006389.1567499245-684242941.1567499245 (accessed September 2019).

British Lung Foundation(2019). *Chronic obstructive pulmonary disease(COPD) statistics*. https://statistics.blf.org.uk/copd(accessed September 2019).

British Medical Association(2008). *New Guide to Medicines & Drugs*, 7e. London, UK: Dorling Kindersley.

British Medical Association(2018). *New guide to Medicines & Drugs*, 10e. London, UK: Dorling Kindersley.

British National Formulary(2019). *Oxygen*. https://bnf.nice.org.uk/treatment-summary/oxygen.html(accessed September 2019).

British National Formulary(2019a). *Salbutamol*. https://bnf.nice.org.uk/drug/salbutamol.html(accessed September 2019).

British National Formulary(2019b). *Furosemide*. https://bnf.nice.org.uk/drug/furosemide.html(accessed September 2019).

British National Formulary(2019b). *Terbutaline sulfate* https://bnf.nice.org.uk/drug/terbutaline-sulfate.html(accessed September 2019).

British National Formulary(2019c). *Bumetanide*. https://bnf.nice.org.uk/drug/bumetanide.html#indications AndDoses(accessed September 2019).

British National Formulary(2019c). *Salmeterol*. https://bnf.nice.org.uk/drug/salmeterol.html(accessed September 2019).

British National Formulary(2019d). *Bendroflumethiazide*. https://bnf.nice.org.uk/drug/bendroflumethiazide.html(accessed September 2019).

British National Formulary(2019d). *Formoterol fumarate*. https://bnf.nice.org.uk/drug/formoterolfumarate.html#indications-sAndDoses(accessed September 2019).

British National Formulary(2019e). *Ipratropium bromide*. https://bnf.nice.org.uk/drug/ipratropiumbromide.html(accessed September 2019).

British National Formulary(2019e). *Mannitol*. https://bnf.nice.org.uk/drug/mannitol.html(accessed September 2019).

British National Formulary(2019f). *Amiloride hydrochloride*. https://bnf.nice.org.uk/drug/amiloridehydrochloride. html(accessed September 2019).

British National Formulary(2019f). *Tiotropium*. https://bnf.nice.org.uk/drug/tiotropium.html(accessed September 2019).

British National Formulary(2019g). *Spironolactone*. https://bnf.nice.org.uk/drug/spironolactone.html(accessed September 2019).

British National Formulary(2019g). *Theophylline*. https://bnf.nice.org.uk/drug/theophylline.html(accessed September 2019).

British National Formulary(2019h). *Acetazolamide*. https://bnf.nice.org.uk/drug/acetazolamide.html(accessed September 2019).

British National Formulary(2019h). *Aminophylline*. https://bnf.nice.org.uk/drug/aminophylline.html(accessed September 2019).

British National Formulary(2019i). *Prednisolone*. https://bnf.nice.org.uk/drug/prednisolone.html(accessed September 2019).

British National Formulary(2019i). *Sevelamer*. https://bnf.nice.org.uk/drug/sevelamer.html(accessed September 2019).

British National Formulary(2019j). *Beclomethasone*. https://bnf.nice.org.uk/drug/beclometasone-dipropionate.html#indications-sAndDoses(accessed September 2019).

British National Formulary(2019j). *Lanthanum*. https://bnf.nice.org.uk/drug/lanthanum.html(accessed September 2019).

British National Formulary(2019k). *Alfacalcidol*. https://bnfc.nice.org.uk/drug/alfacalcidol.html(accessed September 2019).

British National Formulary(2019k). *Budesonide*. https://bnf.nice.org.uk/drug/budesonide.html(accessed September 2019).

British National Formulary(2019l). *Calcitriol*. https://bnfc.nice.org.uk/drug/calcitriol.html(accessed September 2019).

British National Formulary(2019l). *Fluticasone*. https://bnf.nice.org.uk/drug/fluticasone.html#indicationsAndDoses(accessed September 2019).

British National Formulary(2019m). *Sodium cromoglicate*. https://bnf.nice.org.uk/drug/sodium-cromoglicate.html(accessed September 2019).

British National Formulary(2019m). *Sodium polystyrene sulfonate*. https://bnf.nice.org.uk/drug/sodiumpolystyrene-sulfonate.html(accessed September 2019).

British National Formulary(2019n). *Calcium polystyrene sulfonate*. https://bnf.nice.org.uk/drug/calciumpolystyrene-sulfonate.html(accessed September 2019).

British National Formulary(2019n). *Nedocromil sodium*. https://bnf.nice.org.uk/drug/nedocromil-sodium.html(accessed September 2019).

British National Formulary(2019o). *Montelukast*. https://bnf.nice.org.uk/drug/montelukast.html(accessed September 2019).

British National Formulary(2019o). *Potassium chloride*. https://bnf.nice.org.uk/drug/potassium-chloride.html(accessed September 2019).

British National Formulary(2019p). *Carbocisteine*. https://bnf.nice.org.uk/drug/carbocisteine.html(accessed September 2019).

British National Formulary(2019p). *Sodium bicarbonate*. https://bnf.nice.org.uk/drug/sodium-bicarbonate.html(accessed September 2019).

British National Formulary(2019q). *Acetylcysteine*. https://bnf.nice.org.uk/drug/acetylcysteine.html(accessed September 2019).

British National Formulary(2019q). *Doxazosin*. https://bnfc.nice.org.uk/drug/doxazosin.html(accessed September 2019).

British National Formulary(2019r). *Dornase alfa*. https://bnf.nice.org.uk/drug/dornase-alfa.html(accessed September 2019).

British National Formulary(2019r). *Tamsulosin*. https://bnfc.nice.org.uk/drug/tamsulosin-hydrochloride.html(accessed September 2019).

British National Formulary(2019s). *Finasteride*. https://bnf.nice.org.uk/drug/finasteride.html(accessed September 2019).

British National Formulary(2019t). *Tadalafil*. https://bnf.nice.org.uk/drug/tadalafil.html(accessed September 2019).

British National Formulary(2019u). *Oxybutynin*. https://bnf.nice.

org.uk/drug/oxybutynin-hydrochloride.html(accessed September 2019).

British National Formulary(BNF)(2019). *BNF – 78*. London: BMJ Group and Pharmaceutical Press.

British National Formulary for Children(2019a). *Furosemide*. https://bnfc.nice.org.uk/drug/furosemide.html(accessed September 2019).

British National Formulary for Children(2019a). *Salbutamol*. https://bnfc.nice.org.uk/drug/salbutamol.html(accessed September 2019).

British National Formulary for Children(2019b). *Bumetanide*. https://bnfc.nice.org.uk/drug/bumetanide.html(accessed September 2019).

British National Formulary for Children(2019b). *Terbutaline sulphate*. https://bnfc.nice.org.uk/drug/terbutaline-sulfate.html(accessed September 2019).

British National Formulary for Children(2019c). *Bendroflumethiazide*. https://bnfc.nice.org.uk/drug/bendroflumethiazide.html(accessed September 2019).

British National Formulary for Children(2019c). *Salmeterol*. https://bnfc.nice.org.uk/drug/salmeterol.html(accessed September 2019).

British National Formulary for Children(2019d). *Formoterol*. https://bnfc.nice.org.uk/drug/formoterolfumarate.html(accessed September 2019).

British National Formulary for Children(2019d). *Mannitol*. https://bnfc.nice.org.uk/drug/mannitol.html(accessed September 2019).

British National Formulary for Children(2019e). *Amiloride*. https://bnfc.nice.org.uk/drug/amiloridehydrochloride.html(accessed September 2019).

British National Formulary for Children(2019e). *Ipratropium bromide*. https://bnfc.nice.org.uk/drug/ipratropium-bromide.html(accessed September 2019).

British National Formulary for Children(2019f). *Spironolactone*. https://bnfc.nice.org.uk/drug/spironolactone.html(accessed September 2019).

British National Formulary for Children(2019f). *Tiotropium*. https://bnfc.nice.org.uk/drug/tiotropium.html(accessed September 2019).

British National Formulary for Children(2019g). *Acetazolamide*. https://bnfc.nice.org.uk/drug/acetazolamide.html(accessed September 2019).

British National Formulary for Children(2019g). *Theophylline*. https://bnfc.nice.org.uk/drug/theophylline.html(accessed September 2019).

British National Formulary for Children(2019h). *Aminophylline*. https://bnfc.nice.org.uk/drug/aminophylline.html(accessed September 2019).

British National Formulary for Children(2019h). *Sevelamer*. https://bnfc.nice.org.uk/drug/sevelamer.html(accessed September 2019).

British National Formulary for Children(2019i). *Lanthanum*. https://bnfc.nice.org.uk/drug/lanthanum.html(accessed September 2019).

British National Formulary for Children(2019i). *Prednisolone*. https://bnfc.nice.org.uk/drug/prednisolone.html(accessed September 2019).

British National Formulary for Children(2019j). *Alfacalcidol*. https://bnfc.nice.org.uk/drug/alfacalcidol.html(accessed September 2019).

British National Formulary for Children(2019j). *Beclomethasone*. https://bnfc.nice.org.uk/drug/beclometasone-dipropionate.html#indicationsAndDoses(accessed September 2019).

British National Formulary for Children(2019k). *Budesonide*. https://bnfc.nice.org.uk/drug/budesonide.html(accessed September 2019).

British National Formulary for Children(2019k). *Calcitriol*. https://bnfc.nice.org.uk/drug/calcitriol.html(accessed September 2019).

British National Formulary for Children(2019l). *Fluticasone*. https://bnfc.nice.org.uk/drug/fluticasone.html#indicationsAndDoses(accessed September 2019).

British National Formulary for Children(2019l). *Sodium polystyrene sulfonate*. https://bnfc.nice.org.uk/drug/sodium-polystyrene-sulfonate.html(accessed September 2019).

British National Formulary for Children(2019m). *Calcium polystyrene sulfonate*. https://bnfc.nice.org.uk/drug/calcium-polystyrene-sulfonate.html(accessed September 2019).

British National Formulary for Children(2019m). *Sodium cromoglicate*. https://bnfc.nice.org.uk/drug/sodium-cromoglicate.html(accessed September 2019).

British National Formulary for Children(2019n). *Potassium chloride*. https://bnfc.nice.org.uk/drug/potassium-chloride.html(accessed September 2019).

British National Formulary for Children(2019n). *Nedocromil sodium*. https://bnfc.nice.org.uk/drug/nedocromil-sodium.html(accessed September 2019).

British National Formulary for Children(2019o). *Montelukast*. https://bnfc.nice.org.uk/drug/montelukast.html(accessed September 2019).

British National Formulary for Children(2019o). *Sodium bicarbonate*. https://bnfc.nice.org.uk/drug/sodium-bicarbonate.html(accessed September 2019).

British National Formulary for Children(2019p). *Carbocisteine*. https://bnfc.nice.org.uk/drug/carbocisteine.html(accessed September 2019).

British National Formulary for Children(2019p). *Doxazosin*. https://bnfc.nice.org.uk/drug/doxazosin.html(accessed September 2019).

British National Formulary for Children(2019q). *Acetylcysteine*. https://bnfc.nice.org.uk/drug/acetylcysteine.html(accessed September 2019).

British National Formulary for Children(2019q). *Tamsulosin*. https://bnfc.nice.org.uk/drug/tamsulosinhydrochloride.html(accessed September 2019).

British National Formulary for Children(2019r). *Dornase alfa*. https://bnfc.nice.org.uk/drug/dornase-alfa.html(accessed September 2019).

British National Formulary for Children(2019r). *Oxybutynin*. https://bnfc.nice.org.uk/drug/oxybutyninhydrochloride.html(accessed September 2019).

British Pain Society(2019). Pain: Less Campaign. https://www.britishpainsociety.org/painless-campaign(accessed 29 September 2019).

British Society for Antimicrobial Chemotherapy(2017). Antimicrobial stewardship. www.bsac.org.uk/ antimicrobialstewardshipebook/BSAC-AntimicrobialStewardship-FromPrinciplestoPractice-eBook. pdf(accessed 16 May 2019).

British Society for Haematology(2018). DOACs a safe alternative to warfarin. https://b-s-h.org.uk/about-us/news/doacs-a-safe-alternative-to-warfarin/(accessed July 2020).

British Society for Paediatric Endocrinology and Diabetes(2015). *BSPED recommended guideline for the management of children and young people under the age of 18 years with diabetic ketoacidosis*. www.bsped.org.uk/media/1629/bsped-dka-aug15_.pdf(accessed 3 June 2019).

Bruen, D., Delaney, C., Florea, L., and Diamond, D.(2017). Glucose sensing for diabetes monitoring: recent developments. *Sensors* 17(8): 1866.

Brzakala, J. and Leppert, W.(2019). The role of rapid onset fentanyl products in the management of breakthrough pain in cancer patients. *Pharmacological Reports* 71(3): 438–442.

BTS/SIGN: British Thoracic Society & Scottish Intercollegiate Guidelines Network(2019). *British guideline on the management of asthma: A national clinical guideline*. https://www.brit-thoracic.org.uk/qualityimprovement/guidelines/asthma(accessed September 2019).

Buckingham, R.(ed.)(2019). *Martindale: The Complete Drug Reference*. London: Pharmaceutical Press http://www.new.medicinescomplete.com(accessed 30 October 2019).

Buckley, B.S. and Lapitan, M.C.(2009). *Prevalence of urinary and faecal incontinence and nocturnal enuresis and attitudes to treatment and hel-seeking amongst a community-based representative sample of adults in the United Kingdom*. https://onlinelibrary.wiley.com/doi/10.1111/j.1742-1241.2008.01974.x(accessed September 2019).

Burchum, J.R. and Rosenthal, L.D.(2019). *Lehne's Pharmacology for*

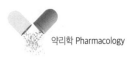
Nursing Care. Missouri, USA: Elsevier.

Burgess, M.(2013). Diagnosing multiple sclerosis: recognising symptoms and diagnostic testing. *British Journal of Neurosciences Nursing* 6(3) 5: 112–115.

Burn, J. and Pirmohamed, M.(2018). Direct oral anticoagulants versus warfarin: is new always better than old? *British Medical Journal Open Heart* 1(5). http://dx.doi.org/10.1136/openhrt-2017-000712.

Campbell, J.E. and Cohall, D.(2017). Pharmacodynamics – a Pharmacognosy perspective. In: *Pharmacognosy: Fundamentals, Applications, and Strategies*(eds. S. Badal and R. Delgoda), 513–525. New York: Elsevier-Inc.

Cancer Network(2019). *Corticosteroids*. www.cancernetwork.com/view/corticosteriods-advanced-cancer(accessed August 2019).

Cancer Research Institute(2019). *Homepage* https:www.cancerresearchuk.org(accessed August 2019).

Cancer Research UK(2017). *Treatment*. https://www.cancerresearchuk.org/about-cancer/cancer-ingeneral/treatment(accessed August 2019).

Canning, B.J., Woo, A., and Mazzone, S.B.(2012). Neuronal modulation of airway and vascular tone and their influence on nonspecific airways responsiveness in Asthma. *Journal of Allergy*. https://doi.org/10.1155/2012/108149.

Care Quality Commission(2018). Learning from safety incidents. https://www.cqc.org.uk/guidanceproviders/learning-safety-incidents(accessed September 2020).

Castro, F., Cardoso, A., Goncalves, R. et al.(2018). Interferon gamma at the crossroads of tumour surveillance or evasion. *Frontiers in Immunology*. https://doi.org/10.3389/fimmu.2018.00847.

Casu, G. and Merella, P.(2015). Diuretic therapy in heart failure – current approaches. *European Cardiology Review* 10(1): 42–47. https://doi.org/10.15420/ecr.2015.10.01.42.

Cattini, P. and Kiernan, M.(2020). Infection prevention and control. In: *The Royal Marsden Manual of Clinical Nursing Procedures*. Tenth Professional edition(eds. S. Lister, J. Hofland and H. Grafton), 64–122, West Sussex, UK: Wiley-Blackwell Publishing.

Center for Drug Evaluation and Research(CDER)(2018). Quality attribute considerations for chewable tablets guidance for industry. www.fda.gov(accessed August 2019).

Centre for Disease Control and Prevention(2019). *Flu and people with asthma*. Online. https://www.cdc.gov/flu/highrisk/asthma.htm(accessed September 2019).

Chapman, B. and Bogle, V.(2014). Adherence to medication and self-management in stroke patients. *British Journal of Nursing* 23(3): 158–166.

Chauhan, B.F., Jeyaraman, M.N., Mann, S. et al.(2017). Addition of anti-leukotriene agents to inhaled corticosteroidsfor adults and adolescents with persistent asthma. *Cochrane Database of Systematic Reviews*(3): CD010347. https://doi.org/10.1002/14651858.CD010347.pub2.

Cheng, F., Jones, P.B., and Talbot, P.S.(2016). Antipsychotics. In: *Fundamentals of Clinical Psychopharmacology*, 4e(eds. I.M. Anderson and R.H. McAllister-Williams), 47–76. Boca Raton: CRC Press. Cleare, A., Pariante, C.M. and Young, A.H.(2015). Evidence-based guidelines for treating depressive disorders with antidepressants: a revision of the 2008 British Association for Psychopharmacology guidelines. *Journal of Psychopharmacology* 29(5): 459–525. https://doi.org/10.1177/0269881115581093.

Chernecky, C., Butler, S., Graham, P., and Infortuna, H.(2002). *Drug Calculations and Drug Administration*. Philadelphia: WB Saunders.

Chernecky, C., Infortuna, H. and Macklin, D.(2005). *Saunders Nursing Survival Guide: Drug Calculations and Drug Administration*, 2nd edn. Philadelphia: W.B. Saunders.

Chess-Williams, R.(2008). *Muscarinic receptors of the urinary bladder: detrusor, urothelial and prejunctional*. https://onlinelibrary.wiley.com/doi/full/10.1046/j.1474-8673.2002.00258.x(accessed September 2019).

Childress, J.F., Faden, R.R., Garre, R.D. et al.(2002). Public health ethics: mapping the terrain. *The Journal of Law, Medicine & Ethics* 30: 170–178.

Christie, L., Picard, J., and Weinberg, G.(2015). Local Anaesthetic systemic toxicity. *British Journal of Anaesthesia* 15(3): 136–142.

Chu, D.K., Kim, L.H.N., Young, P.J. et al.(2018). Mortality and morbidity in acutely ill adults treated with liberal versus conservative oxygen therapy(IOTA): a systematic review and meta-analysis. *Lancet* 391: 1693–1705.

Ciechanowicz, S. and Patil, V.(2012). Intravenous lipid emulsion – rescued at LAST. *Association of Anaesthetists of Great Britain and Ireland* 212(5): 237–241.

Cimmaruta, D., Lombardi, N., Borghi, C. et al.(2018). Polypill, hypertension and medication adherence: the solution strategy? *International Journal of Cardiology* 1(252): 181–186.

Clemow, B., Nolan, J.D., Michaels, D.L. et al.(2015). Medicines in pregnancy forum: proceedings on ethical and legal considerations. Ethic special section meeting report. *Therapeutic Innovaion and Regulatory Science* 49(3): 326–332.

Clyne, B., Cooper, J.A., Boland, F. et al.(2017). Beliefs about prescribed medication among older patients with polypharmacy: a mixed methods study in primary care. https://bjgp.org/content/67/660/e507(accessed September 2020).

Cole, P.J.(1986). Inflammation: a two-edged sword – the model of bronchiectasis. *European Journal of Respiratory Disease* 147: 6–15.

Coleman, J.J. and Pontefract, S.K.(2016). Adverse drug reactions. *Clinical Medicine* 16(5): 481–485.

Colvin and M. Fallon), 99–102. West Sussex: Wiley.

Colvin, L.A. and Carty, S.(2012). Neuropathic pain. In: *ABC of Pain*(eds. L.A. Colvin and M. Fallon), 25–30. West Sussex: Wiley.

Coosemans, A., Vankerckhoven, A., Baert, T. et al.(2019). Combining conventional therapy with immunotherapy: a risky business? *European Journal of Cancer* 113: 41–44.

Cope, L.C., Abuzour, A.S., and Tully, M.P.(2016). Nonmedical prescribing: where are we now? *Therapeutic Advances in Drug Safety* 7: 165–172.

Coppoc G.L.(1996a). Chloramphenicol. http://www.cyto.purdue.edu/cdroms/cyto2/17/chmrx/cap.htm(accessed 8 August 2019).

Coppoc G.L.(1996b) Tetracycline antibiotics. http://www.cyto.purdue.edu/cdroms/cyto2/17/chmrx/tetra.htm(accessed 8 August 2019).

Corrigan, O.(2003). Empty ethics: the problem with informed consent. *Sociology of Health and Illness* 25(3): 768–792.

Cousins, D., Crompton, A., Gell, J., and Hooley, J.(2019). The top ten prescribing errors in practice and how to avoid them. *The Pharmaceutical Journal, BMC Medical Informatics and Decision Making* 17(1): 84.

Cox, L.S., Linnemann, L.D., Nolte, H., Weldon, D., Finegold, I. and Nelson, H.S.(2006) Sublingual immunotherapy: a comprehensive review https://www.ncbi.nlm.nih.gov/pubmed/16675328(accessed September 2019).

Crohns and Colitis UK(2019). *How common is Crohns disease*. www.crohnsandcolitis.org.uk/about-crohnsand-colitis/publications/crohns-disease(accessed 9 November 2019).

Crombie, H., Gallagher, R. and Hall, V.(2013). Assessment and management of diarrhoea. *Nursing Times* 109(30): 22–24.

Crouch, S. and Chapelhow, C.(2008). *Medicines Management a Nursing Perspective*. Essex: Pearson Edcuation Ltd.

Crouch, S. and Chapelhow, C.(2008). *Medicines Management: A Nursing Perspective*. Harlow: Pearson Education.

Cullen, M. and MacPherson, F.(2012). Complementary and alternative strategies. In: *ABC of Pain*(eds. L.A.

Cunningham, S.(2017). Pain assessment and management. In: *Clinical Skills for Nursing Practice*(eds. T. Moore and S. Cunningham), 104–131. Oxon: Routledge.

Cystic Fibrosis Trust(2019). *UK Cystic Fibrosis Registry Annual Data Report 2018*. https://www.cysticfibrosis.org.uk/~/media/documents/the-work-we-do/uk-cf-registry/2018-registry-annual-data-report.ashx?la=en(accessed September 2019).

Czock, D., Keller, F., Rasche, F. et al.(2005). Pharmacokinetics and pharmacodynamics of systemically administered glucocorticoids. *Clinical Pharmokinetics* 44: 61–98. https://doi.org/10.2165/00003088-200544010-00003.

da Silva, K.D.L., Fernanades, F.E.M., Pessoa, T.D.L. et al.(2019). Prevalence and profile of adverse drugreactions in high-risk pregnancy: a cohort study. *BMC Pregnancy and Childbirth* 19:

2–6.

Damman, P., Woudstra, P., Kuijit, W.J. et al.(2012). P2Y12 platelet inhibition in clinical practice. *Journal of Thrombosis and Thrombolysis* 33: 143–153.

Data Protection Act(2018). Data Protection Act. www.legislation. gov.uk/ukpga/2018/12/contents/enacted(accessed 19 September 2019).

Davies, A.(2014). Acute Kidney injury. In: *Renal Nursing*, 4e(ed. N. Thomas), 97–115. Hoboken, USA: Wiley.

Davies, J., Read, J., Hengartner, M.P. et al.(2019). Clinical guidelines on antidepressant withdrawal urgently need updating. *British Medical Journal* 365: l2238. https://doi.org/10.1136/bmj. l2238.

Davies, M.J., D'Alessio, D.A., Fradkin, J., et al.(2018). Management of hyperglycaemia in type 2 diabetes, a consensus report by the American Diabetes Association(ADA) and the European Association for the Study of Diabetes(EASD). *Diabetes Care* 41(12): 2669–2701. doi: 10.2337/dci18-0033.

Davila, G.W.(2018).*British Medical Journal Best Practice Guidance. Urinary incontinence in women.* https:// bestpractice.bmj.com/topics/en-gb/169/pdf/169.pdf(accessed September 2019).

Deber, R., Kraetschmer, N., Urowitz, S. et al.(2007). Do people want to be autonomous patients? Preferred roles in treatment decision-making in several patient populations. *Health Expectations* 10: 248–258.

December2018.pdf?_ga=2.206579219.1064135126.1544635527-1 362513958.1522313951 (accessed 12 July 2019).

Declaration of Helsinki(2008). Ethical principles for medical research involving human subjects. https://www.who.int/bulletin/archives/79%284%29373.pdf(accessed 19 September 2019).

DeFronzo, R., Ferrannini, E., Zimmet, P., and Alberti, G.(2015). *International Textbook of Diabetes Mellitus*, 4e. Oxford:UK: Wiley.

Department of Health(2005). Supplementary prescribing. https:// webarchive.nationalarchives.gov.uk/20070306020119/http:// www.dh.gov.uk/assetRoot/04/11/00/33/04110033.pdf(accessed 29 July 2020).

Department of Health(2009). *Reference guide to consent for examination or treatment*, 2e. London: Department of Health https:// assets.publishing.service.gov.uk/government/uploads/system/uploads/attachment_data/file/138296/dh_103653__1_.pdf(accessed 4 August 2020).

Department of Health(2012). Compassion in practice. https:// www.england.nhs.uk/wp-content/uploads/2012/12/compassion-in-practice.pdf(accessed 19 September 2019).

Department of Health(2013). Immunisation against infectious disease(Green book). London: Department of Health(https:// www.gov.uk/government/collections/immunisation-against-infectious-disease-the-green-book).

Department of Health(2013). *The Medicines Act 1968 and the Human Medicines Regulations(Amendment) Order*. London: Department of Health.

Department of Health(DH)(2003b). *Building a Safer NHS for Patients: Improving Medication Safety*. London: Department of Health.(DH)(2007). *afer Management of Controlled Drugs: A Guide to Good Practice in Secondary Care(England)*. London.

Diabetes UK(2017a). *Improving insulin safety in hospitals*. https:// www.diabetes.org.uk/resources-s3/2017-10/InsulinSafety. pdf(accessed 24 June 2019).

Diabetes UK(2017b). *Improve the management of inpatients on insulin*. www.diabetes.org.uk/resources3/2017-10/Improve%20the%20management%20of%20inpatients%20on%20insulin%20final_0.pdf(accessed 24 May 2019).

Diabetes UK(2018). *Safe disposal of sharps used by people with diabetes* www.diabetes.org.uk/resources3/2018-12/Safe%20disposal%20of%20sharps%20used%20by%20people%20with%20diabetes%20

Diabetes UK(2019). Metabolic syndrome. www.diabetes.co.uk/diabetes-and-metabolic-syndrome.html(accessed July 2020).

Diabetes UK(2019a). *Us, diabetes and a lot of facts and stats*. www.diabetes.org.uk/resources3/2019-02/1362B_Facts%20and%20stats%20Update%20Jan%202019_LOW%20RES_EXTERNAL.pdf(accessed 03 June 2019).

Diabetes UK(2019b). Information prescriptions. www.diabetes.org.

uk/professionals/resources/resourcesto-improve-your-clinical-practice/information-prescriptions-qa(accessed 18 June 2019).

Diabetes UK, The University of Leicester, and The University Hospital of Leicester NHS Trust(2019) *Type 2 diabetes: know your risk online assessment*, https://riskscore.diabetes.org.uk/start(accessed 3 June 2019).

Diggle, L., Deeks, J.J., and Pollard, A.J.(2006). Effect of needle size on immunogenicity and reactogenicity of vaccines in infants: randomised controlled trial. *BMJ* 333: 571–574.

Dolk, F.C., Pouwels, K.B., and Smith, D.R.M.(2018). Antibiotics in primary care in England: which antibiotics are prescribed and for which conditions? *Journal of Antimicrobial Chemotherapy* 73(suppl_2): ii2–ii10. https://doi.org/10.1093/jac/dkx504.

Donizak, J. and McCabe, C.(2017). Pharmacological management of patients with Parkinson's disease in the acute hospital setting: a review. *British Journal of Neurosciences Nursing* 13(5): 220–225.

Dougherty, L. and Lister, S.(2015). *The Royal Marsden Hospital Manual of Clinical Nursing Procedures*, 9e. West Sussex: Wiley.

Dougherty, L. and Lister, S.(2015). *The Royal Marsden Hospital Manual of Clinical Nursing Procedures*, 9e. West Sussex: Wiley.

Dougherty, L. and Lister, S.(2015). *The Royal Marsden Manual of Clinical Nursing Procedures, 9th(edn)*. Chichester, West Sussex: John Wiley & Sons, Ltd.

Dougherty, L., Lister, S. and West-Oram, A.(2015). Medicines management. In the Royal Marsden Manual of Clinical Nursing Procedures: Student Edition(9th eds).

Dougherty, L., Lister, S., and West-Oram, A.(eds.)(2015). *The Royal Marsden Manual of Clinical Nursing Procedures*, 9e. Oxford: Wiley Blackwell.

Duarte, J.D. and Cooper DeHoff, R.M.(2010). *Mechanisms for blood pressure lowering and metabolic effects of thiazide and thiazide-like diuretics*. https://www.ncbi.nlm.nih.gov/pmc/articles/PMC2904515/#!po=10.0000(accessed September 2019).

Dubin, A. and Patapoutian, A.(2010). Nociceptors: the sensors of the pain pathway. *The Journal of Clinical Investigation* 120(11): 3760–3772.

Duerden, M., Avery, T., and Payne R.(2013). Polypharmacy and medicines optimisation: making it safe and sound. https:// www.kingsfund.org.uk/sites/default/files/field/field_publication_file/polypharmacyand-medicines-optimisation-kingsfund-nov13.pdf(accessed 22 July 2020).

Duncan, E., Fitzpatrick, D., Ikegwuonu, T. et al.(2018). Role and prevalence of impaired awareness of hypoglycaemia in ambulance service attendances to people who have had a severe hypoglycaemic emergency: a mixed-methods study. *BMJ Open* 8: e019522. https://doi.org/10.1136/bmjopen-2017-019522.

Dunning, G.(2005). The choice, application and review of topical treatments for skin conditions. *Nursing Times* 101(4): 55.

Durham, P.(2015). The nurse's role in medication safety. *Nursing2019* 45(4): 1–4. https://doi.org/10.1097/01. NURSE.0000461850.24153.8b. Frostegard, J.(2013). Immunity, atherosclerosis and cardiovascular disease. *BMC Medicine* 11: 117. https://doi.org/10.1186/1741-7015-11-117.

DVLA(2019). *DVLA rules for a Group 1 driving licence*. https://www. diabetes.org.uk/guide-to-diabetes/lifewith-diabetes/driving/driving-licence(accessed October 2020).

Edwards, A. and Elwyn, G.(eds.)(2009). *Shared Decision-Making in Health Care. Achieving Evidence-Based Patient Choice*. Oxford: Oxford University Press.

Electronic Medicines Compendium(2019a). *Furosemide*. www.medicines.org.uk/emc/product/6012/smpc(accessed September 2019).

Electronic Medicines Compendium(2019a). *Salbutamol*. www.medicines.org.uk/emc/product/6339/smpc(accessed September 2019).

Electronic Medicines Compendium(2019b). *Bumetanide*. www.medicines.org.uk/emc/product/2542/smpc(accessed September 2019).

Electronic Medicines Compendium(2019b). *Terbutaline sulfate*. www. medicines.org.uk/emc/product/869/smpc(accessed September 2019).

Electronic Medicines Compendium(2019c). *Bendoflumethiazide*. www.medicines.org.uk/emc/product/5727/smpc(accessed Sep-

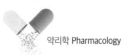

Electronic Medicines Compendium(2019c). *Salmeterol*. www.medicines.org.uk/emc/product/7228/smpc(accessed September 2019).

Electronic Medicines Compendium(2019d). *Formoterol fumarate*. www.medicines.org.uk/emc/product/312/smpc(accessed September 2019).

Electronic Medicines Compendium(2019d). *Mannitol*. www.medicines.org.uk/emc/product/1839/smpc(accessed September 2019).

Electronic Medicines Compendium(2019e). *Amiloride*. www.medicines.org.uk/emc/product/4986/smpc(accessed September 2019).

Electronic Medicines Compendium(2019e). *Ipratropium bromide*. www.medicines.org.uk/emc/product/3213/smpc(accessed September 2019).

Electronic Medicines Compendium(2019f). *Spironolactone*. www.medicines.org.uk/emc/product/5121/smpc(accessed September 2019).

Electronic Medicines Compendium(2019f). *Tiotropium*. www.medicines.org.uk/emc/product/1693/smpc(accessed September 2019).

Electronic Medicines Compendium(2019g). *Acetazolamide*. www.medicines.org.uk/emc/product/2785/smpc(accessed September 2019).

Electronic Medicines Compendium(2019g). *Theophylline*. www.medicines.org.uk/emc/product/7719/smpc(accessed September 2019).

Electronic Medicines Compendium(2019h). *Aminophylline*. www.medicines.org.uk/emc/product/6560/smpc(accessed September 2019).

Electronic Medicines Compendium(2019h). *Sevelamer hydrochloride*. www.medicines.org.uk/emc/product/207/smpc(accessed September 2019).

Electronic Medicines Compendium(2019i). *Lanthanum*. www.medicines.org.uk/emc/product/7494/smpc(accessed September 2019).

Electronic Medicines Compendium(2019i). *Prednisolone*. www.medicines.org.uk/emc/product/1742/smpc(accessed September 2019).

Electronic Medicines Compendium(2019j). *Alfacalcidol*. www.medicines.org.uk/emc/product/5516/smpc(accessed September 2019).

Electronic Medicines Compendium(2019j). *Beclometasone*. www.medicines.org.uk/emc/product/6975/smpc(accessed September 2019).

Electronic Medicines Compendium(2019k). *Budesonide*. www.medicines.org.uk/emc/product/9723/smpc(accessed September 2019).

Electronic Medicines Compendium(2019k). *Calcitriol*. www.medicines.org.uk/emc/search?q=%22calcitriol%22(accessed September 2019).Electronic Medicines Compendium(2019l). *Sodium polystyrene sulfonate*. www.medicines.org.uk/emc/product/1461(accessed September 2019).

Electronic Medicines Compendium(2019l). *Fluticasone*. www.medicines.org.uk/emc/product/7601/smpc(accessed September 2019).

Electronic Medicines Compendium(2019m). *Calcium resonium*. www.medicines.org.uk/emc/product/1439(accessed September 2019).

Electronic Medicines Compendium(2019m). *Sodium cromoglicate*. www.medicines.org.uk/emc/product/6320/smpc(accessed September 2019).

Electronic Medicines Compendium(2019n). *Nedocromil sodium*. www.medicines.org.uk/emc/product/163/smpc(accessed September 2019).

Electronic Medicines Compendium(2019n). *Sando K*. www.medicines.org.uk/emc/product/959(accessed September 2019).

Electronic Medicines Compendium(2019o). *Montelukast*. www.medicines.org.uk/emc/product/1243/smpc(accessed September 2019).

Electronic Medicines Compendium(2019o). *Sodium bicarbonate*. www.medicines.org.uk/emc/product/10531/smpc(accessed September 2019).

Electronic Medicines Compendium(2019p). *Carbocisteine*. www.medicines.org.uk/emc/product/6973/smpc(accessed September 2019).

Electronic Medicines Compendium(2019p). *Doxazosin*. www.medicines.org.uk/emc/search?q=Doxazosin(accessed September 2019).

Electronic Medicines Compendium(2019q). *Acetylcysteine*. www.medicines.org.uk/emc/product/2488/smpc(accessed September 2019).

Electronic Medicines Compendium(2019q). *Tamsulosin*. https://www.medicines.org.uk/emc/product/507/smpc(accessed July 2020).

Electronic Medicines Compendium(2019r). *Dornase alfa*. www.medicines.org.uk/emc/product/1112(accessed September 2019).

Electronic Medicines Compendium(2019r). *Finasteride*. https://www.medicines.org.uk/emc/product/6044/smpc(accessed July 2020).

Electronic Medicines Compendium(2019s). *Tadalafil*. https://www.medicines.org.uk/emc/product/7431/smpc(accessed July 2020).

Electronic Medicines Compendium(2019t). *Oxybutynin*. https://www.medicines.org.uk/emc/product/11246/smpc(accessed July 2020).

Electronic Medicines Compendium(EMC)(2016). *Cyclophosphamide tablets 50mg*. www.medicines.org.uk/emc/product/1813/smpc(accessed August 2019).

Electronic Medicines Compendium(EMC)(2017). *Cyclophosphamide 1000mg powder for solution for injection or infusion*. www.medicines.org.uk/emc/product/3525/smpc(accessed August 2019).

Electronic Medicines Compendium(EMC)(2019). *MabThera 100 mg concentrate for solution for infusion*. https://www.medicines.org.uk/emc/product/3801/smpc(accessed August 2019).

Electronic Medicines Compendium(eMC)(2019). www.medicines.org.uk(accessed August 2019).

Elliott, M. and Liu, Y.(2010). The nine rights of medication administration: an overview. *British Journal of Nursing* 19(5): 300–305.

Elliott, R., Camacho, E., Cambell, F., et al.(2018). Prevalence and economic burden of medication errors in the NHS in England. Rapid evidence synthesis and economic analysis of the prevalence and burden of medication error in the UK.

Epilepsy Action(2017). *Seizure classification*. https://www.epilepsy.org.au/wp-content/uploads/2017/10/ILAE-Seizure-Classifications-2017.pdf(accessed 23 September 2019).

Epilepsy Research UK(2017). *What is epilepsy?* https://epilepsyresearch.org.uk/about-epilepsy/(accessed 11 August 2020).

Epilepsy Society(2019). *Epilepsy treatment*. https://www.epilepsysociety.org.uk/treatment(accessed 11 August 2020).

Erden, S., Demir, N., Ugras, G. et al.(2018). Vital signs: valid indicators to assess pain in intensive care unit patients? An observational, descriptive study. *Nursing and Health Sciences Journal* 20(4): 502–508.

Erjefalt, J.S.(2014). *Mast cells in human airways: the culprit?*. *European Respiratory Review* 23: 299–307. doi:10.1183/09059180.00005014.

European Medicines Agency and Heads of Medicines Agencies(2017). Guideline on good pharmacovigilance practices(GVP): Annex I - Definitions(Rev 4).

Ewbank, L., Omojomolo, D., Sullivan, K. et al.(2018). *The Rising Cost of Medicines to the NHS*. London: King's Fund.

Expert Committee on Drug Dependence(2018). *Critical Review Report: Pregabalin*. https://www.who.int/medicines/access/controlled-substances/Pregabalin_FINAL.pdf?ua=1(accessed 22 September 2019).

Expert Scientific Groups on Phase One Clinical Trials(2006). Final Report. https://webarchive.nationalarchives.gov.uk/20130105143109/www.dh.gov.uk/prod_consum_dh/groups/dh_digitalassets/@dh/@en/documents/digitalasset/dh_073165.pdf(accessed 19 September 2019).

Family Law Reform Act(1969). Family Law Reform Act. www.legislation.gov.uk/ukpga/1969/46(accessed 12 September 2019).

Ferner, R.E. and McGettan, P.(2018). Adverse drug reactions. *BMJ: British Medical Journal* 363 https://doi.org/10.1136/bmj.k4777.

Ferner, R.E. and McGettigan, P.(2018). Adverse drug reactions. *The*

BMJ 363: 1–9.

FIT Forum for Injection Technique(2019). http://fit4diabetes.com/united-kingdom(accessed 19 June 2019).

Fitzgerald, C. and Hurst, S.(2018). Implicit bias in healthcare professionals: a systematic review. *BMC Medical Ethics* 18(19): 1–18.

Fitzpatrick, M.(2013). Hyper-acute stroke care provision in London: the journey to improvement. *British Journal of Neurosciences Nursing* 9(3): 120–124.

Flasar, C.E. and Perry, A.G.(2014). Pain assessment and basic comfort measures. In: *Clinical Nursing Skills and Techniques*(eds. A.G. Perry, P.A. Potter and W.R. Ostendorf), 345–374. London: Elsevier.

Forbes, A., Murrells, T., Mulnier, H., and Sinclair, A.(2018). Mean HbA1c, HbA1c variability, and mortality in people with diabetes aged 70 years and older: a retrospective cohort study. *Lancet Diabetes Endocrinol* 6: 476–486.

Ford, C.(2019). Cannulation in adults. *British Journal of Nursing* 28(13): 838–841.

Ford, C. and Park, L.G.(2018). Hand hygiene and handwashing: key to preventing the transfer of pathogens. *British Journal of Nursing* 27(20): 1164–1166.

Ford, C. and Park, L.G.(2019). How to apply and remove medical gloves. *British Journal of Nursing* 28(1): 65–72.

Fornasari, D.(2017). Pharmacotherapy for neuropathic pain: a review. *Pain and therapy* 6(1): 25–33.

Fraise, A.P. and Bradley, T.(eds)(2009). *Ayliffe's Control of Healthcare-Associated Infection: A Practical Handbook*, 5th edn. London: Hodder Arnold.

Francis, R.(2013). *Report of the Mid Staffordshire NHS Foundation Trust Public Enquiry*. London: Stationary Office.

Freeman, J.(2019). Management of hypoglycaemia in older adults with type 2 diabetes. *Postgraduate Medicine* https://www.tandfonline.com/doi/full/00325481.2019.1578590.

Frier, B., Schernthaner, G., and Heller, S.(2011). Hypoglycaemia and cardiovascular risks. *Diabetes Care* 34(Supplement 2): S132–S137. https://doi.org/10.2337/dc11-s220.

Fu, D., Calvo, J.A., and Samson, L.D.(2012). Genomic instability in cancer balancing repair and tolerance of DNA damage caused by alkylating agents. *Nature Reviews Cancer* 12(2): 104–120.

Galbraith, A., Bullock, S., Manias, E. et al.(2007). *Fundamentals of Pharmacology. An Applied Approach for Nursing and Health*, 2e. Pearson Education Ltd: Harlow.

Galbraith, A., Bullock, S., Manias, E. et al.(2015). *Fundamentals of Pharmacology: An Applied Approach for Nursing and Health*. Routledge.Health and Safety Executive(2019). Control of Substances Hazardous to Health. www.hse.gov.uk/coshh/index.htm(accessed July 2020).

Gale, A.J.(2011). Current understanding of hemostasis. HHS Public Access. doi: https://doi.org/10.1177/0192623310389474.

Garcia, A., Bose, E., Zuniga, J., and Zhang, W.(2019). Mexican Americans' diabetes symptom prevalence, burden, and clusters. *Applied Nursing Research* 46: 37–42. https://doi.org/10.1016/j.apnr.2019.02.002.

Gartlehner, G., Hansen, R.A., Morgan, L.C. et al.(2011). Comparative benefits and harms of second-generation antidepressants for treating major depressive disorder: an updated meta-analysis. *Annals of Internal Medicine* 155(11): 772–785.

Gautami, J.(2016). Liquid Dosage Forms. https://www.scribd.com/document/380330178/Liquid-Dosage-Forms(accessed September 2020).

General Medical Council(2013). Good practice in prescribing and managing medicines and devices. https://www.gmc-uk.org/-/media/ocuments/prescribing-guidance_pdf-59055247.pdf?la=en(accessed 19 September 2019).

General Medical Council(2019). Good medical practice. https://www.gmc-uk.org/ethical-guidance/ethical-guidance-for-doctors/good-medical-practice(accessed 14 October 2019).

General Pharmaceutical Council(2019). Focus on reporting to the MHRA's yellow card scheme. https://www.pharmacyregulation.org/regulate/article/focus-reporting-mhras-yellow-card-scheme(accessed 29 September 2019).

Gersh, C., Heimgartner, N., Rebar, C., and Willis, L.(2016). *Pharmacology Made Incredibly Easy!* 4the. Philadelphia: Wolters Kluwer.

Gillick v West Norfolk and Wisbech area Health Authority and

Department of Health and Social Security(1985). Landmark decision for children's rights. *Childright* 22: 11–18.

GINA: Global Initiative for Asthma(2019). *2019 GINA Report, Global Strategy for Asthma Management andPrevention*. https://ginasthma.org/wp-content/uploads/2019/06/GINA-2019-main-report-June-2019-wms.pdf(accessed September 2019).

Gladson, B.(2011). *Pharmacology for Rehabilitation Professionals*, 2e. Elsevier Saunders: St Louis, USA. MacDonald, R., Heiner, J., Villarreal, J. and Strote, J.(2015). *Loperamide dependence and abuse*. BMJ Case Reports: pp. bcr2015209705-bcr2015209705.

Glass v United Kingdom(2004). App. No 61827/00, 39 Eur. H.R.Rep. 15.

Gmeiner, W.H.(2002). Antimetabolite incorporations into DNA: structural and thermodynamic basis for anticancer activity. *Biopolymers* 65: 180–189.

Goedeke, L., Perry, R., and Shulman, G.(2019). Emerging pharmacological targets for the treatment of non-alcoholic fatty liver disease, insulin resistance and type 2 diabetes. *Annual Review of Pharmacology and Toxicology* 59: 65–87. https://doi.org/10.1146/annurev-pharmtox-010716-104727.

Goodwin, G.M., Haddad, P.M., Ferrier, I.N. et al.(2016). Evidence-based guidelines for treating bipolar disorder: Revised third edition recommendations from the British Association for Psychopharmacology. *Journal of Psychopharmacology* 30(6): 495–553. https://doi.org/10.1177/0269881116636545. Joint Formulary Committee(2019). *British National Formulary(BNF)*. London: *British Medical Journal(BMJ)* Group and Pharmaceutical Press. https://www.medicinescomplete.com(accessed 30 September 2019).

Gough, J.R. and Nolan, J.P.(2018). The role of adrenaline in cardiopulmonary resuscitation. *Critical Care* 22(1): 139. doi: 10.1186/s13054-018-2058-1.

GOV.UK(2013a). Contraindications and special considerations: the green book, chapter 6. https://www.gov.uk/government/publications/contraindications-and-special-considerations-the-green-bookchapter-6(accessed 1 September 2019).

GOV.UK(2013b). Immunisation by nurses and other health professionals: the green book, chapter 5. https://www.gov.uk/government/publications/immunisation-by-nurses-and-other-healthprofessionals-the-green-book-chapter-5(accessed 27 August 2019).

GOV.UK(2017). Consent: the green book, chapter 2. https://www.gov.uk/government/publications/consent-the-green-book-chapter-2(accessed 5 September 2019).

GOV.UK(2018a). Immunity and how vaccines work: the green book chapter 1. https://www.gov.uk/government/publications/immunity-and-how-vaccines-work-the-green-book-chapter-1(accessed 21 August 2019).

GOV.UK(2018b). Measles outbreaks across England. https://www.gov.uk/government/news/measlesoutbreaks-across-england(-accessed 2 October 2019).

GOV.UK(2019a). Measles in England - Public health matters. https://publichealthmatters.blog.gov.uk/2019/08/19/measles-in-england(accessed 1 September 2019).

GOV.UK(2019b). Complete routine immunisation schedule. https://www.gov.uk/government/publications/the-complete-routine-immunisation-schedule(accessed 5 September 2019).

Goyal, M.K., Kuppermann, M., Cleary, S. et al.(2015). Racial disparities in pain management of children with appendicitis in emergency departments. *JAMA Pediatrics* 169(11): 996–1002.

GpNotebook(2019). *What next after metformin?* www.gpnotebook.co.uk/simplepage.cfm?ID=x2018113017470437326&link-ID=79998&cook=yes(accessed 4 July 2019).

Graeme-Smith, D.G. and Aronson, J.K.(2002). *Oxford Textbook of Clinical Pharmacology and Drug Therapy*, 3e. Oxford: Oxford University Press.

Graeme-Smith, D.G. and Aronson, J.K.(2002). *Oxford Textbook of Clinical Pharmacology and Drug Therapy*, 3e. Oxford: Oxford University Press.

Greener, M.(2014). Understanding adverse drug reactions: an overview. *Nurse Prescribing* 12(4): 189–195.

Greenstein, B.(2009). *Clinical Pharmacology for Nurses*. London: Churchill Livingstone.

Greenstein, B.(2009). *Troupe's Clinical Pharmacology for Nurses*, 18e.

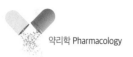

Churchill Livingstone.

Gregory, J. and Middleton, C.(2019). Medicine Management. In: *Foundations of Adult Nursing*, 2e(ed. D. Burns). London: SAGE.

Griffith, R. and Jordan, S.(2003). Administration of medicines part 1: The law and nursing. *Nursing Standard*, 18(2): 47–53.

Gross, J.L., de Azevedo, M.J., Silverio, S.P. et al.(2005). Diabetic nephropathy: diagnosis, prevention and treatment. *Diabetes Care* 28(1): 164–176.

Grumitt, J., Barnard, K., Beckwith, A., et al.(2018). *White Paper: Current Challenges in Diabetes Care and How to Address Them*. https://idealdiabetes.com/publications/(accessed 17 June 2019).

Gunning, A.(2015). Elimination. In: *The Royal Marsden Manual of Clinical Nursing Procedures*, 9e(eds. S. Lister and L. Dougherty), 133–202. Oxford: Wiley Blackwell.

Haanen, J.B.A.G, Carbonnel, C., Robert, C., et al.(2017). Management of toxicities from Immunotherapy: ESMO Clinical Practice Guidelines for diagnosis, treatment and follow up. *Annals of Oncology* 28(suppl_4): iv119–iv142. doi:10.1093/annonc/mdx225.

Hale, T.W.(2012). *Medication and Mother's Milk*, 15e. Amarillo, TX: Hale Publishing.

Hall, A.(2017). Using legal ethics to improve implicit bias in prosecutorial discretion. *Journal of the Legal Profession* 42(1): 111–126.

Hanahan D and Weinberg RA.(2011). *'The hallmarks of cancer: the next generation'* doi:10.1016/j.cell.2011.02.013

Haneda, M., Utsunomiya, K., Koya, D., et al.(2015). *A new classification of diabetic nephropathy 2014: a report from Joint Committee on Diabetic Nephropathy*. https://onlinelibrary.wiley.com/doi/full/10.1111/jdi.12319(accessed September 2019).

Hardinge, M., Annandale, J., Bourne, S., et al.(2015). *British Thoracic Society guidelines for home oxygen use in adults*. https://thorax.bmj.com/content/thoraxjnl/70/Suppl_1/i1.full.pdf(accessed September 2019).

Harrar, S.(2016). *Silent heart attacks and type 2 diabetes*. https://www.endocrineweb.com/news/diabetes/21656-silent-heart-attacks-type-2-diabetes(accessed 24 June 2019).

Hassamal, S., Miotto, K., Dale, W., and Danovitch, I.(2018). Tramadol: understanding the risk of serotonin syndrome and seizures. *American Journal of Medicine* 131(11): 1382–1383.

Hastier, P., Buckley, M.J., Peten, E.P. et al.(2000). A new source of drug-induced acute pancreatitis: codeine. *The American Journal of Gastroenterology* 95(11): 3295–3298.

Health and Care Professional Council(2019). Standards of conduct, performance and ethics. https://www.hcpc-uk.org/standards/standards-of-conduct-performance-and-ethics(accessed 14 October 2019).

Health and Safety Executive(2013). Sharp Instrument in Healthcare Regulations 2013: guidance for employers and employees. Health and Safety Executive Publications.

Health and Safety Executive(HSE)(2019). *Safe handling of cytotoxic drugs in the workplace*. www.hse.gov. uk/healthservices/safe-use-cytotoxic-drugs.htm(accessed July 2019).

Health Education England(HEE)(2017). Advisory guidance administration of medicines by nursing associates. https://www.hee.nhs.uk/sites/default/files/documents/Advisory%20guidance%20-%20administration%20of%20medicines%20by%20nursing%20associates.pdf(accessed 2 October 2019).

Hedge, S.S.(2006). *Muscarinic receptors in the bladder: from basic research to therapeutics*. https://www.ncbi.nlm.nih.gov/pmc/articles/PMC1751492(accessed September 2019).

Herring, J.(2018). *Medical Law and Ethics*. Oxford: Oxford University Press. Human Rights Act(1998). Human Rights Act. www.legislation.gov.uk/ukpga/1998/42/contents(accessed 19 September 2019).

Hickey, J.V.(2017). *The Clinical Practice of Neurological and Neurosurgical Nursing*, 7e. Philadelphia: Lippincott. Intercollegiate Stroke Working Party(2016). *Sentinel Stroke National Audit Programme. Annual results portfolio*. https://www.strokeaudit.org/Documents/National/AcuteOrg/2016/2016-AOANationalReport.aspx(accessed 3 October 2019). Joint Formulary Committee(2019). *BNF British National Formulary*. bnf.nice.org.uk(accessed August 2020).

Higgins, D.(2007). Bowel care part 6 – administration of a supposi-

tory. *Nursing Times* 103(47): 26–27.

Higher Education England(2017). Advisory guidance. administration of medicines by nursing associates. https://www.hee.nhs.uk/sites/default/files/documents/Advisory%20guidance%20-%20 administration%20of%20medicines%20by%20nursing%20associates.pdf(accessed September 2020).

Hiley, E., Rickards, E., and Kelly, C.A.(2019). Ensuring the safe use of emergency oxygen in acutely ill patients. *Nursing Times* 115: 18–21.

Hill, A.T., Sullivan, A.L., Chalmers, J.D., et al.(2019). *British Thoracic Society guideline for bronchiectasis in adults*. https://thorax.bmj.com/content/74/Suppl_1/1(accessed September 2019).

Hill, R., Prabhakar, N.V., and Vaidya, N.(2019). Angiotensin II receptor blockers(ARB, ARb). StatPearls. https://www.ncbi.nlm.nih.gov/books/NBK537027(accessed July 2020).

Hill, R., Santhakumar, R., Dewey, W. et al.(2019). Fentanyl depression of respiration: comparison with heroin and morphine. *British Journal of Pharmacology* 14860: 1–12.

Hillery, A., Lloyd, A., and Swarbrick, J.(eds.)(2001). *Drug Delivery and Targeting for Pharmacists and Pharmaceutical Scientists*. Florida: CRC Press.

Hjorthøj, C., Sturup, A.E., McGrath, J.J. et al.(2017). Years of potential life lost and life expectancy in schizophrenia: a systematic review and meta-analysis. *Lancet Psychiatry* 4(4): 295–301.

HMSO(1997). Prescription Only Medicines(Human Use) Order 1997. Statutory Instrument 1997, No. 1830. London: HMSO.

Holman, R., Paul, S., Bethel, M. Matthews, D., and Neil, A,(2008). 10-year follow-up of intensive glucose control in type 2 diabetes. *New England Journal of Medicine* 359: 1577–1589. https://doi.org/10.1056/NEJMoa0806470.

Horisberger, J.D. and Glebisch, C.(1987). Potassium-sparing diuretics. *Journal of Renal Physiology* 10(3–4): 198–220.

Hortobagyi, G.N.(1997). Anthracyclines in the treatment of cancer. *Drugs* 54(Supplement 4): 1–7. Drugs.com(2019). *Rituximab*. https://drugs.com/monograph/rituximab.html(accessed August 2019).

Hou Y., Li, X., Sun, L. et al.(2017). *Phosphorus and mortality risk in end-stage renal disease: A meta-analysis*. https://pubmed.ncbi.nlm.nih.gov/28903022/(accessed July 2020).

https://www.rpharms.com/recognition/setting-professional-standards/safe-and-secure-handling-ofmedicines/professional-guidance-on-the-safe-and-secure-handling-of-medicines(accessed July 2020).

Hu, M.K., Witham, M.D., and Soiza, R.L.(2019). *Oral bicarbonate in non-haemodialysis dependent chronic kidney disease patients: a meta-analysis of randomised controlled trials*. https://www.mdpi.com/2077-0383/8/2/208/htm(accessed September 2019).

Huang, C. and Johnson, N.(2016). Nitrous oxide, from the operating room to the emergency department. *Current Emergency and Hospital Medicine Reports* 4(1): 11–18.

Human Tissue Act(2004). Human Tissue Act. www.legislation.gov.uk/ukpga/2004/30/contents(accessed 19 September 2019).

Hurst, J.R., Elborn, S. and De Soyza, A. on behalf of the BRONCH-UK Consortium.(2015). COPD-bronchiectasis overlap syndrome. *European Respiratory Journal* 45: 310–313. doi:10.1183/09031936.00170014.

Ibrahim, I. and Choong See, K.(2018). *BMJ Best Practice: Asthma in adults*. https://bestpractice.bmj.com/topics/en-gb/44(accessed September 2019).

International Diabetes Federation(2017). *Diabetes Atlas 8th Atla*, https://www.diabetesatlas.org(accessed 4 June 2019).

Inzucchi, S., Bergenstal, R., Buse, J. Diamant, M., Ferrannini, E., Nauck, M., Peters, A., Tsapas, A., Wender, R., and Matthews, D.(2015). Management of hyperglycaemia in type 2 diabetes, 2015: a patient-centred approach: update to a position statement of the American Diabetes Association and the European Association for the Study of Diabetes. *Diabetes Care* 38(1): 140–149. https://doi.org/10.2337/dc14-2441.

IOSR *Journal of Pharmacy* e-ISSN: 2250–3013, p-ISSN: 2319–4219, 2(6): 5–11. http://www.iosrphr.org/papers/v2i6/Part_1/B0260511.pdf(accessed September 2020).

Ismail-Beigi, F., Moghissi, E., Tiktin, M., Hirsch, I., Inzucchi, S., and Genuth, S.(2011). Individualizing glycaemic targets in type 2 diabetes mellitus: implications of recent clinical trials. *Annals of Internal Medicine* 154(8): 554–559. https://doi.org/10.7326/0003-4819-154-8-201104190-00007.

Jablonski, K.L. and Chonchol, M.(2013). *Vascular calcification in endstage renal disease.* https://www.ncbi.nlm.nih.gov/pmc/articles/PMC3813300/#!po=30.0000(accessed September 2019).

Jackson, R.E. and Bellamy, M.C.(2015). Antihypertensive drugs. *British Journal of Anaesthesia* 15(6): 280–285. https://doi.org/10.1093/bjaceaccp/mku061.

Jennings, P. and Myint, A.(2017). Anti-diabetic treatment options. In: *Principals of Diabetes Care: Evidencebased management for health professionals*(ed. A. Phillips). UK: Quay Books.

Jevon, P. and Humphrey, N.(2007). Respiratory procedures. Part 3 – use of a nebuliser. *Nursing Times* 103(34): 24–25.

Jevon, P., Payne, L., Higgins, D. and Endecott, R.(eds)(2010). *Medicines Management: A Guide for Nurses.* Hoboken, NJ: John Wiley & Sons.

Johnson, B., Manoucher, A., Haugh, A. et al.(2019). Neurological toxicity associated with immune checkpoint inhibitors: a pharmacoconveince study. *Journal for Immunotherapy of cancer* 7(134). https://doi.org/10.1186/s40425-019-0617-x.

Joint British Diabetes Societies for Inpatient Care(2018). *Intravenous insulin prescription and fluid protocol for diabetic ketoacidosis,* https://abcd.care/sites/abcd.care/files/resources/2018_addition_DKA_IPC_Pathway.pdf(accessed 3 June 2019).

Joint British Diabetes Societies Inpatient Care Group(2013). *The Management of Diabetic Ketoacidosis in Adults,* Second Edition Update. https://abcd.care/sites/abcd.care/files/resources/2013_09_JBDS_IP_DKA_Adults_Revised.pdf(accessed 3 June 2019).

Joint British Diabetes Societies Inpatient Care Group(2020). *Diabetes at the front door.* February 2020. https://abcd.care/sites/abcd.care/files/site_uploads/JBDS_Diabetes_Front_Door.pdf(accessed August 2020).

Joint Formulary Committee(2019). *British National Formulary,* 74e. London: BMJ Group and Pharmaceutical Press.

Joint Formulary Committee(2019). British National Formulary. https://bnf.nice.org.uk(accessed October 2019).

Joint Formulary Committee(2019). *Cytotoxic drugs.* https://bnf.nice.org.uk/treatment-summary/cytotoxicdrugs.html(accessed July 2020).

Joint Formulary Committee(2019a). *British National Formulary.* London: BMJ Group and Pharmaceutical Press. https://bnf.nice.org.uk/drug/latanoprost.html#cautions(accessed September 2020).

Joint Formulary Committee(2019a). How BNF publications are constructed: Assessing the evidence [Online]. https://bnf.nice.org.uk/about/how-bnf-publications-are-constructed.html(accessed 17 September 2019).

Joint Formulary Committee(2019b). *British National Formulary.* London: BMJ Group and Pharmaceutical Press. https://bnf.nice.org.uk/treatment-summary/ear.html(accessed September 2020).

Joint Formulary Committee(2019b). British National Formulary: How to use BNF publications online [Online]. London: Joint Formulary Committee. https://bnf.nice.org.uk/about/how-to-use-bnfpublications-online.html(accessed 17 September 2019).

Joint Formulary Committee(2020a). *Antibacterial drug choice.* https://bnf.nice.org.uk/treatmentsummary/antibacterials-principles-of-therapy.html(accessed 28 October 2020).

Joint Formulary Committee(2020b). Erythromycin. https://bnf.nice.org.uk/drug/erythromycin.html#indicationsAndDoses(accessed 28 October 2020).

Joint Formulary Committee(JFC)(2018). British National Formulary. http://medicinescomplete.com(accessed July 2020).

Joint Formulary Committee(JFC)(2020). *British National Formulary,* 80the. Pharmacy Press.

Jordan, S., Griffiths, H. and Griffith, R.(2003). Administration of medicines part 2: Pharmacology. *Nursing Standard,* 18(3): 45–54.

Karch, A.(2017). *Focus on Nursing Pharmacology,* 7e, 18–19. Philadelphia: Wolters Kluwer.

Karch, A.M.(2017). *Focus on Nursing Pharmacology,* 7e. New York: Wolters Kluwer.

Karch, A.M.(2017). *Focusing on Nursing Pharmacology,* 7e. Philadel-

phia, USA: Wolters Kluwer Publishing.

Kaufman, G.(2016). Adverse drug reactions: classification, susceptibility and reporting. *Nursing Standard* 30(50): 53–56.

Kelly, D. and Roedderts, E.(2008). Racial cognition and the ethics of implicit bias. *Philosophy Compass* 3(3): 522–540.

Kettyle, A.(2015). Pain management. In: *Essentials of Nursing Practice*(ed. C. Delves-Yates), 379–401. London: Sage.

Kidney Disease Improving Global Outcomes(2012). KDIGO clinical practice guideline for acute Kidney injury. *Kidney International Supplement Vol 2:* 1–138.

Kidney Disease Improving Global Outcomes(2013). KDIGO clinical practice guideline for acute kidney injury. *Kidney International Supplement 3:* 1–150.

Kidney Research UK(2018). *Annual report and financial statements.* https://kidneyresearchuk.org/wpcontent/uploads/2019/04/KR11606-Annual-Report-2017-18_web_single-2.pdf(accessed July 2020).

Kirkwood, J., Lotze, M., and Yasko, J.(2001). *Current Cancer Therapeutics,* 4e. Philadelphia: Port City Press. Lee, S. and Margoln, K.(2011). Cytokines in cancer immunotherapy. *Journal of Cancer* 3(4): 3856–3893. https://doi.org/10.33901/cancers3043856.

Klabunde, E.(2012). *Cardiovascular Physiology Concepts,* 2e. Philadelphia: Lippincott Williams and Wilkinson.

Klabunde, R.E.(2017). Cardiovascular pharmacology concepts. https://www.cvphysiology.com/Blood%20Pressure/BP001(accessed July 2020).

Koneti, K. and Perfitt, J.(2019). Chronic pain management after surgery. *Surgery(Oxford)* 37(8): 467–471.

Kosoglou, T., Statkevich, P., Johnson-Levonas, A.O. et al.(2005). Ezetimibe: a review of its metabolism, pharmacokinetics and drug interactions. *Journal of Clinical Pharmacokinetics* 44(5): 467–494.

Kosten, T., Graham, D., and Nielsen, D.(2018). Neurobiology of opioid use disorder and comorbid traumatic brain injury. *JAMA Psychiatry* 75(6): 642–648.

Kostis, W.J., Shetty, M., Chowdhury, Y.S., and Kostis, J.B.(2018). ACE inhibitor-induced angioedema: a review. *Journal of Current Hypertension Reports* 20(7): 55. https://doi.org/10.1007/s11906-018-0859-x.

Kukkar, A., Bali, A., Singh, N., and Jaggi, A.(2013). Implications and mechanism of action of gabapentin in neuropathic pain. *Archives of Pharmacal Research* 36(3): 237–251.

Labiris, N.R. and Dolovich, M.B.(2003). Pulmonary drug delivery. Part II: the role of inhalant delivery devices and drug formulations in therapeutic effectiveness of aerosolized medications. *British Journal of Clinical Pharmacology* 56(6): 600–612.

Lafayette, R.A.(2019). *British Medical Journal Best Practice Guidance. Acute kidney injury.* https://bestpractice. bmj.com/topics/engb/83/pdf/83.pdf accessed September 2019).

Lainscak, M., Pelliccia, F., Rosano, G. et al.(2015). Safety profile of mineralocorticoid receptor antagonists: spironolactone and eplerenone. *International Journal of Cardiology* 200: 25–29.

Lang, K.R., Dupree, C., Kon, A. et al.(2016). Calling out implicit bias as a harm in pediatric care. *Cambridge Quarterly of Healthcare Ethics* 25: 540–552.

Laws, P. and Rudall, N.(2013). Assessment and monitoring of analgesia, sedation, delirium and neuromuscular blockade levels and care. In: *Critical Care Manual for Clinical Procedures and Competencies*(eds. J. Mallet, J.W. Albarran and A. Richardson), 340–354. West Sussex: Wiley.

Lawson, E. and Hennefer, D.L.(2010). *Medicines Management in Adult Nursing.* Exeter: Learning Matters Ltd.

Le, J.(2019). Drug metabolism. https://www.msdmanuals.com/engb/professional/clinical-pharmacology/pharmacokinetics/drug-metabolism(accessed 2 October 2019).

Lee, A.(2006). *Adverse Drug Reactions,* 2e. London: Pharmaceutical Press.

Lee, L., Caplan, R.A., Stephens, L.S. et al.(2015). Postoperative opioid-induced respiratory depression – a closed claims analysis. *Journal of Pain Medicine* 122(1): 649–665.

Levey, A.S., Stevens, L.A. Schmid, C.H., et al.(2009). *A new equation to estimate glomerular filtration rate.* https://www.ncbi.nlm.nih.gov/pmc/articles/PMC2763564(accessed September 2019).

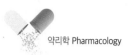

약리학 Pharmacology

Lewin, S. and Reeves, S.(2016). Enacting 'team' and 'teamwork': using Goffman's theory of impression management to illuminate interprofessional practice on hospital wards. *Social Science & Medicine* 72(10):1595–1602.

Lewis, S.A.(2014). Newer drug treatments for focal-onset epilepsy. *British Journal of Neurosciences Nursing* 10(1): 9–12.

Li, M. and Ramos, L.(2017). Drug-induced QT prolongation and Torsades de pointes. *Pharmacy and Therapeutics* 42(7): 437–477.

Lirk, P., Picardi, S., and Hollmann, M.(2014). Local Anaesthetics: 10 essentials. *European Journal of Anaesthesiology* 31(11): 575–585.

Liu, F., Ranmal, S., Batchelor, H.K., Orlu-gul, M., et al.(2014). Patient-centred pharmaceutical design to improve acceptability of medicines: similarities and difference in paediatric and geriatric populations. https://www.ncbi.nlm.mih.gov/pmc/articles/PMC4210646(accessed September 2019)

Lohr, J.B. and Flynn, K.(1992). Smoking and schizophrenia. *Schizophrenia Research* 8: 93–102. https://doi.org/10.1016/0920-9964(92)90024-Y. Meadows, T.(2019). *If antidepressant-induced hyponatraemia has been diagnosed, how should the depression be treated?* https://www.sps.nhs.uk/articles/if-antidepressant-induced-hyponatraemiahas-been-diagnosed-how-should-the-depression-be-treated-2(accessed on 21 August 2019).

Lundin, A., Djarv, J.E., and Hollenberg, P.N.(2015). Drug therapy in cardiac arrest: a review of the literature. *European Heart Journal – Cardiovascular Pharmacotherapy* 2(1): 54–75. https://doi.org/10.1093/ehjcvp/pvv047.

Ly, I.K. and Wen, P.(2017). Clinical relevance of steroid use in Neuro-Oncology. *Current Neurology andNeuroscience Reports* 17(1): 5. doi: 10.1007/s11910-017-0713-6.

Lynn, R. and Galinkin, J.(2017). Naloxone dosage for opioid reversal: current evidence and clinical implications. *Therapeutic Advances in Drug Safety* 9(1): 63–88.

MacKenzie, M., Zed, P., and Ensom, M.(2016). Opioid pharmacokinetics-pharmacodynamics: clinical implications in acute pain Management in Trauma. *Annals of Pharmacotherapy* 50(3): 209–218.

Manniello, M. and Pisano, M.(2016). Alirocumab(Praluent): first in the new class of PCSK9 inhibitors. *Pharmacy and Therapeutics* 41(1): 28.

Manson, J.E., Cook, N.R., Lee, I. et al.(2019). Marine n-3 fatty acids and prevention of cardiovascular disease and cancer. *The New England Journal of Medicine* 380(1): 23–32.

Mardby, A., Akerlind, I., and Hedenrud, T.(2009). General beliefs about medicines among doctors and nurses in out-patient care: a cross-sectional study. *BMC Family Practice* 18(10): 35. doi: 10.1186/1471-2296-10-35.

Maselli, D.J., Amalakuhan, B., Keyt, H. and Diaz, A.A.(2017). Suspecting non-cystic fibrosis bronchiectasis: What the busy primary care clinician needs to know. *International Journal of Clinical Practice* 71(2): e12924.

McClatchey, A.K., Shield, A., Cheong, L.H. et al.(2017). Why does the need for medication become a barrier to breastfeeding? A narrative review. *Women and Birth* 31(5): 362–366.

McClendon, A.K. and Osheroff, N.(2007). DNA topoisomerase II, genotoxicity, and cancer. *Mutation Research* 623(1–2): 83–97.

McElhatton, P.(2006). Adverse drug reactions in pregnancy. In: *Adverse Drug Reactions*, 2e(ed. A. Lee), 75–124. London: Pharmaceutical Press.

McErlean, L.(2017). The gastrointestinal system and associated disorders. In: *Fundamentals of Applied Pathophysiology. An Essential Guide for Nursing and Healthcare Students*, 3e(eds. M. Nair and I. Peate), 306–337. Oxford: Wiley Blackwell.

McKeever, R. and Hamilton, R.(2019). *Calcium Channel Blockers.* StatPearls. https://www.ncbi.nlm.nih.gov/books/NBK482473.

Mears, J.(2018). Pain management. In: *Acute and Critical Care Nursing at a Glance*(eds. H. Dutton and J. Finch), 10–11. West Sussex: Wiley.

Medicines & Healthcare products Regulatory Agency(2012). *Good Clinical Practice Guide.* London: TSO.

Medicines and Healthcare products Regulatory Agency(2017). Patient group directions: who can use them. https://www.gov.uk/government/publications/patient-group-directions-pgds/patient-groupdirections-who-can-use-them(accessed July 2020).

Medicines and Healthcare Products Regulatory Agency(MHRA)(2015). Guidance on adverse drug reactions: classification of adverse drug reactions. http://www.gov.uk/government/uploads/system/uploads/attachment_data/file/403098/Guidance_on_adverse_drug_reactions.pdf(accessed 20 September 2019).

Medicines and Healthcare Products Regulatory Agency(MHRA)(2019a). About us. https://www.gov.uk/government/organisations/medicines-and-healthcare-products-regulatory-agency/about(accessed 29 September 2019).

Medicines and Healthcare Products Regulatory Agency(MHRA)(2019b). Yellow card. https://yellowcard. mhra.gov.uk/faqs(accessed 20 September 2019).

Medicines for Human Use(Clinical Trials) Regulations(2004). Medicines for Human Use. www.legislation.gov.uk/uksi/2004/1031/contents/made(accessed 19 September 2019).

Medicines Healthcare Regulatory Authority(MHRA)(2017). *Clozapine: reminder of potentially fatal risk of intestinal obstruction, faecal impaction, and paralytic ileus.* https://www.gov.uk/drug-safety-update/clozapine-reminder-of-potentially-fatal-risk-of-intestinal-obstruction-faecal-impaction-andparalytic-ileus(accessed 28 September 2019).

Medicines Healthcare Regulatory Authority(MHRA)(2018a). *Summary of product characteristics for Priadel 400mg prolonged release tablets.* https://www.mhra.gov.uk/home/groups/spcpil/documents/spcpil/con1542949679637.pdf(accessed 28 September 2019).

Medicines Healthcare Regulatory Authority(MHRA)(2018b). *Valproate use by women and girls.* https://www.gov.uk/guidance/valproate-use-by-women-and-girls(accessed on 28 September 2019).

Medicines Healthcare Regulatory Authority(MHRA)(2019). *Pregabalin(Lyrica), gabapentin(Neurontin) and risk of abuse and dependence: new scheduling requirements from 1 April.* https://www.gov.uk/drugsafety-update/pregabalin-lyrica-gabapentin-neurontin-and-risk-of-abuse-and-dependence-newschedulingrequirements-from-1-april(accessed 22 September 2019). Meds%20prof%20guidance.pdf?ver=2019-01-23-145026-567(accessed 19 September 2019).

Mehta, R., Kellum, J., Shah, S., et al.(2007). *Acute Kidney Injury Network: Report of an initiative to improve outcomes in acute kidney injury.* https://ccforum.biomedcentral.com/articles/10.1186/cc5713(accessed September 2019).

Mental Capacity Act(2005). Mental Capacity Act. www.legislation.gov.uk/ukpga/2005/9/contents(accessed 19 September 2019).

Mental Health Foundation(2016). Fundamental health facts about mental health 2016. https://www.mentalhealth.org.uk/sites/default/files/fundamental-facts-about-mental-health-2016.pdf(accessed September 2020).

Merino, Y., Adams, L., and Hall, W.J.(2018). Implicit bias and mental health professionals: priorities and direction for research. *Psychiatric Services* 69(6): 723–725.

Merskey, H. and Bogduk, M.(1994). *Classifications of Chronic Pain.*, 2nde, 209–214. Washington: International Association for the Study of Pain Task Force on Taxonomy, IASP Press.

MHRA: Medicines and Healthcare Products Regulatory Agency Drug Safety Update(2014). *Combination use of medicines from different classes of rennin-angiotensin system blocking agents: risk of hyperkalaemia, hypotension, and impaired renal function – new warnings.* https://www.gov.uk/drug-safety-update/combination-use-of-medicines-from-different-classes-of-renin-angiotensin-system-blocking-agentsrisk-of-hyperkalaemia-hypotension-and-impaired-renal-function-new-warnings(accessed September 2019).

MHRA: Medicines and Healthcare Products Regulatory Drug Safety Update(2016). *Spironolactone and rennin-angiotensin system drugs in heart failure: risk of potentially fatal hyperkalaemia.* https://www.gov.uk/drug-safety-update/spironolactone-and-renin-angiotensin-system-drugs-in-heart-failure-risk-ofpotentially-fatal-hyperkalaemia(accessed September 2019).

Michou, E., Mastan, A., Ahmed, S., et al.(2012) Examining the role of carbonation and temperature on water swallowing performance: a swallowing reaction-time study. *Chemical Senses,*

37(9): 799–807. https://doi.org/10.1093/chemse/bjs061.

Miller, M.R., Hankinson, J., Brusasco, V. et al.(2005). Standardisation of spirometry. *European Respiratory Journal* 26: 319–338.

MIMS(2019). www.mims.com.au(accessed September 2019).

MIND(2016). Information and support. www.mind.org.uk/information-support/drugs-and-treatments/medication/explaining-the-half-life/#.XYZFn-NKiUk(accessed 2 October 2019).

Montgomery, S.A., Nielsen, R., Poulsen, L. et al.(2014). A randomised, double-blind study in adults with major depressive disorder with an inadequate response to a single course of selective serotonin reuptake inhibitor or serotonin–noradrenaline reuptake inhibitor treatment switched to vortioxetine or agomelatine. *Human Psychopharmacology: Clinical and Experimental* 29: 470–482. https://doi.org/10.1002/hup.2424.

Moon, H., Chin, H.J., Joo, K.W. et al.(2019). *Hyperphosphatemia and risks of acute kidney injury, end-stage renal disease, and mortality in hospitalized patients.* https://bmcnephrol.biomedcentral.com/articles/10.1186/s12882-019-1556-y(accessed September 2019).

Morris, H.(2005). Administering drugs to patients with swallowing difficulties. *Nursing Times* 101(39): 28.

Moudi, M., Rusea, G., Yien, C.Y.S., and Nazre, M.(2013). Vinca Alkaloids. *International Journal of Preventative Medicine* 4(11): 1231–1235.

MS Society(2020). *MS symptoms and signs.* https://www.mssociety.org.uk/about-ms/signs-and-symptoms(accessed 11 August 2020).

Murk, W. and Seli, E.(2011). Fertility preservation as a public health issue: an epidemiological perspective. *Current Opinion in Obstetrics and Gynecology* 23: 143–150.

Murray, T.J.(2005). *Multiple Sclerosis: The History of the Disease.* New York: Demos Publishing.

Nair, M.(2016). The renal system. In: *Fundamentals of Anatomy and Physiology: For Nursing and Healthcare Students,* 2e(eds. I. Peate and M. Nair). New York: Wiley.

Nair, M. and Peate, I.(2015). *Pathophysiology for Nurses at a Glance.* Oxford: Wiley Blackwell.

Natale, P., Palmer, S.C., Ruospo, M. et al.(2018). *Potassium binders for chronic hyperkalaemia in people with chronic kidney disease.* https://www.cochranelibrary.com/cdsr/doi/10.1002/14651858.CD013165/full(accessed September 2019).

National Chemotherapy Advisory Group(NCAG)(2009). *Chemotherapy services in england: ensuring quality and safety.* http://webarchive.ationalarchives.gov.uk/20130107105354/http://www.dh.gov.uk/prod_consum_dh/groups/dh_digitalassets/documents/digitalasset/dh_104501.pdf(accessed July 2020).

National Confidential Enquiry into Patient Outcome and Death(NCEPOD)(2009). *Adding insult to injury. A review of the care of patient who dies in hospital with a primary diagnosis of acute kidney injury(acute renal failure).* www.ncepod.org.uk/2009report1/Downloads/AKI_report.pdf(accessed September 2019).

National Diabetes Audit Report(2018). 1: *Care processes and treatment targets* https://digital.nhs.uk/dataand-information/publications/statistical/national-diabetes-audit/report-1--care-processes-andtreatment-targets-2018-19-short-report(accessed 17 June 2019).

National Health Service(2018). *Peak flow test.* https://www.nhs.uk/conditions/peak-flow-test(accessed September 2019).

National Health Service(NHS)(2009). *Antidepressants and suicide risk.* https://www.nhs.uk/news/mentalhealth/antidepressants-and-suicide-risk(accessed 22 September 2019).

National Health Service(NHS)(2019). *Constipation.* https://www.nhs.uk/conditions/constipation(accessed 16 October 2019).

National Health Service Improvement(2019). Clinical negligence and litigation. https://improvement.nhs.uk/resources/clinical-negligence-and-litigation(accessed 4 September 2019).

National Institute for Clinical Excellence(2017a). *Cystic fibrosis: diagnosis and management. NICE guideline [NG78].* https://www.nice.org.uk/guidance/ng78(accessed September 2019).

National Institute for Clinical Excellence(2019b). *Chronic obstructive pulmonary disease in over 16s: diagnosis and management.* https://www.nice.org.uk/guidance/ng115(accessed September 2019).

National Institute for Clinical Excellence(NICE)(2014). Clinical guideline [CG181] Cardiovascular disease: risk assessment and reduction, including lipid modification. www.nice.org.uk/guidance/cg181(accessed July 2020).

National Institute for Clinical Excellence(NICE)(2018). Clinical guideline [CG89] Venous thromboembolism in over 16s: reducing the risk of hospital-acquired deep vein thrombosis or pulmonary embolism. www.nice.org.uk/guidance/ng89(accessed July 2020).

National Institute for Clinical Excellence(NICE)(2019). Clinical guideline [CG136] Hypertension in adults: diagnosis and management. www.nice.org.uk/guidance/ng136(accessed July 2020).

National Institute for Health and Care Excellence(2014). Managing medicines in care homes. https://www.nice.org.uk/guidance/sc1/evidence/full-guideline-pdf-2301173677(accessed September 2020).

National Institute for Health and Care Excellence(2015). Medicines optimisation: the safe and effective use of medicines to enable the best possible outcomes. www.nice.org.uk/guidance/ng5/resources/medicines-optimisation-the-safe-and-effective-use-of-medicines-to-enable-the-best-possibleoutcomes-pdf-51041805253(accessed September 2020).

National Institute for Health and Care Excellence(2017). Managing medicines for adults receiving social care in the community. www.nice.org.uk/guidance/ng67(accessed September 2020).

National Institute for Health and Care Excellence(2017b). *Asthma: diagnosis, monitoring and chronic asthma.* https://www.nice.org.uk/guidance/ng80/chapter/Recommendations#principles-of-pharmacologicaltreatment(accessed September 2019).

National Institute for Health and Care Excellence(2018). Antimicrobial stewardship. www.nice.org.uk/guidance/ng15(accessed 14 September 2019).

National Institute for Health and Care Excellence(2019). Joint Formulary publications. https://www.JointFormulary.org/products/JointFormulary-online/(accessed 15 September 2019).

National Institute for Health and Care Excellence(NICE)(2009). *Depression in adults: recognition and management. CG90.* https://www.nice.org.uk/guidance/CG90(accessed 15 August 2019).

National Institute for Health and Care Excellence(NICE)(2014). *Gastro-oesophageal reflux disease and dyspepsia in adults: investigation and management. Clinical guideline [CG184].* www.nice.org.uk/guidance/cg184(accessed 16 October 2019).

National Institute for Health and Care Excellence(NICE)(2014). *Psychosis and schizophrenia in adults: prevention and management. CG178.* https://www.nice.org.uk/guidance/cg178(accessed 28 August 2019).

National Institute for Health and Care Excellence(NICE)(2015). *Vortioxetine for treating major depressive episodes. TA 367.* https://www.nice.org.uk/guidance/ta367(accessed on 29 September 2019).

National Institute for Health and Care Excellence(NICE)(2016). Cardiovascular disease: risk assessment and reduction, including lipid modification. Clinical guideline [CG181]. https://www.nice.org.uk/guidance/cg181(accessed July 2020).

National Institute for Health and Care Excellence(NICE)(2017). *Generalized anxiety disorder. Clinical knowledge summary.* https://cks.nice.org.uk/generalized-anxiety-disorder#!topicSummary(accessed 28 September 2019).

National Institute for Health and Care Excellence(NICE)(2018). *Scenario: Acute diarrhoea(less than4 weeks).* https://cks.nice.org.uk/diarrhoea-adults-assessment#!scenario(accessed 16 October 2019).

National Institute for Health and Care Excellence(NICE)(2018a). *Bipolar disorder: assessment and management. CG185.* https://www.nice.org.uk/guidance/cg185(accessed on 28 September 2019).

National Institute for Health and Care Excellence(NICE)(2018b). *Dementia: assessment, management and support for people living with dementia and their carers. NG97.* https://www.nice.org.uk/guidance/ng97(accessed 1 October 2019).

National Institute for Health and Care Excellence(NICE)(2019). Antidepressant treatment in adults. https://pathways.nice.org.uk/pathways/depression/antidepressant-treatment-in-adults(-

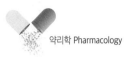
accessed on 29 September 2019).

National Institute for Health and Care Excellence(NICE)(2019). *Scenario: Constipation in adults.* https://cks.nice.org.uk/constipation#!scenario(accessed 16 October 2019).

National Institute of Clinical Excellence(2010). *Lower urinary symptoms in men: management.(CG97).* www.nice.org.uk/Guidance/CG97(accessed September 2019).

National Institute of Clinical Excellence(2013a). *Acute kidney injury: prevention, detection and management.(CG169).* www.nice.org.uk/guidance/cg169(accessed September 2019).

National Institute of Clinical Excellence(2013b). *Lower urinary tract symptoms in men.(QS45).* www.nice.org.uk/Guidance/QS45(accessed September 2019).

National Institute of Clinical Excellence(2015). *Chronic kidney disease in adults: assessment and management.* https://www.nice.org.uk/guidance/cg182(accessed July 2020).

National Institute of Clinical Excellence(2018). *Chronic obstructive pulmonary disease in over 16s: diagnosis and management.* NICE Guideline [NG115]. https://www.nice.org.uk/guidance/ng115(accessed July 2020).

National Institute of Clinical Excellence(2019a). *Asthma, acute. Levels of severity.* https://bnf.nice.org.uk/treatment-summary/asthma-acute.html(accessed September 2019).

National Institute of Clinical Excellence(2019a). *Chronic kidney disease.* https://cks.nice.org.uk/chronickidney-disease#!topicSummary(accessed September 2019).

National Institute of Clinical Excellence(2019b). *Hypertension in adults: diagnosis and management.* www.nice.org.uk/guidance/ng136(accessed September 2019).

National Institute of Clinical Excellence(2019c). *Urinary incontinence and pelvic organ prolapsed in women: management.* www.nice.org.uk/guidance/ng123(accessed September 2019).

National Institute of Diabetes and Digestive and Kidney Diseases(2019). *Laboratory evaluation.* https://www.niddk.nih.gov/health-information/communication-programs/nkdep/laboratory-evaluation(accessed September 2019).

National Institute of Health and Care Excellence(2018). Guideline 109 Urinary Tract infection(lower): antimicrobialprescribing. www.nice.org.uk/guidance/ng109(accessed 4 September 2019).

National Patient Safety Agency(2017). *National patient safety agency, learning from patient safety incidents.* https://improvement.nhs.uk/resources/learning-from-patient-safety-incidents/(accessed August 2020).

National Patient Safety Agency(NPSA)(2009). *Lithium therapy.* https://www.sps.nhs.uk/wp-content/uploads/2018/02/2009-NRLS-0921-Lithium-patientet-2009.12.01-v1.pdf(accessed 1 September 2019).

National Poisons Information Service(NPIS)(2016). *Lithium.* https://www.toxbase.org/Poisons-Index-A-Z/L-Products/Lithium(accessed 28 September 2019).

National Poisons Information Service(NPIS)(2017). *Amitriptyline.* https://www.toxbase.org/poisonsindex-a-z/a-products/amitriptyline----------------/(accessed 28 September 2019).

Nazar, C.M.J.(2014). Diabetic nephropathy; principles of diagnosis and treatment of diabetic kidney disease.*Journal of Nephropharmacology* 3(1): 15–20.

NCBI(2019). *Homepage.* www.ncbi.nlm.nih.gov(accessed August 2020).

Neal, M.J.(2015). *Medical Pharmacology at a Glance*, 8e. New York: Wiley.

Neal, M.J.(2016). *Medical Pharmacology at a Glance*, 8e. West Sussex: Wiley.

Neal, M.J.(2016). *Medical Pharmacology at a Glance*, 8e. West Sussex: Wiley.

Neal, M.J.(2016). *Medical Pharmacology at a Glance*, 8e. Wiley Blackwell: Oxford.

Neal, M.J.(2016). *Medical Pharmacology at a Glance*, 8the. West Sussex: Wiley Blackwell.

Neame, R. and Hammond, A.(2005). Beliefs about medications: a questionnaire survey of people with rheumatoid arthritis. *Rheumatology* 44(6): 762–767.

Neilsen, D., Maare, C., and Skovsgaard, T.(1996). Cellular resistance to anthracyclines. *General Pharmarcology: The Vascular System*

27(2): 251–255.

Nelson, A. and Camilleri, M.(2016). Opioid-induced constipation: advances and clinical guidance. *Therapeutic Advances in Chronic Disease* 7(2): 121–134.

Nelson, H.S., Weiss, S.T., Bleecker, E.R. et al.(2006). The salmeterol multicenter asthma research trial: a comparison of usual pharmacotherapy for asthma or usual pharmacotherapy plus salmeterol. *Chest* 129(1): 15–26.

Nerang, N. and Sharma, J.(2011). Sublingual mucosa as a route for systemic drug delivery. *International Journal of Pharmacy and Pharmaceutical Sciences*, 3(2): 18–22. https://innovareacademics.in/journal/ijpps/Vol3Suppl2/1092.pdf(accessed September 2019).

Nethercliffe, J.(2012). Urinary incontinence. In: *ABC of Urology*, 3e(eds. C. Dawson and J. Nethercliffe), 14–18. West Sussex: Wiley Blackwell.

NHS(2018). Conditions for which over the counter medications should not be prescribed. https://www.england.nhs.uk/wp-content/uploads/2018/03/otc-guidance-for-ccgs.pdf(accessed July 2020).

NHS(2018a). Antidepressants. https://www.nhs.uk/conditions/antidepressants(accessed 8 October 2019).

NHS(2018b). Stevens-Johnson syndrome. https://www.nhs.uk/conditions/stevens-johnson-syndrome(accessed 8 October 2019).

NHS(2019). Longterm plan. https://www.england.nhs.uk/long-term-plan(accessed July 2020).

NHS Business Services Authority(2018). Medicines Optimisation. Generic Prescribing Key Messages Report. https://www.nhsbsa.nhs.uk/sites/default/files/2018-10/Generic%20Prescribing%20Key%20Messages%20%284%29%20PDF.pdf(accessed 22 July 2020).

NHS Diabetes Prevention Programme(NHS DPP)(2019). https://www.england.nhs.uk/diabetes/diabetesprevention(accessed 3 June 2019).

NHS England(2018). *Language matters: language and diabetes*, https://www.england.nhs.uk/publication/language-matters-language-and-iabetes(accessed 25 June 2019).

NHS England(2018). Responsibility for prescribing between primary and secondary/tertiary care. Gateway ref 07573.

NHS England(2019a). *New NHS online support for Type 2 diabetes.* https://www.england.nhs.uk/2019/05/online-diabetes-support(accessed 17 June 2019).

NHS England(2019b). *Flash glucose monitoring: national arrangements for funding of relevant diabetes patients.* https://www.england.nhs.uk/publication/flash-glucose-monitoring-national-arrangements-for-fundingof-relevant-diabetes-patients/(accessed 19 June 2019).

NHS Improvement(2016). *Patient safety alert: Reducing the risk of oxygen tubing being connected to air flowmeters.* https://improvement.nhs.uk/documents/408/Patient_Safety_Alert_-_Reducing_the_risk_of_oxygen_tubing_being_connected_to_a_bDUb2KY.pdf(accessed September 2019).

NHS Improvement(2018a). *Patient safety alert: Risk of death and severe harm from failure to obtain and continue flow from oxygen cylinders.* https://improvement.nhs.uk/documents/2206/Patient_Safety_Alert_-_Failure_to_open_oxygen_cylinders.pdf(accessed September 2019).

NHS Improvement(2018b). *Never events list 2018.* https://improvement.nhs.uk/documents/2266/Never_Events_list_2018_FINAL_v5.pdf(accessed September 2019).

NHS Online(2020). Guillain-Barre syndrome. https://www.nhs.uk/conditions/guillain-barre-syndrome/causes/(accessed 15 September 2020).

NHS Plan Long Term Health Plan(2019). NHS England long term health plan. https://www.england.nhs.uk/long-term-plan(accessed 19 June 2019).

NHS Scotland(2013). A guide to childhood immunisations up to 5 years of age. http://library.nhsggc.org.uk/media/224977/6016-GuideToChildhoodImmunisationsToFiveYearsOfAge.pdf(accessed 5 September 2019).

NHS: The National Health Service(2019). *The NHS Long Term Plan.* https://www.longtermplan.nhs.uk/wpcontent/uploads/2019/08/nhs-long-term-plan-version-1.2.pdf(accessed September 2019).

NICE(2009). Guideline CG90: Depression in adults with a chronic physical health problem: recognition and management. www.nice.org.uk/guidance/CG91(accessed 8 October 2019).

NICE(2009). Medicines adherence: involving patients in decisions about prescribed medicines and supporting adherence [CG76]. www.nice.org.uk/guidance/cg76(accessed July 2020).

NICE(2011). Anaphylaxis: Assessment to confirm an anaphylactic episode and the decision to refer after emergency treatment for a suspected anaphylactic episode. www.nice.org.uk/guidance/CG134(accessed 18 August 2019).

NICE(2012). *Epilepsies: diagnosis and management(adult case scenarios)* www.nice.org.uk/guidance/cg137/resources(accessed 25 September 2019).

NICE(2012). *PH38 Type 2 diabetes: prevention in people at high risk.* www.nice.org.uk/guidance/ph38/resources/type-2-diabetes-prevention-in-people-at-high-risk-pdf-1996304192197(accessed 24 June 2019).

NICE(2015). Medicines optimisation: the safe and effective use of medicines to enable the best possible outcomes [NG5]. www.nice.org.uk/guidance/ng5(accessed July 2020).

NICE(2015). Medicines optimisation: the safe and effective use of medicines to enable the best possible outcomes. www.nice.org.uk/guidance/ng5(accessed 29 September 2019).

NICE(2015). *Type 2 diabetes in adults: management, NG28.* https://www.nice.org.uk/Guidance/NG28(accessed August 2020).

NICE(2016). Multimorbidity: clinical assessment and management [NG56]. www.nice.org.uk/guidance/ng56(accessed July 2020).

NICE(2016). *NG17 Type 1 diabetes in adults: diagnosis and management.* www.nice.org.uk/guidance/ng17(accessed 19 June 2019).

NICE(2017). Adverse drug reactions. https://cks.nice.org.uk/adverse-drug-reactions#!scenarioRecommen dation:3(accessed 20 September 2019).

NICE(2017). *Glucocorticoid.* bnf.nice.orh.uk/treatment-summary/glucocorticoid(accessed August 2020).

NICE(2017). *Parkinson's disease.* www.nice.org.uk/guidance/ng71(accessed 30 September 2019).

NICE(2017). Patient group directions. www.nice.org.uk/guidance/mpg2/chapter/Recommendations#training-and-competency(accessed July 2020).

NICE(2018). *Epilepsies: diagnosis and management.* www.nice.org.uk/guidance/cg137/chapter/Appendix-E-Pharmacological-treatment(accessed 23 September 2019).

NICE(2018b). *Guidance.* Nice.org.uk/guidanceta559(accessed August 2020).

NICE(2019). *KTT20 Safer insulin prescribing.* www.nice.org.uk/advice/ktt20/chapter/Evidence-context(accessed 19 June 2019).

NICE(2019). Opioid dependence. https://cks.nice.org.uk/opioid-dependence(accessed 29 September 2019).

NICE(2019a). *Stroke and transient ischaemic attack in over 16s: diagnosis and initial management.* www.nice.org.uk/guidance/ng128(accessed 3 October 2019).

NICE(2019b). *Multiple sclerosis in adults: management.* www.nice.org.uk/guidance/cg186(accessed 3 October 2019).

NICE(2020). Aminophylline. https://bnfc.nice.org.uk/drug/aminophylline.html(accessed 3 July 2020).

NICE.(2018a). *Guidance.* Nice.org.uk/guidanceta576(accessed August 2020).

Nicol, N.(2010). Considerations in topical treatments for atopic dermatitis. *Dermatology Nursing* 22(3): 2–11.

NMC(2018). *The Code: Professional standards of practice and behaviour for nurses, midwives and nursing associates,* www.nmc.org.uk/standards/code(accessed 4 June 2019).

NMC(2018). The NMC Code. https://www.nmc.org.uk/globalassets/sitedocuments/nmc-publications/nmc-code.pdf(accessed 6 February 2019).

NPSA(2005). *Wristbands for Hospital Inpatients Improve Safety* [Safer Practice Notice 11]. London: National Patient Safety Agency.

Nuremberg Code(1947). Trials of war criminals before the Nuernberg [sic] military tribunals volume 2 "The medical case". https://www.loc.gov/rr/frd/Military_Law/pdf/NT_war-criminals_Vol-II.pdf(accessed 19 September 2019).

Nursing & Midwifery Council(2008). Standards for medicines management London: NMC.

Nursing & Midwifery Council(2015). Standards for medicines management. http://NMC.org.uk.

Nursing & Midwifery Council(2018). *The Code: professional standards of practice and behaviour for nurses, midwives and nursing associates.* https://www.nmc.org.uk/globalassets/sitedocuments/nmc-publications/nmc-code.pdf(accessed September 2020).

Nursing & Midwifery Council(2018). The Code: Professional standards of practice and behaviour for nurses, midwives and nursing associates. www.nmc.org.uk/globalassets/sitedocuments/nmc-publications/nmc-code.pdf(accessed 19 September 2019).

Nursing & Midwifery Council and General Medical Council(2015). Openness and honesty when things go wrong: the professional duty of candour. https://tinyurl.com/zpdk7mk(accessed July 2020).

Nursing and Midwifery Council(2010). Standards for medicines management. https://www.nmc.org.uk/standards/standards-for-post-registration/standards-for-medicines-management/(accessed September 2020).

Nursing and Midwifery Council(2015). *The Code Professional Standards of Practice and Behaviour for Nurses and Midwives* https://www.nmc.org.uk/globalassets/sitedocuments/nmc-publications/nmc-code.pdf(accessed 23 September 2019).

Nursing and Midwifery Council(2017). Revalidation. https://www.nmc.org.uk/globalassets/sitedocuments/revalidation/how-to-revalidate-booklet.pdf(accessed September 2020).

Nursing and Midwifery Council(2018). The Code: Professional standards of practice and behaviour for nurses, midwives and nursing associates. https://www.nmc.org.uk/standards/code(accessed 16 August 2019).

Nursing and Midwifery Council(2018). The Code; Professional standards of practice and behaviour for nurses, midwives and nursing associates. https://www.nmc.org.uk/standards/code/read-the-codeonline/#fifth(accessed 19 September 2019).

Nursing and Midwifery Council(2018a). The Code: professional standards of practice and behaviour for nurses, midwives and nursing associates [Online]. www.nmc.org.uk/standards/code(accessed 20 September 2019).

Nursing and Midwifery Council(2018a). The Code: Professional standards of practice and behaviour for nurses, midwives and nursing associates. https://www.nmc.org.uk/standards/code/(accessed September 2020).

Nursing and Midwifery Council(2018b). Standards of proficiency for nursing associates [Online]. https://www.nmc.org.uk/standards/standards-for-nursing-associates/standards-of-proficiency-for-nursingassociates/(accessed 20 September 2019).

Nursing and Midwifery Council(2018b). Standards of proficiency for registered nurses. https://www.nmc.org.uk/globalassets/sitedocuments/education-standards/future-nurse-proficiencies.pdf(accessed September 2020).

Nursing and Midwifery Council(2018c). Standards of proficiency for nursing associates. https://www.nmc.org.uk/globalassets/sitedocuments/education-standards/nursing-associates-proficiency-standards.pdf(accessed September 2020).

Nursing and Midwifery Council(NMC)(2018). The Code: Professional standards of practice and behaviour for nurse, midwives and nursing associates. www.nmc.org.uk/standards/code/read-the-code-online(accessed 5 September 2019).

Nursing and Midwifery Council(NMC)(2018). *The Code: Professional Standards of Practice and Behaviour for Nurses, Midwives and Nursing Associates.* Available at: https://www.nmc.org.uk/standards/code(accessed 25 November 2020).

O'Brien, M., Spires, A., and Andrews, K.(2011). *Introduction to Medicines Management in Nursing.* Exeter: Learning Matters Ltd.

O'Callaghan, C.(2017). *The Renal System at a Glance,* 4e. West Sussex: Wiley.

O'Donnell, A.E.(2018). *BMJ best practice: bronchiectasis.* https://bestpractice.bmj.com/topics/en-gb/1007(accessed September 2019).

O'Driscoll, B.R., Howard, L.S., Earis, J. et al.(2017). British Thoracic Society guideline for oxygen use in adults in healthcare and emergency settings. *Thorax* 72(Supplement 1): 1–90.

Office for National Statistics(2018). *Deaths from asthma, respiratory disease, chronic obstructive pulmonary disease and flu, England and Wales, 2001 to 2017 occurrences.* www.ons.gov.uk/peo-

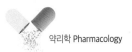

plepopulation andcommunity/birthsdeathsandmarriages/
deaths/adhocs/009014deathsfromasthmarespiratory disea-
sechronicobstructivepulmonarydiseaseandfluenglandandw-
ales2001to2017occurrences(accessed September 2019).

Office for National Statistics(2018). *Deaths that were caused by 'Acute
Kidney Injury', by place of death and broad age group, England
and Wales, registered 2001 to 2016*. www.ons.gov.uk/ people-
populationandcommunity/birthsdeathsandmarriages/deaths/
adhocs/007984deathsthatwerecausedbyacutekidneyinjuryby-
placeofdeathandbroadagegroupenglandandwalesregistered-
2001to2016(accessed September 2019).

Office for National Statistics(ONS)(2019). *Cancer registration statis-
tics, England: 2017*. www.ons.gov.uk/ peoplepopulationandcom-
munity/healthandsocialcare/conditionsanddiseases/bulletins/
cancerregistrationstatisticsengland/2017(accessed July 2019).

Olans, R.N., Olans, R.D., and DeMaria, A. Jr.(2018). The critical role
of the staff nurse in antimicrobial stewardship-unrecognised,
but already there. *Clinical Infectious Diseases* 62: 84–88.

Old, E.A., Nicol, L.S.C., and Malcangio, M.(2016). Recent advances
in neuroimmune interactions in neuropathic pain: The role of
microglia. In: *An Introduction to Pain and its Relation to Nervous
System Disorders*(ed. A.A. Battaglia), 123–147. West Sussex:
Wiley-Blackwell.

Owen, S.(2017). *Drug-induced hypersalivation – what treatment
options are available?* https://www.sps.nhs.uk/wp-content/
uploads/2015/11/UKMi_QA_Hypersalivationdruginduced_
update-May-2017.doc(accessed 20 September 2019).

Ozdemir, B.A., Karthikesalingam, A., Sinha, S. et al.(2015). Research
activity and the association with mortality. *PLoS One* 10(2):
e0118253. https://doi.org/10.1371/journal.pone.0118253.

Pandit, L. and Murthy, J.K.(2011). Treatment of multiple sclerosis.
Annals of Indian Academy of Neurology 14: 65–69.

Parkinson's UK(2019). *Parkinson's drugs*. parkinsons.org.uk/informa-
tion-and-support/parkinsons-drugs(accessed August 2020).

Parliamentary Office of Science and Technology(2017). UK trends in
infectious disease. https://researchbriefings files parliament
uk/documents/POST-PN-0545/POST-PN-0545.pdf(accessed
14 September 2019).

Pasero, C.(2015). Focus issue: innovations in pain management.
Journal of Perianesthesia Nursing 30(3): 178–180.

Patrono, C. and Baigent(2019). Role of aspirin in primary prevention
of cardiovascular disease. *Journal of Nature Reviews Cardiology*
16(11): 675–686.

Patterson, S.M., Hughes, C., Kerse, N. et al.(2012). Interventions to
improve the appropriate use of polypharmacy for older people.
Cochrane Database of Systematic Reviews(5): CD008165. https://
doi.org/10.1002/14651858.CD008165.pub2.

Patton, K.T. and Thibodeau, G.A.(2016). *Structure and Function of the
Body*., 15the. Missouri: Elsevier.

Peate, I.(2013). Fluid and electrolyte balance and associated disor-
ders. In: *Fundamentals of Applied Pathophysiology. An Essential
Guide for Nursing and Healthcare Students*, 2e(eds. M. Nair and
I. Peate), 500–525. Oxford: Wiley Blackwell.

Peate, I.(2015). How to administer an enema. *Nursing Standard*
30(14): 34–36.

Peate, I.(2015). How to administer suppositories. *Nursing Standard*
30(1): 34–36.

Peate, I.(ed.)(2017). Fluid and electrolyte balance and associated dis-
orders. In: *Fundamentals of Applied Pathophysiology: An Essential
Guide for Nursing and Healthcare Students*, 506–533. Hoboken:
Wiley.

Peate, I. and Wild, K.(2014). *Nursing Practice: Knowledge and Care*,
2nde. John Wiley & Sons.

Pellegrino, E.D.(1988). *For the Patient's Good: The Restoration of Be-
neficence in Health Care*. Oxford University Press.

Peltola, P. and Vehkalahti, M.M.(2005). Chewing ability of the long-
term hospitalised elderly. *Special Care in Dentistry*, 25(5):
260–264. https://www.deepdyve.com/lp/wiley/chewing-abili-
ty-of-the-long-termhospitalized-elderly-RrRsfQISDo(accessed
September 2020).

Perry A.G.(2015). Administration of nonparenteral medications.
In: Perry, A.G., Potter, P.A. & Ostendorf, W.(eds) *Nursing Inter-
ventions & Clinical Skills*, 6th edn. St Louis, MO: Elsevier, pp.
555–596.

Phillips, A.(2017). *Principals of Diabetes Care: Evidence-based manage-
ment for health professionals*. UK: Quay Books.

Phillips, L.D. and Gorski, L.A.(2014). *Manual of I.V. Therapeutics: Ev-
idence-Based Practice for Infusion Therapy*, 6e. Philadelphia: F.A.
Davis Company.

Piggot, J.(1988). Needling doubts about where to vaccinate. *British
Medical Journal* 297(6656): 1130.

Pinnock, H., Parke, H.L., Panagioti, M., et al.(2017). Systematic
meta-review of supported self-management for asthma: a
healthcare perspective. *BioMed Central Medicine* 15(1): 64. doi:
10.1186/s12916-017-0823-7.

Pioli, M.R., Ritter, A.R.V., Paula de Faria, A., and Modolo, R.(2018).
White coat syndrome and its variations: differences and clinical
impact. *Integral Blood Pressure Control* 11: 73–79. https://doi.
org/10.2147/IBPC.S152761.

Pires, J., Kreutz, O.C., Sayuri Suyenaga, E., and Perassolo,
M.S.(2018). Pharmacological profile and structureactivity
relationship of alykylating agents used in cancer treatment. *In-
ternational Journal of Research in Pharmacy and Chemistry* 8(1):
6–17.

Pitt, B., Zannad, F., Remme, W.J. et al.(1999). *The effect of spi-
ronolactone on morbidity and mortality in patients with
severe heart failure*. https://www.nejm.org/doi/10.1056/
NEJM199909023411001?url_ver=Z39.88-2003&rfr_
id=ori%3Arid%3Acrossref.org&rfr_dat=cr_pub%3Dwww.ncbi.
nlm.nih.gov(accessed July 2020).

Pleuvry, B.(2004). Pharmacology: receptors, agonists and antago-
nists. *Anaesthesia and Intensive Care Medicine* 5(10): 350–352.

Plotkin, S.A. and Orenstein, W.A.(eds.)(2008). *Vaccines*, 5e. Philadel-
phia: WB Saunders Company.

Pomey, M.P., Ghadiri, D.P., Karazivan, P. et al.(2015). Patients as
partners: a qualitative study of Patients' engagement in their
health care. *PLoS ONE* 10(4): e0122499. doi: 10.1371/journal.
pone.0122499.

Pool, J.L.(1991). Effects of doxazosin on serum lipids: a review of
the clinical data and molecular basis for altered lipid metabo-
lism. *American Heart Journal* 121(2): 251–260.

Poole, P., Sathananthan, K., and Fortescue, R.(2019). Mucolytic
agents versus placebo for chronic bronchitis or chronic ob-
structive pulmonary disease. *Cochrane Database of Systematic
Review*(7): CD001287. https://doi.org/10.1002/14651858.
pub6.

Portals/0/RPS%20document%20library/Open%20access/Policy/
helping-patients-make-the-mostof-their-medicines.pdf(ac-
cessed September 2020).

Potter, E.A., White, A.L., Dou, L. et al.(2014). Fc gamma receptor
dependency of agonistic CD40 antibody in lymphoma therapy
can be overcome through antibody multimerization. *Journal Of
Immunology* 193(4): 1828–1835.

Potter, P. and Perry, A.(2016). *Fundamentals of Nursing*, 9th edn. St
Louis, MO: Elsevier.

Prescribing%20competency%20framework/prescribing-competen-
cy-framework.pdf(accessed July 2020).

Preston, W. and Kelly, C.(2016). *Respiratory Nursing at a Glance*. West
Sussex: Wiley.

Puar, T.H., Mok, Y., Debajyoti, R. et al.(2016). Secondary hyperten-
sion in adults. *Singapore Medical Journal* 57(5): 228–232.

Public Health England(2015). *Respiratory disease: applying 'All Our
Health'*. https://www.gov.uk/government/ publications/respi-
ratory-disease-applying-all-our-health/respiratory-disease-
applying-all-our-health(accessed September 2019).

Public Health England(2019). *Measles: guidance, data and analysis*
available at: https://www.gov.uk/government/collections/
measles-guidance-data-and-analysis#epidemiology(accessed
12 September 2019).

Public Health England(PHE)(2016). Vaccination of individuals
with uncertain or incomplete immunisation status algorithm.
https://assets.publishing.service.gov.uk/government/uploads/
system/uploads/attachment_data/file/852475/Algorithm_
immunisation_status_Jan2020.pdf(accessed 4 August 2020).

Public Health England(PHE)(2019). Public health matters. https://
publichealthmatters.blog.gov.uk/(accessed July 2020).

Puddifoot, K.(2017). Dissolving the epistemic/ethical dilemma over
implicit bias. *Philosophical Explorations* 20(1): S73–S93.

QRISK 3. https://qrisk.org/three(accessed October 2020).

Queally, C. and Lailey, S.(2012). Care of the person with epilepsy in the hospital environment – getting it right. *British Journal of Neurosciences Nursing* 8(1): 14–20.

Qunit, J.K., Millett, R.C., Joshi, M., et al.(2016). Changes in the incidence, prevalence and mortality of bronchiectasis in the UK from 2004 to 2013: a population-based cohort study. *European Respiratory Journal* 47: 186–193. doi: 10.1183/13993003.01033-2015.

Qurashi, I., Stephenson, P., Nagaraj, C. et al.(2019). Changes in smoking status, mental state and plasmaclozapine concentration: retrospective cohort evaluation. *BJPsych Bulletin*: 43(6): 271-274. https://doi.org/10.1192/bjb.2019.50(accessed 24 September·2019).

Rasche, H.(2001). Haemostasis and thrombosis: an overview. *European Heart Journal Supplements*.

Rattu. M.(2015). *Pharmacists' role in managing male urinary incontinence*. https://uspharmacist.com/article/pharmacists-role-in-managing-male-urinary-incontinence(accessed September 2019).

Rees, J. and Kanabar, D.(2006). *ABC of Asthma*. Oxford: Blackwell.

Restifo, N., Dudley, M., and Rosenberg, S.(2012). Adoptive immunotherapy for cancer: harnessing the T cell response. *Nature Reviews Immunology* 12: 269–281.

Resus Council UK(RCUK)(2015). https://www.resus.org.uk/library/2015-resuscitation-guidelines(accessed July 2020).

Resuscitation Council(2016). Emergency treatment of anaphylactic reactions. https://www.resus.org.uk/sites/default/files/2020-06/EmergencyTreatmentOfAnaphylacticReactions%20%281%29.pdf(accessed 26 August 2019).

Rezaallah, B., Lewis, D.J., Zeilhofer, H.F., and Ber, B.I.(2019). Risk of cleft lip and/or palate associated with anti-epileptic drugs: postmarketing safety signal detection and evaluation of information presented to prescribers and patients. *Therapeutic and Regulatory Science* 53(1): 110–119.

Richards, D., Aronson, J., Reynolds, D.J., and Coleman, J.(2012). *Oxford Handbook of Practical Drug Therapy*, 2e. Oxford: Oxford University Press.

Ritter, J.M., Flower, R., Henderson, G. et al.(2012). *Rang and Dale's Pharmacology*, 9e. Oxford: Elsevier Ltd.

Ritter, J.M., Flower, R., Henderson, G. et al.(2020). *Rang and Dale's Pharmacology*, 9e. Elsevier: Edinburgh.

Rodriguez, L.(2015). Pathophysiology of pain: Implications for perioperative nursing. *AORN Journal* 101(3): 338–344.

Rosenberg, S., Restifo, N., Yang, J. et al.(2008). Adoptive cell transfer: a clinical path to effective cancer immunotherapy. *Nature Reviews Cancer* 8: 299–308.

Rosengren, A., Smyth, A., Rangarajan, S. et al.(2019). Socioeconomic status and risk of cardiovascular disease in 20 low-income, middle-income, and high-income countries: the Prospective Urban Rural Epidemiologic(PURE) study. *The Lancet Global Health* 7(6): 748–760. https://doi.org/10.1016/S2214-109X(19)30045-2.

Roshandel, G., Khoshnia, M., Poustchi, H. et al.(2019). Effectiveness of polypill for primary and secondary prevention of cardiovascular diseases(Polyran): a pragmatic, cluster-randomised trial. *The Lancet* 394(10199): 672–683.

Rowland, M.(1972). Influence of route of administration on drug availability. *Journal of Pharmaceutical Sciences* 61(1): 70–74. https://doi.org/10.1002/jps.2600610111.

Royal College of Nursing(2018). Medicines management; prescribing in pregnancy. www.rcn.org.uk/clinical-topics/medicines-management/prescribing-in-pregnancy(accessed July 2020).

Royal College of Nursing and Royal Pharmaceutical Society(2019). *Guidance on the Administration of Medicines in Healthcare Settings*. London: RCN and RPS.

Royal College of Physicians(2016). *National clinical guideline for stroke*. https://www.strokeaudit.org/SupportFiles/Documents/Guidelines/2016-National-Clinical-Guideline-for-Stroke-5t-(1).aspx(accessed 3 October 2019).

Royal College of Psychiatrists(RCPsych)(2014a). *Consensus statement on high-dose antipsychotic Medication CR190*. www.rcpsych.ac.uk/docs/default-source/improving-care/better-mh-policy/college-reports/college-report-cr190.pdf?sfvrsn=54f5d9a2_2(-

accessed on 21 September 2019).

Royal College of Psychiatrists(RCPsych)(2014b). *Report of the second round of the National Audit of Schizophrenia(NAS2)*. www.rcpsych.ac.uk/docs/default-source/improving-care/ccqi/national-clinicalaudits/ncap-library/national-audit-of-schizophrenia-document-library/nas_round-2-report.pdf?s-fvrsn=6356a4b0_2(accessed 29 September 2019).

Royal College of Psychiatrists(RCPsych)(2019). *Position statement on antidepressants and depression*. www.rcpsych.ac.uk/docs/default-source/improving-care/better-mh-policy/position-statements/ps04_19---antidepressants-and-depression.pdf?s-fvrsn=ddea9473_5(accessed 9 November 2019).

Royal Pharmaceutical Society(2012a). Keeping patients safe when they transfer between care providers– getting the medicines right; final report. https://www.rpharms.com(accessed July 2020).

Royal Pharmaceutical Society(2012b). Improving pharmaceutical care in care homes. https://www.rpharms.com(accessed July 2020).

Royal Pharmaceutical Society(2013). Medicines optimisation. https://www.rpharms.com/Portals/0/RPS%20document%20 library/Open%20access/Policy/helping-patients-make-the-most-of-their-medicines.pdf(accessed July 2020).

Royal Pharmaceutical Society(2013). Medicines optimisation: helping patients to make the most of medicines. good practice guidance for ealthcare professionals in England. https://www.rpharms.com/

Royal Pharmaceutical Society(2016). A competency framework for all prescribers. https://www.rpharms.com/Portals/0/RPS%20 document%20library/Open%20access/Professional%20stan-dards/

Royal Pharmaceutical Society(2016). A competency framework for all prescribers. https://www.rpharms.com/Portals/0/RPS%20 document%20library/Open%20access/Professional%20stan-dards/Prescribing%20competency%20framework/prescrib-ing-competency-framework.pdf(accessed September 2020).

Royal Pharmaceutical Society(2018). Professional guidance on the safe and secure handling of medicines.

Royal Pharmaceutical Society(2018a). Professional guidance on the safe and secure handling of medicines. https://www.rpharms.com/recognition/setting-professional-standards/safe-and-secure-handling-ofmedicines/professional-guid-ance-on-the-safe-and-secure-handling-of-medicines(accessed September 2020).

Royal Pharmaceutical Society(2018b). Utilising pharmacists to improve the care for people with mental health problems. https://www.rpharms.com/Portals/0/RPS%20document%20library/Open%20access/Policy/RPS%20England%20mental%20health%20policy%202018.pdf(accessed September 2020).

Royal Pharmaceutical Society(2019). Professional guidance on the administration of medicines in healthcare settings. https://www.rpharms.com/Portals/0/RPS%20document%20library/Open%20access/Professional%20standards/SSHM%20and%20Admin/Admin%20of%20Meds%20prof%20guidance.pdf?ver=2019-01-23-145026-567(accessed July 2020).

Royal Pharmaceutical Society(2019). *Professional Guidance on the Administration of Medicines in Healthcare Settings*. London: RPS.

Royal Pharmaceutical Society(RPS)(2011). Pharmaceutical issues when crushing, opening or splitting oral dosage forms. https://www.rpharms.com/Portals/0/RPS%20document%20library/Open%20access/Support/toolkit/pharmaceuticalissuesdosage-forms-%282%29.pdf(accessed July 2019).

Royal Pharmaceutical Society and Royal College of Nursing(2019). Professional guidance on the administration of medicines in healthcare settings. https://www.rpharms.com/Portals/0/RPS%20document%20 library/Open%20access/Profession-al%20standards/SSHM%20and%20Admin/Admin%20of%20

Royal Pharmaceutical Society and Royal College of Nursing(2019). *Professional Guidance on the Administration of Medicines in Healthcare Settings*. London: Royal Pharmaceutical Society.

Royal Society for Public Health(2019). Moving the needle. Promoting vaccination uptake across the life course. https://www.rsph.org.uk/our-work/policy/vaccinations/moving-the-needle-promotingvaccination-uptake-across-the-life-course.html(ac-

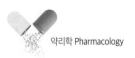
cessed 25 September 2019).

RPS(2019). *Professional Guidance on the Administration of Medicines in Healthcare Settings*. Available at: https://www.rpharms.com/Portals/0/RPS%20document%20library/Open%20access/Professional%20standards/SSHM%20and%20Admin/Admin%20of%20Meds%20prof%20guidance.pdf?ver=2019-01-23-145026-567(accessed 25 November 2020).

RPS and RCN(2019). Professional guidance on the administration of medicines in healthcare settings. https://www.rpharms.com/Portals/0/RPS%20document%20library/Open%20access/Professional%20standards/SSHM%20and%20Admin/Admin%20of%20Meds%20prof%20guidance.pdf?ver=2019-01-23-145026-567(accessed 8 October 2019).

Ryken TC, McDermott M, Robinson P, Ammirati M, Andrews D, Asher A, Burri S.(2010).'The role of steroids in management of brain metastases: A systemic review. doi:10.1007/s11060-009-0057-4

Sahay, S. and Sahay, R.(2012). Low renin hypertension. *Indian Journal of Endocrinology and Metabolism* 16(5): 728–739. https://doi.org/10.4103/2230-8210.100665.

Salib, R.J. and Howarth, P.H.(2003). Safety and tolerability profiles of intranasal antihistamine and intranasal corticosteroids in the treatment of allergic rhinitis. *Drug Safety* 26(12): 863–893.

Samanta, J. and Samanta, A.(2011). *Medical Law*. Basingstoke: Palgrave Macmillan.

Sanz, G. and Fuster, V.(2012). Maximizing therapeutic envelope for prevention of cardiovascular disease: role of polypill. *The Mount Sinai Journal of Medicine* 79(6): 683–688.

Scadding, G.K., Kariyawasam, H.H. et al.(2017). BSACI guideline for the diagnosis and management of allergic and non-allergic rhinitis(revised edition 2017; first edition 2007). *Clinical and Experimental Allergy* 47(7): 856–889.

Schacke, H., Dacke, W., and Asadullah, K.(2002). Mechanisms involved in the side effects of glucocorticoids. *Pharmacology* 961: 23–43.

Schatz S.N. and Weber, R.J.(2015) Adverse drug reactions. https://www.accp.com/docs/bookstore/psap/2015B2.SampleChapter.pdf(accessed 29 September 2019).

Schreiber, R.D. and Smyth, M.J.(2011). Cancer immunoediting: integrating immunity's role in cancer suppression and promotion. *Science* 331(6024): 1565–1570. doi: 10.1126/science.1203486.

Schumacher, M., Basbaum, A., and Naidu, R.(2015). Opioid agonists and antagonists. In: *Basic and Clinical Pharmacology*(ed. B. Katzung), 553–574. New York: McGraw-Hill Education.

Scolding, N. and Wilkins, A.(2012). *Multiple Sclerosis*. Oxford: Oxford University Press.

Scottish Intercollegiate Guidelines Network(SIGN)(2010). *Diagnosis and pharmacological management of Parkinson's disease: A national clinical guideline*. https://www.sign.ac.uk/assets/sign113.pdf(accessed 30 September 2019).

Screening & Immunisations Team, NHS Digital(2018). Childhood vaccination coverage statistics England, 2017–18. https://files.digital.nhs.uk/55/D9C4C2/child-vacc-stat-eng-2017-18-report.pdf(accessed August 2020).

Shaw, M.(2014). How to administer eye drops and ointments. *Nursing Times* 110(40): 16–18.

Shawkat, H., Westwood, M., and Mortimer, A.(2012). Mannitol: a review of its clinical uses. *Continuing Education in Anaesthetics Critical Care and Pain* 12(2): 82–85.

Shepherd, E.(2018). Injection technique 1: administering drugs via the intramuscular route. *Nursing Times* 114(8): 23–25.

Shi, S. and Klotz, U.(2011). Age-related changes in pharmacokinetics. *Current Drug Metabolism* 12(7): 601–610.

Sica, D.A.(2015). Mineralocorticoid receptor antagonists for treatment of hypertension and heart failure. *Methodist Debakey Cardiovascular Journal* 11(4): 235–239.

Siemieniuk, R.A.C., Chu, D.K., Kim, L.H., et al.(2018). *Oxygen therapy for acutely ill medical patients: a clinical practice guideline*. https://www.bmj.com/content/363/bmj.k4169(accessed September 2019).

Singh, D.H., Roychowdhury, S., Verma, P., and Bhandari, P.(2012). A review on recent advances of enteric coating.

Smart, C., Anderson, I.M. and McAllister-Williams, R.H.(2016). Antidepressants and ECT. In: *Fundamentals of Clinical Psychopharmacology*, 4e(eds. I.M. Anderson and R.H. McAllister-Williams),

77–102. Boca Raton: CRC Press.

Smeulers, M., Verweij, L., Maaskant, J.M., et al.(2015) Quality indicators for safe medication preparation and administration: a systematic review. *PLoS ONE*, 10(4): e0122695. doi:10.1371/journal.pone.0122695.

Smith, H. and Laufer, A.(2014). Opioid-induced nausea and vomiting. *European Journal of Pharmacology* 722(1): 67–78.

Smith, M.T. and Muralidharan, A.(2014). Pain pharmacology and the pharmacological management of pain. In: *Pain: A Textbook for Health Professionals*, 2e(eds. H. Van Griensven, J. Strong and A.M. Unruh), 159–180. London: Elsevier.

Snell, N., Strachan, D., Hubbard, R., et al.(2016). Burden of lung disease in the UK; findings from the British Lung Foundation's 'respiratory health of the nation' project. *European Respiratory Journal* 48: PA4913.doi: 10.1183/13993003.congress-2016.PA4913.

Soar, J., Deakin, C., Lockey, A. et al.(2015). *Resuscitation Guidelines 2015 Adult Life Support*. London: Resuscitation Council UK.

Soar, J., Deakin, C., Lockey, A. et al.(2015). *Resuscitation Guidelines 2015 Adult Life Support*. London:Resuscitation Council UK.

Sodi, R., McKay, K., Dampetla, S., and Pappachan, J.(2018). Monitoring glycaemic control in patients with diabetes mellitus. *BMJ* 363: k4723. https://doi.org/10.1136/bmj.k4723.

Solaro, C. and Uccelli, M.M.(2016). Pain in multiple sclerosis: From classification to treatment. In: *An Introduction to Pain and its Relation to Nervous System Disorders*(ed. A.A. Battaglia), 345–360. West Sussex: Wiley-Blackwell.

Soman, B. and Vijayaraghavan, G.(2017). The role of organic nitrates in the optimal medical management of angina. *European Society of Cardiology*. https://www.escardio.org/Journals/E-Journal-of-Cardiology-Practice/Volume-15/The-role-of-organic-nitrates-in-the-optimalmedical-management-of-angina(accessed October 2020).

Stahl, S.M.(2008). *Stahl's Essential Psychopharmacology*, 4e. Cambridge: Cambridge University Press https://stahlonline.cambridge.org/essential_4th_chapter.jsf(accessed 30 October 2019).

Stannard, C.(2019). Tramadol is not "opioid-lite". *BMJ* 365(1): 12095.

Steddon, S., Ashman, N., Chesser, A., and Cunningham, J.(2014). *Oxford Handbook of Nephrology and Hypertension*, 2e. Oxford: Oxford University Press.

Stewart, M. and Brown, J.(2001). Patient-centredness in medicine. In: *Evidence-Based Patient Choice*(eds. A. Edwards and G. Elwyn). London: Oxford University Press.

Stollery, R., Shaw, M. and Lee, A.(2005). *Ophthalmic Nursing*, 3rd edn. Oxford: Blackwell.

Stone, J. and Moskowitz, G.B.(2011). Non-conscious bias in medical decision-making: what can be done to reduce it. *Medical Education* 45: 768–776.

Stonehouse, D.(2017). Understanding the nursing process. *British Journal of Healthcare Assistants* 11(8): 388–391.

Stratton, I., Adler, A., Neil, H. et al.(2000). Association of glycaemia control with microvascular and microvascular complications of type 2 diabetes(UKPDS 35): prospective observational study. *BMJ* 321(7258): 405–412.

Stringer, J.(2017). *Basic Concepts in Pharmacology. What You Need to Know for Each Drug Class*, 5e. Mc Graw Hill Education.

Stroke Association(2015). *Blood thinning medication after stroke*. https://www.stroke.org(accessed 3 October 2019).

Stroke Association(2019). Ischaemic stroke guide. https://www.stroke.org.uk/resources/ischaemic-strokeguide(accessed 29 September 2020).

Studdert, D., Mello, M., Sage, W. et al.(2005). Defensive medicine among high-risk specialist physicians in a volatile malpractice environment. *JAMA: The Journal of the American Medical Association* 293: 2609–2617.

Tarkin, M.(2018). Nicorandil and long-acting nitrates: vasodilator therapies for the management of chronic stable angina pectoris. *European Cardiology Review*. 13(1): 23–28. https://doi.org/10.15420/ecr.2018.9.2.

Taylor, D., Sparshatt, A., Varma, S. et al.(2014). Antidepressant efficacy of agomelatine: meta-analysis of published and unpublished studies. *British Medical Journal* 348: g1888. https://doi.

org/10.1136/bmj.g1888.

Taylor, D.M., Barnes, T.R.E., and Young, A.H.(2019). *The Maudsley Prescribing Guidelines in Psychiatry*, 13e. Hoboken: Wiley Blackwell.

The Diabetes Control and Complications Trial Research Group(1993). The effect of intensive treatment of diabetes on the development and progression of long-term complications in insulin dependent diabetes mellitus. *New England Journal of Medicine* 329(14): 977–986.

The Human Medicines Regulations(2012). Human Medicines Regulations. http://www.legislation.gov.uk/uksi/2012/1916/contents/made(accessed 22 July 2020).

The International Union of Basic and Clinical Pharmacology(IU-PHAR)(2019). Pharmacodynamics. https://www.pharmacologyeducation.org/pharmacology/pharmacodynamics(accessed 6 February 2019).

Thrombosis Adviser For Healthcare Professionals(2019). Heparins. https://www.thrombosisadviser.com/heparins(accessed July 2020).

Todd, A.J.(2016). Anatomy of pain pathways. In: *An Introduction to Pain and its Relation to Nervous System Disorders*(ed. A.A. Battaglia), 13–34. West Sussex: Wiley.

Tornsey, C. and Fleetwood-Walker, S.(2012). Pain mechanisms. In: *ABC of Pain*(eds. L.A. Colvin and M. Fallon), 5–10. West Sussex: Wiley-Blackwell.

Tortora, G., Gerard, J. and Derrickson, B.(2017). *Principles of Anatomy and Physiology*, 15e. Wiley: Chichester.

TREND(2018). *Injection technique matters*. https://trend-uk.org/injection-technique-matters(accessed 19 June 2019).

Tser, S. and Mazzola, N.(2015). Ivabradine(Corlanor) for heart failure: the first selective and specific if inhibitor. *Pharmacy and Therapeutics* 40(12): 810–814.

Tully, M.P. and Franklin, B.D.(2016). *Safety in Medication Use*. Cornwell: TJ International Ltd.

Turk, D.C. and Melzack, R.(2011). Prologue. In: *Handbook of Pain Assessment*(eds. D.C. Turk and R. Melzack), 1–2. New York: Guilford Press. VanMeter, K.C. and Hubert, R.J.(2014). *Gould's Pathophysiology for the Health Professions*, 5the. Missouri: Elsevier.

Twycross, R.(1994). Risks and benefits of corticosteroids in advanced cancer. *National Library of Medicine* 11(3): 163–168.

UK Government(n.d.). *Drugs and driving: the law*. https://www.gov.uk/drug-driving-law(accessed on 30 September 2019).

UK Prospective Diabetes Study(UKPDS)(1995). Overview of 6 years' therapy of type II diabetes: a progressive disease. *Diabetes* 44: 1249–1258. https://doi.org/10.2337/diab.44.11.1249.

UK Prospective Diabetes Study(UKPDS) Group(1998). Intensive blood glucose control with sulphonylureas or insulin compared with conventional treatment and risk of complications in patients with type 2 diabetes,(UKPDS 33). *Lancet* 352(9131): 837–853.

UK Renal Registry(2018). *20th Annual Report of the Renal Association*. https://www.renalreg.org/wpcontent/uploads/2018/06/20th-Annual-Report_web_book.pdf(accessed September 2019).

UK Renal Registry(2019). *UK Renal Registry 21st Annual Report*. https://www.renalreg.org/wp-content/uploads/2019/05/21st_UKRR_Annual_Report.pdf(accessed September 2019).

Umeizudike, K.A., Olawuyi, A.B., Umeizudike, T.I. et al.(2017). Effect of calcium channel blockers on gingival tissues in hypertensive patients in Lagos, Nigeria: a pilot study. *Journal of Contemporary Clinical Dentistry* 8(4): 565–570. doi: 10.4103/ccd.ccd_536_17.

Ummadi, S., Raghavendra Rao, N.G., Reddy, M.S., and Nayak, B.S.(2013). Overview on controlled release dosage form. https://pdfs.semanticscholar.org/bc6e/eaec51abc07f4f1b-891d2ecc31d063ed05b8.pdf(accessed September 2019).

Van der Steen, K.C., Frijlink, H.W., Schipper, C.M.A., and Barends, D.M.,(2010). Prediction of the ease of subdivision of scored tablets from their physical parameters. https://res.mdpi.com/d_attachment/applsci/applsci-09-03066/article_deploy/applsci-09-03066.pdf#page26(accessed September 2019).

Van Herenendael, H. and Dorian, P.(2010). Amiodarone for the treatment and prevention of ventricular fibrillation and ventricular tachycardia. *Vascular Health and Risk Management* 6:

465–472.

Vansteenkiste J.(2012). *Immunotherapy*. Lung Cancer doi:10.1016/j.lungcan.2012.05.029(accessed August 2019).

Vassalotti, J.A., Centor, R., Turner, B.J. et al.(2016). *Practical approach to detection and management of chronic kidney disease for the primary care clinician*. https://www.ncbi.nlm.nih.gov/pmc/articles/PMC6184972/(accessed July 2020).

Vavlukis, M. and Vavlukis, A.(2018). Adding ezetimibe to statin therapy: latest evidence and clinical implications. *Drugs in Context* 7:212534. doi: 10.7573/dic.212534.

Velasquez, M., Andre C., Shanks, S. et al(1988). Ethics and virtue. https://www.scu.edu/ethics/ethicsresources/ethical-decision-making/ethics-and-virtue(accessed 19 September 2019).

Villarejo, F.J. and Pascaul, A.M.(1993). Injection injury of the sciatic nerve(370 cases). *Child's Nervous System* 9: 229–232.

Vinogradova, Y., Coupland, C., Hill, T., and Hippisely-Cox, J.(2018). Risks and benefits of direct oral anticoagulants versus warfarin in a real world setting: cohort study in primary care. *British Medical Journal* 362. https://www.bmj.com/content/362/bmj.k2505.

Waddell, L. and Taylor, M.(2008). A new self-rating scale for detecting atypical or second-generation antipsychotic side effects. *Journal of Psychopharmacology* 22: 238–243. https://doi.org/10.1177/0269881107087976.

Wakefield, A., Murch, S., Anthony, A. et al.(1998). RETRACTED: Ileal-lymphoid-nodular hyperplasia, non-specific colitis, and pervasive developmental disorder in children. *The Lancet* 351(9103): 637–641.

Walsh, D., Doona, M., Molnar, M., and Lipnickey, V.(2000). Symptom control in advanced cancer: important drugs and routes of administration. *Oncology* 27(1): 69–83.

Wang H.E., Munter, P., Chertow, G.M. et al.(2012). *Acute kidney injury and mortality in hospitalized patients*. https://www.ncbi.nlm.nih.gov/pmc/articles/PMC3362180/(accessed July 2020).

Wang, C.S., Lin, P.J., Cheng, C.L. et al.(2019). Detecting potential adverse drug reactions using a deep neural network model. *Journal of Medical Internet Research* 21(2): E11016.

Wang, X., Zhang, Y., Peng, Y. et al.(2016). Pharmacological characterization of the opioid inactive isomers(+)-naltrexone and(+)-naloxone as antagonists of toll-like receptor 4. *British Journal of Pharmacology* 173(5): 856–869.

Webster, A.C., Nagler, E.V., Morton, R.L. et al.(2017). Chronic kidney disease. *Lancet* 389(10075): 1238–1252.

Weiner, H.L. and Stankiewicz, J.M.(2012). *Multiple Sclerosis: Diagnosis and Treatment*. London: Wiley Publications.

WHO(1978). *Cerebrovascular Disorders*. Geneva: World Health Organization.

WHO(2014). Reporting and learning systems for medication errors: the role of pharmacovigilance centres. https://www.who.int/medicines/areas/quality_safety/safety_efficacy/emp_mes/en/(accessed 29 September 2020).

WHO(2017). *Epilepsy*. http://www.who.int/mental_health/neurology/epilepsy/en(accessed 23 September 2019).

WHO(2020). Pharmacovigilance. https://www.who.int/medicines/areas/quality_safety/safety_efficacy/pharmvigi/en/(accessed 29 September 2020).

Who.int(2010). The Smallpox Eradication Programme – SEP(1966–1980). https://www.who.int/features/2010/smallpox/en/(accessed 20 August 2019).

Who.int(2019). Immunization. https://www.who.int/topics/immunization/about/en(accessed 30 August 2019).

Wiffen, P., Knaggs, R., Derry, S. et al.(2016). Paracetamol(acetaminophen) with or without codeine or dihydrocodeine for neuropathic pain in adults. *Cochrane Database of Systematic Reviews* 12: 1465–1858.

Williams, N.T.(2008). Medication administration through enteral feeding tubes. *American Journal of Health-System Pharmacy*, 65(24): 2347–2357.

Williamson, C.(2010). *Towards the Emancipation of Patients. Patients' Experiences and the Patient Movement*. Bristol: Policy Press.

Willix, C., Griffiths, E., and Singleton, S.(2019). Hyperglycaemic presentations in type 2 diabetes. *Australian Journal of General Practice* 48(5): 263–267. doi: 10.31128/AJGP-12-18-4785.

Wilson, S., Anderson, K., Baldwin, D. et al.(2019). British As-

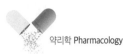

약리학 Pharmacology

sociation for Psychopharmacology consensus statement on evidence-based treatment of insomnia, parasomnias and circadian rhythm disorders: An update. *Journal of Psychopharmacology* 33(8): 923–947. https://doi.org/10.1177/0269881119855343(accessed 27 September 2019).

Wooldridge, J., Anderson, M., and Parry, M.(2001). Corticosteroids in advanced cancer. *Cancer Network* 15(2): 225–234.

Woolley, D.(1959). Antimetabolites. *Science* 129: 3349. Yao, H., Wang, H. Fang, J.Y. et al.(2018). *Cancer cell intrinsic PD-1 and implications in combinatorial immunotherapy*. Frontiers in Immunology 9. doi:10.3389/fimmu.2018.01774.

World Health Organisation(2011). *Pulse Oximetry Training Manual*. https://www.who.int/patientsafety/safesurgery/pulse_oximetry/who_ps_pulse_oximetry_training_manual_en.pdf?ua=1(accessed September 2019).

World Health Organisation(2016). *Oxygen therapy for children*. https://apps.who.int/iris/bitstream/handle/10665/204584/9789241549554_eng.pdf;jsessionid=20408069BC3191A6FC42826A2CEAA000?sequence=1(accessed September 2019).

World Health Organisation(2018). WHO's cancer pain ladder for adults. http://www.who.int/cancer/palliative/painladder/en(accessed 24 July 2019).

World Health Organisation(2018a). Factsheet on antimicrobial resistance. https://www.who.int/antimicrobial-resistance/en(accessed 15 September 2019).

World Health Organisation(2018b). Factsheet on antibiotic resistance. https://www.who.int/en/newsroom/fact-sheets/detail/antibiotic-resistance(accessed 14 September 2019)

World Health Organisation(WHO)(2011). *Use of glycated haemoglobin(HbA1c) in the diagnosis of diabetes mellitus*. www.diabetes.org.uk/resources-s3/2017-09/hba1c_diagnosis.1111.pdf(accessed 3 May 2019).

World Health Organisation(WHO)(2016). *Global Report on Diabetes*. https://apps.who.int/iris/bitstream/handle/10665/204871/9789241565257_eng.pdf;jsessionid=31F-38B29ACC2A7992F50B81D23FAC34B?sequence=1(accessed August 2020).

World Health Organisation(WHO)(2019). Cardiovascular diseases. https://www.who.int/news-room/factsheets/detail/cardiovascular-diseases-(cvds)(accessed July 2020).

World Health Organisation(WHO)(2019). *Dementia key facts*. https://www.who.int/news-room/factsheets/detail/dementia(accessed 01 October 2019).

World Health Organization(WHO)(2019a). GPEI – endemic countries. http://polioeradication.org/where-wework/polio-endemic-countries(accessed 20 September 2019).

World Health Organization(2019b). Vaccines

World Health Organization(WHO)(2004). *Immunization in Practice: A Guide for Health Workers*. WHO.

World Medical Association(2008). World Medical Association Declaration of Helsinki. Ethical Principles for Medical Research Involving Human Subjects. https://www.wma.net/wp-content/uploads/2016/11/DoH-Oct2008.pdf(accessed 19 September 2019).

Wright J, Phillips A(2017) *Psychological support for people with diabetes*, Chapter 14 in Phillips A Principals of Diabetes Care: evidence-based management for health professionals, Quay Books: London.

Xiu, P. and Datta, S.(2019). *Pharmacology*, 5e. London, UK: Elsevier Publishers.

Xu, Haiyan(2014). Antithrombotic therapy for patients with both stable coronary artery disease and atrial fibrillation. https://www.acc.org/latest-in-cardiology/articles/2014/07/18/15/34/antithrombotictherapy-for-patients-with-both-stable-cad-and-afib(accessed July 2020).

Yasir, M., Goyal, A.; Bansal, P. and Sonthalia, S.(2019). Corticosteroid Adverse Effects. *StatPearls*. https://www.ncbi.nlm.nih.gov/books/NBK531462/#:~:text=Glucocorticoids%20increase%20the%20risk%20of,ulcer%20formation%2C%20and%20GI%20bleeding(accessed October 2019).

Young, S. and Pitcher, B.(2016). *Medicine Management for Nurses at a Glance*. Chicester, UK: Wiley Blackwell.

Young, S. and Pitcher, B.(2016). *Medicine Management for Nurses at a Glance*. Chicester, UK: WileyBlackwell.

Young, S. and Pitcher, B.(2016). *Medicine Management for Nurses at a Glance*. Oxford: Wiley.

Young, S. and Pitcher, B.(2016). *Medicines Management for Nurses at a Glance*. West Sussex: Wiley.

Young, S. and Pitcher, B.(2016). *Medicines Management for Nurses at a Glance*. West Sussex: Wiley.

Yu, Z.Y., Wrange, O., Boethius, J. et al.(1981). A study of glucocorticoid receptors in intracranial tumours. *Journal of Neurosurgery* 55(5): 757–760. doi: 10.3171/jns.1981.55.5.0757.

Zairian, B. and Fonarow, G.C.(2016). Epidemiology and aetiology of heart failure. *Nature Reviews Cardiology Journal* 13(6): 368–378.

Zhou, J. and Cidlowski, J.A.(2005). The human glucocorticoid receptor: one gene, multiple proteins and diverse responses. *Steroids* 70(5–7): 407–417. doi: 10.1016/j.steroids.2005.02.006.

Zhou, X.J. and Rahmani, R.(1992). Preclinical and clinical pharmacology of Vinca alkaloids. *Drugs* 44(Supplement 4): 1–16.

Zurlinden, T.J. and Reisfeld, B.(2017). Characterising the effects of race/ethnicity on acetaminophen pharmacokinetics using physiologically based pharmacokinetic modeling. *European Journal of Drug Metabolism and Pharmacokinetics* 42(1): 143–153.

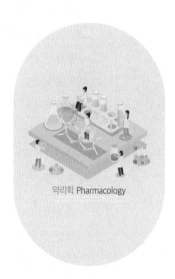

약리학 Pharmacology

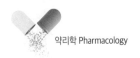

약리학 Pharmacology

찾아보기

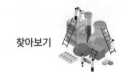

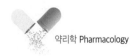

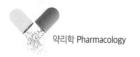

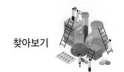

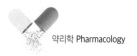

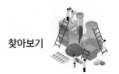

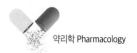

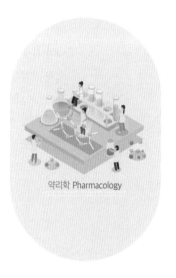

약리학 Pharmacology

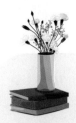

편집위원

김학림(단국대학교)   이영희(동남보건대학교)

김성해(동명대학교)   김은영(영산대학교)

박선희(한양대학교)   양인숙(경일대학교)

유하나(대전대학교)   이예나(수원대학교)

정수정(California State University Long Beach)   조아라(송호대학교)

황혜남(대구대학교)   김민지(경일대학교)

장소영(경일대학교)

Fundamentals of
Pharmacology
For Nursing and Healthcare Students

약리학

초판 1쇄 인쇄   2024년 2월 15일
초판 1쇄 발행   2024년 2월 20일

저　자　　AN PEATE·BARRY HILL
역　자　　김학림·이영희·김성해·김은영·박선희·양인숙·유하나
　　　　　이예나·정수정·조아라·황혜남·김민지·장소영
펴낸이　　임 순 재
펴낸곳　　(주)한올출판사
등　록　　제11-403호
주　소　　서울시 마포구 모래내로 83(성산동 한올빌딩 3층)
전　화　　(02) 376-4298(대표)
팩　스　　(02) 302-8073
홈페이지　　www.hanol.co.kr
e-메일　　hanol@hanol.co.kr
ISBN　　979-11-6647-418-7

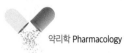
약리학 Pharmacology

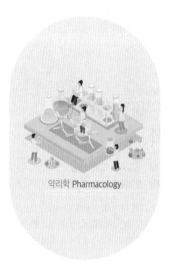
약리학 Pharmacology